中华医学百科全书

临床医学

护理学（一）

国家出版基金项目
NATIONAL PUBLICATION FOUNDATION

中国协和医科大学出版社

图书在版编目 (CIP) 数据

护理学．一／郑一宁主编．—北京：中国协和医科大学出版社，2017.1
（中华医学百科全书）
ISBN 978-7-5679-0597-9
Ⅰ．①护… Ⅱ．①郑… Ⅲ．①护理学 Ⅳ．① R47
中国版本图书馆 CIP 数据核字 (2017) 第 013016 号

中华医学百科全书・护理学（一）

主　　编：郑一宁
编　　审：邬扬清
责任编辑：吴翠姣

出版发行：中国协和医科大学出版社
（北京东单三条九号　邮编 100730　电话 010-6526 0431）
网　　址：www.pumcp.com
经　　销：新华书店总店北京发行所
印　　刷：北京雅昌艺术印刷有限公司

开　　本：889×1230　1/16 开
印　　张：17.75
字　　数：500 千字
版　　次：2017 年 1 月第 1 版
印　　次：2017 年 1 月第 1 次印刷
定　　价：220.00 元

ISBN 978-7-5679-0597-9

《中华医学百科全书》编纂委员会

许腊英　　那彦群　　阮长耿　　阮时宝　　孙　宁　　孙　光　　孙　皎
孙　锟　　孙长颢　　孙少宣　　孙立忠　　孙则禹　　孙秀梅　　孙建中
孙建方　　孙贵范　　孙海晨　　孙景工　　孙颖浩　　孙慕义　　严世芸
苏　川　　苏　旭　　苏荣扎布　　杜元灏　　杜文东　　杜治政　　杜惠兰
李　龙　　李　飞　　李　东　　李　宁　　李　刚　　李　丽　　李　波
李　勇　　李　桦　　李　鲁　　李　磊　　李　燕　　李　冀　　李大魁
李云庆　　李太生　　李曰庆　　李玉珍　　李世荣　　李立明　　李永哲
李志平　　李连达　　李灿东　　李君文　　李劲松　　李其忠　　李若瑜
李松林　　李泽坚　　李宝馨　　李建勇　　李映兰　　李莹辉　　李继承
李森恺　　李曙光　　杨　凯　　杨　恬　　杨　健　　杨化新　　杨文英
杨世民　　杨世林　　杨伟文　　杨克敌　　杨国山　　杨宝峰　　杨炳友
杨晓明　　杨跃进　　杨腊虎　　杨瑞馥　　杨慧霞　　励建安　　连建伟
肖　波　　肖　南　　肖永庆　　肖海峰　　肖培根　　肖鲁伟　　吴　东
吴　江　　吴　明　　吴　信　　吴令英　　吴立玲　　吴欣娟　　吴勉华
吴爱勤　　吴群红　　吴德沛　　邱建华　　邱贵兴　　邱海波　　邱蔚六
何　维　　何　勤　　何方方　　何绍衡　　何春涤　　何裕民　　余争平
余新忠　　狄　文　　冷希圣　　汪　海　　汪受传　　沈　岩　　沈　岳
沈　敏　　沈　铿　　沈卫峰　　沈华浩　　沈俊良　　宋国维　　张　泓
张　学　　张　亮　　张　强　　张　霆　　张　澍　　张大庆　　张为远
张世民　　张志愿　　张丽霞　　张伯礼　　张宏誉　　张劲松　　张奉春
张宝仁　　张建中　　张建宁　　张承芬　　张琴明　　张富强　　张新庆
张潍平　　张德芹　　张燕生　　陆　华　　陆付耳　　陆伟跃　　陆静波
阿不都热依木·卡地尔　　陈　文　　陈　杰　　陈　实　　陈　洪　　陈　琪
陈　锋　　陈　楠　　陈士林　　陈大为　　陈文祥　　陈代杰　　陈红风
陈尧忠　　陈志南　　陈志强　　陈规化　　陈国良　　陈佩仪　　陈家旭
陈智轩　　陈锦秀　　陈誉华　　邵　蓉　　邵荣光　　武志昂
其仁旺其格　　范　明　　范炳华　　林三仁　　林久祥　　林子强　　林江涛
林曙光　　杭太俊　　欧阳靖宇　　尚　红　　果德安　　明根巴雅尔　　易定华
易著文　　罗　力　　罗　毅　　罗小平　　罗长坤　　罗永昌　　罗颂平
帕尔哈提·克力木　　帕塔尔·买合木提·吐尔根　　图门巴雅尔　　岳建民
金　玉　　金　奇　　金少鸿　　金伯泉　　金季玲　　金征宇　　金银龙
金惠铭　　郁　琦　　周　兵　　周　林　　周永学　　周光炎　　周灿全
周良辅　　周纯武　　周学东　　周宗灿　　周定标　　周宜开　　周建平
周建新　　周荣斌　　周福成　　郑一宁　　郑家伟　　郑志忠　　郑金福
郑法雷　　郑建全　　郑洪新　　郎景和　　房　敏　　孟　群　　孟庆跃
孟静岩　　赵　平　　赵　群　　赵子琴　　赵中振　　赵文海　　赵玉沛

赵正言	赵永强	赵志河	赵彤言	赵明杰	赵明辉	赵耐青
赵继宗	赵铱民	郝　模	郝小江	郝传明	郝晓柯	胡　志
胡大一	胡文东	胡向军	胡国华	胡昌勤	胡晓峰	胡盛寿
胡德瑜	柯　杨	查　干	柏树令	柳长华	钟翠平	钟赣生
香多·李先加		段　涛	段金廒	段俊国	侯一平	侯金林
侯春林	俞光岩	俞梦孙	俞景茂	饶克勤	姜小鹰	姜玉新
姜廷良	姜国华	姜柏生	姜德友	洪　两	洪　震	洪秀华
祝庆余	祝蔯晨	姚永杰	姚祝军	秦　川	袁文俊	袁永贵
都晓伟	栗占国	贾　波	贾建平	贾继东	夏照帆	夏慧敏
柴光军	柴家科	钱传云	钱忠直	钱家鸣	钱焕文	倪　鑫
倪　健	徐　军	徐　晨	徐永健	徐志云	徐志凯	徐克前
徐金华	徐建国	徐勇勇	徐桂华	凌文华	高　妍	高　晞
高志贤	高志强	高学敏	高健生	高树中	高思华	高润霖
郭　岩	郭小朝	郭长江	郭巧生	郭宝林	郭海英	唐　强
唐朝枢	唐德才	诸欣平	谈　勇	谈献和	陶·苏和	陶广正
陶永华	陶芳标	陶建生	黄　峻	黄　烽	黄人健	黄叶莉
黄宇光	黄国宁	黄国英	黄跃生	黄璐琦	萧树东	梅长林
曹　佳	曹广文	曹务春	曹建平	曹洪欣	曹济民	曹雪涛
曹德英	龚千锋	龚守良	龚非力	袭著革	常耀明	崔　蒙
崔丽英	庾石山	康　健	康廷国	康宏向	章友康	章锦才
章静波	梁铭会	梁繁荣	谌贻璞	屠鹏飞	隆　云	绳　宇
巢永烈	彭　成	彭　勇	彭明婷	彭晓忠	彭瑞云	彭毅志
斯拉甫·艾白		葛　坚	葛立宏	董方田	蒋力生	蒋建东
蒋澄宇	韩晶岩	韩德民	惠延年	粟晓黎	程　伟	程天民
程训佳	童培建	曾　苏	曾小峰	曾正陪	曾学思	曾益新
谢　宁	谢立信	蒲传强	赖西南	赖新生	詹启敏	詹思延
鲍春德	窦科峰	窦德强	赫　捷	蔡　威	裴国献	裴晓方
裴晓华	管柏林	廖品正	谭仁祥	翟所迪	熊大经	熊鸿燕
樊飞跃	樊巧玲	樊代明	樊立华	樊明文	黎源倩	颜　虹
潘国宗	潘柏申	潘桂娟	薛社普	薛博瑜	魏光辉	魏丽惠
藤光生						

《中华医学百科全书》学术委员会

章魁华	梁文权	梁德荣	彭名炜	董　怡	温　海	程元荣
程书钧	程伯基	傅民魁	曾长青	曾宪英	裘雪友	甄永苏
褚新奇	蔡年生	廖万清	樊明文	黎介寿	薛　森	戴行锷
戴宝珍	戴尅戎					

《中华医学百科全书》工作委员会

临床医学

总主编

　高润霖　中国医学科学院阜外医院

护理学

总主编

　黄人健　中国医学科学院北京协和医院

学术委员

　戴宝珍　复旦大学护理学院

　顾美仪　首都医科大学附属北京友谊医院

　李亚洁　南方医科大学南方医院

学术秘书

　陈　红　中国医学科学院北京协和医院

本卷编委会

主　编

　郑一宁　首都医科大学附属北京友谊医院

副主编

　李映兰　中南大学湘雅医院

　绳　宇　中国医学科学院北京协和医学院

学术委员

　徐筱萍　复旦大学附属中山医院

　孙　红　中国医学科学院北京协和医院

　张　素　北京大学人民医院

编　委（以姓氏笔画为序）

　丁炎明　北京大学第一医院

　孙　燕　首都医科大学附属北京友谊医院

李小萍　　四川大学华西护理学院
李映兰　　中南大学湘雅医院
李葆华　　北京大学第三医院
杨　莘　　首都医科大学宣武医院
张　霞　　首都医科大学附属北京友谊医院
张志云　　首都医科大学附属北京地坛医院
张晓静　　中国医学科学院北京协和医院
范丽莉　　湖南省中南大学湘雅医院
尚少梅　　北京大学护理学院
金晓燕　　北京大学护理学院
周亚雯　　首都医科大学附属北京朝阳医院
郑一宁　　首都医科大学附属北京友谊医院
钱晓路　　复旦大学护理学院
绳　宇　　中国医学科学院北京协和医学院

前　言

《中华医学百科全书》终于和读者朋友们见面了！

古往今来，凡政通人和、国泰民安之时代，国之重器皆为科技、文化领域的鸿篇巨制。唐代《艺文类聚》、宋代《太平御览》、明代《永乐大典》、清代《古今图书集成》等，无不彰显盛世之辉煌。新中国成立后，国家先后组织编纂了《中国大百科全书》第一版、第二版，成为我国科学文化事业繁荣发达的重要标志。医学的发展，从大医学、大卫生、大健康角度，集自然科学、人文社会科学和艺术之大成，是人类社会文明与进步的集中体现。随着经济社会快速发展，医药卫生领域科技日新月异，知识大幅更新。广大读者对医药卫生领域的知识文化需求日益增长，因此，编纂一部医药卫生领域的专业性百科全书，进一步规范医学基本概念，整理医学核心体系，传播精准医学知识，促进医学发展和人类健康的任务迫在眉睫。在党中央、国务院的亲切关怀以及国家各有关部门的大力支持下，《中华医学百科全书》应运而生。

作为当代中华民族"盛世修典"的重要工程之一，《中华医学百科全书》肩负着全面总结国内外医药卫生领域经典理论、先进知识，回顾展现我国卫生事业取得的辉煌成就，弘扬中华文明传统医药璀璨历史文化的使命。《中华医学百科全书》将成为我国科技文化发展水平的重要标志、医药卫生领域知识技术的最高"检阅"、服务千家万户的国家健康数据库和医药卫生各学科领域走向整合的平台。

肩此重任，《中华医学百科全书》的编纂力求做到两个符合：一是符合社会发展趋势。全面贯彻以人为本的科学发展观指导思想，通过普及医学知识，增强人民群众健康意识，提高人民群众健康水平，促进社会主义和谐社会构建；二是符合医学发展趋势。遵循先进的国际医学理念，以"战略前移、重心下移、模式转变、系统整合"的人口与健康科技发展战略为指导。同时，《中华医学百科全书》的编纂力求做到两个体现：一是体现科学思维模式的深刻变革，即学科交叉渗透/知识系统整合；二是体现继承发展与时俱进的精神，准确把握学科现有基础理论、基本知识、基本技能以及经典理论知识与科学思维精髓，深刻领悟学科当前面临的交叉渗透与整合转化，敏锐洞察学科未来的发展趋势与突破方向。

作为未来权威著作的"基准点"和"金标准"，《中华医学百科全书》编纂过程中，制定了严格的主编、编者遴选原则，聘请了一批在学界有相当威望、具有较高学术造诣和较强组织协调能力的专家教授（包括多位两院院士）担任大类主编和学科卷主编，确保全书的科学性与权威性。另外，还借鉴了已有百科全书的编写经验。鉴于《中华医学百科全书》的编纂过程本身带有科学研究性质，还聘请了若干科研院所的科研管理专家作为特约编审，站在科研管理的高度为全书的顺利编纂保驾护航。除了编者、编审队伍外，还制订了详尽的质量保证计划。编纂委员会和工作委员会秉持质量源于设计的理念，共同制订了一系列配套的质量控制规范性文件，建立了一套切实可行、行之有效、效率最优的编纂质量管理方案和各种情况下的处理原则及预案。

《中华医学百科全书》的编纂实行主编负责制，在统一思想下进行系统规划，保证良好的全程质量策划、质量控制、质量保证。在编写过程中，统筹协调学科内各编委、卷内条目以及学科间编委、卷间条目，努力做到科学布局、合理分工、层次分明、逻辑严谨、详略有方。在内容编排上，务求做到"全准精新"。形式"全"：学科"全"，册内条目"全"，全面展现学科面貌；内涵"全"：知识结构"全"，多方位进行条目阐释；联系整合"全"：多角度编制知识网。数据"准"：基于权威文献，引用准确数据，表述权威观点；把握"准"：审慎洞察知识内涵，准确把握取舍详略。内容"精"："一语天然万古新，豪华落尽见真淳。"内容丰富而精炼，文字简洁而规范；逻辑"精"："片言可以明百意，坐驰可以役万里。"严密说理，科学分析。知识"新"：以最新的知识积累体现时代气息；见解"新"：体现出学术水平，具有科学性、启发性和先进性。

《中华医学百科全书》之"中华"二字，意在中华之文明、中华之血脉、中华之视角，而不仅限于中华之地域。在文明交织的国际化浪潮下，中华医学汲取人类文明成果，正不断开拓视野，敞开胸怀，海纳百川般融入，润物无声状拓展。《中华医学百科全书》秉承了这样的胸襟怀抱，广泛吸收国内外华裔专家加入，力求以中华文明为纽带，牵系起所有华人专家的力量，展现出现今时代下中华医学文明之全貌。《中华医学百科全书》作为由中国政府主导，参与编纂学者多、分卷学科设置全、未来受益人口广的国家重点出版工程，得到了联合国教科文等组织的高度关注，对于中华医学的全球共享和人类的健康保健，都具有深远意义。

《中华医学百科全书》分基础医学、临床医学、中医药学、公共卫生学、军事与特种医学和药学六大类，共计 144 卷。由中国医学科学院/北京协和医学院牵头，联合军事医学科学院、中国中医科学院和中国疾病预防控制中心，带动全国知名院校、科研单位和医院，有多位院士和海内外数千位优秀专家参加。国内知名的医学和百科编审汇集中国协和医科大学出版社，并培养了一批热爱百科事业的中青年编辑。

回览编纂历程，犹然历历在目。几年来，《中华医学百科全书》编纂团队呕心沥血，孜孜矻矻。组织协调坚定有力，条目撰写字斟句酌，学术审查一丝不苟，手书长卷撼人心魂……在此，谨向全国医学各学科、各领域、各部门的专家、学者的积极参与以及国家各有关部门、医药卫生领域相关单位的大力支持致以崇高的敬意和衷心的感谢！

《中华医学百科全书》的编纂是一项泽被后世的创举，其牵涉医学科学众多学科及学科间交叉，有着一定的复杂性；需要体现在当前医学整合转型的新形式，有着相当的创新性；作为一项国家出版工程，有着毋庸置疑的严肃性。《中华医学百科全书》开创性和挑战性都非常强。由于编纂工作浩繁，难免存在差错与疏漏，敬请广大读者给予批评指正，以便在今后的编纂工作中不断改进和完善。

刘德培

凡　例

一、《中华医学百科全书》（以下简称《全书》）按基础医学类、临床医学类、中医药学类、公共卫生类、军事与特种医学类、药学类的不同学科分卷出版。一学科辑成一卷或数卷。

二、《全书》基本结构单元为条目，主要供读者查检，亦可系统阅读。条目标题有些是一个词，例如“胎病”；有些是词组，例如“五色主病”。

三、由于学科内容有交叉，会在不同卷设有少量同名条目。例如《针灸学》《中医儿科学》都设有“惊风”条目。其释文会根据不同学科的视角不同各有侧重。

四、条目标题上方加注汉语拼音，条目标题后附相应的外文。例如：

hù lǐ xué jī chǔ
护理学基础（fundamental nursing）

五、本卷条目按学科知识体系顺序排列。为便于读者了解学科概貌，卷首条目分类目录中条目标题按阶梯式排列，例如：

临床护理技能 ……………………………………………………………………
　急救技术 ……………………………………………………………………
　　心肺脑复苏 …………………………………………………………………
　　人工气道护理 ………………………………………………………………
　　氧气吸入 ……………………………………………………………………

六、各学科都有一篇介绍本学科的概观性条目，一般作为本学科卷的首条。介绍学科大类的概观性条目，列在本大类中基础性学科卷的学科概观性条目之前。

七、条目之中设立参见系统，体现相关条目内容的联系。一个条目的内容涉及其他条目，需要其他条目的释文作为补充的，设为“参见”。所参见的本卷条目的标题在本条目释文中出现的，用蓝色楷体字印刷；所参见的本卷条目的标题未在本条目释文中出现的，在括号内用蓝色楷体字印刷该标题，另加“见”字；参见其他卷条目的，注明参见条所属学科卷名，如“参见□□□卷”或“参见□□□卷□□□□”。

八、《全书》医学名词以全国科学技术名词审定委员会审定公布的为标准。同一概念或疾病在不同学科有不同命名的，以主科所定名词为准。字数较多，释文中拟用简称的名词，每个条目中第一次出现时使用全称，并括注简称，例如：甲型病毒性肝炎（简称甲肝）。个别众所周知的名词直接使用简称、缩写，例如：B 超。药物名称参照《中华人民共和国药典》2015年版和《国家基本药物目录》2012年版。

九、《全书》量和单位的使用以国家标准GB 3100~3102—1993《量和单位》为准。援引古籍或外文时维持原有单位不变。必要时括注与法定计量单位的换算。

十、《全书》数字用法以国家标准GB/T 15835—2011《出版物上数字用法》为准。

十一、正文之后设有内容索引和条目标题索引。内容索引供读者按照汉语拼音字母顺序查检条目和条目之中隐含的知识主题。条目标题索引分为条目标题汉字笔画索引和条目外文标题索引，条目标题汉字笔画索引供读者按照汉字笔画顺序查检条目，条目外文标题索引供读者按照外文字母顺序查检条目。

十二、部分学科卷根据需要设有附录，列载本学科有关的重要文献资料。

目 录

hùlǐxué

护理学（nursing） 研究维护、促进、恢复人类健康、预防疾病的照护理论、知识、技能及发展规律的综合性应用学科。护理学是医学学科中一门独立的学科，它具有其独特的理论体系和实践体系。

简史 护理学科的形成和发展经历了三个阶段：①以疾病为中心的阶段（19 世纪 60 年代~20 世纪 50 年代）。此阶段是现代护理学的初期，“无病就是健康”是当时对健康的认识，疾病的原因是“细菌或外伤引起的损伤和功能的异常”，护理工作的主要任务就是协助医生诊断、执行医嘱、完成治疗操作，护士与医生的关系是“护士是医生的助手”。此阶段忽视了人的整体性。②以患者为中心的阶段（20 世纪 50~70 年代）。此阶段人们开始注重心理和社会环境因素对健康的影响，医学模式从生物-医学模式向生物-心理-社会医学模式转变。1948 年世界卫生组织提出：“健康不但是没有疾病或缺陷，而且是身体、精神和社会的完好适应状态”。1955 年美国护理学家莉迪亚·霍尔（Lydia Hall）提出“责任制护理”的概念，护理方式由单纯的执行医嘱转变为以患者为中心，应用护理程序对患者进行全面、系统的整体护理，医护之间的关系转变成为合作关系，但护理工作的主要任务仍局限在医院。③以健康为中心的阶段（20 世纪 70 年代至今）。此阶段医务工作者的主要工作目标是以“人的健康”为中心，护理的工作范围发展至针对人的所有生命阶段，护理任务已超出了原有的对患者的护理服务，扩展到了从健康到疾病的全过程护理，服务对象从个体到全体，服务场所也扩大到了医院外的家庭、公寓、社区、学校、老人院等，从护理患者扩展到帮助健康人预防疾病，乃至促进健康人维持健康状态。

世界护理发展史 护理起源于公元初期，照顾患者的工作由基督徒承担，基督教会赞助建立医院、救济院、孤儿院、老人之家等慈善机构。希腊菲比（Phoebe）被认为是最早有文字记载的“公共卫生护士”。中世纪的护理仍以家庭护理为主，很多医院的条件极差，交叉感染的发生率和死亡率极高。修女作为担任护理工作的人员，没有经过任何培训。19 世纪，西方国家开始建立了比较系统的护士培养制度。英国人弗洛伦斯·南丁格尔（Florence Nightingale）被誉为近代护理学的创始人，她的工作为护理学奠定了科学理论基础，推动护理学逐步成为一门独立的学科。1853 年，在慈善委员会的赞助下，弗洛伦斯·南丁格尔在伦敦开设了第一所护士看护所。1854 年，克里米亚战争爆发后，英军伤亡惨重，南丁格尔受当时陆军总司令的要求，带领 38 名护士赴克里米亚前线参加伤员救助工作。经过南丁格尔率领的救护小组的不懈努力，伤员死亡率由 50%下降至 2.2%。20 世纪，科学技术的进步使护理实践活动发生了巨大变化，护理专业分科越来越细。20 世纪 60 年代护理程序的形成和应用，使护理实践更具有系统性和目标性，护理工作也不再只是执行护理操作，而是根据个人、家庭、群体的特殊需要，提供不同的护理措施。随着社会的进步、科学的发展、护理教育水平的不断提高、护理研究的不断深入、护理实践的复杂性不断增加、护理服务范围的不断扩大、护理学知识体系的不断完善，护理学形成了自己独特的模式和理论。

中国护理发展史 中国早期的医学与护理学是合二为一、密不可分的。“三分治，七分养”就是中国古代对医学和护理学关系的高度概括。中国近代护理工作是在西方医学传入以后开始的。1835 年，美国传教士伯驾（Parker）在中国广州建立了第一所西医医院（即现在的广州市中山大学孙逸仙纪念医院），并在两年后开设了院办的护士短期培训班。1887 年，美国护士麦基奇尼（Mckechnie）在上海开办了第一个护士训练班。1888 年美国护士约翰逊（Johnson）在福州成立了中国第一所护士学校；1895 年和 1905 年前后在北京分别成立了护士培训班和护士职业学校。1907 年以后，先后在上海、天津、山东、湖北等地开办了医院附设的护士学校，招收初中、高中毕业生，学制 3~4 年。1921 年，北京协和医学院和其他 4 所教会大学合办了高等护理学校，学制 4~5 年，其中 5 年制学生在毕业时可获得护理学学士学位，至 1953 年为止，为中国培养了一批高级护理人才，对中国护理学的形成和发展起到了一定的推动作用。1934 年，教育部成立了护士教育专门委员会；1949 年中华人民共和国成立后，护理教育被列为中级专科教育；1988 年，首批护理学专业本科学士毕业于天津医学院；1990 年，经国务院学位委员会及中华人民共和国国家教育委员会（现称中华人民共和国教育部）批准，北京医科大学（现称北京大学医学部）护理系被批准设护理硕士教育课程，1992 年正式招生；1994 年 9 月，西安医科

大学开办了以培养师资为主的护理硕士班，这是中国 8 所重点医科大学及泰国清迈大学在美国中华医学基金会（China Medical Board，CMB）的资助下所开设的中国高级护理发展项目。

中国的护理专业组织“中国看护组织联合会（现称中华护理学会）（Chinese Nurse Association，CNA）”于 1909 年在江西牯岭成立；1914 年，在上海召开第一次全国护士会议；中华护士会于 1922 年加入国际护士会（International Council of Nurses，ICN），成为第十一名会员国；1964 年，更名为“中华护理学会”。2013 年 1 月 16 日由李秀华理事长与国际护士会的人员在北京签署了关于中华护理学会加入国际护士会的谅解备忘录。

中国第一本护理期刊为《护士季报》，于 1920 年 1 月创刊，前后经过几次更名，并于第二次世界大战及抗战时期停刊，1947 年复刊时更名为《中华护士季刊》；1981 年更名为《中华护理杂志》。现在中国已有几十种护理期刊。

1993 年 3 月卫生部公布了《中华人民共和国护士管理办法》。1995 年 6 月在全国举行了首次护士执业考试，使我国护士执业管理走上法制轨道。《护士条例》于 2008 年 5 月 12 日起颁布施行，旨在保障护士合法权益，规范护理行为，促进护理事业持续、健康发展。

研究范围 涉及自然、社会、文化、教育和心理等方面，包括护理学基础知识和技能，临床专科护理，不同人群的护理，心理和社会支持，健康指导、咨询和教育以及护理伦理、护理教育、护理管理和护理研究。①护理学基础知识和技能。主要研究相关理论在护理学中的应用，以及护理技能在临床护理实践中的应用。②临床专科护理。研究专科护理常规，以配合医疗技术的不断发展、促进患者康复。③不同人群的护理。研究针对不同人群、不同病种的护理，为患者和家庭提供帮助。④心理和社会支持。研究躯体疾病对人心理的影响，以及心理社会因素对健康的影响。⑤健康指导、咨询和教育。研究针对不同的人开展健康教育对人的健康生活方式的影响。⑥护理伦理。研究护理伦理在护理学中的应用。⑦护理教育。研究护理教学的方法对护士培养和教师队伍建设的影响。⑧护理管理。研究管理学在护理学中的应用，从而有效地管理护理单元、护士队伍和患者。⑨护理研究。是科学改进护理工作方法的基础，目的是推动护理学的发展。

同邻近学科关系 现代科学的发展趋势，既体现高度分化，又体现广泛综合。护理学与临床医学、中医学、药学、营养学等共同组成了整个医学领域。与护理学密切相关的学科主要有基础医学、临床医学、公共卫生与预防医学、心理学、管理学、伦理学等。鉴于护理学科兼有自然科学、人文科学和社会科学属性，护理学科的理论、知识基础也呈现跨学科性，除基础医学理论、临床医学理论外，还包括心理学、社会学、伦理学、管理学、教育学、经济学等多学科理论。护理学与社会科学、自然科学、人文科学等多学科相互渗透，在理论上相互促进，在方法上相互启迪，在技术上相互借用。同时，护理学自身也在不断丰富、深化，一大批交叉学科和分支学科的诞生，将有力地推动护理学学科体系的构建和发展。护理学在成为一门独立学科的过程中，应用了其他学科的一些相关理论，如人类基本需求层次论、一般系统论、成长与发展理论、应激与适应理论等，同时医学、伦理学、社会学、管理学、经济学等学科的发展也促进了护理学的发展，因此形成了许多新的综合型、边缘型的交叉学科和分支学科，如护理伦理学、护理心理学、护理美学、护理教育学、护理管理学、老年护理学、急救护理学等，从而更大范围地促进了护理学科的发展，为人类健康保驾护航。

（孙　燕）

hùlǐxué jīchǔ

护理学基础（fundamental nursing） 以人文社会学科的一些理论作为指导，以人的基本需要层次理论等作为主要理论框架，研究相关理论在护理学中的应用，探讨护理概念和护理理论的发展以及护理程序在护理活动中的应用。其是对患者进行的具有共性的技术操作和生活护理指导，为临床各专科和各系统疾病的患者及健康人群提供护理学的基础理论、基础知识和基础技能。是护理学科的基础，也是护理学实践范畴中的重要组成部分，又是患者和健康人群最需要的护理活动。

护士在临床工作中，通过运用护理学基础知识，帮助患者减轻痛苦、恢复健康、维持健康、促进健康，满足患者的生理、心理、社会需求。其具体工作内容包括临床护理、社区护理、康复护理和健康管理。

临床护理技能是主要的工作方法，护士通过应用基础护理理论和技能来完成个体的一系列护理活动，同时还要满足个体的心理和社会需求、满足患者的治疗需求、满足患者认识自身价值的需求、满足患者的基本生活需求。护理学基础包括了各专科护理都能应用的基本理论、基本技能、基础知识，是依据美国心理学家马斯洛（Maslow）的“人的基本需要”五个层次引申来的，是临床护理工作中最常用、最具有普遍性的基本理论和技术操作，是护理人员必须掌握的基础知识，也是发展专科护理的基础和提高护理质量的保证。

（孙　燕）

línchuáng hùlǐ

临床护理（clinical nursing）　护士运用护理学及相关学科的知识，在医院环境中针对患者协助医技人员预防、诊断和治疗疾病，并提供满足其生理、心理需要的服务，维持或增强健康水平（或安详地死去）的社会活动。

传统的临床护理是在医院中以照护患者生活、保证患者安全、保持病房清洁为主要工作。20世纪，随着科学技术的进步，先进的仪器设备进入医院，临床护理实践发生了重大变革，护理专业随着医学专业的分科也越来越细。20世纪60年代护理程序的形成，更加促进了临床护理实践的发展，护理人员按照护理程序和临床护理操作程序总结出大量的临床护理工作经验。

随着医学模式的转变，护理人员逐渐认识到，以单纯的照顾患者生活和针对疾病进行护理的模式是不够的，应当应用护理学的基础理论、基础知识、基本技能，结合患者的生理、心理、社会和治疗、康复需求，采取科学、有效的护理措施，以解决患者的健康问题，形成更加完善的临床护理常规；同时，还应根据个人、家庭、群体的特殊需要提供不同的护理措施，针对患者整体情况进行护理。目前在临床护理实践过程中，护理学的各个专科都形成了较完善的护理常规，专科护士也随之出现，很多护理操作需要由具有较深专业知识和技能的护理专家来完成。专科护士不仅要掌握常用的护理技能，还要掌握具有专科特点的特殊护理技术，如重症监护治疗病房（intensive care unit，ICU）专科护士、手术室专科护士、糖尿病专科护士、肿瘤专科护士等。

临床护理包括基础护理和各专科护理，基础护理的具体内容为在患者临床治疗、疾病康复过程中所涉及的基础护理知识、基本护理技能，以及包括急救护理、重症护理、内科护理、外科护理、妇产科护理、儿科护理等专科在内的临床护理知识、健康问题识别和临床问题的解决方法。特别强调护士在护理实践中对患者进行评估，以确定患者的健康问题，制订相应的护理计划，实施和评价护理程序在临床中的运用。同时，在临床护理中，针对“患者作为整体人”的护理观而言，护士还承担着对患者的病情观察以及疾病预防和健康维护的任务，因此健康教育也成为临床护士的重要职责之一。在护理技能方面，随着医学科学技术的不断更新和发展，护士专业技能的发展也越来越受到重视，如经外周中心静脉置管（peripherally inserted central catheter，PICC）及管道维护、压疮评估与护理等。在临床护理工作内容中，护理学基础是专科护理的基础，是为满足患者生理、心理、社会需求的护理，包括对患者的病情观察、生活护理、安全护理、临终关怀、护理记录等；针对患者生理、心理、形体方面的异常，采取科学的护理对策，帮助、指导患者处于最佳的身心状态，促进健康恢复。基本护理技能是护士在临床护理工作中所运用的护理技术操作。专科护理是以专科理论知识、专科护理技能为患者提供的身心整体护理。

（孙　燕）

hùlǐ móshì

护理模式（nursing model）　与护理管理发展相适应的规律性的护理系统方法。护理模式随着医学模式的演变而发展，医学模式分为三个阶段，古代医学模式——自然哲学医学模式，近代医学模式——生物医学模式，现代医学模式——生物-心理-社会医学模式。在以生物医学模式为基础的时代，护理工作主要是以疾病为中心，只重视操作和对疾病的护理，护理依附于医疗，忽视了人的心理、社会因素。随着科学技术的进步和人们健康观念的转变，生物医学模式已不能适应人类对健康的需要，生物-心理-社会医学模式的提出，促进了护理模式的发展，使得护理工作更加注重服务对象的整体性，对护理的要求是以患者为中心，重视心理和环境的护理，注重实施预防疾病和促进健康的措施。

护理模式主要有*个案护理*、*功能制护理*、*小组护理*、*责任制护理*。医院和病房要根据自身环境、条件、患者病情轻重、护理工作量、护士人数、护士能力、护士知识水平等，同时要满足患者护理需求、达到护理质量要求，来选择适合本部门的护理模式。

（孙　燕）

gè'àn hùlǐ

个案护理（case nursing）　由一名护士对一名患者实施个体化护

理的护理工作模式。适用于危重或正在抢救的患者。优点是护士责任明确，能对患者实行全面的护理，及时了解并满足患者的生理、心理、精神、社会、文化等方面的需求，与患者沟通有效，并能显示护士的个人才能。缺点是浪费人力，费用贵，护士对患者的护理缺乏连续性。

（孙　燕）

gōngnéngzhì hùlǐ

功能制护理（functional nursing）

以工作为导向，将针对患者的所有护理活动按工作性质机械地分配给护士的护理工作模式。即根据每名护士的工作能力、经验和工作性质，为其分配 1～2 项护理工作，是流水作业的工作方法。形成于 20 世纪 30 年代，依附于生物医学模式，将工业化大生产的分工协作方式用于护理工作，将护理工作按功能分为若干项，分别由不同的护士完成，其指导思想是以疾病为中心。功能制护理是以完成各项医嘱和常规性的基础护理为主要工作内容，如一护士负责执行医嘱发药，一护士负责静脉滴注，一护士负责生活护理等。优点是节约人力、分工明确、工作效率提高，在人员少、任务重的情况下，能有效、经济地达到目标。缺点是工作机械，忽视了患者的心理护理，不关心患者的社会问题和个人需求，缺少了与患者和家属的沟通交流。

（孙　燕）

xiǎozǔ hùlǐ

小组护理（team nursing）　由多名护士组成一个护理小组，以分组的方式对患者实行护理的护理工作模式。形成于 20 世纪 50 年代，是为改善功能制护理造成的对患者护理过于分散的情况而产生的护理工作模式。目的是为患者提供连续的护理过程。其指导思想是责任到组。小组由 3～5 名护士组成，每个小组由一名有领导能力、工作经验丰富、专业知识扎实的护士任组长，组员在组长指导下共同参与护理工作。优点是能发挥各层级护士的作用，全面了解患者的一般情况，为患者提供综合的护理服务。缺点是由于患者没有固定的护士负责，缺乏对患者的整体护理，且护士个人的责任感相对减弱，同时小组成员间需要较多的沟通和协调，护士的专业技能和知识不能充分应用到护理实践过程，会造成人才资源的浪费。

（孙　燕）

zérènzhì hùlǐ

责任制护理（primary nursing）

由责任护士按护理程序对患者实行全面、系统、连续的整体护理的护理工作模式。形成于 20 世纪 70 年代，20 世纪 80 年代初引入中国。随着医学模式的转变，护理人员认识到为使患者早日康复，以单纯照顾患者的生活和单纯护理疾病的模式对患者进行护理是不够的，为了全面照顾患者，必然要遵循生物-心理-社会医学模式，对患者实行整体护理。其指导思想是以患者为中心。

责任制护理要求以患者为中心，实行 8 小时在岗、24 小时负责，每名责任护士分管几名患者，为其提供从入院到出院的有计划、有目标的身心整体护理。责任制护理是以护理程序为基本工作方法，以服务对象为中心，对患者及家属进行生理、心理、社会等方面的全面评估，根据其需要和特点，提供深入、细致、全面、有针对性的照顾。在此过程中，要把患者看成是一个整体，从生理、心理、社会、文化、精神等方面考虑行为反映的健康问题，运用护理程序、通过护理手段来解决患者现存及潜在的健康问题，达到恢复健康、增进健康、适应社会的目标。责任制护理不仅要求护士掌握娴熟的护理技术，同时要求护士具备心理学、社会学、管理学等多门学科的知识，通过护理工作与患者和家属进行良好的沟通，对患者进行全面的管理、护理和照顾，同时做好患者和家属的健康教育、疾病知识的普及，建立新型的护患关系。优点是护士责任明确、责任感强、能够全面了解患者的情况，此工作模式患者及家属的满意度高，缺点是护士需求量大。

（孙　燕）

hùlǐ chéngxù

护理程序（nursing process）　护士运用科学知识和护理技能，采用最佳的护理措施，确认和解决患者在各个阶段存在的或潜在的健康问题以及为服务对象提供照顾时所应用的系统地解决问题的方法。是综合、动态、具有决策和反馈功能的连续循环过程，是对患者实施计划性、连续性、整体性的护理模式。

护理程序是在吸收多学科理论成果的基础上构成的，包括人类基本需求层次理论、问题解决理论和系统理论等，又在护理程序的不同阶段运用了沟通理论、应激与适应理论、成长与发展理论，这些理论共同为护理程序提供了理论支持，同时也在护理程序的不同阶段、不同方面发挥着独特的指导作用。护理程序是护理学科发展到一定阶段而产生的新概念，将以疾病为中心的护理模式转变成了以患者为中心的护理模式，从生理、心理、社会等方面对患者实行整体护理，使其达到最佳的健康状态。护理程序的概念来自美国护理学家莉迪亚·霍尔（Lydia Hall）。1955年她提出“护理工作是‘按程序工作’”，并首先提出了“责任制护理”，强调以患者为中心。从那时起，许多护理工作者对护理程序进行研究，使护理程序有了进一步发展。1961年奥兰多（Orlando）等提出护理程序是由评估、计划、评价三个步骤组成。1967年尤拉（Yura）、沃尔什（Walsh）完成了第一本《护理程序》教科书，确定护理程序分为四个步骤，即评估、计划、实施和评价。1973年北美护理诊断协会（North American Nursing Diagnosis Association，NANDA）成立，将护理程序发展为五个步骤，即评估、诊断、计划、实施和评价。1977年，美国护理学会（American Nurses Association，ANA）正式发表声明，将护理程序列为护理实践的标准，使护理程序走向合理化。护理程序的五个步骤相互关联、不可分割，每个步骤都有赖于前一步的正确性，是一个连续的动态过程。

护理程序由护理评估、护理诊断、护理计划、护理实施和护理评价五个步骤组成。护理程序不仅是一种有逻辑性、合乎科学原理的护理工作方法，还是一种思想方法，是一个动态、循环的过程。护理程序的运用，可以指导护士以科学的工作方法解决患者的健康问题，体现了优质、高效、系统的整体护理。护士在患者进入病区后，运用科学的方法观察患者，分析、解决患者的生理、心理、社会、文化、精神等方面的护理问题，选择适合该患者的护理措施，保证患者得到高质量的整体护理，为患者提供全面的综合护理服务。护士在护理工作中需要不断评估患者的健康状态，随时与患者和家属沟通，根据患者的情况随时修改护理计划，并采取适合的护理措施。在护理工作过程中，既要体现针对患者的个性化服务，又要识别患者潜在的健康问题。护理程序所提供的工作方法适合于不同的对象，包括个人、家庭、社区等，也适用于不同的场所，包括医院、诊所、老人院等。由于护理程序明确提出了护理工作的范畴和护士的角色职能，摆脱了护士机械地执行医嘱的被动工作局面，护理工作真正具备了科学性、专业性和独立性的特点，从而促进了护理专业的发展。

（孙 燕）

hùlǐ pínggū

护理评估（nursing assessment）

护士运用观察、交谈、体格检查等手段，有组织、有系统地收集患者健康资料的过程。护理评估是护理程序的第一步，也是护理程序的基础，直接关系到护理诊断和措施是否正确。通过收集资料、分析资料完成评估，从而较全面地了解患者的健康状况。评估贯穿于患者住院的全过程，是从患者入院到出院的连续、动态的过程。

评估的目的是找出护理问题。评估包括资料的收集、整理和记录三个方面。①资料的收集。目的是为确定护理问题、制订护理计划、评价护理效果，为建立患者健康状况的基础资料提供依据。资料分为主观资料和客观资料两种类型。资料来源包括患者的主诉、症状和体征，也可来源于患者的家属和朋友的陈述以及患者检查报告等。资料内容除患者身体状况外，还包括患者心理、社会、文化、经济状况等。一般资料，包括姓名、性别、年龄、民族、职业、婚姻状况、受教育水平、住址、通讯方式；目前健康状况，包括主诉、饮食、营养、排泄、睡眠、自理能力、活动等；既往健康状况，包括创伤史、住院史、手术史、过敏史、月经史、生育史、烟酒嗜好；还包括家族史、身体评估资料、检验与检查结果、目前治疗与用药情况、心理状况、社会状况、经济状况、社会支持系统等。收集资料的方法包括面谈、观察、身体评估、查阅资料。②资料的整理。收集的资料需进行整理、分类，并以客观资料核实主观资料，以便于护士清晰、准确地判断和分析护理问题。③资料的记录。要真实、准确、具体、客观，并运用医学术语，避免使用模糊不清、难以衡量的词语。

（孙 燕）

hùlǐ wèntí

护理问题（nursing problem）

能够通过护理手段解决的患者健康问题。又称护理诊断。护士在护理评估的基础上，对收集到的资料进行分析，判断患者存在哪些护理问题，这既是护理程序的核心，也是制订护理计划的依据。是护理程序的第二步，又是护理程序的核心，也是制订护理计划的依据。与医疗诊断不同，护理问题会随着病情的发展、转归而动态变化。

1953年护理问题的概念首次在弗吉尼亚·佛莱（Virginia Fry）的论著中出现。1973年在美国圣路易斯召开的第一次美国护理问题分类工作会议上，提出了护理问题的基本框架，正式将护理问题纳入护理程序，并被美国护士学会（American Nurses Association，ANA）授权在护理实践中使用。1982年，由于加拿大代表参加全美护理诊断分类第五次工作会议，故将分类小组改名为NANDA（North American Nursing Diagnosis Association），即“北美护理诊断协会”，该协会是制定护理问题分类的权威组织。NANDA的成立是护理问题发展史中的里程碑，该组织专心致力于护理问题的建立、证实与研究，每隔两年召开一次会议，公布该协会认可的护理问题。

护理问题由问题名称、定义、问题依据、相关因素四部分组成。①问题名称。即对患者健康问题产生反应的概括，分为“现存的”“有……危险”“健康的”三类，一般使用“受损”“改变”“无效”“缺陷”等特定的描述语。②定义。即对护理问题名称的表述。③问题依据。即观察到的患者情况，如症状、体征等，也是护理问题的判断标准。④相关因素。即护理问题成立的原因，也是指影响个体健康状况的因素。护理问题陈述结构包括健康问题（problem）、症状或体征（symptoms or signs）、原因（etiology），简称PES公式，临床也常用PE、PS、SE公式。护理问题类型包括现存问题、潜在问题。护理问题的排序应该优先满足解决患者的生理需要，在满足了患者基本生理需要之后，在不违反治疗原则的前提下，也可以听取患者的意见，确定护理问题的排序。但是，在一般的护理中，护士还是首先要以马斯洛的人类基本需求层次论作为指导来确定患者的首优和次优问题。在需求的五个层次中，生理需求虽然处于最低层，但却是人最需要的。因此，在决定护理问题的先后顺序时，可将列出的所有问题分别归入五个需求层次中，再根据层次由低到高列出问题的顺序。在排序时还要考虑患者的需求、各护理问题之间的关系、护理问题顺序的可变性等。书写护理问题需注意使用NANDA认可的护理问题名称，要注意与医疗诊断相区分，注意患者的整体护理。

（孙　燕）

hùlǐ jìhuà

护理计划（nursing plan）　依据确定的护理问题制订护理决策或措施的过程。护理计划是护士对患者实施护理行动的指南，是护理程序的第三步。包括形成假设、拟定活动计划，目的是预防、减少或消除患者的健康问题。责任护士在确定护理问题后，需要制订出满足患者需要、保证患者舒适、加快患者康复、解决护理问题的护理措施。

计划的制订包括排列问题的优先顺序、确定问题的目标、制订护理措施、书写计划。①排列护理问题的优先顺序。按首优问题（即威胁生命需要立即解决的问题）、中优问题（即威胁健康的问题）、次优问题（即需要较少帮助即可解决的、患者在应对发展和生活变化时产生的问题）进行排列。②确定问题的目标。即确定期望护理对象在接受照顾后发生的功能、认知、行为及情感的改变，以指导护士为达到目标而设计护理措施。制订的目标要可测量、可观察、能达到，预期目标要为制订护理措施提供方向，为评价护理措施的效果提供标准和依据。目标的陈述方式包括时间状语、主语、条件状语、谓语、行为标准，例如“三天后患者持习步器能够行走20米”。目标的种类分为短期目标和长期目标。短期目标一般指几小时、几天或一周内能达到的目标；长期目标一般指一周以上、数周或数月能达到的目标。确定目标需要注意：预期目标要和护理问题相对应；目标应由护士和患者共同制订；目标能通过护理措施解决；目标的主语必须是患者；一个目标只能有一个行为动词；目标有时限性、可测量性、可行性、可评价性。③制订护理措施。指护士制订出为帮助患者达到目标所采取的具体方法。措施应安全、可行，且不违背患者的价值、信仰，以护理知识或相关学科知识为基础，与个体情况相适应，与护理问题对应。制订措施需注意：护理措施应与护理问题和护理目标相对应；护理措施要建立在科学的基础上，应切实、可行、具有可操作性，并保证患者安全。④书写计划。护理计划要成文，就是要将护理问题、护理目标、护理措施等信息按一定的格式形成护理文件。

（孙　燕）

hùlǐ shíshī

护理实施（nursing implementation）　为解决患者现存和潜在的护理问题、达到预期目标，运用所学的知识和技能，将护理计划的措施付诸行动的过程。是护理程序的第四步。①护理实施前。实施前要求护士明确做什么、谁去做、怎样做、何时做；要明确护理措施所对应的护理问题，对措施进行组织，以便能够有次序、有计划地为患者执行操作；要重新评估患者，如对病情的观察和判断，以便决定措施是否符合患者目前的状况；要重新审阅护理计划，若发现患者当前的情况不适合此计划，则需要修改护理问题、护理目标、护理措施；要做好预防并发症的各项准备以及准备操作用物等。②实施过程中。实际执行护理计划时，护士要运用操作技术、沟通技巧、观察能力、应变能力执行护理措施，之后书写护理记录。护士要安排好工作顺序，将治疗操作、护理活动、健康教育结合在一起，以提高工作效率；要对患者和家属进行健康教育并解答患者和家属的问题，明确健康问题发生的危险因素并采取健康行为，使患者和家属积极配合；要与其他医护人员配合，熟练运用护理技术；注意尊重患者的信仰和生活习惯，动态观察患者的病情变化，及时调整护理措施。实施过程中的最后一项工作是护理记录，即对执行护理措施过程中的问题、患者的病情变化和效果进行完整、真实、准确的记录，目的是便于医护人员的沟通、护理质量的监控，以及用于科学研究、临床教学、效益评价、法律依据、资源共享等。具体记录的内容包括患者的健康问题、针对健康问题采取的护理措施、护理结果（即患者的身心反应）。

（孙　燕）

hùlǐ píngjià

护理评价（nursing evaluation）

比较护理实施前后患者的健康状况，并判断预定的护理目标是否实现或实现程度的过程。是护理程序中的最后一步。在护理患者的过程中，护士以解决患者的护理问题为目的，通过评估患者、找出护理问题、制订护理计划、实施护理计划，最后分析、判断护理措施的效果。如果目标未实现，要分析原因、发现不足、给予纠正。评价是有目的、有组织的活动，贯穿于护理程序的全过程。评价虽然是最后一步，但也是发现新问题的开始。

护理评价的内容包括护理过程评价、护理效果评价。评价的方式包括护士自我评价、护士长评价、医院质量控制委员会评价。评价也就是检验假设、评价结果，并确定是否改变或终止护理措施。评价的步骤包括列出目标，收集与目标相关的资料，将资料与目标比较得出结果，评价预期目标是否实现（包括目标完全实现、目标部分实现、目标未实现），分析预期目标未实现的原因，最后修订护理计划。目标完全实现，则停止护理计划；目标部分实现，若护理计划正确则继续执行护理计划；目标未实现，护理计划有缺陷则修订护理计划。评价分为连续性评价、阶段性评价和终末评价。连续性评价，指护士在执行每项措施的同时进行评价；阶段性评价，即护士根据目标实现的时限，间断进行评价；终末评价，指在患者转科、出院、死亡时，对其进行总体评价。通过评价发现新的护理问题，制订新的目标和措施，进行一个新的循环的护理活动，直至达到患者最佳的健康状态。

（孙　燕）

fēnjí hùlǐ

分级护理（grading nursing care）

在患者住院期间，医护人员根据患者病情和生活自理能力，确定并实施不同级别的临床护理形式。由于住院患者病情不同，生活自理能力也存在差异，因此护士对其实施的照护措施也就不同。在长期的护理实践中，形成了按病情等级照护患者的办法，国家卫生和计划生育委员会出台了《护理分级》。护理级别共分为四级：特级护理、一级护理、二级护理、三级护理。应当以患者的病情和生活自理能力为依据确定患者的护理级别，并根据患者的病情及自理能力的变化进行动态调整，不同级别的护理包括不同护理措施内容。患者入院后由医生根据患者的病情及自理能力的决定护理等级、下达医嘱，护士在住院患者一览表和患者床头卡上设置级别标志，并按照操作规范和疾病护理常规，根据患者的护理级别和医生制订的诊疗计划，按照护理程序开展护理工作。主要实施的护理工作包括：①密切观察患者的生命体征和病情变化。②正确实施治疗及护理措施，观察、了解患者治疗后反应。③根据患者的病情和生活自理能力，为其提供照顾和帮助。④提供与患者疾病相关的健康指导。⑤观察患者的心理反应，提供心理护理。

（孙　燕）

tèjí hùlǐ

特级护理（intensive care）

对急危重症并可能随时需要进行抢救的患者采取的护士专人负责实施的个体化诊断、处理、照护形式。属于分级护理中级别最高的护理。特级护理适用于病情危重、随时可能发生病情变化需要进行抢救的患者，包括重症监护的患者，复杂手术或大手术后的患者，严重创伤或大面积烧伤的患者，使用呼吸机辅助呼吸并需要严密监护病情的患者，实施连续性肾脏替代治疗的患者，其他有生命危险并需要严密监护生命体征的患者。护理内容包括：①24小时专人护理，严密观察患者的病情变化，监测生命体征。②根据医嘱正确实施治疗措施。③根据医嘱准确测量并记录出入量。④根据患者的病情，按照护理程序正确实施基础护理和专科护理。

⑤保持患者的舒适体位和功能位。⑥实施床旁交接班。⑦保证患者安全，做好危险因素的评估，准确实施护理措施，防止发生不良事件。⑧准确、如实地记录特护记录和护理文件。⑨做好心理护理及健康知识宣教。

（孙　燕）

yījí hùlǐ

一级护理（the first grade nursing）　护士对重症或生活完全不能自理患者采取的诊断、处理、照护形式。属于分级护理中高级别的护理。一级护理适用于病情趋向稳定的重症患者，手术后或治疗期间需严格卧床的患者，生活完全不能自理且病情不稳定的患者，生活部分自理但病情随时可能发生变化的患者。与特级护理不同，一级护理不是对患者进行专人护理，而是一名护士照看若干患者。护理内容包括：①每小时巡视患者一次，观察患者的病情变化。②根据患者的病情测量生命体征。③根据医嘱正确实施治疗措施。④根据患者的病情，按照护理程序，正确实施基础护理和专科护理。⑤保证患者安全，做好危险因素的评估，准确实施护理措施，防止发生不良事件。⑥准确、如实地记录护理文件。⑦做好心理护理及健康知识宣教。

（孙　燕）

èrjí hùlǐ

二级护理（the second grade nursing）　护士对病情趋于稳定但仍需卧床的患者以及生活部分自理的患者采取的诊断、处理、照护形式。属于分级护理中中等级别的护理。二级护理适用于病情稳定但仍需卧床的患者，以及生活部分自理的患者。护理内容包括：①每2小时巡视患者一次，观察患者的病情变化。②根据患者的病情测量生命体征。③根据医嘱正确实施治疗措施。④根据患者的病情，按照护理程序，正确实施护理措施和安全措施。⑤保证患者安全，做好危险因素的评估，准确实施护理措施，防止发生不良事件。⑥准确、如实地记录护理文件。⑦做好心理护理及健康知识宣教。

（孙　燕）

sānjí hùlǐ

三级护理（the third grade nursing）　护士对无病情变化、生活完全自理的患者采取的诊断、处理、照护形式。属于分级护理中等级最低的一种护理。三级护理适用于病情稳定和生活完全自理的患者。护理内容包括：①每3小时巡视患者一次，观察患者的病情变化。②根据患者病情测量生命体征。③根据医嘱正确实施治疗措施。④保证患者安全，做好危险因素评估，准确实施护理措施，防止发生不良事件。⑤准确、如实地记录护理文件。⑥做好心理护理及健康知识宣教。

（孙　燕）

jíjiù hùlǐ

急救护理（emergency nursing care）　由护士配合医生完成对各类急性疾病、急性创伤、危重症、慢性病急性发作患者的抢救措施。急救护理是急诊医学的重要组成部分，既有护理的共性，又有服务于急诊患者的特性。

急救护理的发展是社会发展和现代急诊医学发展的必然结果和趋势，体现了人类对保护生命、减轻痛苦、促进健康的认识。急救护理的起源可追溯到19世纪。1854～1856年克里米亚战争时，英国人弗洛伦斯·南丁格尔（Florence Nightingale）率领38名护士前往前线医院进行救护，使伤员死亡率由50%下降至2.2%，由此说明有效的抢救及急救护理技术对提高伤病员的救护成功率是非常重要的。20世纪70年代，一些国家、组织成立了急救医疗体系，重视现场抢救和急救护理教育。1972年，美国医学会正式承认急诊医学是医学中的一门新学科，配备了带有急救设备的专用救护车和急救医护人员。一些国家还用直升机作为运送伤病员的工具，通过报话机随时与相关医院的急诊科联系，并在有关专家的指导下进行处理。

20世纪50年代，中国各医院的病房普遍将危重症患者集中管理，并将其病房靠近护士办公室，以便于护士观察患者病情。20世纪70年代成立了心内科监护病房，随后相继成立了各专科或综合监护室。1983年中华人民共和国卫生部颁发了《城市医院急诊室（科）建立方案》，北京、上海等城市正式成立急救中心，各医院先后成立了急诊科。2005年7月中华人民共和国卫生部颁发的《中国护理事业发展规划纲要（2005～2010年）》中提出的优先发展的护理人员中就包括急诊专科护士，随后中国急诊专科护士培训基地正式成立。

工作范畴　包括五个方面：院外急救、危重病救护、抢险救灾、阵地救护、急救护理人才的培训和科学研究工作。急救护理工作不仅局限于急诊科（室），而是以急诊患者为中心，贯穿于院外、院内的各个阶段，并需要各相关科室共同参与的工作，因此急救协调就成为了急救护理工作中的重要内容，同时，在急救护理工作中，急救设备的使用和管理也是抢救成功的关键环节。

工作特点　①病情的致命性。

要求护士能够识别患者的危急症状，果断采取急救措施，保证仪器设备、抢救药品处于完好的使用状态。②病情的复杂性。要求护士掌握多学科知识。③病情发展的不确定性。要求护士具有判断轻重缓急、检伤分类的能力。④时间的紧迫性。要求护士思维敏捷、技术熟练。⑤工作的高强度。要求护士具有良好的体魄。⑥岗位的高风险性。要求护士心理素质好、承受压力的能力强。

原则 时效观念和挽救生命是急救护理的两大根本原则。急救护理是时效性很强的工作，通过护理干预为后续的治疗、护理和康复赢得宝贵的时间。

（杨 苹）

jíjiù xiétiáo

急救协调（first-aid coordination）

各医疗机构之间、医护人员之间、院内科室之间、医护人员与家属之间对患者的病情和抢救、治疗、护理措施以及所需设备等情况的沟通与协作。必要时还包括医疗机构与事发地政府、公安、武警等部门的沟通与协作。

随着社会的发展、城市人口的增加，医务人员的工作范围逐渐扩大至院外，这改变了医务人员在院内等候急诊伤病员的状况，也促使急救协调的工作内容不断增加，急救的整个过程已不再只是通过一个部门或一个环节的工作就能够实现。急诊医疗服务体系（emergency medical service system，EMSS）是由院前急救、院内急诊科（室）急救及重症监护治疗病房（intensive care unit，ICU）救治组成的完整的体系。院前急救是急诊医疗服务体系中很重要的组成部分，分为现场救护和途中救护，院前急救的三大要素包括通讯、运输和急救护理技术。为保证患者抢救成功，应将院前急救、院内急诊科（室）救治和重症监护治疗病房救治三个环节有机联合，这需要多个部门、多人的相互协作。因此院前急救与院内急救的沟通与协作十分重要，急救协调的发展也由此越来越受到重视，而护士则在此项工作中起着尤为重要的作用。急救协调包括以下几方面：

急诊医疗体系间的协调 建立急救中心与医院急诊科（室）的通讯联网。现代急救模式必须具备通讯灵敏、指挥有效、抢救及时、技术先进的特点。20世纪70年代，有些城市的急救指挥中心与医院的急诊科（室）建立了无线电-电话联络系统，从而形成了急救中心-急救现场-急诊科（室）三点一线的抢救呼叫网络。急救中心起着调度及枢纽作用，在其指挥、协调下，各个环节各自在最短的时间内分别、立即行动，投入到应急准备和抢救之中，从而为抢救赢得宝贵的时间。

院前急救与其他部门间的协调 中国的急救中心使用统一的电话号码，城市急救中心统一指挥、调度，与各大医院的急诊科（室）、市政府、卫计委直接进行联络，必要时还可以求助警察部门、消防部门、中心血库等。一些经济发达的地区还在积极探索海、陆、空立体救援新模式。

医护间的协调 在急救过程中，护士配合医生共同完成医疗救护任务，二者的工作相互补充、相互协调、相互联系。在救护过程中，首先做初步的急救处理，如心肺复苏、清创、加压包扎和止血等，护士须严格遵照医嘱用药。一旦病情允许，应迅速将患者抬上救护车，送往就近的医院接受专科医生的进一步治疗，以降低伤残率。到达医院后，将患者安置于抢救或诊治场所，并请相关专业的医生共同诊治，护士做好巡回检查，发现病情变化及时报告医生。

院前急救与院内急救交接过程中的医护协调 护士在患者来院后需快速、准确地分诊、分流，并与院外急救人员迅速做好患者病情的交接工作，同时迅速通知医生，准确反映病情，配合医生共同抢救伤员。另外，护士还需主动对患者和家属实施健康指导，提供适当的心理护理，对抢救无效死亡的患者家属做好心理疏导及死者的善后工作。同时要求急诊科（室）护士处理问题果断、操作技能熟练，并合理安排检查、治疗和护理操作，迅速准备急救所需的药品、设备，避免延误患者的救治时间，尊重患者及家属的知情权。

后勤物资的协调 急诊科（室）中，护士负责全科室医疗物品的领取及抢救仪器、设备的管理，并保障医疗物品的供应及抢救设备的完好并处于备用状态，从而保障急救工作的正常运行。发生突发性群体事件时，护士需联系医院的主管部门，做好与后勤系统的联络工作，保证医疗物资的供应及医疗用品的质量，从而保证患者的救治安全、有效。

医护人员与家属的沟通 医护人员应安抚家属，通报病情，讲解抢救、治疗方案，告知即将实施的操作并签字同意。

（杨 苹）

yuànqián jíjiù hézuò

院前急救合作（cooperation in pre-hospital emergency）

急救医疗机构与其他医疗机构、非医疗机构或施救者之间针对所有发生于院外的紧急医疗行为的沟通与协作过程。包括在院外对患者所开展的抢救工作，即从第一救援者到达现场并采取必要的急救措施直至救护车到达现场，对遭受危及生命的急症、创伤、中毒等的伤病员进行急救处理并将其送达医院急诊科（室）的工作。

自20世纪60年代，世界各国特别是欧美发达国家对急诊医学十分重视，纷纷建立了急救系统并开展急诊医学的研究工作。尤其是对伤病员到达医院前这一阶段的抢救工作给予了特别的重视。大多数国家建立了相对独立的院前医疗机构，有独立的救护车队，救护车上的随车人员主要是急救医生和护士。急救站一般不设床位，急诊患者可随时、直接被送往相应医院的急诊科（室）进行抢救。随着医学的发展，急救机构已经由城市、地区单一的医疗卫生部门，扩展到多功能、多部门相互协作、相互渗透的急救医疗体系，如美国、日本、芬兰等发达国家由公共安全机构的消防人员、警察以及专业救援人员组成的急救医疗体系。自20世纪70年代开始，美国常规培训专业急救员，使其能够准确、熟练、独立地完成复苏及其他急救处理，同时利用高度灵敏的通讯系统、数量充足的装备以及精良的运输工具对伤病员进行转运。计算机网络的应用使急救中心能够快速地了解患者所在的区域及应被送往的医院，从而大大缩短了急救半径。

中国院前急救护理工作的发展过程大致分为以下三个时期：①开始于抗日战争和解放战争时期对伤员的战地初级救护和快速转运，20世纪50~70年代开始了城市急救工作。大、中城市成立了简陋的急救站并配有为数不多的救护车，救护车内除担架床外，几乎没有其他设备，也没有专用的急救号码，这使急救工作的开展受到了很大的限制。②20世纪80年代。中华人民共和国卫生部颁布了《关于加强城市急救工作的意见》，引起各省市政府及卫生部门的重视。首先扩大和整顿了各医院急诊科（室），增添了设备和医院救护车的数量，使急救站在原来的基础上得到了相应的改善，并开始筹建城市急救网，中国的急救护理工作开始步入正轨。③20世纪90年代。院前急救工作发展加快，一些城市陆续建立了现代化的急救医疗中心，进一步完善了急救网络系统。北京、上海、广州、西安、沈阳等大城市都具备了各自的院前急救组织机构和相应的管理制度，全国急救电话号码统一为“120”，使院前急救工作的范围和效率明显提高，也标志着中国急救医疗水平由此进入新阶段，有效地促进了急危重症护理学的发展。自1994年《医疗机构管理条例》及其《实施细则》颁布以来，院前急救机构已被明确为专职从事院前抢救医疗工作的独立单位。急救中心从原有的附属医院、挂靠医院、急救中心办医院等模式逐步向独立的、专职从事院前急救机构的模式转变。2005年以来，中华护理学会和各省市的急诊护理工作委员会积极开展急诊护士的专科培训工作，培养了大批急危重症护理人才。但不论采用哪种模式，都需要急救医护人员与院内急诊科（室）的医护人员进行合作、交接，共同完成患者的救治工作。

主要任务 院前急救护理工作的主要内容是记录呼救时间、联系电话、家庭住址及周围标志性建筑物，必要时要求家属接车。急救医生和护士应以最快的速度到达伤病员身边，实施有效的初步急救措施，维持伤病员的生命，即进行基础生命支持（见心肺脑复苏）和基础创伤生命支持，二者包括了院前现场初步急救和维持伤病员生命的主要方法，即主要针对心肺复苏和伤残抢救等危急情况的紧急救护。

主要模式 随着社会经济的发展和护理服务模式的转变，院前急救也形成了许多不同的模式。①独立的急救中心模式。以具有现代化水平和专业配套设施的独立型急救中心为代表，实施“院前急救-急诊科（室）急救-重症监护治疗病房救治”连贯的急诊医疗体系。急救中心拥有现代化的调度、通讯设备，可以和市政府、卫生局、各大医院直接进行通讯联络。急救人员附属于急救中心，急救工作由中心急诊科（室）的医生、护士协作承担，部分患者经院前抢救处理后被送入中心监护室继续治疗，大多数患者被运送至其他医院救治。急救中心在新建的社区和近郊区扩建、兴建急救网点，争取使急救半径达到3~5km，急救反应时间缩短至10分钟内。②以院前急救为主要任务的急救中心模式。急救中心不设床位，只以院前急救为主要工作任务。急救中心在市区和郊区县都设有救护分站，并配备医护人员，院前急救系统配备救护车队，组成急救运输网，市区内急救半径为3~5km，平均急救反应时间为10分钟。全市普遍使用“120”急救电话，随车人员多为急救医生和护士。③附属于综合医院的院前急救中心模式或由全市数所医院组成的急救医疗协助网模式。该模式具有强大的急救中心，形成了院前急救、医疗监护运送、院内急救、重症监护治疗病房等完整的急救医疗功能。随车人员均为急救中心附属综合医院的医护人员，经院前处理后患者可被送往附近的医院，也可以收治于附属医院。④全市统一的急救通讯指挥中心模式。负责全市的急救工作总调度，以医院的急诊科（室）为相对独立的急救单位，按医院专科性质和区域划分完成出诊工作。急救通讯指挥中心与各医院无行政隶属关系，但具有全市院前急救工作的调度指挥权，当接到“120”电话呼救后，立即通知所在区域的医院急诊科（室），急诊分诊护士接到电话指令后，通知相关专科医生、护士赶赴现场进行急救，并将患者转至本院继续治疗。⑤小城市的“三级急救网络”型模式。Ⅰ级急救点设在乡镇卫生所，Ⅱ级急救站设在区卫生院，Ⅲ级急救中心设在城市的综合医院。

工作特点 ①情况紧急。院前急救多为突发事件，不仅表现在“时间就是生命”的紧急上，还有容易被忽略的心理上紧急。②随机性强。抢救工作应灵活、机动，要先救命、先救急。③急救条件差。由于急救是在院外，抢救条件和设备有限。④病种涉及多学科。院前急救的患者一般病情复杂、伤情重。⑤体力消耗大。院前急救现场多样，可能是车辆无法到达的山区、小巷，也可能是高楼、工地，医护人员既要搬运患者，又要实施抢救。⑥对症急救。即刻处理危及生命的情况，如呼吸困难、窒息、心脏停搏、出血等，目的是挽救和维持患者的生命。

工作原则 ①先排险后施救。②先救命后治病。③先重伤后轻伤。④先施救后运送。⑤急救与呼救并重。⑥转送、监护与急救相结合。⑦紧密衔接、前后一致。

护理程序 ①身体检查。重点在于对生命体征的观察，听清患者或陪同人员的主诉，问清与发病或创伤有关的细节，看清与主诉相符合的症状及局部表现。②观察内容。包括生命体征，如瞳孔、血压、脉搏、呼吸、体温；神志，如觉醒状态（是否有嗜睡、昏睡、昏迷等）；意识状态，是否有意识模糊、谵妄等；头部体征，如面部及口唇的色泽，有无大汗，口腔有无异物、牙有无松动以及有无口腔异味，鼻腔是否通畅、有无出血或其他液体流出，呼吸的气流及频率，眼球表面或晶状体是否有出血，视物能力，耳道有无异物、有无液体流出，听力水平，颅骨是否完整，有无血肿和凹陷；颈部体征，注意有无损伤、压痛；脊柱体征，注意有无脊髓损伤的表现，在不确定的情况下注意搬运时保持脊柱在同一水平线，翻动身体时注意保持轴位翻身；胸部体征，观察吸气时胸廓是否扩张、对称、有无畸形；腹部体征，观察腹部有无创伤、出血，腹壁有无压痛、肌紧张；骨盆体征，观察有无疼痛或骨折；四肢体征，观察有无骨折及肢体末端血运情况。③为患者摆放舒适的体位。④建立静脉通道。⑤转运途中的护理。尽量采取平卧位，可用固定带将患者固定在车载担架上，头偏向一侧，防止误吸；全面观察患者的情况，采取“一看”（面色、表情、姿势、呼吸、有无烦躁）“二摸”（皮肤、温度、脉搏）“三听”（有无呻吟、哮鸣音）等；保障有效的静脉通道；保证车辆行驶过程中输液的安全、有效，护士需在患者身旁固定输液器下端，墨菲管内液体不可少于1/2，避免途中晃动时空气进入输液管内，以免给患者带来危险；保持呼吸道畅通，及时清除分泌物，吸氧管在转运途中勿打折、弯曲，短途运送使用呼吸机的患者时可不用湿化瓶，避免因车上颠簸而将水吸入呼吸管道引起危险；保持各种管路的通畅、安全、有效。⑥做好与医院急诊救护人员的交接工作。

（杨 苇）

yuànnèi jíjiù hézuò

院内急救合作（hospital first-aid cooperation）

急诊患者抵达医院后，由相关专业科室的医生、护士及医技科室的技术人员、后勤部门的保障人员互相配合、共同完成患者抢救的过程。

院内急救合作是急诊医学的重要组成部分，随着急诊科（室）的发展而形成和改变。急诊科（室）的体制受地区差异、医院性质、医院等级等因素的影响，可分为不同类型：①依赖型。在科主任领导下的科护士长负责制，急诊护士相对固定，不设急诊专科医生。②支援型。在主管副院长领导下的科主任负责制，急诊护士相对固定，配有少数医生，工作由其他各科轮流支援。③自主型。在主管副院长领导下的科主任负责制，医生、护士都相对固定。

急诊科（室）类型 ①急救中心型。设有院前急救、院内急诊科（室）、急诊病房以及重症监护治疗病房（intensive care unit, ICU）。②二线急诊型。以ICU为主，各科急诊工作仍由相应科室的医生轮转完成。③一线急诊型。急诊科配有骨干医生全面负责急诊工作。④管理型。急诊工作主要由各科承担，设有科主任及少数骨干医生。

急诊疾病范畴 体温升高（腋下温度>38℃），急性出血，急性炎症，各种原因所致的休克，各种急性外伤，各种急性意外伤（电击、溺水、自杀等），急性中毒，急性心力衰竭、心律失常、心肌梗死，急腹症，急性尿道疾病、无尿、血尿、急性肾衰竭，高血压脑病、脑血管意外，昏迷、抽搐、癫痫发作，急产、难产、难免流产、产前大出血、产后大出血，急性变态反应等。

急诊护理工作范畴 ①承担急诊急救护理工作。急诊科（室）的主要职责是对来院的急诊患者进行迅速的诊断和处理，必要时，也可以派出救护车参加院前现场急救和患者转运工作。②开展急诊医疗护理领域的科研工作。急诊科（室）可以获得重症患者病情改变的原始资料，开展科研工作可以提高急救工作水平、促进医疗护理的发展。③承担灾害性事故的急救护理工作。在保障急诊工作正常运转的前提下，应该充分做好人力、物力准备，以便随时承担意外灾害性事故的抢救工作。

急诊护士素质 应具备如下素质。①具有高度的责任心和同情心。只要患者有一线生存希望，就要尽职尽责、快速、准确地抢救。②具备全面的应急能力。对危重患者要立即通知相关人员进行抢救，尤其是对于突发事件，不仅要做出准确判断、通知相关科室的医生，还要及时向医院各级部门如医务部、护理部报告，必要时请求后勤部门给予物资援助，并立即投入抢救。③具有扎实的理论与操作技能。为了能准确地综合判断和有预见性地执行各种治疗与护理，对急危重症患者进行争分夺秒的抢救以提高抢救成功率，护士应具备扎实的护理基础知识、临床护理经验及熟练的急救技术、敏锐的观察力和敏捷的动作；还应主动对患者的病情变化、治疗过程及结果做出恰当的解释或预告，帮助患者做好必要的心理准备；同时，急诊护士必须在工作中不断学习新知识、新理论、新技术，提高抢救技能和各项综合能力，从而适应现代急救医学的发展，使患者真正得到最安全、最有效的救护，提高抢救成功率。④保持良好的精神状态，注重人际沟通技巧。

急诊护士作用 在院内急救合作中其作用如下。①保证急救绿色通道的畅通。②使急救设备保持完好、处于备用状态。③为抢救患者争取时间，提高抢救成功率。④改善医患关系，减少医疗纠纷，提高患者及家属的满意度，提升医院的整体形象。

（杨 苹）

jíjiùshèbèi shǐyòng guǎnlǐ

急救设备使用管理（usage management of emergency equipment）

保持急救工作中常用器材处于完好、备用与使用状态的措施与方法。

20世纪50年代，医生对呼吸肌麻痹的患者辅以“铁肺”进行治疗，“铁肺”堪称是世界上最早用于监护呼吸衰竭患者的“监护病房”。20世纪60年代，电子设备迅猛发展，急诊护理进入了具备抢救设备的阶段，心电示波装置、电除颤装置、人工呼吸机、血液透析机等仪器的出现，使急救护理学的理论与实践得到了相应的发展。20世纪60年代后期，现代监护仪器和设备进入了集中使用的状态，促进了重症监护治疗病房的建立，急救设备使用管理被列入了急诊工作的日程。急救设备使用管理包括以下几方面。

急救设备种类 常用的包括呼吸机、除颤器、心脏按压泵、洗胃机、心电监护仪、血压监测仪、临时起搏器、心电图机、输液泵、微量注射泵、充气式气垫床、中心供氧装置、负压吸引装置、腹膜透析和血液净化系统等，还包括简易呼吸器、麻醉喉镜、开口器、气管插管、三腔双囊管、吸氧管、静脉切开包、气管切开包、开胸包、导尿包、胸腔穿刺包、骨髓穿刺包、腰椎穿刺包、各型号无菌手套，另外还有转移患者的设备，如平车、轮椅、急救车等。

急救设备管理 ①建立明确的账目。②设有专人管理。③定期清点、充电、维护，及时查验有效期。④定位放置。⑤制定操作使用流程，并挂至仪器旁边，以便于操作。⑥定期培训、考核科室护士急救设备的使用方法及并发症处理。

急救设备维修保养 ①主管医疗器械的部门对各科室仪器、设备建立台账，定人、定科、定型（即定型号）、定时地负责维修和保养；若出现仪器、设备故障，由专职的护士负责联络，由专职维修人员进行检修，护士长做好维修记录。②仪器保养做到“五防一上”。即防潮、防震、防热、防尘、防腐蚀，定期上油。

临床常用的急救仪器主要包括人工呼吸器、呼吸机、除颤仪、心电监护仪、微量泵、输液泵。

（杨 苹）

réngōnghūxīqì shǐyòng guǎnlǐ

人工呼吸器使用管理（usage management of artificial respirator）

人工呼吸器是用机械的方法维持和辅助患者呼吸的装置。通常由面罩、单向阀、呼气阀、压力安全阀、球囊、进气阀、储氧安全阀、储气袋、氧气连接管组成（图），又称简易呼吸器。其使用管理包括以下几方面：①清洁与消毒。消毒时要根据人工呼吸器的材质决定消毒方法，聚氯乙烯材质可应用适当浓度的含氯消毒液浸泡。简易呼吸器表面及配件清洁与消毒的具体方法应参照该仪器使用说明书中建议的消毒剂、清洁剂及方法进行。消毒后各部件应完全干燥，检查有无损坏，按顺序组装，并做好测试工作。②性能检测。定期检查、测试面罩有无漏气、充气面罩气囊的充气量是否适宜；检查呼吸活瓣是否漏气、老化；检查球囊、储气袋是否破损、漏气；检查各部件组装是否正确、连接是否紧密。③维护保养。避免用利器触碰球囊及储气袋，以免漏气，发现任何部件有老化和损坏的现象，应立即停止使用，并进行维修或更换，以保持其性能处于良好的状态。④正确使用。使用前检查简易呼吸器的性能，确保使用的有效性；使用时备齐用物；使用后将各部件拆开，进行清洁、消毒，拆卸和安装过程中避免损坏，面罩充气至2/3~3/4时备用，使之处于完好状态，并放入指定位置。⑤保管要求。定人管理，定点放置，定期检测，定时清点。

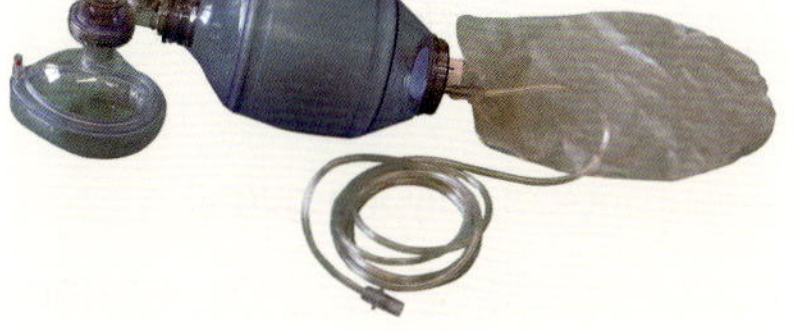

图 人工呼吸器

（杨 苹）

hūxījī shǐyòng guǎnlǐ

呼吸机使用管理（usage management of respirator） 呼吸机是能代替、控制或改变人的正常生理呼吸、增加肺通气量、改善呼吸功能、节约心脏储备能力的装置。一般由临床护士（师）和技术人员负责呼吸机的管理。有些医院已采用“工程师负责制”下的“专管共用”制度，或由呼吸治疗师负责建立中心仪器室并集中管理呼吸机。根据与患者的连接方式不同，可将呼吸机分为两类：无创呼吸机，呼吸机通过面罩与患者相连接；有创呼吸机，呼吸机通过气管插管或气管切开连接到患者。

清洁方法 ①管路清洁。仔细检查管道内有无痰痂、血渍及其他残留物，若未冲洗干净则难以达到彻底消毒的目的。②传感器的清洗。由于传感器属于精密电子产品，价格昂贵，并且有各自的性能特点，必须根据不同呼吸机各自的说明书或操作指南进行清洗。③呼吸机内部主机的清洁。呼吸机内部主机多为电子元件，不能使用常规方法清洁，需由工程师定期保养。④呼吸机外壳的清洁。仪器表面及配件的清洁与消毒参照该仪器使用说明书中建议的消毒剂、清洁剂及方法进行。

消毒方法 呼吸机的消毒主要指对呼吸机气道管路系统进行消毒，具体消毒方法：①管路消毒。包括药物浸泡消毒法和气体熏蒸消毒法。采用药物浸泡消毒法时应注意被消毒的器材必须去净痰痂、血渍等，被消毒的物品必须全部浸入溶液中，中空物品腔内不应留有气泡，有套管和轴节的物品必须分离开，以免消毒后粘着，消毒完毕、使用之前，必须用灭菌蒸馏水将消毒液冲洗干净。采用气体熏蒸消毒法时应注意环氧乙烷气体消毒可杀死真菌及较大的病毒，但对肝炎病毒的作用尚不明确。环氧乙烷可穿透橡胶、塑料、玻璃纸等，无腐蚀性和破坏性，是比较理想的消毒用气体，环氧乙烷消毒后的物品不能立即使用，需经一周时间待环氧乙烷全部挥发后，才能使用。②金属部件和耐高温部件的消毒。可利用高压蒸汽消毒法。③湿化器消毒。呼吸机使用过程中，装有过滤纸者应定时更换内衬过滤纸（根据不同型号机器的要求确定更换时间），及时更换液体，使用中的呼吸机湿化器内的液体应每日更换，以减少细菌繁殖；湿化器内应注入无菌蒸馏水，以免液体中的结晶物沉淀而损害蒸发器，影响湿化效果；为避免病原微生物的生长、繁殖及呼吸机被腐蚀、损坏，每次使用后应送供应室消毒。④特殊感染物品的处理。特殊感染患者使用过的一次性管路及物品，使用后按照医院感染管理要求进行处理。所有消毒过程不应损坏设备及零部件，但首先要彻底分离各连接部件，并用清水彻底冲洗后再消毒，消毒后应确保无有害物质残留，避免再次污染。

性能检测 综合检查呼吸机功能：连接电源，检查电源线是否老化、插头连接是否紧密。开机，连接气源，进行漏气检测、报警系统检测、监测系统检测、附加功能检测。

漏气检测 检查呼吸机的气路系统，检查各管道、湿化罐、接水瓶接口有无漏气。由于呼吸机的型号及工作原理不同，检测的方法也不同。通常情况下可采用潮气量测定、压力表检测和“耳听、手摸”等方法检测。①潮气量测定。首先预调呼吸机潮气量，接模拟肺，分别测定吸入管道和呼出管道内的潮气量，如果二者所检测出的潮气量相同，说明无漏气；如果潮气量下降，说明有漏气现象。②压力表检测。主要是检查呼吸机的工作压和气道压，如果工作压低于设定水平，说明供气压力不足或呼吸机主机内部管路漏气；如果气道压力低于正常，说明外部管路漏气。③“耳听、手摸”检测。若存在漏气，漏气处常在通气时发出“嘶、嘶”的声音；如果是管路破损或连接不紧，可用手测感知气流存在。

报警系统检测 大部分呼吸机配有压力、通气量、窒息等报警装置，可通过模拟呼吸机的工作状态，改变呼吸机的设置参数、增加气道阻力、调节各种报警的上限和下限，通过呼吸机上的声、光报警来检测报警系统的性能是否完好。

监测系统检测 如吸入氧浓度、潮气量或流量等需校正零值。

附加功能检测 包括检测二氧化碳分析仪、湿化器、雾化器等功能是否完好。

维护保养 通过专职人员负责对呼吸机各部分进行清洁、消毒、调试和校正，排除故障，以确保呼吸机正常运转，及时发现和解决问题，延长其使用寿命。由于呼吸机种类繁多、结构复杂，各自的性能及保养要求不同，且呼吸机价格昂贵，故应由接受过专门训练的人员负责管理。保养工作的内容主要包括根据呼吸机的性能、呼吸机说明书中标示的仪器工作时限和附件的使用寿命要求，进行定期充电、清洗和消毒管道、更换消耗品、检测主机功能等。例如，定期检查、更换氧电池、活瓣、皮垫、细菌过滤器及过滤网等。同时应将每一次更换的消耗品的名称及更换时间进行详细登记，建立档案，以备检查。对于面罩、鼻罩、鼻导管等，应按照医院感染管理要求进行处理与更换。

正确使用 呼吸机按其种类不同，使用方法各异，医护人员应熟练掌握呼吸机的使用方法。使用中的呼吸机，要每日查看仪器的运转情况，及时倾倒积水，清洁呼吸机表面，定时更换呼吸机管路，避免交叉感染。使用后的呼吸机要及时对仪器进行消毒、装机、检测、校正，使呼吸机处于完好、备用状态，并在显著位置挂上标明“备用状态”字样的标牌，外罩防尘罩，放置在清洁、整齐、通风的房间内备用。

保存环境 ①定人管理、定点放置、定期检查、定时清点。②在呼吸机的显著位置悬挂使用流程、消毒备用标识，以方便医护人员查阅。③加强使用人员培训，使医护人员及时更新关于呼吸机的知识。④建立仪器管理记录，内容包括清点、检查、维修、使用、充电、保养。⑤存放和使用过程中避免任何液体接触呼吸机主机部分，建议仪器上方和放置仪器的平面不放置任何液体，以免液体倾倒而进入仪器内部，导致仪器故障。

（杨 苹）

chúchànqì shǐyòng guǎnlǐ

除颤器使用管理（usage management of defibrillator）

除颤器是一种高压直流电放电器，工作步骤是先对一个内置电容快速充电，在5秒内将12V直流电压直接转换成4000V以上高压电，使电容能量达到360J，再根据操作者指令放电，通过除颤电极板的正极将电流注入患者体内，通过负极电板构成回路，从而完成放电过程。

临床常用的除颤器分为三种：①人工体外除颤器。又称普通除颤器，由心电显示器、操作平台、两支电极板组成。②自动体外除颤器（automated external defibrillator，AED）。AED包括自动心脏节律分析和电击咨询系统，可以提示急救者按下按钮放电除颤。一些发达国家在公共场所配备了这种除颤器。③植入式或埋藏式心律转复除颤器（implantable cardioverter-defibrillator，ICD）。通过将其植入患者体内，当患者出现心室颤动或室性心动过速时，ICD可以立即感知并放电除颤。除颤器工作的原理是在极短时间内，给心脏以强电流刺激，使所有心肌纤维在瞬间同时除极，造成心脏电活动暂时停止，并使所有可能存在的折返通路全部失活，接着由窦房结重新恢复其主导起搏心脏的作用，发出冲动从而将心律转为窦性心律。除颤器作为重要的急救设备，在心脏病患者突发疾病的抢救过程中具有不可替代的作用，其正确维护与保养，对于确保仪器处于备用状态、尤其是在紧急情况下能够安全而迅速地使用与操作，是极为重要的。

清洁消毒方法 ①清洁与消毒时应小心拆卸和正确安装，避免损坏。②除颤器表面及配件的清洁与消毒应参照该仪器使用说明书中建议的消毒剂、清洁剂及方法进行。③每次使用后及时清除电极板上的导电糊或其他污物。清洁电极板时先关闭仪器，取下金属电极板并擦净，干燥后重新将电极板置入卡槽中，注意不能用锐利的金属工具刮除附着于电极板上的污垢，特别是不能对电极板的金属表面造成划损，也不可使用对电极板有腐蚀作用的酸、碱溶液。④手柄也需在每次使用后进行清洁，除颤后手柄上的导电糊会对心电监护信号产生干扰，并且有可能使操作者遭到意外电击。⑤清洁后要保证除颤器电极板及其他各部件的清洁、干燥。

性能检测 ①连接电源，检查电源线有无老化、插头是否连接紧密。②开机，查看蓄电池的电量。③选择监护档，调试监护区的按键。④选择除颤档，调试除颤区按键。⑤机内放电一次，观察是否有记录纸自动滚动。⑥检查电极板、导联线，保证仪器性能良好。⑦检查电缆、接头是否良好，确保电缆无划伤、磨损、缠绕、打折。

维护保养 ①每次使用后要及时对机内蓄电池进行充电，平时不用时也要保证定期充电，保证其处于备用状态。②要正确使用除颤器的内部电池，根据仪器电池使用寿命及时更新。③保养时要关注仪器的系统时间。④仪器出现故障时要及时送修，并做好维修记录。

正确使用 每次使用前，检查除颤器的性能，确保其使用的有效性。每次除颤操作后，仪器会依据系统时间自动打印一份包括操作时间、参数选择等内容的记录，这种记录是重要的医疗文件，一旦发现系统时间与实际时间不符的情况，应立即通知工程技术人员进行处理。

保存环境 ①定人管理、定点放置、定期检查、定时清点。②在除颤器的显著位置悬挂使用流程、消毒备用标识，以方便医护人员查阅。③加强使用人员的培训。④建立仪器管理记录，内容包括清点、检查、维修、使用、充电、保养。⑤避免任何液体接触除颤器的主机部分，而使液体进入仪器内部导致仪器故障。⑥保证除颤相关用物齐全，如导电糊、电极片、打印纸等。

（杨 苹）

xīndiànjiānhùyí shǐyòng guǎnlǐ

心电监护仪使用管理（usage management of ECG monitor）

心电监护仪是临床上用于连续、实时监测患者心电图图形、心率、呼吸、血氧饱和度、无创血压、体温等多种生理参数的医用计量仪器。

清洁消毒方法 仪器使用后应及时进行清洁和消毒，保持仪器清洁、干燥，检查并保证仪器性能良好。清洁和消毒方法及所使用的清洁剂、消毒剂应参照该仪器使用说明书中的建议。清洁时使用浸有清洁剂的软布擦拭，避免使用摩擦性材料，防止液体进入机壳、开关、接口及通风口，同时避免液体倾洒在系统上。血氧饱和度传感器的消毒按使用说明书中建议的消毒剂消毒后，及时用干燥的软布擦干。血压袖带的消毒可应用适当浓度的含氯消毒液浸泡消毒，其后应及时晾干、备用。

性能检测 ①连接电源，检查电源线有无老化、插头是否连接紧密。②开机，检查开关指示灯、错误指示灯、电池指示灯、交流指示灯，分别进行心电、血压、呼吸、血氧饱和度模块的自检。③检查电池，保证仪器性能良好。④定期对多参数心电监护仪进行检测。⑤正确、牢固地连接电缆及电源线，并保证导联线完好、绝缘层无破损，保证监护仪显示器工作正常。

维护保养 ①保证仪器各部件完好无损，定期对监护仪内置充电电池进行维护，参照相关监护仪的说明书对电池性能进行优化。②避免折、拽电缆及传感器，收纳电缆及传感器时应将其自然弯成圆形放置，避免摔、碰、挤压传感器探头。③避免任何液体接触监护仪的主机部分，而使液体进入仪器内部导致仪器故障。④定期检测，及时发现故障并及时送修，做好维修记录。

正确使用 每次使用前，检查仪器性能，确保其使用的有效性。使用后消毒仪器，待其各部件完全干燥后，检查有无老化及损坏。然后恰当连接各配件，检查仪器性能，妥善收纳电源线、电缆、导联线及传感器，添加好电极片，使之处于备用状态。

保存环境 ①定人管理、定点放置、定期检查、定时清点。②在心电监护仪的显著位置悬挂使用流程、消毒备用标识，以方便医护人员查阅。③加强使用人员的培训。④建立仪器管理记录，内容包括清点、检查、维修、使用、保养。⑤避免任何液体进入仪器内部导致仪器故障。⑥保证使用中的各种相关用物齐全。

（杨 苹）

wēiliàngbèng shǐyòng guǎnlǐ

微量泵使用管理（usage management of micro-infusion pump）

微量泵是将液体或药物在单位时间内均匀推注入静脉内的医疗设备，又称注射泵。微量泵可在单位时间内将一定量的液体及药物匀速推注静脉内，从而严格控制输液速度并保持血液中药物的有效浓度，其优点是定时精确度高、体积小、便于移动，液体或药物流速稳定且用量少。

清洁消毒方法 仪器表面及配件的清洁与消毒参照该仪器使用说明书中建议的清洁剂、消毒剂及方法进行，清洁前断开微量泵的电源线连接。当仪器沾染任何药液、污渍、血渍时要及时清洁，用湿布将设备上残留的液渍擦拭干净，防止液体沿设备缝隙进入机器内部而损坏仪器。微量泵不能浸泡或高温灭菌；在高污染的环境下使用后必须按说明书中的消毒要求进行处理。

性能检测 ①检查电源线有无老化、插头是否连接的紧密。②检查针管固定装置。③开机，选择注射器并固定，调节输注速度。④检测报警系统。⑤定期充电和功能检查。

维护保养 ①避免用利器触碰。②出现故障及时送修，并做好维修记录。

正确使用 ①保持其清洁。②第一次使用前在关机的条件下，需连续充电16个小时以上方可使用。③使用前检查并确保性能正常。④使用过程中，正确使用仪器内部电池，定期充电，轻拿轻放，切忌用力开关或使电池掉落地面而造成塑料外壳及内部电路板损坏。⑤注意使微量泵与医用X线机、磁共振成像仪等设备保持一定距离。⑥使用后及时清洁，保证仪器处于完好状态。

保存环境 ①定人管理、定点放置、定期检查、每日清点。②在微量泵的显著位置悬挂使用流程、消毒备用标识，以方便医护人员查阅。③加强使用人员的培训。④建立仪器管理记录，内容包括清点、检查、维修、使用、充电、保养。⑤避免任何液体接触注射泵的主机部分，而使液体进入仪器内部导致仪器故障。

（杨　莘）

shūyèbèng shǐyòng guǎnlǐ

输液泵使用管理（usage management of infusion pump）　输液泵是能够准确控制输液滴速，以保证药物药量准确、安全地经静脉滴入患者体内从而发挥作用的医疗设备。输液泵的工作原理是应用微处理器精确控制步进电机，驱动机械传导机构，带动蠕动片运动，与挤压板一起准确控制输液的速度，从而将药液精确、恒量、恒速、持续地泵入患者的体内。

清洁消毒方法 仪器沾染任何药液、污渍、血渍等，应及时清洁和消毒，清洁前断开电源。传染病患者使用输液泵后，按消毒管理要求消毒处理。仪器表面及配件的清洁与消毒参照该仪器使用说明书中建议的清洁剂、消毒剂及方法进行。

性能检测 ①检查电源线有无老化、插头是否连接紧密、蓄电池的电量是否充足。②开机，检查指示灯状态是否良好。③调节输液时间、总量、速度，保证运行状态良好。④定期充电和功能检查。

维护保养 ①正确使用输液泵的内部电池。②定期充电，做好记录。

正确使用 ①使用前检查输液泵的性能，确保正常使用；根据仪器要求使用指定的输液器，以保证输入药液量的准确性。②使用过程中避免电磁干扰影响仪器运转，发现仪器故障应按说明书及时排除，若无法排除则及时维修，并做好维修记录。③使用后及时清洁，检查并保证性能良好，按要求做好记录。

保存环境 ①定人管理、定点放置、定期检查、定时清点。②仪器存放于阴凉、干燥、通风的环境，避免在高温、高湿环境下使用。③在输液泵的显著位置悬挂使用流程、消毒备用标识，以方便医护人员查阅。④加强使用人员的培训。⑤建立仪器管理记录，包括清点、检查、维修、使用、充电、保养。⑥避免任何液体接触输液泵表面及内部而导致仪器故障。

（杨　莘）

rùyuàn liúchéng

入院流程（admission procedure）　从患者到医院办理住院手续开始至患者被接诊护士送入病房的过程中护士的工作程序与内容。为规范护理行为、协助患者尽快熟悉医院和病区环境及适应医院生活、消除紧张心理，接诊护士和病区护士有向患者告知的义务。告知内容包括入院手续的办理方法、医院相关制度、病区环境、患者的主管医生姓名、责任护士姓名、科室护士长姓名、科室主任姓名。

入院流程包括以下几方面：①办理入院手续。患者需携带医保卡或就诊卡到医院住院处办理入院手续、交付押金，然后到接诊室；接诊护士完成相关入院登记表的填写，并与即将入住的病区护士沟通床位情况，反馈即将入院的患者情况，通知病区护士做好接收新患者的准备。如果为急诊重症患者，可先将患者送入病区或手术室，之后再补办入院手续。②评估患者，实施卫生处置。接诊护士在患者到达接诊室后需对患者的个人卫生情况予以评估，在病情允许的情况下完成对患者的卫生处置工作，如沐浴、除虱、更衣等。③护送患者进入病房。接诊护士根据患者的病情可采用步行、轮椅、平车等方式护送患者进入病区，危重、需要抢救的患者需有急诊或专科医生陪同，转运途中需注意保暖并保证患者的安全，到达病区后需与病区护士完成交接并签字。对于危重、需要抢救的患者，病区在接到接诊室收治患者的通知后，应立即通知值班医生，准备好急救车、氧气、吸引器等抢救设备，病区护士在患者到达病房后配合医生抢救。④患者到达病区后的护理。病区护士在接到收治患者的通知后，将备用床改为暂空床；病区护士对患者及家属进行自我介绍、环境介绍、相关人员介绍；妥善将患者安置于病床，测量其生命体征，完成入院日常生活能力评定、跌倒评估、压疮风险评估，填写相关资料，做好记录；在规定的时间内完成基础卫生处置；遵医嘱完成治疗与护理。

（杨　苹）

jiēzhěn

接诊（medical reception）　接待从住院处办理完入院手续的患者，并协助其完成卫生处置、将其送入病区的过程。

接诊流程包括以下几方面：接诊护士向患者及家属作自我介绍；向患者了解其个人资料，完成入院表格的填写；根据诊断及对患者的病情评估，在卫生处置室进行清洁卫生处置，如沐浴、更衣等，急危重症患者可除外，患者若有头虱、体虱应先对其灭虱再沐浴；向患者及家属介绍各种相关的住院须知；在接诊室完成体温、体重的测量；评估患者的一般情况，判断护送患者进入病区的方式，告知病区护士患者的一般情况，提醒病区护士做好接诊患者的用物准备；根据病情将患者用平车、轮椅或领送到住院科室，途中注意安全并使用毛毯或被子为患者保暖，随时观察病情变化；运送过程中保证转运过程安全，推轮椅或平车下坡时，应调转轮椅或平车前进的方向，操作者站在较低的位置，倒退下坡，防止患者从轮椅或平车上滑落；患者躁动、不配合时应给予保护性约束，防止患者从平车或轮椅上坠落或意外拔除留置管路；对于急症及危重患者应一边电话通知相关科室做好准备，一边立即用轮椅或平车将其送入病区，与病区护士交接患者情况，并通知医生及时处理。

（杨　苹）

zhuǎnkē

转科（department transference）

为使患者得到更专业的治疗与护理，患者从医院的某一临床科室转至另一临床科室的过程。患者转科的工作通常由护士负责协助。①工作程序。医生开出转科医嘱、书写转科记录、联系好床位后，主管医生通知护士、患者及家属；责任护士接到转科通知后，处理转科医嘱，记录护理记录单，核对患者治疗、护理的完成情况，联系转入科室，确认具体转科时间；转入科室备好床单位，准备迎接患者；转出科室的责任护士协助患者整理好用物，携带患者、病历及当日的药物到转入科室，与转入科室的护士共同安置好患者，双方在床旁交接病情、管路、治疗和护理措施，并在转科单上签字确认后方可离开。②注意事项。转运患者时，注意患者的病情变化；病情较重或正在使用抢救仪器的患者，需增加转运人员，同时医生必须跟随；对意识清醒者做好解释工作，给予心理安慰，减轻患者对转运的恐惧心理；对于气管内插管或气管切开术后的患者，应检查人工气道是否固定妥当、气囊充气是否充足；妥善固定各种管路，保证通畅；天气寒冷时注意加盖棉被，防止受凉。

（杨　苹）

chūyuàn liúchéng

出院流程（discharge procedure）

患者经过住院期间的治疗和护理，病情好转、稳定、痊愈而需要出院或转科（院），或不愿接受医生的建议而自动离院时，护士对其进行的一系列出院护理工作。

目的　①对患者进行出院指导，协助其尽快适应原来的工作和生活，并能遵照医嘱继续按时接受治疗或定期复诊。②指导患者办理出院手续。③清洁、整理床单位。

出院前护理　当医生根据患者的康复情况决定出院日期、开写出院医嘱后，护士应做好下列工作：①通知患者及家属。护士根据医生开具的出院医嘱，通知患者及家属出院时间，并协助患者做好出院准备。②进行健康指导。护士根据患者的康复现状，进行适时、恰当的健康指导，告知患者出院后在休息、饮食、用药、功能锻炼和定期复查等方面的注意事项，必要时为患者和家属提供相关的文字资料，以便患者或家属掌握相关的护理知识、技能和要求。③注意患者情绪变化。护士应特别注意病情无明显好转、转院（科）、自动离院患者的情绪变化并做好相应护理，如针对性地安慰和鼓励患者、增强患者的康复信心，以减轻其因离开医院所产生的恐惧和焦虑情绪。自动出院的患者应在出院医嘱上注明“自动出院”，并要求患者或家属签名确认。④征求患者对医院医疗、护理等各项工作的意见，从而不断提高医疗、护理质量。

出院当日护理　护士在患者出院当日应完成下列护理工作：①停止一切医嘱，用红笔在各种执行卡片（服药单、治疗单、饮食单、护理单等）或有关表格单上填写“出院”字样，签名并注明日期。②撤去“患者一览表”上的诊断卡及床头（尾）卡。③填写出院患者登记本。④患者出院后需继续服药时，按医嘱处方到药房领取药物，交予患者或家属带回，并给予用药指导。⑤在体温单40~42℃横线之间相应出院日期和时间栏内，用红色钢笔或签字笔纵向填写出院时间。⑥填写患者的出院护理记录。⑦协助患者清理用物，归还寄存物品，收回患者住院期间所借物品，并消毒处理。⑧协助患者或家属办完出院手续，根据患者病情，步行护送或用平车、轮椅推送患者出院。

出院后护理 患者离开病床后方可整理床单位，避免在患者未离开病床时撤去被服，给患者带来心理上的不舒适感。护士在患者出院后应完成下列护理工作：①撤去病床上的污被服，放入污衣袋中。根据出院患者的疾病种类决定清洗、消毒的方法。②用消毒液擦拭设备带、床旁桌、床旁椅及病床。③非一次性使用的痰杯等容器需用消毒液浸泡。④对床垫、床褥、棉胎、枕芯等进行消毒，常用的方法有日光下暴晒、紫外线灯照射或臭氧机消毒。⑤病室开窗通风。⑥传染病患者离院后，需按传染病终末消毒法进行处理。⑦铺好备用床，准备迎接新患者。⑧按要求整理病历，交病案室保存。

（张志云）

yīyuàn huánjìng

医院环境（hospital environment）

医疗机构为特定人群提供的符合医疗卫生原则、满足患者身心需要且有利于患者治疗、护理和休养的医疗保健服务场所和条件。医院环境分为物理环境和社会环境。医院物理环境主要指医院的建筑设计、基本设施、院容院貌以及病室内的空间、温度、湿度、空气、光线、装饰、音响、清洁卫生程度等，是影响患者身心舒适度的重要因素，关系着患者疾病的转归。因此，为患者提供安全、舒适、适合疾病康复的治疗环境尤为重要。医院社会环境包括服务环境和医院管理环境。医院是一个特殊的社会环境，与人的生、老、病、死都有着密切的关系。

医院环境的特点：①服务的专业性。由于医院环境中服务的对象是患者，因此医务人员需要具备良好的专业素质、全面的专业理论知识、熟练的操作技能、丰富的临床经验。②治疗的安全性。患者安全是医院、患者与家属的共同需要，因此在治疗、护理过程中要保障患者的安全。③关系的和谐性。医患之间、医护之间、护患之间、患者与患者之间都要保持和谐的关系，为患者创造轻松的环境，才能有利于患者疾病的康复。④管理的统一性。医院有规章制度和行为规范，包括患者的作息时间、服装、病室、治疗时间等都有统一的规定。

（杨 苹）

ménzhěn

门诊（outpatient）

医疗和（或）预防机构为不需要住院或尚未住院人群进行诊断、治疗和开展预防保健的服务部门或场所。是医院最早接触患者的地方，是医院面向社会的窗口。①工作特点。门诊患者病种多、流动量大，每日就诊人群不同，每位患者的就诊时间短、就诊环节多。②布局设置。应以减少患者就医环节、方便患者就诊为前提，为患者提供安全、安静、整洁的就诊场所。需设有分诊台、诊室、治疗室、手术室、药房、检验科、放射科、超声科、收费处等。诊室内需有保护患者隐私的设施，门诊区域内需备有醒目的路线指示牌和标识。③护理工作内容：包括分诊、组织就诊、配合治疗、健康宣教、消毒隔离。

（杨 苹）

jízhěn

急诊（emergency）

对尚未住院急、危、重症患者进行检查、诊断、抢救、治疗的场所。①工作特点。患者发病急、时间紧、病情重、变化快、周转快。②布局设置。应以减少患者就医环节、方便患者就诊、方便停放急救和社会车辆为前提，为患者提供安全、安静、整洁、明亮的就诊场所。需设有预检分诊台、诊室、治疗室、清创室、观察室、抢救室、重症监护室、手术室、药房、化验室、放射科、收费处等。诊室内需有保护患者隐私的设施，急诊区域内需备有醒目的路线指示牌和标识。急诊科（室）的分诊台应设在急诊入口处，抢救室不应距离分诊台过远。急诊应便于轮椅、平车出入，且设有专用通道和宽敞的出入口，夜间有醒目的指示灯；同时，急诊科（室）应有备用电路，防止停电时发生抢救设备突然停止的安全隐患。急诊科（室）的抢救物品需做到“五定”，即定数目、定点安置、定人管理、定时消毒、定期维修；物品要齐全，保证其处于完好、备用状态。急诊仪器、设备包括中心供氧系统、负压吸引系统、心电监护仪、除颤器、呼吸机、洗胃机、气管切开包、气管插管、开胸包、导尿包等，还应包括各种抢救物品、无菌物品和抢救用药。③护理工作内容：包括预检分诊、组织就诊、配合抢救、病情观察、完成治疗、健康宣教、消毒隔离，同时要做好抢救物品的准备工作。

（杨 苹）

zhùyuàn bìngqū

住院病区（inpatient department）

用于住院患者接受诊疗、护理、休养、康复及医护人员开展医疗、护理、预防、教学和科研活动的场所。

布局设置 每个病区都需设有病室、护士站、治疗室、医生办公室、库房、洗漱间、卫生间等，根据医院条件还可设有危重症室、抢救室、休息室。外科系统还可设有换药室，骨科可设有石膏室等具有专科特色的检查治疗室。

环境要求 总体上要求安静、整洁、舒适、安全。①空间。为保证患者安全，需为患者提供适当的活动空间，病床之间距离以不小于1m为宜。②温度。病室温度以18~22℃为宜，新生儿病室、老年患者病室、各种检查治疗室温度以22~24℃为宜。适宜的温度可以使患者感到舒适、减少体力消耗；室温过高可以使神经系统受到抑制，不利于散热，干扰消化和呼吸功能，影响体力恢复；室温过低可引起肌肉紧张而使患者产生不安情绪，使人畏缩、缺乏动力，且诊疗护理时易受凉。③湿度。病室的湿度以50%~60%为宜；湿度过高，空气潮湿，人体水分蒸发量减少，患者感到闷热难受，尿量增加，加重肾脏负担；湿度过低，空气干燥，人体水分蒸发量过多，导致患者口干、咽痛、烦渴，对呼吸道疾病和气管切开的患者不利。④通风。通风可改变病室的温度和湿度，病房应定时开窗通风，每次30分钟，以保证室内空气流通、空气新鲜，但通风时应注意为患者保暖。⑤光线。病室的光线应充足，午睡时挂窗帘。病室采光的光源分为自然光源和人工光源，夜间以人工光源为主。普通病室的光源除吊灯外，还要有床头灯、地灯设置，以便于护士巡视时观察，又不打扰患者。⑥噪声。白天病室较理想的噪声强度是35~40dB。患者适应噪声的能力减弱，少许声音就可使其感到疲倦、烦躁，影响休息和睡眠。噪声强度在50~60dB时可对人体产生干扰，久之会导致病情加重。突发性的噪声如爆炸声、警笛声等，由于其频率高、音量大，虽然噪声持续时间短，但由于其强度高达120dB，可造成高频率听力损坏。持续性地处在90dB以上的环境中，可出现耳鸣、血管收缩、血压升高，甚至出现焦虑、易激惹、头痛、失眠等症状。因此病区应尽量做到“四轻”，即说话轻、走路轻、操作轻、关门轻。⑦安全。走廊、浴室、厕所等墙边应设栏杆、扶手，以防止患者跌倒，病室、厕所、浴室应安装呼叫系统。

住院规章制度 医院根据本院特点制定需要患者和家属遵守的规章制度，包括入院须知、探视规定、陪护制度等，规章制度既要告知患者的权利，又要明确患者的义务，以帮助患者尽快恢复健康。

（杨 苹）

zhòngzhèngjiānhù zhìliáo bìngfáng

重症监护治疗病房（intensive care unit，ICU）

医院内相对独立的、由经过特殊训练且具有临床救治经验的医护人员组成的、通过应用先进的医疗仪器设备对急危重症患者进行高度密集的医疗照护、集中监测、强化治疗和护理，以挽救和支持生命为目标的特殊医疗单元。

1863年，弗洛伦斯·南丁格尔（Florence Nightingale）首先提出应将术后患者放在一个特定的场所进行康复治疗，这是最早的关于ICU的设想。1923~1945年，美国、德国及其他欧洲国家先后建立了术后/产后恢复室、创伤单元、烧伤病房等特设的医疗单元。1952年丹麦哥本哈根发生脊髓灰质炎大流行，并发延髓性呼吸肌麻痹，造成大量患者死亡。为了抢救患者，内科医生和麻醉科医生将患者集中起来，为其建立人工气道，并持续实施呼吸通气，并采用呼吸机进行后期呼吸治疗，病死率由87%下降为40%以下，这使一些医生认识到加强监护和治疗的必要性。随后多家医院相继开设了ICU，促进了危重病医学的崛起，这是医学发展史上的里程碑。中国医疗机构的重症监护治疗病房发展起步较晚。1982年，曾宪九教授、陈德昌教授在中国医学科学院北京协和医院建立了国内第一张具有现代意义的ICU病床。1984年北京协和医院正式建立加强医疗科（危重病医学科）。

ICU的环境布局及设备要求：①布局设置。ICU应是相对独立的区域，应设在危重患者易于转入和转出的位置，保证最大限度地满足医院医护人员实施临床抢救的需要。②环境要求。应宽敞、安静、整洁、舒适、安全、光线充足。尽量设置为单人间，面积20~30m^2；如果为多人间，每张病床占地面积为15~20m^2。病室温度以20~22℃为宜，病室湿度以50%~60%为宜。③空气层流装置。病房入口安装层流装置，应该使泵入的新鲜空气的压力略高于大气压 0.0399～0.0665kPa（0.3～0.5mmHg），保证空气单向流动，从而达到空气净化和消毒的作用。④床单位。应设置中心供氧输出口、负压吸引接口、压缩空气接口、足够多的电源插座、不间断电源插座、放置监护仪的支架。⑤设备要求。所有抢救药品及设备需定人管理、定点放置、定期检查、定时清点；抢救床最好为硬板多功能床；抢救车备齐抢救药品和用物，护士定期清点；抢救器械包括心电监护仪、呼吸机、除颤器、血气分析仪、全导联心电图机等抢救设备，并且需处于完好、备用状态。

（杨 苹）

shǒushùshì

手术室（operating room） 对患者实施外科手术治疗及抢救的特殊医疗单元。19世纪以前，手术并不是在固定的场所内进行，而是在病房、患者家中或医生诊所中开展的。19世纪外科手术多用于处理新鲜的伤口、骨折、脓肿或某些紧急情况。但是随着解剖学的建立和发展以及外科手术技术的提高，越来越多的外科手术在圆形剧场中开展，外科手术变成了公开的活动。19世纪麻醉学诞生。1846年，一位美国牙科医生实施了首例麻醉状态下的手术。

随着外科学和科学技术的不断发展，现代手术室经历了以下四个发展阶段：①第一代手术室称为“创世纪简易型手术室”，起源于16世纪的意大利和法国，是一个为进行尸体解剖而建的圆形剧场。第一代手术室多是在自然环境下进行手术，没有采用防止空气污染和接触污染的措施，手术感染率高。随着医学的发展，手术环境不断发展和改善：1886年，蒸汽灭菌法诞生；1887年，手术时的洗手法创立；1897年，手术时开始使用口罩；1898年，开始使用手术衣。②第二代手术室称为“分散型手术室”。20世纪的欧洲，医院中成立了与不同病房各自相关的手术室，专门建造非封闭建筑的手术室，并设有配套的供暖、通风设施，使用消毒灭菌技术，使手术感染率明显下降。1937年，现代模式的手术室正式创立。③第三代手术室称为“集中型手术室”。20世纪中期，病房开始集中化，手术室也进入了第三个时代。集中型手术室手术环境的改变以及药物的控制，使术后感染的发生率稳定下降。1963年，美国诞生了中央供应型手术室的平面布局。1966年，美国的巴顿纪念医院设立了世界第一间层流洁净手术室。1969年，英国卫生部推荐的手术室平面布局就是正在被广泛使用的污物回收型手术室的雏形。④第四代手术室称为“洁净型手术室”。随着外科学和科学技术的飞速发展，手术室无论从建筑设计、用物和仪器设备的配备，还是人员组织的结构和职能，都进入到了一个新的发展阶段。

手术室护理历史悠久。早期可以追溯到1875年，美国巴尔的摩的约翰·霍普金斯大学开始向护士讲授“手术中外科器械的准备”，但此时仍没有针对“手术室护士”这一角色的定义。1894年在约翰·霍普金斯医学院首次提出“手术团队”的概念，确认手术团队中资深护士担任刷手护士，年轻护士或学生担任巡回护士。1910年美国护士协会提出巡回护士需要由有经验的护士来担任，而刷手护士由于其工作是以技术为导向，所以不需要护士具备较多的经验。现今美国的巡回护士由注册护士担任，而刷手护士则由注册护士或外科技师担任。中国的刷手和巡回护士都必须有护士执业资格。

要求 手术室建筑环境的原则是方便手术、符合功能流程、符合无菌技术要求。

环境要求 ①手术室位置。应选择空气洁净、环境安静、靠近外科科室及重症监护治疗病房的区域。②手术室出入路线布局。应符合洁污分区原则，设工作人员出入路线、患者出入路线、器械敷料等循环供应路线共三条路线。③车辆卫生通过区域或换车间应设在手术部主入口，其面积应满足车辆回旋尺度和停放转运的要求。手术车进出的门净宽不宜小于1.4m。④手术间。包括准洁净、洁净、标准洁净、特别洁净四个等级；体外循环、器官移植手术间需60m^{2}左右，大手术间需要30～40m^2，中小手术间需要20～30m^2。洁净手术室必须符合国家卫生行政部门对洁净手术室的环境要求以及洁净手术室分级、净化标准与使用原则。空气净化技术是通过科学设计的多级空气过滤系统，最大限度地清除空气中悬浮微粒及微生物，从而创造洁净环境的有效手段。空气洁净度是表示空气洁净的程度，所含微生物多则洁净度低。空气洁净度级别以数字表示，数字越小，级别越高，洁净度越高。常用的级别有洁净度100级、1000级、10000级、100000级、300000级。⑤手术室用房。包括手术间、负压手术间、刷手间、无菌物品间、消毒灭菌供应用房（器械洗涤间、消毒灭菌间、器械间、敷料间）、麻醉准备室、麻醉恢复室、辅助用房（库房、污物间、餐饮用房、亲属等候室）、实验诊断用房、办

公用房、教学用房、更衣室等。麻醉恢复室是手术结束后继续观察病情、预防和处理麻醉后早期并发症、保障患者安全、提高医疗质量的重要场所。待患者完全从麻醉状态清醒而无生命危险后，将患者送回病房或监护室，极大地提高了手术室的运转效率，也为患者安全提供了保障。麻醉恢复室的发展是以内科、外科、妇产科、儿科、危重病医学等众学科为基础的。负压手术室是为疑有空气传播或未知病因感染疾病的患者进行手术而设置的手术室。此类疾病一旦经过空气传播，影响范围大、传播速度快、但又不同于烈性传染病。负压手术室在出入口处都应设准备室作为缓冲室，并设独立出入口防止因人流、物流而将污染空气传播到其他区域。每间手术室采用独立净化空调系统。负压手术室顶棚排风口入口处以及室内回风口入口处均必须设高效过滤器，高效过滤器的安装应符合现行国家标准《洁净室施工及验收规范》GB50591的有关规定，并应在排风出口处设止回阀，回风入口处设密闭阀。更衣室应分换鞋区和更衣区，更衣区合计面积按实际使用人数每人不宜小于1 m^2 计算，更衣室不应小于6 m^2。卫生间、淋浴间应设于更衣区前半部分。⑥手术室分区。需遵守洁污区域分开的原则，分区标识明显，一般包括非限制区、半限制区、限制区，三个区之间以门相隔，最好设计为内走廊和外走廊；功能分区一般包括无菌物品储存区、医护人员刷手区、患者手术区、污物处理区。⑦手术室温度。因手术患者手术时身体暴露面积较大，因此室温宜在22～24℃，并注意为患者保暖。⑧手术间的相对湿度应为40%～60%为宜。

内部设施要求 ①墙面。采用表面光滑、少缝、防水、防辐射、抗化学消毒剂腐蚀、隔音、易清洁、易消毒的材料。②地面。应采用防滑、防火、无缝隙、易刷洗、耐磨、抗酸碱、抗静电的塑胶材料建造。③门窗。需严密、宽大、易滑动。需采用电动门或感应门，门上可开小窗，以便于观察。手术室门窗需严密，窗户需双层密闭。④光源。光源应充足，照明灯包括室内照明灯和手术无影灯。室内照明灯是安装在天花板的日光灯或白炽灯；无影灯可以是悬在天花板上的无影灯或可移动式无影灯，要求是与日光接近、无影、光线均匀而集中、无反光、可调节焦距、不产生大量热量的冷光源灯。⑤电源。手术室需设有双向供电，以保证手术安全进行；电源插座多适用于各种规格的仪器，有防护盖，防止进水，且有防火花装置；手术间地面有导电设备。⑥空气净化装置。手术室应设空气净化或层流装置，并保持正压，防止尘埃和微生物渗入到手术间，以免造成伤口感染。⑦医用供气系统。手术室应设氧气、二氧化碳、氧化亚氮、压缩空气和负压吸引等终端接口，接口需采用不同颜色区分，安装于旋转吊塔或墙壁上。⑧医用多功能气体吊塔。产品形式、规格较多，要根据医院的需求安装，吊塔上设有气体接口、电源插座、仪器平台、通讯装置、废气回收和排放接口。吊塔分为重型电动升降气体吊塔、麻醉科用气体吊塔、微创外科手术气体吊塔。⑨其他设施。包括升温毯、暖风机、计时器、观片灯、药品柜（含麻醉药品柜）、器械柜、输液导轨、记录板、保温柜、保冷柜、冷冻柜、情报面板等。

手术室处于医院的最佳位置，它与中心供应室、外科病房、急诊、临床检验科、病理科、放射科等都有密切的联系。现代手术室的标准是混合型的手术室，手术室相对集中，但功能完全独立；既具有普遍性，能应对各种类型的手术、提高手术室的效率，又必须充分考虑各种特殊手术，如移植手术、放射治疗手术等。随着微创技术的发展，数字化、一体化手术室应运而生，它是以创造手术室的高效率、高度安全性以及提升手术室对外交流平台为目的的多个系统（如医学、通讯、数码等）的综合应用。

（杨 苹）

chǎnfáng

产房（delivery room） 医院内产妇进入临产状态直至分娩的区域。产房分为待产室和分娩室。

布局设置 ①缓冲区。即分娩室与外界之间的区域，用于更衣、换鞋。②污染区。内设卫生间、污物处理通道。③清洁区。内设刷手间、器械室、待产室、办公室。④无菌区。内设分娩室。⑤隔离区。是专用于患有传染病的产妇待产的区域，待产和分娩可同在一室。⑥污物专用通道。与清洁区之间设置屏障或隔断。

要求 医院的等级不同，对产房的要求也不同。分娩室要设置于病房的一端，相对独立、无污染源，各房间应有足够的电源接口和上下水道，并严格分区。①面积。放有一张产床的分娩室每间的面积应不小于16m^2，放有两张产床的分娩室每间的面积应不小于32m^2。②温度。24～26℃为宜，新生儿抢救台温度应为30～32℃，产房应设有调温设备。③湿度。应为50%～60%。④环境。应空气流通、光线充足、安静，地面、墙壁、天花板应便于清洁和消毒，产房周围必须清洁、无污染源，并且邻近母婴室。⑤新生儿沐浴设备。应有保暖和热水供应，不能设在分娩区。⑥基本设备。应包括检查床、待产床、产床、新生儿辐射台、照明灯、应急灯、敷料柜、器械台、平车、急救车、调温设备、婴儿洗澡设施、计算机。⑦消毒设备。应包括紫外线灯、刷手设备、污物处理设备、利器盒、生活垃圾与医用垃圾收集装备。⑧诊断和测量用具。应包括体重计、听诊器、血压计、体温计、婴儿秤、软尺、骨盆测量器、多普勒胎心仪、集血器、量杯、时钟。⑨治疗器械类。助产器械应包括会阴冲洗设备、产包、导尿包、消毒手套、口罩、侧切缝合包、刮宫包、内诊包、注射器、电动吸引器、胎头吸引器；孕产妇抢救器械应包括氧源及吸氧装置、上下叶拉钩、宫颈钳、卵圆钳、刮匙、开口器、舌垫、压舌板等；新生儿复苏器械应包括新生儿气管导管、吸痰管、新生儿复苏囊、给氧面罩、新生儿喉镜、胎粪吸引管等。

（杨　苹）

xuèyè tòuxīshì

血液透析室（hemodialysis room）

利用血液透析的方式，对因相关疾病而发生肾衰竭的患者进行肾脏替代治疗的场所。患者通过血液透析治疗，可以达到清除体内代谢废物、排出体内多余的水分、纠正电解质紊乱及酸碱平衡失调、部分或完全恢复肾功能的治疗目的。

布局设置　包括透析治疗区、水处理区、治疗区、候诊区、接诊区、库房和患者更衣室等基本功能区域，并应设置护士站，位置应便于对患者实施观察及技术操作。

要求　分为以下方面。

环境要求　布局应合理，空气清新、光线充足、环境安静、分区明确、标识清楚，保证双路供电系统。区分清洁区与污染区。清洁区应达到《医院消毒卫生标准》中规定Ⅲ类环境的要求，每日进行有效的空气消毒。清洁区包括透析治疗区、治疗区、水处理区和库房等。透析治疗区由若干个透析单元组成，每个透析单元由一台透析器和一张透析床（椅）组成，每个透析单元的面积应不小于 $3.2m^2$，床（椅）间距不小于0.8m。血液透析室应当设置4个以上透析单元。水处理区面积应为水处理机占地面积的1.5倍以上，地面承重应符合设备要求，水处理设备应避免日光直射。血液透析室需配备符合规定的透析器、水处理装置、抢救基本设备、供氧装置、中心负压接口或可移动负压抽吸装置和通风设备。

隔离区域要求　血液透析室应设立隔离治疗间或隔离区域，配备专门的透析操作用品车，对乙型肝炎病毒、丙型肝炎病毒、梅毒螺旋体及人类免疫缺陷病毒感染的患者应当分别在各自的隔离透析治疗间或隔离透析治疗区内进行专机血液透析，治疗间或治疗区、血液透析器相互不能混用，工作人员相对固定。

更衣区域要求　医务人员和患者的更衣区应当分开设置，根据实际情况建立医务人员通道和患者通道。医务人员进入清洁区应当穿工作服、换工作鞋，对患者进行治疗或者护理操作时应当遵循医疗护理常规和诊疗规范。

消毒隔离要求　根据设备的要求定期对水处理系统进行冲洗、消毒，定期进行水质检测，确保符合质量要求。每次冲洗和消毒后测定管路中消毒液的残留量，确定在安全范围。血液透析室应当建立透析液和透析用水质量监测制度。每个月对透析用水进行1次细菌培养，在水进入血液透析器的位置收集标本，细菌数不能超出200CFU/ml；每个月对透析液进行1次细菌培养，在透析液进入透析器的位置收集标本，细菌数不能超过200CFU/ml；每3个月对透析液进行1次内毒素检测，留取标本的方法同细菌培养，内毒素不能超过2EU/ml；自行配制透析液的单位应定期进行透析液溶质浓度的检测，留取标本的方法同细菌培养，结果应当符合规定；透析用水的化学污染物至少每年测定1次，软水硬度及游离氯检测至少每周进行1次，结果应当符合规定。每次透析结束应更换床单、被单，对透析间内所有物品的表面和地面进行擦拭、消毒。透析管路预冲后必须2小时内使用，超过2小时没有使用应做报废处理。

人员要求　血液透析室应当满足透析患者的需求，配备足够数量的医护人员，医护人员应在卫生行政部门指定机构接受至少6个月的透析专业培训并考核合格。护士的配备应当根据透析器和患者的数量以及透析环境等合理安排，每名护士负责操作及观察的患者应相对集中且不得超过4人。

工作质量要求　血液透析室护士应当熟练掌握血液透析器及各种血液透析通路的护理、操作，严格执行各项操作规程。凡进入患者组织、无菌器官的医疗器械、器具和物品必须达到灭菌水平；接触患者皮肤、黏膜的医疗器械、

器具和物品必须达到消毒水平；各种用于注射、穿刺、采血等有创操作的医疗器械、器具和物品必须一用一灭菌。透析过程中护士要定期巡视患者及机器运转情况，做好相关护理记录，并应建立规范、合理的透析诊疗流程，制定严格的接诊制度，实行患者实名制管理。

设备管理要求 为透析设备建立档案，由技师对透析设备进行日常维护工作，保证透析器及其他相关设备的正常运行。血液透析室使用的医疗设备、医疗耗材、医疗用品等应当符合国家标准，并按照国家相关规定进行使用和管理。

规章制度要求 血液透析室应当建立良好的医患沟通渠道，按照规定对患者履行告知手续，维护患者权益。建立血液透析患者登记及病历管理制度。透析病历包括首次病历、透析记录、化验记录、用药记录等。严格执行一次性使用物品的规章制度。经国家食品药品监督管理总局批准的可以重复使用的血液透析器，应当遵照卫生部委托中华医学会制定的《血液透析器复用操作规范》进行操作。血液透析室的医疗废弃物管理应当按照《医疗废物管理条例》及有关规定进行分类和处理。

（杨 苹）

huànzhě ānquán

患者安全（patient's safety）

患者在接受医疗、护理服务过程中处于免受任何伤害的状态。患者安全是卫生保健的基本原则。安全需要是仅次于生理需要的第二项基本需要，因此为患者提供安全的医疗护理环境、使患者在接受医疗、护理服务的过程中避免受到任何伤害尤为重要。患者安全问题涉及医院工作的各个方面。常见的不安全因素有物理性损伤、化学性损伤、生物性损伤、心理性损伤和医源性损伤。常见的不安全因素及相应的防护措施包括以下几方面。

物理性损伤 ①机械性损伤。如跌倒、坠床等，原因包括患者神志不清、躁动、年老体弱、肢体活动障碍、医院环境不安全（如地面潮湿、无扶手）等。防护措施包括保护具的应用、加强床旁护理、加强看护、保持地面干燥、避免堆放杂物，以及在走廊、卫生间、浴室设扶手等。②温度性损伤。原因包括热水袋、热水瓶等所致的烫伤，冰袋、制冷袋等所致的冻伤，烤灯或高频电刀等电器所致的灼伤，易燃、易爆物品所致的烧伤等。防护措施包括科室需严密管理易燃、易爆物品并做好使用过程的培训，护士在应用冷疗、热疗时严格执行操作流程、认真听取患者主诉、仔细观察患者局部皮肤情况、发现问题及时处理，以及定期检修医院设施、加强对护士的安全教育等。③压力性损伤。包括压疮、气压伤，原因是皮肤长期受压所致的压伤以及高压氧疗不当所致的气压伤。防护措施包括定时翻身、保持床铺的平整、干燥，翻身时避免推、拖、拉等动作。④放射性损伤。如放射性皮炎等，原因是放射治疗、诊断过程中处理不当。防护措施包括正确掌握治疗使用剂量和照射时间、减少身体不必要区域的暴露，并教育患者保持接受照射部位皮肤的清洁、干燥，避免用力擦拭、使用肥皂水擦拭及搔抓局部皮肤等。

化学性损伤 一般是用药不当或错误用药引起。防护措施包括严格执行查对制度、严格注意药物的配伍禁忌、严密观察患者用药后的反应等。

生物性损伤 主要包括微生物或昆虫对人体的伤害等。防护措施包括严格执行消毒隔离制度、严格遵守无菌操作原则等。

心理性损伤 疾病对患者的刺激、家属与医务人员对患者的态度等都可使患者的心理受到打击，从而导致心理性损伤的发生。防护措施包括仔细观察患者对疾病的心理反应、增强患者战胜疾病的信心、加强对患者的心理疏导等。

医源性损伤 医务人员的言行（如身份识别方法不恰当、护理操作不规范等）都可能引起医源性损伤。其防护措施包括护理操作时严格执行患者的身份识别、认真查对，以及须加强对医务人员的职业素质教育、培训沟通技巧等。

（杨 苹）

huànzhě shēnfèn shíbié

患者身份识别（patient's identification）

医务人员在从事医疗活动中，对患者的个人信息进行查对、核实，以保证对患者实施正确的治疗和护理的方法。由于患者身份识别不到位而发生护理差错的情况占护理不良事件的50%。虽然随着医疗信息技术的发展，对患者身份的确认方式越来越先进，如条形码腕带、无线及生物技术等，但这些技术还未得到全面普及。因此，应制订并实施相应流程提高患者识别的准确性。

识别方法 通过护士呼唤患者的床号、姓名而患者应答来进行识别，但患者、护士的思维定式极易造成差错发生。因为护理工作连续向大脑输入同样且单调的信息，大脑极易产生疲劳感，导致注意力不集中，造成惯性差错式认知偏差；而患者长期接受床号、姓名、药物名称的刺激，也易产生慢性诱导式误差。因此，护士在识别患者身份过程中至少需要采用两种方式来确认。腕带的使用增加了患者身份识别的准确性，同时，让患者主动说出自己的姓名，对识别患者身份也起着同样重要的作用。

识别环节 临床护理、治疗过程和场所变更中需要识别患者身份的环节有很多，包括提供治疗前（如给药、输血、提供限制饮食等）、执行护理操作前（如置管、留取各种标本、实施术前准备等）、患者交接时（如送患者外出检查、去手术室、转科）等。在这些环节中，如果患者身份确认不到位，极易造成医疗差错，因此更应注重对患者身份的识别和确认。

识别准确性的关键 ①对就诊患者施行唯一标识，如医保卡、新型农村合作医疗卡编号、身份证号码、病历号等。②在诊疗活动中，严格执行查对制度，至少同时使用两项核对患者身份的信息，确保对患者实施正确的操作。③实施有创操作（包括介入诊疗活动）前，操作医生必须亲自向患者或家属告知。④完善关键流程（包括急诊、病房、手术室、重症监护治疗病房、产房之间的交接流程）中的患者识别措施。⑤使用腕带作为识别患者身份的标识，重点是重症监护病房、手术室、急诊科（室）等部门，以及意识不清、抢救、输血、语言交流障碍的患者等；对患有传染病、药物过敏等的特殊患者应在其腕带及床头卡上清楚地做出标识。⑥职能部门要落实其督导职能，并有记录。

注意事项 ①应根据患者需求，以始终尊重患者的态度，注重各个细小环节，不能以简单的床号代替患者姓名，这既是对患者的不尊重，也容易在核对中造成差错。②注意保护患者隐私，尽量避免在公共场合暴露患者的私人信息。③腕带应选择无害、感觉舒适的材料。④注意做好患者的健康指导，鼓励其配合。⑤注意加强关于患者身份识别的重要性及出现医疗差错后对患者、家属及自身造成不良后果的培训，使医务人员从自身做起，强化核对意识。⑥在使用腕带识别技术时，医护人员应提高自身对患者佩戴腕带的价值认知，将核对腕带制度落实到实处，避免使佩戴腕带成为可有可无的行为。同时，还应耐心向患者解释佩戴腕带的意义，提高患者的依从性。

（杨 苹）

ānquán gěiyào guǎnlǐ

安全给药管理（management of safe medication）

护士运用正确的给药技术和方法，并准确评估患者用药后的疗效与反应，指导患者安全、正确地接受药物治疗，使药物达到最佳效果的工作方法。20世纪90年代以来，用药安全问题已成为全球性的公共卫生问题。病房安全给药管理是医院护理管理的重要组成部分，病房安全给药管理中出现的隐患，不仅影响护理工作质量，还是导致医疗护理不良事件、侵害患者健康权的潜在隐患。

影响安全给药的危险因素 ①给药流程的“系统保护屏障”不完善，护士对所用药物的说明书、用药要求不能全面掌握。②口服用药敞开式运输、发放，存在着卫生、遗失等隐患。③由于同一药品不同厂家可能存在药品的大小、颜色、厚度的差异，另外不同药品可能存在包装颜色、外形相类似，护士或患者对药品的鉴别能力有潜在失误的可能性。药品敞开式存放、运输过程中的颠簸难免会造成口服药的遗失。④患者身份准确性识别的问题。护士给药受环境是否嘈杂、患者的注意力是否集中、患者有无听力障碍及有无应答能力、双方对中国地方方言的理解力、护士言辞是否清晰、医嘱录入是否准确等多个因素的影响。根据医疗机构评审联合委员会国际部的要求，在给药等治疗或操作时至少使用两种方式来识别患者身份，患者的床号不能用于其身份的核对。⑤病房抢救药品、备用药的贮存及管理不规范。⑥对静脉输液速度控制的整体认识水平差距较大。⑦医院内易错的缩写、简称、符号、剂量及一药多名等无统一的书写规范。⑧药物使用途径繁多，无统一标识，如静脉滴注、膀胱冲洗、胃肠营养、气道内湿化、腹腔冲洗等多途径用药悬挂在输液架上，输入路径较易混淆。

安全给药措施 ①根据科室用药特点和护理人员的工作年限，加强对护理人员给药知识的技能培训，遇到新药、药物用法发生变化时，随时进行培训。如遇特殊药物使用时，制订给药流程并完成培训。②强化护士的慎独精神。在临床工作中，多数的安全隐患来自于护士责任感和自我约束力不够，而非技术上的原因或业务水平不合格。因此，需加强对医护人员职业道德的教育，强化自我管理意识，使医护人员自觉遵守各项规章制度。③规范护士用药行为，严格执行查对制度，及时、准确、无误地执行医嘱。所有处方或用药医嘱在转抄或执行时都应严格遵守核对制度；对有疑问的医嘱，问清后再执行；非紧急情况下，不执行口头医嘱。护士必须严格执行操作规范，给药前评估患者，询问有无过敏史，了解病情、用药目的，随时解答患者提出的疑问；给药时注意严格执行无菌操作，静脉给药需现用现配，保证药物输注时间、剂量、速度的准确性；给药后，随时观察患者用药后的反应，关注有无药物不良反应的发生，发生后积极对症治疗。④加强患者安全用药的指导。给药前、给药时、给药后均要对患者进行用药指导，使患者能够了解其住院期间用药的名称、药物作用、注意事项，且不擅自调整给药速度及擅自用药。在使用新药、药物用法发生变化时，护士应主动向患者说明原因及注意事项，取得患者的配合。⑤加强病区存放药品的管理。定期核查药柜内的药品，存放毒、麻限、剧药应符合法规要求，严格管理和登记；高浓度电解质制剂、肌肉松弛药和细胞毒性药物等高危药品必须单独存放，禁止与其他药品混合存放，并设有明显标识；临床医护人员对药品名称、剂型或外观相似的药物应有区分、识别的能力；药学部门要定期提供识别技能与警示信息，规范药品名称及缩写标准；病区药柜内的内服药、注射药与外用药需严格分开放置。⑥注意药物的配伍禁忌，正确使用药物配伍禁忌表；临床药师为医务人员、患者提供合理用药方法及药物不良反应的咨询指导。

（杨　苹）

ānquán shūxuè guǎnlǐ

安全输血管理（management of safe blood transfusion）　对护士运用正确的输血技术，将全血或成分血通过静脉顺利输入患者体内的操作过程进行监控的工作方法。输血是一种治疗措施，是一种支持性与代偿性的疗法。输血可以针对不同血液成分进行输注，包括全血、成分血、其他血液制品，医生视患者需求做出选择。

安全输血措施　为保证输血过程安全，护士需严谨对待每一个输血环节。

取血时　取血者与发血者双方要共同查对《临床输血申请单》《交叉配血报告单》，并双人核对下列信息：采血日期，输血单与血袋标签上供血者的姓名、血型及血量是否符合，血袋上的各类信息（包括姓名、性别、年龄、病案号、患者血型、种类、取血量、供血者血型、条形码、发血量、有效期等）是否符合，检查血袋包装是否完好、血液外观有无异常变化，完全符合要求后双方共同签字方可发血。

输血前　①告知患者输血的风险，并请患者家属签订《输血治疗知情同意书》。②严格掌握输血指征，由医生根据病情决定输注血液的种类和输血量；认真了解患者的病史，如血型、输血史、输血反应等，有生育史的妇女应了解其子女在出生一周内是否发生了严重的黄疸、贫血，如有这种情况，母亲在输血前要做ABO血型和Rh血型检查，如血型不合应检测孕妇血清中IgG抗A和抗B抗体以确保母亲的安全。③提倡输成分血或血制品，树立“缺什么、补什么”的科学合理和安全有效的输血观念。④输血前护士要准确评估患者的生命体征、病情、配合程度、外周血管状况、环境整洁度，向患者讲解输血的必要性及作用，双人持病历至床旁查对受血者的姓名、性别、年龄、病案号、床号、血型等，确认与配血报告相符、血型无误，使用符合标准的输血器，遵医嘱肌内注射抗过敏药物后完成输血操作。

输血中　根据患者病情调节输血速度，成人一般5ml/min，老年患者或心脏病患者约1ml/min，小儿10滴/分。患者有出血时输血速度宜快，要根据血压、中心静脉压、每小时尿量、患者意识状态等调节输血的量和速度。若无失血情况，输血过程中开始输入血液的速度宜慢，观察15分钟，如无不良反应，则可根据病情调节速度，同时加强巡视患者，以便早期发现输血反应的发生。

输血后　再继续滴入生理盐水，直至将输血器内的血液全部输入体内。输血后部分受血者会发生输血反应，可分为免疫性反应、非免疫性反应和输血传染病。虽然对输血传染病已加强控制，但由于科技水平的限制，早期传染病存在病毒感染“窗口期”而难以检出，使受血者面临发生血液感染的危险，所以医务人员、受血者和家属要有风险意识，减少不必要的输血。

输血反应　①因白细胞和组织相容性抗原（又称移植抗原）不合而发生的发热或过敏反应。②血型不合的溶血反应。③被污染的血液引起的严重反应。④输血过多或过快以致心脏负荷过重而发生的急性心力衰竭。⑤大量输血引起的枸橼酸盐中毒、出血倾向及高钾血症。⑥发生输血相关传染病，如病毒性肝炎、获得性免疫缺陷综合征、疟疾、梅毒等。⑦长期输血后发生含铁血黄素沉着症和继发性血色病。⑧空气栓塞等。输血过程中一旦发生输血反应，应立即停止输血，保留静脉通道（以备遵医嘱给药），通知医生，保留血袋，密切观察病情变化，及时观察皮肤、尿色、尿量的变化，监测生命体征并做好记录，遵医嘱配合抢救。

（杨 苹）

wéishǒushùqī ānquán héchá

围手术期安全核查（perioperative safety checklist） 围绕手术的全过程，即从手术前、手术中到手术后的这段时间所完成的检查、核对工作。目的是保障每一位手术患者的安全，提高手术成功率，避免因手术并发症而死亡，最终实现保障患者健康和医疗安全的目标。围手术期护理是在手术前期、手术中期、手术后期的护理过程，是一个系统性、连续性的计划过程。围手术期安全核查直接关系到手术的成功与否，在此过程中必须做到以下几点：①杜绝患者身份识别错误。②保证用药和输血安全。③保证护患之间的有效沟通。④保证手术患者、手术部位和术式正确。⑤准确清点术中使用的物品。

核查内容 包括以下方面。

手术前安全核查 ①准确评估患者的生命体征、病情、配合程度、心理状态。②认真宣教围手术期的健康知识。③充分做好患者的术前准备，包括备皮、备血、药物过敏试验、肠道准备、手术体位的锻炼、手术部位的准备等。④详细了解患者的术前诊断、手术名称、手术部位、相关检查及化验结果、交叉配血情况以及有无特殊感染、过敏史、手术史等。⑤与医生核对手术部位。⑥安全运送手术患者到手术室。⑦病房与手术室交接时再次认真、准确核对患者身份、手术名称、手术部位、医疗文件等，查看义齿和饰物是否摘除、病员服是否更换，对意识不清、无回答能力的患者和婴幼儿通过腕带识别，并由其合法亲属确认身份。

手术中安全核查 ①麻醉实施前，由麻醉师、手术医生、手术室护士三方共同核查患者的身份、诊断、手术名称、手术部位、麻醉方式，并签字确认。②观察皮肤变化、静脉通道情况，核对术前备血情况、抗菌药物皮试结果、感染性疾病筛查结果、影像学资料等，了解患者的过敏史、体内植入物等情况。③摆放体位前，巡回护士、手术医生、麻醉师三方再次共同核查手术部位标识的准确性，尤其对双侧器官有左右之分的实施单侧手术或两个以上部位的手术。④开始手术前，巡回护士和器械护士共同负责核查术中所用器械、敷料的数量并记录。⑤手术开始切皮前暂停片刻，手术医生主持并负责最后一次核查患者身份、手术名称、手术部位与标识，确认风险预警等，确保患者、手术部位、手术名称正确；手术室护士核查手术物品的准备情况，并报告手术医生和麻醉师。⑥手术结束关闭体腔前，手术医生宣布实施手术的名称、放置引流情况；巡回护士和器械护士共同清点、核查术中所用器械、敷料数目等，将结果报告手术医生和麻醉师，及时完成清点记录。手术清点记录一式两份：一份手术室留档，一份入病历，若有任何疑义即请放射科摄 X 线片协助核查。⑦患者离开手术室前，手术室护士与手术医生、麻醉师核查患者身份、实际手术名称，并清点手术用物结果，确认手术标本，检查皮肤、动静脉通路、引流管、监测仪器线路，最后确认患者去向等，结果由三方共同签字确认。

手术后安全核查 ①患者术后返回病房，由运送患者回病房的医务人员与病房护士交接、核对患者身份、实际手术名称、术中病情变化及出血情况，并进行双签字。②手术室做好手术标本的保管和安全送检工作。

核查的细节管理 ①为保证术中用药安全，手术室药品保管需有专人负责；特殊药物如肝素、胰岛素、化疗药、需做皮试的药物、麻醉用药、升压药、降压药、高浓度电解质制剂等均需分类存放，并在放置位置设置明显标识；使用各类药物时，需仔细核对药品名称、批号、有效期，检查药品有无变色、混浊及瓶口有无松动等，给药时严格两人查对；手术台上用药时，巡回护士和器械护士需共同查对，查对时须读出药物的名称、剂量、有效期、皮试结果及使用剂量，无误后用无菌注射器抽毕放至台上，并做好标识备用，巡回护士准确记录所给药物的名称、剂量、给药途径及时间，用药后保留空安瓿，待手术结束后方可弃去，以备查对。②输血前巡回护士和主麻醉师共同核查采血日期、血液有无凝集或溶血、血袋有无破裂及漏血，核查输血申请单与血袋标签上的储血号、血型、血液种类、血量是否相符、交叉配血报告结果，再将输血申请单和患者血型检验报告单上患者的科别、床号、姓名、性别、血型逐项核对，若有任何疑义都必须退回血库询问清楚，确认无误后方可输血。③标本保管和送检严格执行标本保管送检制度。送标本和接标本人员双方签字，病理检查申请单、病理标本登记本和病理标本标签三单内容填写完整无误后方能送检。④手术用物清点落实“四清点三清楚”制度。即术前、关闭体腔前、关闭体腔后、术毕四次清点器械、敷料等，并当面清点，当场记录，复述、核对、记录数目，做到“器械护士、巡回护士、第二助手”三方清楚无误，杜绝物品遗留在体腔，并加强内镜器械附件和体腔手术中使用纱布的管理以防止遗留在体腔内。⑤防范患者跌倒、坠床、脱管、压疮、烫伤。手术室定人、定期检修接送患者的平车、手术床；在转运患者途中平车需加床档；在患者上手术床时护士需予以协助，上床后需床旁守护；移动患者前需整理各管路，防止移动过程中管路滑脱，移动患者时全员协调一致，移动患者后三方共同核查各管路是否安全、通畅、固定牢靠等；术前评估患者皮肤，术中合理固定体位，注意观察和护理受压皮肤，术后查看患者受压部位皮肤，搬动患者时动作应轻、准、稳；术中正确使用和管理电刀，避免电刀烫伤事件。⑥特殊情况下的有效沟通核查。急救时医生开出的口头医嘱、重要检验报告护士必须大声复读，并将接到的电话或口头信息即刻记录在纸上，然后复读记录内容，信息发出确认无误后方可执行和正式记录，记录内容禁用缩写，统一药物计量单位。

（杨　苹）

bǎohùjù shǐyòng

保护具使用（application of protective device）　将用于限制患者身体或身体某部位活动的器具实施在患者身上，使其不能轻易移动身体或肢体的护理操作技术。

目的　限制身体或肢体活动，防止患者发生坠床、拔管、撞伤、抓伤、自伤、伤人等意外事件，确保患者的安全。

用物　根据患者病情的不同选择使用保护具，如床档、约束带、支被架等。

操作方法　包括以下几方面。

操作前准备　①评估。评估一般情况，如年龄、意识状态、生命体征、是否有意外损伤的可能、肢体活动情况等；评估患者及家属的沟通能力及配合程度等。②操作者准备。洗手，戴口罩。③环境准备。保证环境整洁、安静，注意保护患者隐私。④用物准备。选择适宜的保护具，根据需要准备床档、约束带、棉垫、支被架等。

操作步骤　①携用物至床旁，核对患者身份，移开床旁桌椅。②床档的使用。多功能床档，即使用时插入两侧床缘，平时插于床尾；半自动床档，根据需要升降床档，不用时固定在床缘两侧；木杆床档，使用时将床档稳妥固定于两侧床边，护理操作时将中间的活动门打开，操作完毕将门关闭。③约束带的使用。约束带的种类很多（图），也可用棉垫、绷带自制。宽绷带用于固定手腕及踝部，使用时先用棉垫包裹手腕或踝部，再用宽绷带系成双套结，稍拉紧，松紧度以能容一指、不影响血液循环为宜，套在棉垫外，然后将绷带尾端系于床缘。肩部约束带用于固定患者肩部、限制患者坐起，使用时将床单或袖筒套于患者肩部，腋窝衬棉垫，将两条长宽带系于床头，用大单固定时，将斜折的长条大单放在患者的肩背部，将其两端由腋下经肩前绕至肩后，从横在肩下的带子下方穿出，再将两端系于床头横栏上。膝部约束带用于固定患者膝部、限制患者的下肢活动，使用时在两腘窝衬棉垫，将约束带横放于两膝上，宽带下的两细带各固定一侧膝关节，再将宽带系于床缘；也可用大单进行固定，将长条大单横放在两膝下，将其两端向内侧压盖在膝上，并穿过膝下的横带拉向外侧，使之压住膝部，将大单两侧固定于床缘。尼龙褡扣约束带多用于固定手腕及踝部，使用时将约束带置于手腕或脚踝部位，在需约束的部位放置衬垫（防止皮肤受损），调整好适宜的松紧度，对合尼龙褡扣，将带系于床缘。④支被架的使用。使用时将支被架罩于下肢部位，再盖好棉被。⑤操作过程中观察

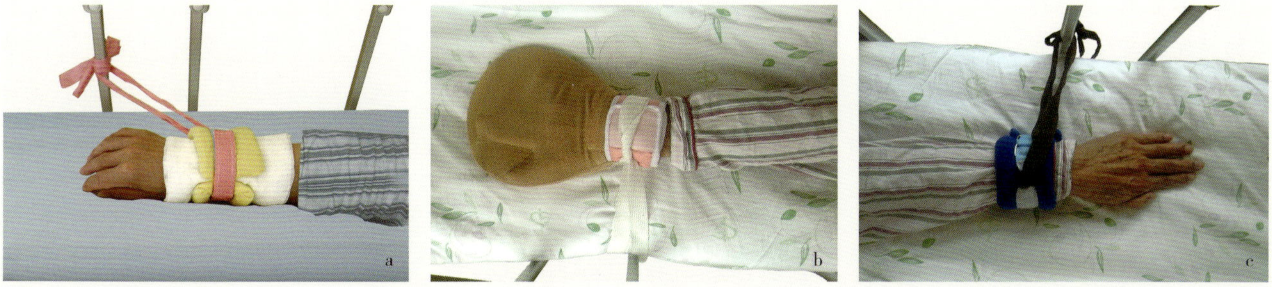

图　约束带

受约束肢体的末梢血液循环情况，如皮肤的温度、颜色等，同时注意倾听患者的主诉，观察患者表情。⑥整理用物。嘱患者休息，交代注意事项，记录相关内容。

健康指导 ①向患者及家属说明使用保护具的目的，以取得其配合。②嘱患者及家属不可自行解开约束带，有不适反应时及时呼叫护士。③告知患者及家属约束行为是一个短期过程，避免患者产生紧张、恐惧的心理。

护理评价 ①使用约束带时，肢体是否处于功能位，约束带的松紧度是否适宜，被约束部位的皮肤温度、色泽是否正常，能否保证患者的安全与舒适。②使用床档和支被架时，能否保证安全、有效，且无安全隐患。

注意事项 ①严格掌握保护具的使用指征，维护患者自尊。②使用前应向患者及家属解释使用保护具的目的、方法、注意事项，取得其理解及合作。③保护具应松紧适度，内衬棉垫保护；保持肢体处于功能位；定时松解保护具，协助患者翻身，进行局部按摩。④使用过程中及时了解患者的心理变化，做好心理护理。⑤记录使用保护具的原因、时间、方法、每次观察的结果、护理措施、停止使用的时间。

（杨 芊）

diēdǎo fánghù

跌倒防护（falls prevention） 运用有效的护理措施保护患者以避免其行走时摔倒的护理过程。跌倒是指患者突发的、不自主的、非故意的体位改变，倒在地上或更低的平面上。

导致跌倒的因素 ①疾病因素。神经系统疾病，包括脑卒中、痴呆、颅脑外伤后、帕金森综合征；关节肌肉疾病；心脏疾病，包括心力衰竭、心律失常；内环境紊乱，包括脱水、糖尿病低血糖等；感知觉障碍，包括视觉、听觉、平衡能力、认知能力障碍；体位性低血压。②生理因素。年龄、营养不良、体质虚弱；肌肉力量下降、平衡感差、走路不稳、行动不便、需辅助器（如拐杖等）协助；需频繁上厕所（如尿频、腹泻）；头晕、失眠；沟通障碍等。③心理因素。缺乏自信或害怕跌倒；对风险的认知不足等。④用药因素。抗精神病类药物、抗抑郁药、抗癫痫药、心血管药物、利尿药等。⑤环境因素。光线不足；地面湿滑（如浴室、卫生间）；病室、走廊堆积杂物，空间狭小。⑥医源性因素。不恰当地使用辅助器具、床档。⑦其他因素。缺乏或未使用适当的约束工具，缺乏适当的陪护者教育以及监护机制。

跌倒评估量表 ①测评综合因素的量表：摩尔斯跌倒评估量表、托马斯跌倒风险评估工具（Stratify 量表）、Hendrich Ⅱ 跌倒风险评估模型。②测评平衡功能以及体能的量表：Berg 平衡量表、起立行走计时测试。

护理防护措施 ①了解并掌握患者的基本情况。包括年龄、神志、自理能力、步态、活动能力、既往病史、用药史、目前疾病状况等；重视跌倒风险程度，积极消除各种引起跌倒的危险因素。②仔细观察患者入院后的情况，应用适宜的评估量表对入院患者进行跌倒风险评估；当患者的病情发生变化或使用麻醉剂、镇静药、抗焦虑药、抗抑郁药及降压药、利尿剂、降糖药、血管扩张剂、泻药时，应立即进行评分或再评分。③观察患者住院期间有无睡眠紊乱、有无直立性低血压、排尿或排便是否需要他人帮助、行走的平稳性、有无意识障碍、有无视力障碍、是否在补液期间、持续卧床是否超过 3 日、是否在术后 24 小时内拔除镇痛泵、有无各类插管等。④对高跌倒风险的患者，告知其有跌倒的危险及注意事项，各班注意加强巡视，及时满足患者的各项需求，主动给予帮助。⑤在患者一览表和床头设警示标记，使病区内各级工作人员或家属都能在患者活动时主动协助，特别是患者夜间起床时一定要有人照顾。⑥心理护理。许多老年患者常因久病不愈，担心麻烦别人、遭人嫌弃，有时又过高地估计自己的体力，故常在不愿让他人帮助的情况下发生意外跌倒。护士应根据老年人的心理特点和不同的心理状态，有计划、有目的地与其交谈，消除患者心理顾虑，建立良好的护患关系，使老年患者能够听从护士的宣教，配合工作，防止意外发生。⑦提供良好的住院环境。保持地面清洁、干燥、各种标识清晰、病房照明充足、病房防护设施安全到位、患者衣着合体等。

注意事项 ①在应用评估量表时，为防止评估条目出现误差，需先观察患者行走及活动时是否需要辅助，再询问目前的情况；不仅要询问患者本人，还要询问其照顾者或与其长期生活在一起的同伴从而了解真实的情况。②评估患者时，不仅要评估患者有无防跌倒的意识、是否接受和遵从健康指导，还要评估患者是否存在认知障碍，并观察患者在日常活动中是否确实遵医嘱、量力而行。③对跌倒高风险的患者，护士应与患者和家属沟通，将患者的病情、可能导致跌倒的危险因素、采取的护理措施做详尽说明，以取得其理解和配合。④对存在认知障碍、生活自理能力差、有跌倒史的患者，日常活动如起床、散步、如厕、洗澡等应确保有人照顾。

（杨　苹）

zhuìchuáng fánghù

坠床防护（fall out of bed prevention）　运用有效的护理措施保护患者以避免其从床上跌落的护理过程。坠床是指患者从床上跌落于地面或比初始位置更低的地方。

发生坠床的因素　①疾病因素。神经系统疾病，包括脑卒中、痴呆、颅脑外伤后、帕金森综合征；关节肌肉疾病；感知觉障碍，包括视觉、听觉、平衡能力、认知能力障碍。②生理因素。包括年龄偏大、头晕、营养不良造成体质虚弱、肌肉力量下降以及大小便失禁需频繁上厕所（如尿频、腹泻）等。③心理因素。对坠床风险的认知不够等。④医源性因素。如不恰当地使用辅助器具、床档等。⑤其他因素。包括缺乏或未使用适当约束工具、缺乏适当的陪护者教育以及监护机制等。

护理评估　为保障患者安全、避免坠床，护士在患者入院后要做好护理评估工作。①评估高危人群。包括躁动患者、贫血患者、直立性低血压患者、服用某些特定药物的患者、缺少照顾的患者、睡眠障碍患者、意识障碍患者等。②评估易致患者坠床的因素。包括各种标识、灯管照明、病房设施等。

护理防护措施　①了解并掌握患者的基本情况。包括年龄、神志、自理能力、活动能力、目前的疾病状况、有无家属陪护、对坠床风险的重视程度等。②对于意识不清或躁动不安的患者，应加床档，并有人陪护；对于极度躁动的患者，可应用约束带实施保护性约束，实施保护性约束时要向家属告知，征得家属的同意，告知内容包括使用约束的目的、方法、可能出现的并发症等。③在床上活动的患者，嘱其活动时要小心、只做力所能及的事情，护士应主动满足患者的需要。④对于有可能发生病情变化的患者，要认真做好健康指导，嘱患者勿做体位突然变化的动作，以免引起血压快速变化，造成一过性脑供血不足，引起晕厥等导致坠床的危险。⑤告知患者一旦出现不适症状，最好先不要活动，应用信号灯呼叫医护人员给予必要的处理措施。⑥一旦患者不慎坠床，护士应立即到患者身边，通知医生查看全身状况和局部受伤情况，初步判断有无危及生命的危险、骨折或肌肉、韧带损伤等情况发生，配合医生对患者进行检查，根据伤情采取必要的急救措施，并及时上报护士长。⑦加强巡视至患者病情稳定，巡视中严密观察病情变化，采取有效的护理干预措施以降低坠床的发生率，发现病情变化及时通知医生。

注意事项　①跌倒评估量表（见跌倒防护）也适用于有坠床风险患者的评估，在应用时，为防止评估条目出现误差，需先观察患者活动时是否需要辅助。②在评估患者时，不仅要评估患者有无防坠床的意识、是否接受和遵从健康指导，还要评估患者是否存在认知障碍，并观察患者在日常活动中是否确实遵医嘱、量力而行。③对有坠床高风险的患者，护士应与患者和家属沟通，并对采取的护理措施做详尽说明，以取得其理解和配合。④对存在认知障碍、生活自理能力差的患者要多巡视，及时满足患者的需求，避免坠床的发生。⑤发生坠床后应迅速检查患者的伤情，及时与医生沟通，及时处理，避免对患者造成不可挽回的伤害。

（杨　苹）

yāchuāng fánghù

压疮防护（pressure ulcers prevention）　运用有效的护理措施保护患者皮肤避免发生压力性损伤的护理过程。压疮是指身体局部组织长期受压，造成血液循环障碍，局部组织持续缺血、缺氧、营养缺乏，致使皮肤失去正常功能，而引起的组织破损和坏死。

压疮好发部位　压疮好发于受压和缺乏组织保护、无肌肉包裹或肌肉较薄的骨隆突处。①仰卧位时，易发生于枕骨隆突处、肩胛、肘部、椎体隆突处、足跟、骶尾部。②侧卧位时，易发生于耳郭、肩峰部、髋部、股骨大转子、膝部（内侧髁、外侧髁）、踝部（内踝、外踝）等。③俯卧位时，易发生于肩峰部、肋缘突出部、髂前上棘、膝前部、足趾等。④坐位时，易发生于坐骨结节处。

压疮发生原因　①压力。首要因素是压力施加于骨的突起部位，并与持续时间的长短有关。垂直压力作用于皮肤是导致压疮发生的重要因素。剪切力作用于深层，引起组织的相对移位，能切断较大区域的血液供应，导致组织张力下降，因此剪切力比垂直方向的压力更具危害性。摩擦力可破坏皮肤的角质层，造成皮肤破损，从而增加压疮的发生概率。②营养不良。营养不良可导致机体免疫力下降，直接影响压疮的愈合。高代谢状态引起负氮平衡，使皮下组织变薄，骨突出部位更加明显，伤口愈合也更加困难。血浆低蛋白水平容易引起皮肤水肿，进一步影响皮肤的营养供应，使皮肤更容易受损。当患者的血红蛋白<120g/L或血清清蛋白<35g/L时，发生压疮的危险增加5倍。③潮湿和温度。大小便失禁、引流液污染、出汗等都给皮肤形成了一个潮湿的环境，过度潮湿会引起皮肤软化及抵抗力降低，削弱皮肤角质层的屏障作用，造成局部皮肤水肿，使上皮组织更容易受到剪切力和摩擦力的损伤。潮湿环境下发生压疮的危险增加5倍。体温每升高1℃，组织代谢的氧需要量增加10%。如果软组织已处于压迫引起缺血的临界，当受压组织的温度升高时，更容易发生坏死。④感觉功能障碍。患者感受不到过度压迫导致的疼痛刺激，从而不会自主变换体位或要求变换体位，进而容易引起身体某些局部皮肤的过度、长期受压。⑤心理因素。在护理实践中，压疮的发生与患者的应激状态有关。负性心理易使患者情绪低落，抑制免疫系统，延迟创伤愈合。⑥年龄因素。老年人皮下脂肪和皮脂腺减少、汗腺萎缩、表皮细胞再生缓慢、皮肤的营养供给不足、功能减退、血液循环不良，这些均是导致压疮发生的内因。⑦其他因素。患者病情的危重程度、吸烟、心血管系统疾病、神经系统疾病、风湿性疾病、糖尿病、骨折等都可增加压疮发生的危险。

护理评估 ①了解并掌握患者的基本情况。包括年龄、神志、自理能力、活动能力、营养状况、基础疾病及目前的疾病状况等，重视压疮风险的程度。②评估压疮发生的危险因素，从根本上防止局部组织、特别是骨隆突处长期受压。③为防止患者发生压疮，要做好患者入院时的护理评估工作，以评估发生压疮的危险因素。用于评估压疮发生风险的评估量表有十余种，常用的主要有安德森量表、沃特洛压疮危险因素评估量表、布雷登压疮危险因素预测量表、卡宾和杰克逊量表。中国常用的是布雷登压疮危险因素预测量表（表），该量表满分23分，18分是最佳界值，其中15~18分提示轻度危险，13~14分提示中度危险，10~12分提示高度危险，9分及以下提示极度危险。

压疮分期 ①Ⅰ期（淤血红润期）。此期为压疮初期，表现为红、肿、热、麻木或触痛，此期皮肤表面无破损情况，为可逆性改变。②Ⅱ期（炎性浸润期）。受压部位因淤血而呈现紫红色，有皮下硬结和（或）水疱形成，水疱破溃后，可见潮湿、红润的创面，患者有疼痛感。③Ⅲ期（浅度溃疡期）。表现为表皮水疱扩大，破溃后真皮层组织感染，出现黄色渗出液，感染后表面有脓液覆盖，浅层组织坏死，形成溃疡，患者疼痛感觉加重。④Ⅳ期（坏死溃疡期）。表现为脓液较多，坏死组织发黑，脓性分泌物增多，有臭味。

压疮的防护措施 ①对易发生压疮的高危人群及其家属详细讲解压疮发生的原因和危害，使患者和家属配合完成正确预防压疮的措施。②鼓励和协助卧床患者经常变换卧位，使骨骼突出部位交替地减轻压迫，必要时可做局部按摩；协助并指导患者掌握主动或被动的全范围关节运动练习，可使用气垫床等；翻身时应抬起患者，注意避免拖、拉、推等动作，以防擦破皮肤。③保持床铺清洁、干燥、平整、无碎屑，避免皮肤潮湿、摩擦及排泄物的刺激，压疮伤口若有分泌物要及时更换敷料。④营养支持疗法是预防和减少压疮发生的重要措施，病情允许时可给予高蛋白、高维生素膳食，同时适当补充矿物质，以增强机体抵抗力和组织修复能力、促进慢性溃疡的愈合。⑤正确使用石膏、夹板、绷带固定，对使用固定的患者，严密观察皮肤末梢的血运、颜色、温度，及时调整松紧度。

压疮发生后的护理措施 压疮发生后，应积极治疗原发病，并积极做好压疮的护理。①对于淤血红润期压疮的患者，应加强皮肤护理，及时去除病因，采用各种预防措施，增加翻身次数，避免红润处继续受压，使之不再继续发展；避免摩擦、皮肤潮湿和排泄物的刺激，改善局部血液循环，加强营养物质的摄入以增强机体的抵抗力。②对于炎性浸润期和浅度溃疡期的患者，应保护皮肤，避免感染，并根据伤口

表　布雷登压疮危险因素预测量表评分标准

评分内容	1分	2分	3分	4分
感觉	完全受限	非常受限	轻度受限	未受损害
潮湿	持久潮湿	非常潮湿	偶尔潮湿	很少潮湿
活动	卧床不起	局限于椅	偶尔步行	经常步行
移动	完全不能	严重受限	轻度受限	不受限
营养	非常差	可能不足	适当	很好
摩擦力和剪切力	有问题	有潜在问题	无明显问题	—

情况按时换药。③对于坏死溃疡期的患者，应清洁创面，去除坏死组织，保持引流通畅，严格抗感染，促进创面愈合。

注意事项 ①在应用评估量表时，为防止评估条目出现误差，需认真评估患者情况。②在评估患者时，不仅要评估患者是否接受和遵从健康指导，还需与家属沟通，评估家属的配合程度，并将采取的护理措施做详尽说明，以取得患者理解。③发生压疮后要积极采取措施，尽量避免压疮加重。

（杨 苇）

tàngshāng fánghù

烫伤防护（scalds and burns prevention）

运用有效的护理措施防止高温液体、固体或蒸汽对患者造成损伤的护理过程。烫伤是指由高温液体、固体或蒸汽等所致的损伤。常由热水袋、热水瓶或热敷类药品或物品等所致。

易导致烫伤的因素 分为内在因素和外在因素。内在因素包括以下几方面：①疾病因素。包括神经系统疾病，如脑卒中、痴呆、颅脑外伤后、帕金森综合征；关节肌肉疾病；感知觉障碍，如视觉、平衡障碍，此类疾病造成患者认知功能下降，肢体肌力、活动度降低或感觉障碍，从而引起烫伤。②生理因素。年龄偏大、认知力下降等是造成烫伤的主要原因。③心理因素。恐惧、对风险的认知偏差等也可造成烫伤。外在因素：环境因素是导致烫伤最主要的原因，缺乏适当的陪护者教育以及监护机制不到位亦是发生烫伤的因素。

护理评估 为保障患者安全、避免烫伤，在患者入院后要做好评估工作。包括：①评估易导致患者烫伤的因素，如疾病诊断、年龄、感知觉、视觉、活动平衡能力、认知功能等。②环境情况。有无存放危险物品，尤其是患者常用物品中暖瓶放置的位置等。一旦发生烫伤，首先要评估烫伤的程度。

烫伤深度 ①一度烫伤是指皮肤表面呈现红色微肿。②二度烫伤是指烫伤伤害达到部分真皮层，出现水疱。③三度烫伤是指烫伤造成真皮层的坏死，皮肤呈现灰白色或黑色痂皮，痂皮掉落或清创后露出皮下组织。

烫伤面积 烫伤面积的评估直接决定了治疗的分级和水分、营养物质的补充方案。烫伤面积是根据烫伤范围占全身体表面积的百分比而定，越大面积的烫伤，危险性越高，水分和营养物质的补充以及伤口感染的防护越重要。

全身情况 患者发生烫伤后，应仔细观察患者全身情况：①是否因创伤后疼痛、体液丢失而表现出烦躁或嗜睡。②有无因血容量减少而出现休克表现，如口渴、面色苍白、口唇青紫、尿量减少、心率加快、脉压减小、肢端青紫、烦躁不安，甚至出现昏迷或惊厥。烧伤后期可因创面渗液增多、血浆大量损耗，造成血液浓缩、有效循环血量不足而发生低血容量性休克，同时还可出现酸中毒、电解质紊乱或并发多器官功能衰竭。③由于创面大量的毒素被吸收而出现毒血症，表现为高热、食欲缺乏、腹胀、腹泻，应观察渗出液的性质、量、颜色、气味，预防感染的发生。

环境因素 包括病房设施、患者床单位、衣着等是否对患者的创面愈合造成影响，做好保护性隔离。

烫伤的防护措施 ①严格遵守操作规程，在患者应用热疗时注意听取患者的主诉，严密观察局部皮肤变化，及时处理患者的不适。②做好患者的健康指导，避免使用自带电器，患者身边备有呼叫装置，以便发生烫伤时能及时呼救，小儿和易受伤的患者在热疗期间需有专人看护。③将热水瓶等易致烫伤的物品要放置于远离患者的位置。④应加强对医院内电路、电器设备的定期检修工作。

护理措施 ①迅速远离热源。②采取冷水持续冲洗。③如果出现水疱可在低位用消毒针头刺破引流。

注意事项 发生烫伤后，护理工作应注意的事项：①烫伤发生后不要揉搓、按摩、挤压烫伤的皮肤。②不要立刻用毛巾擦拭。③不要涂带有颜色的药物，如红汞、甲紫、牙膏、油膏等油性物质。④如果出现水疱，不要将疱皮撕去。

（杨 苇）

yīyuàn gǎnrǎn

医院感染（nosocominal infection）

任何人在医院活动期间由于遭受病原体侵袭而发生的感染。又称医院内获得性感染、医院内感染。包括门急诊患者、住院患者、陪护人员、探视人员、医务人员等在医院内发生的感染以及在医院内获得、离开医院后才发生的感染，但不包括来到医院前已发生或者来到医院时已处于潜伏期的感染。

形成 医院感染以抗生素的发现和应用为标志，分为抗生素前时代和抗生素时代。①抗生素前时代。由于原来的医院条件差，医院成为传染病发生和流行的场所。19 世纪早期，英国成立了发热患者专科医院，也是最早的传染病医院。于 1843 年学者提出

“产褥热是医生手未消毒的问题而造成的传播”，由此开始了医院感染的研究。1847年学者发现使用漂白粉溶液洗手可以使产褥热的病死率由10%降至1%，1861年他发表“产褥热的概念、病因和预防”的论文，之后关于医院感染的研究扩展到了外科手术感染领域，对于预防措施的研究也越来越多，逐渐开始对医生的手、患者的皮肤、伤口的敷料、器械进行消毒，无菌手套在手术中的应用标志着无菌技术和消毒开始在医院应用开展。②抗生素时代。抗生素的发现和应用对控制医院感染起到了重要作用，但也带来了新的问题。1928年发现了青霉素，并于1940年应用于临床，这对医院感染的控制起到了重要作用，但长期以来抗生素的盲目使用，也使耐药菌株不断增加。随着医学技术的不断发展，侵入性的操作不断增多，增加了感染的机会，医院感染已成为了全世界研究的课题。

原因 主要与以下几方面有关：①环境因素。建筑布局不合理、感染传染性疾病的患者对环境的污染以及被污染的空气。②管理因素。管理制度不严、管理意识不强、对消毒隔离重视不够。③医疗因素。不合理地使用抗生素、侵入性诊疗增多、药物引起的机体免疫功能下降等。

分类 ①根据病原体的来源不同可分为内源性感染和外源性感染。内源性感染是指各种原因引起的患者在医院内遭受自身固有病原体侵袭而发生的医院感染，又称自身感染，其病原体来自患者自身。外源性感染是指各种原因引起的患者在医院内遭受非自身固有病原体侵袭而发生的医院感染，又称交叉感染，其病原体来自患者身体以外的个体、环境等。②根据感染部位的不同可分为呼吸道感染、泌尿系感染、血管内感染、外科伤口感染等。

预防与控制原则 根据微生物学对“感染链”的描述，感染的发生是由感染源、传播途径和易感人群三个环节构成，三者同时存在并互相联系，可导致医院感染的发生。因此，预防与控制感染的原则是控制感染源，切断传播途径，保护易感人群。为保障医疗安全、提高医疗质量，各级各类医院应将医院感染管理纳入到医院日常管理工作中，有效预防和控制医院感染，防止传染病病原体、耐药菌、条件致病菌及其他病原微生物的传播。

预防与控制方法 ①建立医院感染管理机构，明确医院感染管理的责任制。②制定并落实医院感染管理的规章制度和工作规范，严格执行有关技术操作规范和工作标准。③做好医院清洁、消毒、灭菌工作，是预防与控制医院感染的重要措施之一。④加强医务人员的培训，加强对患者的健康指导。

在医院环境中人员密集、病原体种类繁多且耐药性强，而且患者的免疫功能存在不同程度的下降或缺陷，导致患者发生医院感染的机会增加。而一旦发生医院感染，势必导致患者病情加重，使患者的治疗和护理变得更加复杂、住院时间延长。医院感染已成为影响患者安全、医疗质量和增加医疗费用重要原因之一，给个人、家庭和社会带来严重负担。

（金晓燕）

yīliáo wùpǐn qīngjié

医疗物品清洁（medical equipment cleaning）

用物理的方法（包括清水、清洁剂、机械洗刷等）去除医疗器械和物品表面的尘埃、污垢和有机物的过程。适用于医院的地面、墙壁、家具、医疗护理用品等物体表面的处理，也是物品消毒、灭菌前的必要步骤。各种使用后的医疗物品，尤其是进入机体无菌组织或腔隙的诊疗器械，其表面附有大量的有机物。如果不彻底清洗干净，会在医疗物品表面形成生物被膜，将微生物包裹在其中，导致消毒、灭菌不彻底。因此，医疗物品必须分类进行彻底的清洗。清洗包括冲洗、洗涤、漂洗、终末漂洗四个环节。

方法 通过清洁可以去除和减少物体表面的微生物，降低物品上的生物负荷，增加接触物品时的安全性。常用的清洁方法包括手工清洗、机械清洗、超声波清洗等。①手工清洗。适用于精密、复杂器械的清洗和有机物污染较严重的器械的初步处理，通常是在室温条件下无物理手段助洗。因此，手工清洗时，工作人员必须穿保护性工作服，刷洗的物品应放在水槽或水盆内，不要在流动的水下冲洗，以免产生气溶胶或导致水的泼溅。②机械清洗。适用于大部分常规器械的清洗，可使用全自动清洗器或半自动清洗器，一般包括预洗、洗涤（内加含酶的洗洁精）、漂洗、80~90℃热水消毒、干燥等步骤。机械清洗可以使工作人员避免接触污染的物品，使用热水消毒可杀灭血源传播性微生物，如人类免疫缺陷病毒、乙型肝炎病毒、丙型肝炎病毒等。③超声波清洗。利用超声波发出的能量，冲击、震荡物品的盲端和构件的细微处等难以清洗到的部位，可以提高清洗的效果。超声波清洗应在手工清洗或机械清洗之后。

注意事项 在医疗工作中，清洗是最常用的清洁方法之一。医疗物品本身的复杂性、污染微生物的数量和类型、残留有机物的量、污物的干燥程度、去污的方法等都会影响清洗的效果。一般清洗前先进行物品分类，尤其应将尖锐物品放在专门的容器内以防刺伤工作人员。分类时操作人员必须戴较厚的手套，禁止直接用手进行分类操作。操作者应接种过乙型病毒性肝炎疫苗，以防职业性的血源性感染。物品分类后再依据物品的特性、污染微生物的特点等选择合适的清洗方法。清洗过程中应遵循的原则包括：①尽快清洗，防止污物变干。②如果污染了有机污物，如血、分泌物或排泄物等，必须用含酶的洗洁精浸泡，以便有效地分解和去除有机污物。③机械清洗不能完全代替手工清洗，复杂的器械物品如软式内镜等必须先手工清洗，然后再进行机械清洗。④管道、缝隙、粗糙的表面、器械关节等处应用刷子仔细刷洗；能拆开的器械物品必须拆开后再进行刷洗。⑤被气性坏疽及突发原因不明的传染病病原体污染的诊疗器械、器具和物品应按相应要求消毒处理后再进入清洗流程。⑥进行清洗的场所应设置在远离患者、繁忙工作通道、无菌物品储存间等位置。

质量目测标准 物品清洁后，清洗质量应达到下列目测标准：①盘、碗、盆等治疗器具应光亮、无污垢、无锈斑。②器械关节应灵活、表面光亮、无锈、无污垢、无血迹。③导管类物品，管腔内外应清洁、干净，管腔通畅，无异味。④穿刺针类物品，针梗应无锈、无污垢，试水通畅，喷射的水柱呈直线、无交叉。⑤玻璃类物品应光亮、透明、不挂水珠、无污垢、无异味。

（金晓燕）

yīliáo wùpǐn bǎoyǎng

医疗物品保养（medical equipment maintenance）

为了保持和发挥医疗器械正常的工作性能而完成的日常维护和定期检修工作。主要包括以下几方面。

金属器械保养 ①合理使用，不随意投掷，保持轴节灵活、尖端合拢。②使用后用清水刷洗，煮沸，拭净水渍或烤干后涂润滑油以防受潮生锈，放回器械柜内保存，关闭柜门。③耐高温、耐湿热的器械进入机械清洗流程，确保清洗质量，均匀涂抹润滑油进行保养。④手工清洗的器械使用专用水溶性润滑油进行器械保养。⑤不常用的器械、咬骨钳、钢丝剪等动力器械的齿部、轴节处，采用专用润滑油喷雾或滴注，以防生锈。⑥锐利器械如刀片、精细的剪刀、骨刀及五官科器械等应该与其他器械分开处理，注意轻拿轻放，并注意保护其利刃部分。

特殊器械保养 包括以下器械的保养。

膀胱镜 ①使用前必须检查镜面有无破损或模糊不清、灯泡是否正常。②放入消毒液前在灯周围涂上黄蜡，用绸布擦去镜壳及镜面的油污。③用无菌生理盐水冲净膀胱镜上消毒溶液，输尿管导管应用注射器冲洗。④调节灯亮度时电源应从“0”开始，逐渐开大至亮度满意时为止，若灯不亮，应先查原因，不可将开关开到最大，以防电路突然接通而烧坏灯泡。⑤手持膀胱镜时，禁止一手拿两件，以防滑脱摔坏。⑥使用后，先擦去油脂，用清水冲洗，浸入甲醛溶液30分钟后取出，清水冲净后擦干，在金属部分涂少许润滑油，经两人查对后放回盒内。

胸腔镜及腹腔镜 镜头及灯泡部分的消毒方法与保养方法同膀胱镜，其他部分宜用高压蒸汽灭菌，纤维内镜宜用化学消毒剂消毒。

高频电刀 电刀头、电线用环氧乙烷或甲醛溶液熏蒸消毒，使用后将零件放指定地方，不可散失，不用时套布罩防光。

消毒前通过目测或使用带光源的放大镜对干燥后的每件器械、器具和物品进行检查。器械表面及其关节、齿牙应光洁，无血迹、污渍、水垢等残留物和锈斑；且功能应完好、无损毁。若清洗质量不合格应重新处理；若有锈迹应除锈；若器械功能有损毁或锈蚀严重，应及时维修或报废。带电源的器械应进行绝缘性能等安全性检查。使用润滑剂进行防锈保养，注意不可将石蜡油等非溶性产品作为润滑剂使用。

（金晓燕）

xiāodú

消毒（disinfection）

用物理或化学的方法清除或杀灭传播媒介上除芽胞以外的所有病原微生物，使其数量减少到无害程度的过程。消毒的概念是相对的，只是针对病原体和其他有害微生物；消毒的作用是将有害微生物的数量减少到无害的程度，而不要求清除或杀灭所有微生物；消毒的效果受许多因素的影响，如物品表面的清洁度、有机物的粘附情况、病原微生物的种类和数量、环境的温度和湿度、pH值、被消毒物品的结构、消毒液的浓度和作用时间等。

微生物对消毒剂的抵抗力 消毒剂是指能杀灭外环境中感染

性或有害微生物，尤其是致病微生物的药剂。微生物对消毒剂具有一定的抵抗力。

消毒剂作用水平分级 根据各种消毒剂对微生物的作用水平不同，将其分为三级：①高水平消毒法。可杀灭所有细菌繁殖体、分枝杆菌、病毒、真菌及其孢子和绝大多数细菌芽胞的消毒方法；戊二醛、环氧乙烷、甲醛、过氧乙酸、过氧化氢等消毒剂进行灭菌的方法属于此类。②中水平消毒法。可杀灭分枝杆菌、细菌繁殖体、大多数病毒、大多数真菌，但不能杀灭细菌芽胞的消毒方法；酒精、碘伏、碘酊、液氯、漂白粉等消毒剂进行消毒的方法属于此类。③低水平消毒法。可杀灭大多数细菌、部分病毒和真菌，但不能杀灭抵抗力强的微生物（如结核分枝杆菌或细菌芽胞）的消毒方法；氯己定、苯扎溴铵等化学消毒方法属于此类。

消毒、灭菌方法选择 根据医院用品的危险性、污染微生物的特性及消毒物品的性质选择不同的消毒、灭菌方法。

根据医院用品的危险性 医院用品的危险性是指物品污染后对人体造成危害的程度。①高度危险性物品。穿过皮肤、黏膜进入无菌组织或器官内部的器械，或与破损的组织、皮肤、黏膜密切接触的器具和用物。高度危险性物品必须选用灭菌法以杀灭一切微生物。②中度危险性物品。仅和皮肤、黏膜接触，而不进入无菌组织或器官内的物品。中度危险性物品一般达到消毒水平即可，要求不得检出致病微生物。通常可选择中水平消毒法或高水平消毒法。③低度危险性物品。不进入人体组织、不接触黏膜，仅直接或间接地与健康无损的皮肤相接触的物品。低度危险性物品一般可用低水平消毒法或只作一般的清洁处理即可，但如果发现有病原微生物污染，必须针对污染的病原微生物种类选择有效的消毒方法。

根据污染微生物的特性 根据污染微生物的种类、数量及其对消毒剂的敏感性，选择相应的消毒、灭菌方法。①对受到致病性芽胞、真菌孢子和抵抗力强、危险程度高的病毒污染的物品，选用灭菌法或高水平消毒法。②对受到致病性细菌、真菌、亲水病毒、螺旋体、支原体、衣原体污染的物品，选用中水平以上的消毒法。③对受到一般细菌和亲脂病毒污染的物品，可选用中水平消毒法或低水平消毒法。④消毒物品存在较多有机物或微生物污染特别严重时，应加大消毒剂的剂量并延长消毒时间。

根据消毒物品的性质 ①耐热、耐湿物品和器材应首选压力蒸汽灭菌法；耐高温的玻璃器材、油剂类和干粉类可选用干热灭菌法。②不耐热、忌湿和贵重的物品，可选择环氧乙烷气体或低温甲醛蒸气消毒、灭菌。③金属器械的浸泡灭菌，应选择腐蚀性小的灭菌剂，同时注意防锈。④物品表面消毒时，应考虑到其表面性质。光滑表面可选择紫外线消毒器近距离照射，或用化学消毒剂擦拭；多孔材料表面可选择喷雾消毒法。

（金晓燕）

mièjūn

灭菌（sterilization） 用物理或化学的方法杀灭或者消除传播媒介上一切微生物的过程。包括致病微生物和非致病微生物，也包括细菌芽胞和真菌孢子。灭菌是个绝对的概念，用于防止微生物进入人体组织。经灭菌处理而未被污染的物品被称为无菌物品。无菌操作中使用的物品、器具应绝对无菌。常用的消毒灭菌方法包括物理消毒灭菌法、化学消毒灭菌法。

（金晓燕）

wùlǐ xiāodú mièjūnfǎ

物理消毒灭菌法（physical disinfection and sterilization） 利用物理因素如热力、辐射、过滤等清除或杀灭病原微生物的方法。常用的物理消毒灭菌法包括热力消毒灭菌法、光照消毒灭菌法、电离辐射灭菌法、微波消毒灭菌法和机械除菌法。

热力消毒灭菌法 主要是利用热力破坏微生物的蛋白质、核酸、细胞壁和细胞膜，促使其死亡，从而达到消毒灭菌的目的。热力消毒灭菌法是效果可靠、使用最广泛的消毒灭菌方法，主要分为干热消毒灭菌法和湿热消毒灭菌法（表）。干热消毒灭菌法由

表 湿热消毒灭菌法和干热消毒灭菌法的区别

项目	湿热消毒灭菌法	干热消毒灭菌法
消毒灭菌介质	水或蒸汽	热空气
消毒灭菌方式	穿透式	传导式
作用温度	60～134℃	160～180℃
消毒灭菌对象	耐高温、耐湿	耐高温
作用时间	3～60分钟	1～5小时
灭菌效果	好	较差

空气导热，传热较慢；湿热消毒灭菌法由空气和水蒸气导热，传热较快，穿透力强。二者的主要区别见表。

干热消毒灭菌法 常见的有燃烧法和干烤法。①燃烧法。一种简单、迅速、彻底的灭菌方法，适用于不需保存的物品、微生物实验室接种环和试管口的灭菌、急用的某些金属器械和搪瓷类物品。不需保存的物品可在焚烧炉内焚烧或直接点燃。急用的金属器械和搪瓷类物品应先将物品洗净并干燥；金属器械可在火焰上烧灼20秒；搪瓷类容器可在其内倒入少量95%以上浓度的酒精，慢慢转动容器使酒精分布均匀后，点火燃烧直至熄灭，注意不可中途添加酒精，不得将引燃物投入消毒容器中，同时要远离易燃、易爆等物品以确保安全。②干烤法。利用专用密闭烤箱进行灭菌。适用于耐热、不耐湿、蒸汽或气体不能穿透物品的灭菌；不适用于纤维织物、塑料制品等的灭菌。干烤灭菌所需的温度和时间应根据物品种类和烤箱的类型来确定，一般为160℃、2小时，或170℃、1小时，或180℃、0.5小时不等。干烤灭菌时需注意灭菌前应处理物品使之清洁，玻璃器皿需保持干燥；物品包裹不宜过大，通常体积不超过10cm×10cm×20cm，油剂/粉剂的厚度不超过0.6cm，凡士林纱布条厚度不超过1.3cm；装载时物品的高度不应超过烤箱内腔高度的2/3；消毒灭菌过程中不可打开烤箱放入新的物品；灭菌后应待温度低于40℃时才能打开烤箱。

湿热消毒灭菌法 常用的有压力蒸汽灭菌法、煮沸消毒法、低温蒸汽消毒和流通蒸汽消毒法。

压力蒸汽灭菌法 主要利用高压饱和蒸汽的高热所释放的潜热灭菌。是热力消毒灭菌法中效果最好的一种方法，在临床中应用广泛。常用于耐高压、耐高温、耐潮湿物品的灭菌；不能用于凡士林等油类和滑石粉等粉剂的灭菌。根据排放冷空气的方式和程度的不同，将压力蒸汽灭菌器分为下排气式压力蒸汽灭菌器和预真空压力蒸汽灭菌器两种。下排气式压力蒸汽灭菌法是利用重力置换的原理，使热蒸汽在灭菌器中从上而下将冷空气由下排气孔排出，排出的冷空气全部由饱和蒸汽取代，再利用蒸汽释放的潜热灭菌。可分为手提式压力蒸汽灭菌器和卧式（或立式）压力蒸汽灭菌器。常用压力为102.9kPa，温度为121℃，消毒灭菌时间为20~30分钟。预真空压力蒸汽灭菌法是利用机械抽真空的方法，使灭菌柜室内形成2.0~2.7kPa的负压，蒸汽得以迅速穿透到物品内部进行灭菌。可分为预真空法和脉动真空法两种，后者因多次抽真空，灭菌效果更为可靠。常用压力为205.8kPa，温度为132~134℃，消毒灭菌时间为4分钟。压力蒸汽灭菌法使用时应注意：操作人员要经过专门训练，合格后才能上岗，操作时严格遵守操作规程；包装前将待灭菌的器械或物品清洗干净，并擦干或晾干；包装材料和包装方法应符合要求；使用专用灭菌架或篮筐装载灭菌物品，将纺织类物品竖放于上层，金属器械类放于下层，手术器械包、硬式容器应平放，盘、盆、碗等开口应朝向一致并斜放，底部无孔的物品应倒立或侧放；使用下排气式压力蒸汽法灭菌的物品体积不应超过30cm×30cm×25cm，装载体积不得超过柜室容量的80%；采用预真空压力蒸汽灭菌的物品体积不应超过30cm×30cm×50cm，装填量不得超过90%；灭菌时随时观察压力和温度的变化，并准确计时。

煮沸消毒法 是应用最早的消毒方法之一。煮沸消毒法简单、方便、经济、实用，适用于耐湿、耐高温物品的消毒。消毒时先将物品刷洗干净后全部浸没在水中，然后加热煮沸。消毒时间从水煮沸后开始计算，如中途加入物品，则在第二次水煮沸后重新计时。使用煮沸法消毒时应注意大小相同的容器不能重叠，放入物品的总体积不应超过容量的3/4；根据物品性质决定放入水中的时间，如玻璃器皿、金属及搪瓷类物品通常冷水时放入，橡胶制品用纱布包好，水煮沸后放入；水的沸点受气压影响，海拔高的地区，气压低，水的沸点低，因此在海拔比较高的地区使用煮沸消毒法时，应用加压煮锅或适当延长时间（海拔每增高300m，需延长消毒时间2分钟）；为增强杀菌作用、去污防锈，可将碳酸氢钠加入水中，配成1%~2%的浓度，可使沸点达到105℃；消毒后应将物品及时取出，置于无菌容器内，并及时应用。

低温蒸汽消毒法 将蒸汽输入到预先抽空的压力蒸汽灭菌锅内，控制温度在73~80℃、时间在10~15分钟，主要用于不耐热的物品，如内镜、塑料制品、橡胶制品等，可杀灭大多数致病微生物。

流通蒸汽消毒法 在常压下用100℃左右的水蒸气消毒，常用于食具、便器的消毒。消毒时间从产生蒸汽后开始计算，时间为15~30分钟。

光照消毒灭菌法 又称辐射消毒灭菌法。主要利用紫外线或臭氧的杀菌作用，使菌体蛋白质光解、变性而致细菌死亡。主要包括日光暴晒法、紫外线消毒法、臭氧消毒法。

日光暴晒法 利用日光的热、干燥和紫外线作用达到消毒效果。常用于床垫、被服、书籍等物品的消毒。将物品放在直射阳光下暴晒6小时，并定时翻动，使物品各面均能受到日光照射。

紫外线消毒法 紫外线属于电磁波辐射，消毒使用的紫外线是C波紫外线，其波长范围是200~275nm，杀菌作用最强的波段是250~270nm，其主要杀菌机制是作用于微生物的脱氧核糖核酸（DNA），使一条DNA链上的相邻胸腺嘧啶结合形成二聚体，从而使微生物的DNA失去转化能力而导致微生物死亡。紫外线所释放的能量较低，穿透力较弱。主要适用于空气、液体和物品表面的消毒。①空气的消毒。在无人的条件下，采用室内悬吊式紫外线消毒时，室内紫外线消毒灯的数量为平均每立方米不少于1.5W，照射时间不少于30分钟。②液体的消毒。液体的厚度和水质都会影响消毒效果，被消毒的液体层厚度不应超过2cm。③物品表面的消毒。紫外线穿透力弱，不能透过物体，只能行物品表面的消毒。消毒时紫外线必须直接照射在被消毒物品的表面，距离不超过1m。

应用紫外线消毒时应注意：①紫外线灯管要保持清洁，一般每2周用无水酒精纱布或棉球擦拭1次。②消毒室内空气时，房间内应保持清洁、干燥，减少尘埃和水雾，适宜的温度为20~40℃，相对湿度为40%~60%，当温度低于20℃或高于40℃、相对湿度大于60%时应适当延长照射时间。③紫外线的消毒时间须从灯亮5分钟开始计时，若使用时间累计超过1000小时，需更换灯管。④紫外线对眼和皮肤有刺激作用，因此，照射时人员应离开房间，必要时戴防护镜、穿防护衣，照射完毕后应开窗通风。⑤由于紫外线灯使用过程中辐照强度逐渐降低，故应定时检测灯管照射强度，以保证消毒效果。

臭氧消毒法 臭氧在常温下为强氧化性气体，是广谱杀菌剂，主要用于空气、医院污水、诊疗用水及物品表面的消毒。消毒过程中应注意臭氧对人体有毒性作用，国家规定大气中臭氧浓度不能超过0.2mg/m^3，应用臭氧进行空气消毒时，人员必须离开，待消毒结束后20~30分钟方可进入；另外，臭氧具有强氧化性，可损坏多种物品，且浓度越高对物品的损坏越重。

电离辐射灭菌法 利用放射性核素^{60}钴发射的高能γ射线或电子加速器产生的高能电子束进行辐射灭菌。其灭菌机制可分为直接作用和间接作用，直接作用是指射线能量直接破坏微生物的核酸、蛋白质和酶等，间接作用是指射线的能量先作用于水分子，使其电离后产生的自由基再作用于微生物的核酸、蛋白质、酶等。电离辐射灭菌法适用于不耐热的物品（如橡胶、高分子聚合物、精密仪器、生物制品等）在常温下的灭菌。使用过程中需注意防止γ射线对人体造成伤害，灭菌时应该在有氧环境下进行，以增强杀菌作用，湿度越高杀菌效果越好。

微波消毒灭菌法 在频率为30~300000MHz、波长为0.001~1m的电磁波的高频交流电场中，通过使物品中极性分子发生极化、进行高速运动并频繁改变方向、互相摩擦，使物品温度迅速上升而达到消毒作用的方法。常用于食物、餐具、医疗药品及耐热非金属器械的消毒。消毒时应注意避免微波对人体造成的伤害，应避免小剂量长期接触或大剂量照射；微波不能穿透金属物体，照射金属物体时会被反射回去，因此盛放待消毒的物品时不能用金属容器；微波的热效应需要消耗一定的水分，因此用湿布包裹物品或使待消毒物品含水量适当可以提高消毒效果。

机械除菌法 用机械的方法，如冲洗、刷、擦、扫、抹、铲除或过滤等方法去除物品表面、水中、空气中及人畜体表的有害微生物，以减少微生物的数量、减少感染发生概率的方法。常用层流通风法和过滤除菌法。层流通风法是使室外空气通过孔隙小于0.2μm的高效过滤器，以垂直或水平两种气流呈流线状流入室内，再等速流过房间后流出，使室内产生的尘粒或微生物随气流方向排出房间。过滤除菌法可除去空气中直径0.5~5μm的尘埃，达到洁净空气的目的。

（金晓燕）

huàxué xiāodú mièjūnfǎ

化学消毒灭菌法（chemical disinfection and sterilization）

使用化学制剂使微生物的蛋白凝固变性、酶蛋白失去活性或抑制微生物的代谢、生长和繁殖，以达到杀灭病原微生物的方法。凡不适用于物理消毒灭菌的物体，都可以选用化学消毒灭菌法，如对患者的皮肤、黏膜、排泄物及周围环境、光学仪器、金属锐器以及某些塑料制品的消毒。化学消毒剂是指能杀灭传播媒介上的微生物，使其达到消毒或灭菌要求的化学制剂。理想的化学消毒剂应具备杀菌谱广、有效浓度低、性质稳定、作用速度快、作用时间长、易溶于水、可在低温下使用、无刺激性和腐蚀性、不引起过敏反应、无色、无味、无臭、毒性低、使用后易于去除残留药物、不易燃烧和爆炸、用法简便、价格低廉、便于运输以及不易受有机物、酸、碱及其他物理、化学因素的影响等特点。

化学消毒剂分类 按效力不同可分为：①灭菌剂。可杀灭一切微生物，包括细菌芽胞，使其达到灭菌要求的制剂。②高效消毒剂。可杀灭一切细菌繁殖体、病毒、真菌及孢子，对细菌芽胞有显著杀灭作用的制剂。③中效消毒剂。可杀灭细菌繁殖体、病毒、真菌等除细菌芽胞以外的其他微生物的制剂。④低效消毒剂。只能杀灭细菌繁殖体、亲脂病毒和某些真菌的制剂。

常用化学消毒剂 主要包括以下几种。

戊二醛 为灭菌剂，具有广谱、高效的杀菌作用，具有对金属腐蚀性小、受有机物影响小的特点，其灭菌浓度为2.0%以上。适用于不耐热的医疗器械和精密仪器的消毒灭菌。①使用方法。使用前加入0.3%碳酸氢钠（作为pH值调节剂）和0.5%亚硝酸钠（作为防锈剂）并充分混匀，使溶液由pH 3.5～4.5调节至pH 7.5～8.0，浓度为2.0%～2.5%；消毒可用浸泡法或擦拭法，一般对细菌繁殖体污染的物品消毒10分钟，对肝炎病毒污染的物品消毒30分钟；灭菌的浸泡时间常为10小时。②注意事项。室温下避光、密封保存于阴凉、干燥、通风处；盛装消毒剂的容器应洁净、加盖，使用前经消毒处理；配制好的消毒剂应加强日常监测，最多可连续使用14日，使用期间戊二醛的含量应≥1.8%；灭菌后物品使用前应用无菌蒸馏水冲净，再用无菌纱布擦干；此制剂对皮肤、黏膜有刺激性且对人体有毒性，因此配制时应在通风良好处，并注意个人防护。

环氧乙烷 为灭菌剂，在低温下为无色液态，温度高于10.8℃时为气态，不损害消毒物品且穿透力强。适用于不耐高温、湿热的诊疗器械（如电子仪器、光学仪器等）的灭菌。①使用方法。根据物品种类、包装大小选择适宜的密闭环氧乙烷灭菌器，作用时间1～6小时。②注意事项。存放于阴凉、通风、远离火源和静电的位置；储存温度低于40℃，相对湿度60%～80%；由于环氧乙烷易燃、易爆且对人体有毒性作用，所以必须在密闭的环氧乙烷灭菌器内进行，工作人员要严格遵守操作程序并做好防护；物品灭菌前需彻底清洗干净，由于环氧乙烷难以杀灭无机盐中的微生物，所以不可用生理盐水清洗；由于环氧乙烷遇水后可形成有毒性的乙二醇，故不可用于饮用水和食品的灭菌。

过氧乙酸 为灭菌剂，具有广谱、高效、低毒、对金属及织物有腐蚀性、受有机物影响大、稳定性差等特点。适用于一般物品表面、食品用工具和设备、空气以及耐腐蚀医疗器械的消毒灭菌。①使用方法。可浸泡、擦拭或喷洒。一般物品表面消毒用0.1%～0.2%溶液喷洒或浸泡30分钟；食品用工具和设备消毒用0.05%（500mg/L）过氧乙酸喷洒或浸泡10分钟；空气消毒用0.2%过氧乙酸喷雾60分钟，或15%过氧乙酸溶液按7ml/m³加热熏蒸1～2小时；耐腐蚀医疗器械的高水平消毒用0.5%过氧乙酸冲洗10分钟。②注意事项。过氧乙酸稳定性差，应密闭贮存于通风、阴凉、避光处，防止高温引起爆炸，还应远离还原剂和金属粉末；定期检测其浓度，如原液浓度低于12%时禁止使用；因温度、浓度、湿度、有机物和作用时间会影响杀菌效力，所以需现用现配，配制时避免与碱或有机物相混合；溶液浓度过高时有刺激性和腐蚀性，应加强个人防护；一般物品表面、食品用工具和设备消毒后应用清水冲洗以去除残留消毒剂，耐腐蚀医疗器械消毒后需用无菌水冲洗以去除残留消毒剂；空气消毒后应及时通风换气。

甲醛 为灭菌剂，甲醛在80℃以上可形成稳定的甲醛气体，具有广谱的杀菌活性，灭菌效果可靠，使用方便，对消毒、灭菌物品无损害。适用于不耐高温、对湿或热敏感且易腐蚀的医疗器械的消毒灭菌，以及在非常时期医院和传染病病房的终末熏蒸消毒。①使用方法。常用甲醛灭菌器进行低温甲醛蒸气灭菌，气体浓度3～11mg/L，温度50～80℃，相对湿度70%～90%，时间30～60分钟。病房消毒时使用35%～40%的甲醛加热熏蒸，按25ml/m³的剂量直接加热熏蒸12小时。②注意事项。必须在密闭的灭菌箱内进行，不可采用自然挥发法；甲醛对人体有一定的毒性和刺激性，消毒后应去除残留的甲醛气体，需设置专用排气系统；因甲醛有致癌作用，所以不可用于空气消毒。

含氯消毒剂 常用的含氯消毒剂有液氯、漂白粉、漂白粉精、酸性氧化电位水等，为高、中效消毒剂，具有广谱、速效、低毒、对金属和织物有腐蚀性、受有机物影响大、粉剂稳定、水剂不稳定等特点。适用于餐具、环境、水、疫源地等的消毒。①使用方法。常用浸泡、擦拭、喷洒及干粉消毒等方法；对细菌繁殖体污染的物品，用含有效氯 200mg/L 的消毒液浸泡或擦拭 10 分钟以上；对被乙型肝炎病毒、结核分枝杆菌、细菌芽胞污染的物品，用含有效氯 2000～5000mg/L 的消毒液浸泡或擦拭 30 分钟以上；如用喷洒法，有效氯的含量、消毒时间均要加倍；对于排泄物，将有效氯 10000mg/L 的含氯消毒剂干粉加入排泄物中，略加搅拌后，作用 2～6 小时；对于医院污水，将有效氯 50mg/L 的含氯消毒剂加入医院污水中搅拌均匀，作用 2 小时后排放。②注意事项。应将含氯消毒剂密闭保存在阴凉、干燥、通风处，粉剂还需防潮；配制的溶液性质不稳定，应现用现配，定期更换；含氯消毒剂有腐蚀及漂白作用，不宜用于金属制品、有色织物及油漆家具的消毒；消毒时如存在大量有机物，应延长作用时间或提高消毒液的浓度。

酒精　为中效消毒剂，具有速效、无毒、对皮肤黏膜有刺激性、对金属无腐蚀性、受有机物影响大、易挥发、不稳定等特点。70%～80%酒精溶液作为消毒剂，适用于手和皮肤消毒，也可用于医疗器械及精密仪器的表面消毒。①使用方法。将消毒液喷雾或涂擦于皮肤或物品表面；用消毒液加盖浸泡消毒物品，作用 30 分钟。②注意事项。应将酒精密封保存于阴凉、干燥、通风、避光、避火处，定期测定其浓度，保证有效浓度；不适用于空气消毒及医疗器械的消毒灭菌；不宜用于脂溶性物品表面的消毒；使用浓度勿超过 80%，因酒精杀菌需一定量的水分，浓度过高或过低均影响杀菌效果；酒精有刺激性，不宜用于黏膜及创面消毒；对酒精过敏者慎用。

碘伏　为中效消毒剂，具有速效、低毒、对皮肤黏膜无刺激且无黄染、受有机物影响大、稳定性好以及对铜、铝、碳钢等金属有腐蚀性等特点。适用于外科手及前臂的消毒，手术切口部位、注射及穿刺部位皮肤以及新生儿脐带部位皮肤的消毒，黏膜冲洗消毒，卫生手消毒。①使用方法。用含有效碘 2～10g/L 的碘伏涂擦消毒部位，作用 3～5 分钟；用含有效碘 250～500mg/L 的碘伏稀释液直接冲洗或擦洗待消毒部位。②注意事项。避光密闭保存于阴凉、干燥通风处；稀释后稳定性差，宜现用现配；皮肤消毒后无需酒精脱碘；对二价金属制品如 Ca^{2+}、Zn^{2+}、Cu^{2+} 等有腐蚀性，不对相应的金属制品进行消毒；对碘过敏者慎用。

碘酊　为中效消毒剂，具有速效、无毒、对金属有腐蚀性、对皮肤黏膜有刺激性、受有机物影响大等特点。适用于手术部位、注射和穿刺部位皮肤以及新生儿脐带部位皮肤消毒。①使用方法。消毒部位皮肤用碘酊擦拭，然后用 75%酒精擦拭脱碘，所使用的碘酊浓度应含有效碘 18～22g/L，作用时间 1～3 分钟。②注意事项。避光密闭保存于阴凉、干燥、通风处；不适用于黏膜及敏感部位的皮肤消毒；对二价金属制品如 Ca^{2+}、Zn^{2+}、Cu^{2+} 等有腐蚀性，不能对相应的金属制品进行消毒；对碘、酒精过敏的患者慎用。

氯己定　为低效消毒剂，具有速效、对皮肤黏膜无刺激性、对金属及织物无腐蚀性、受有机物影响大、稳定性好等特点。适用于外科手消毒、卫生手消毒以及皮肤、黏膜和物品表面等的消毒。①使用方法。0.02%氯己定溶液用于手消毒，浸泡 3 分钟；0.05%氯己定溶液用于创面消毒；0.1%氯己定溶液用于物体表面消毒。②注意事项。密闭存放于避光、阴凉、干燥处；不适用于结核分枝杆菌、细菌芽胞污染物品的消毒；不能与肥皂或其他阴离子洗涤剂同用；物品消毒前应先清洁。

方法　①擦拭法。用易溶于水的消毒剂配制成规定的浓度，擦拭被污染的物品。②浸泡法。将需要消毒或灭菌的物品清洗后擦干，完全浸没在有效浓度的消毒液中至规定时间。③熏蒸法。将消毒剂加热或加入氧化剂使之气化，在规定的时间和浓度内利用消毒剂产生的气体进行消毒。临床上一般用于被污染房间的空气和物品表面，熏蒸时必须保持门窗紧闭，以免消毒剂泄漏，消毒完毕应彻底通风后人员才能进入。④喷雾法。将化学消毒剂喷洒在空间进行消毒，一般不主张用化学消毒剂进行喷洒消毒。如必须使用，应在无人的环境下，在消毒人员采取自我保护措施后方可进行，以免引起吸入性中毒。使用化学消毒剂时应遵循以下原则：合理使用，能不用时不用，必须用时少用，能采用物理消毒灭菌法的尽量不使用化学消毒灭菌法；根据物品的性能和各种微生物的特性选择合适的消毒剂；严格掌握消毒剂的有效浓度、作用时间及使用方法；消毒剂应定期更换，易挥发的要加盖，并定期检测，调整浓度；待消毒的物品必须先洗净、擦干；消毒剂中不能放置纱布、棉花等物，以防降低消毒效力；消毒后的物品在使用前须用无菌生理盐水冲净，以避免消毒剂刺激人体组织。

（金晓燕）

gélí

隔离（isolation） 通过控制传染源、切断传播途径、保护易感人群，将传染病患者及高度易感人群安置在指定地点，暂时避免与周围人群接触，达到防止病原微生物扩散，减少传染病传播的方法。隔离的目的是切断感染源、传播途径和易感人群三者之间的联系，以控制传染病的蔓延。感染源是指病原微生物自然生存繁殖并排出的宿主（人或动物）或场所。医院环境中主要指传染病患者及病原携带者。传播途径是指病原微生物从感染源排出后侵入易感宿主的途径和方式。易感人群是指对感染性疾病缺乏免疫力而易感染的人群。

隔离可分为传染病隔离和保护性隔离两大类。传染病隔离是指将处于传染期的传染病患者、可疑传染病患者及病原携带者安置在特定区域，与周围人群暂时分离，防止病原体向外扩散，同时对具有传染性的分泌物、排泄物、用物进行集中处理，防止病原微生物直接或间接向外传播，引起传染病的蔓延。保护性隔离是指将抵抗力低下或极度易感者置于特定区域（基本无菌的环境）中，使其免受感染。

隔离区域的管理要求明确划分以下区域。①污染区。被病原微生物直接或间接接触的区域，如病室、患者卫生间、污物间等，污染区的物品未经消毒处理不得离开污染区。②半污染区。有可能被病原微生物污染的区域，如检验室、医护办公室等。③清洁区。未被病原微生物污染的区域如治疗室、配餐室等。划分隔离区域的方法：①以患者为单位。每一位患者单独一室，与其他患者隔离。②以病种为单位。同一病种的传染病患者住同一病室，但要与其他病种的患者分开。凡未确诊或危重的患者有高度传染性时需对其进行单间隔离。

（金晓燕）

gélí yuánzé

隔离原则（isolation principle） 为严格管理感染源、切断传播途径、保护易感人群，从而切断感染链，防止病原微生物扩散而采取的准则。隔离时应遵循以下的原则：①医院建筑设计合理。隔离病区设有工作人员与患者各自的出入通道、楼梯通道，通风系统区域化。②流程规范。满足医院感染控制的要求，防止病原微生物扩散和污染环境；进入隔离区域前备齐用物，按隔离病种穿戴隔离衣、口罩、帽子、护目镜等，离开隔离区前脱隔离衣、鞋，并消毒双手，脱帽子、口罩，保证洁、污分开；污染区的物品未经消毒处理不得进入清洁区，各类检验标本应放在指定的存放盘或架上；严格执行探视制度，探视、陪住人员进出隔离区域应根据隔离病种采取相应的隔离措施，接触患者或污染物品后均须消毒双手等。③区域划分明确。严格区分清洁区、半污染区、污染区。④标识清楚。隔离病室的门外或患者的床头安置不同颜色的提示卡，卡正面为隔离预防措施，反面为适用的疾病种类以表示不同性质的隔离。⑤卫生设施齐全。配有必要的卫生、消毒设施（如非手触式开关的流动水洗手设施等），备消毒液、隔离衣、帽子、口罩、护目镜、手套、鞋套、手消毒物品等；隔离区域入口处配置更衣、换鞋的过渡区，门口放置用消毒液浸湿的脚垫，门外设立隔离衣悬挂架（柜或壁橱）；病室内应有洗手池和卫生间，供患者专用。⑥隔离措施正确。病室环境每日进行空气消毒和物品表面的消毒；隔离病室患者的生活用品应专人专用、每周消毒；病室内的污染物品必须先消毒、再清洁处理，衣服、床单、被套等消毒后清洗，床垫、被褥等定期消毒；排泄物、分泌物、呕吐物须经消毒处理后方可排放；收集到的标本需放于有盖的容器内以防漏出，并做好标记，所有检验标本应灭菌后再丢弃；患者的衣物、稿件、钱币等须经消毒后才能交与家人；需送出病区外处理的物品分类置于黄色污物袋内，袋外要有明显标识，不易消毒的物品应放入不透水的厚塑料袋内避污，隔离单位需备有不透水材料制成的袋子，以盛放待消毒或焚烧的物品，袋子上应有醒目标识。⑦重视心理护理。解除患者因隔离造成的恐惧、孤独、自卑心理。⑧解除隔离标准。只有当患者传染性的分泌物三次培养结果均为阴性或已度过隔离期，医生开出医嘱后，才能解除隔离。⑨实施终末消毒处理。患者出院或转科前应沐浴，换上清洁的衣服，个人用物须消毒后才能带出隔离区；如患者死亡，尸体需用中效以上的消毒剂（见化学消毒灭菌法）进行消毒处理，并用浸透消毒液的棉球填塞口、鼻、耳、阴道、肛门等孔道，用一次性尸单包裹后，装入尸袋内密封，再送太平间。⑩病室终末消毒处理。解除隔离时关闭病室门窗、打开床旁桌、摊开棉被、竖起床垫，用消毒液熏蒸或用紫外线照射，然后打开门窗，用消毒液擦拭家具、地面；体温计用消毒液浸泡，血压计及听诊器放入熏蒸箱内消毒，被服类消毒处理后再清洗。

（金晓燕）

gélí zhǒnglèi

隔离种类（isolation types）　将传染病按其病原体的排出方式及传播途径进行的分类。按类别不同给予的相应隔离措施。隔离主要是在标准预防的基础上，实施两大类隔离：一是基于感染源的特点以切断疾病传播途径为目的的隔离，常见的有严密隔离、接触性隔离、呼吸道隔离、消化道隔离、血液-体液隔离、引流物-分泌物隔离和昆虫隔离；二是以保护易感人群为目的的保护性隔离。

严密隔离　凡传染性强、死亡率高的传染病均需采取严密隔离。适用于经飞沫、分泌物、排泄物直接或间接传播的烈性传染病或传播途径不明的传染病，如鼠疫、霍乱、严重急性呼吸综合征（SARS）等。隔离措施包括：①设专用隔离室。同类传染病的患者可同居一室，通向走廊的门窗须关闭，室内用具应简单、耐消毒，室外应挂有明显标志。②进出隔离室要求。进入隔离室前须戴好口罩、帽子、护目镜，穿隔离衣、隔离鞋，戴手套，必要时注射疫苗或采取其他预防措施，接触患者或污染物品后、护理另一患者前、离开隔离室前均须消毒双手，严格做好手卫生消毒工作。③污物处理。患者的分泌物、呕吐物和排泄物均应严格消毒处理，污染敷料装袋标记后焚烧处理。④室内环境消毒。室内空气、地面、物品表面用消毒液喷洒或紫外线照射消毒。⑤患者转送。原则上禁止患者离开病室、禁止探视和陪住，如果患者需要去其他科室检查或转送，应做好隔离安排，特殊情况下探视者需要进入隔离室时，应征得值班人员的同意并采取相应的隔离措施。

接触性隔离　凡传染性强、有重要流行病学意义、经接触传播但不必严密隔离的感染性疾病均需采取接触隔离。适用于病原微生物经体表或患处排出，通过直接或间接地接触皮肤、黏膜破损处而引起的传染病，如破伤风、气性坏疽、新生儿带状疱疹等。隔离措施包括：①设专用隔离室。相同病原体引起感染的患者可同居一室，室外应挂有明显的标志。②进出隔离室要求。进入隔离室前须戴好口罩、帽子并穿隔离衣，工作人员的手或皮肤有破损时应避免接触患者，必要时戴手套，接触可能被污染的物品时应戴手套，接触患者或污染的物品后、护理另一患者前、离开隔离室前均须消毒双手，严格做好手卫生消毒工作。③污物处理。患者接触过的一切物品，如床单、被套、衣物、换药器械等均应先灭菌，再进行清洁、消毒、灭菌，被患者污染的敷料应装袋标记后焚烧处理。④探视要求。原则上禁止探视和陪住，探视者需要进入隔离室时，必须征得值班人员的同意，并采取相应的隔离措施。

呼吸道隔离　凡通过空气中的飞沫传播的疾病均需采取呼吸道隔离。适用于肺结核、流行性脑脊髓膜炎、百日咳、腮腺炎、麻疹等。隔离措施包括：①设专用隔离室。相同病原体引起感染的患者可同居一室，床位间距1m以上，通向走廊的门窗须关闭，室外挂有明显标志，有条件时尽量使隔离室远离其他病室，室内空气用紫外线照射或消毒液喷洒消毒。②进出隔离室要求。进入隔离室前须戴好口罩、帽子并保持口罩清洁、干燥，必要时穿隔离衣、戴手套，接触患者或污染物品后、护理另一患者前、离开隔离室前均须消毒双手，严格做好手卫生消毒工作。③口鼻分泌物处理。为患者准备专用的痰杯，口鼻分泌物需经消毒处理后方可丢弃，被患者污染的敷料应装袋标记后焚烧或进行消毒、清洁、再消毒处理。④患者外出时需戴口罩。⑤探视要求。探视者需要进入隔离室时，应征得值班人员的同意并采取相应的隔离措施。

消化道隔离　主要针对因患者的排泄物直接或间接污染食物或水源而传播的疾病所进行的隔离，通过隔离可切断粪-口传播途径。适用于由患者粪便传染的疾病，如细菌性痢疾、伤寒、甲型病毒性肝炎等。隔离措施包括：①设隔离室。不同病种的患者最好分室居住，如需同居一室，应做好床边隔离，每一病床应设有隔离标记，患者之间不得互相接触，病室应做到无蝇、无鼠。②进出隔离室要求。接触不同病种的患者时需分别穿隔离衣、戴手套，接触不同患者时、离开隔离室前须消毒双手，严格做好手卫生消毒工作。③餐具、便器专用。严格消毒，剩余的食物或排泄物均应消毒处理后才能丢弃。④污物处理。被粪便污染的物品要装袋标记后送消毒或焚烧处理。⑤探视要求。探视者需要进入隔离室时，必须征得值班人员的同意并采取相应的隔离措施。

血液-体液隔离　主要用于预防因直接或间接接触传染病患者的血液或体液而传播的传染性疾病。适用于由血液、体液传播的疾病，如乙型病毒性肝炎、获得性免疫缺陷综合征、梅毒、疟疾等。隔离措施包括：①设隔离室。同种病原体感染者可同室隔离，有特殊情况者单间隔离，隔离室内应有防蚊虫、防虱虮等设备，隔离室外悬挂明显标志。②进出隔离室要求。接触患者血液或体液时应戴口罩、手套，必要时戴护目镜，操作时避免血液或体液污染工作服，必要时穿隔离衣，注意严防针刺伤，严格做好手卫生消毒工作。③污物处理。被血液或体液污染的室内物品表面应立即用消毒液擦拭或喷洒消毒，被血液或体液污染的物品应装袋标记后消毒或焚烧，患者使用过的针头应放入锐器盒，直接焚烧处理。④探视要求。探视者需要进入隔离室时，必须征得值班人员的同意并采取相应的隔离措施。

引流物-分泌物隔离 主要用于预防因直接或间接接触传染性疾病患者的脓液或分泌物而引起的传染，如轻度烧伤感染、结膜炎、伤口感染等。隔离措施包括：①可不设隔离室，但病室外应悬挂明显标志。②进出病室要求。执行治疗或接触传染性物质时应戴口罩、手套，必要时戴护目镜，若引流物或分泌物可能污染工作服时需穿隔离衣。③污物处理。被引流物或分泌物污染的室内物品的表面应立即用消毒液擦拭或喷洒消毒，被污染的物品应装袋标记后消毒或焚烧。④探视要求。探视者需要进入隔离室时，应征得值班人员的同意并采取相应的隔离措施。

昆虫隔离 主要适用于以昆虫为媒介而传播的疾病，如流行性乙型脑炎、疟疾、流行性出血热、斑疹伤寒等。隔离措施主要依据昆虫的种类，如病室应配备防蚊设施，斑疹伤寒患者入院时，必须经灭虱处理后才能入住同种病室。

保护性隔离 以保护易感人群作为制订措施的主要依据而采取的隔离。又称反向隔离。适用于抵抗力低下或极易感染的患者，如白血病、严重烧伤、脏器移植及免疫缺陷的患者及早产儿等。隔离措施包括：①设专用隔离室。单间病室隔离，室外悬挂明显标志，病室内空气应保持正压通风，定时换气，地面、家具等均应严格消毒。②进出隔离室要求。凡进入病室内的人员须穿灭菌后的隔离衣、帽子，戴灭菌后的口罩、手套及拖鞋，未经消毒处理的物品不可带入隔离区，严格做好手卫生消毒工作，防止交叉感染。③污物处理。患者的引流物、排泄物以及被患者血液及体液污染的物品，应及时分装密封，标记后送指定地点。④探视要求。凡呼吸道疾病患者或咽部带菌者（包括工作人员）均应避免接触患者，原则上不予探视，如探视者需要进入隔离室时应征得值班人员的同意并采取相应的隔离措施。

（金晓燕）

huànzhě yǐnshí

患者饮食（patient's diet pattern）

根据对患者营养状况的评估，结合疾病的特点，为患者制订的有针对性的营养配餐。并根据配餐对患者进行相应的饮食护理，以帮助患者摄入足量、合理的营养素，促进患者康复。患者饮食包括基本饮食、治疗饮食、试验饮食和特殊饮食（要素饮食、管饲饮食）。

为了维持生命与健康、预防疾病及促进患者康复，人体必须从食物中获取一定量的热量及营养素。合理的饮食与营养可以保证机体正常生长发育、维持机体各种生理功能、促进组织修复、提高机体免疫力，而不良的饮食与营养可以引起人体各种营养物质失衡，甚至易导致各种疾病的发生。人体患病时常伴有不同程度的代谢变化，需要特定的饮食及营养来辅助治疗疾病、促进康复。患者饮食的主要目的：①补充额外损失及消耗的营养素。疾病和创伤可引起患者代谢的改变、热量的过度消耗以及某些特定营养素的损失，如果及时、合理地调整营养素的摄入、补充足够的营养素，则可使患者机体内糖原分解、蛋白质消耗减少，从而提高患者的抵抗力、促进创伤组织的修复及疾病的痊愈。②辅助诊断及治疗疾病。特定的饮食可作为辅助诊断的方法，如隐血试验饮食可辅助诊断消化道出血的疾病；对于某些疾病，饮食治疗已经成为重要的治疗手段之一，如控制热量摄入可使肥胖患者体重减轻，而增加营养可以纠正营养不良等。护理人员只有掌握了饮食、营养与健康的关系以及与疾病痊愈的关系，才能正确评估患者的营养状况、及时发现患者的营养问题、采取有效的护理措施、满足患者在疾病康复中的营养需求，从而达到恢复健康与促进健康的目的。

（金晓燕）

jīběn yǐnshí

基本饮食（basic diet） 适用于一般患者的需要，并根据不同疾病的特点，主要为患者提供人体所必需的热量和营养素的食物，而对营养素的种类、摄入量不做限定的饮食。基本饮食包括普通饮食、软质饮食、半流质饮食和流质饮食四种。①普通饮食。适用于消化功能正常、无饮食限制、体温正常、病情较轻或恢复期的患者。饮食特点为营养均衡、美观可口、易消化、无刺激的一般食物，与健康人饮食相似。具体食用方法：一般食物均可选用，要求每日总热量应达 2200～2600kcal（1kcal≈4.184kJ），其中蛋白质 70～90g、脂肪 60～70g、碳水化合物约 450g、水分约 2500ml，每日 3 餐，各餐按比例分配。②软质饮食。适用于消化或吸收功能差、咀嚼不便、低热、消化道术后恢复期的患者。饮食特点为营养均衡、易消化、易咀嚼，食物碎、烂、软、少油炸、少油腻、少粗纤维及少强烈刺激性调料。具体食用方法：可选用软饭、面条、切碎或煮熟的菜、肉等食物，要求每日总热量为 2200～2400kcal，其中蛋白质 60～80g，每日 3～4 餐。③半流质饮食。适用于口腔及消化道疾病、中度发热、体弱、手术后的患者。饮食特点为食物呈半流质、无刺激性、纤维少、营养丰富且易咀嚼、吞咽和消化。胃肠功能紊乱者禁食含纤维素或易引起胀气的食物；痢疾患者禁食牛奶、豆浆及过甜的食物。具体食用方法：可选用粥、面条、羹等食物，要求每日总热量为 1500～2000kcal，其中蛋白质 50～70g；宜少食多餐，每日 5～6 餐。④流质饮食。适用于口腔疾病、各种大手术后、急性消化道疾病、高热、病情危重、全身衰竭的患者。饮食特点为食物呈液状、易吞咽、易消化、无刺激性；因所含热量与营养素不足，只能短期食用，通常辅以肠外营养以补充热量和营养。具体食用方法：可选用乳类、豆浆、米汤、稀藕粉、菜汁、果汁等食物，要求每日总热量为 836～1195kcal，其中蛋白质 40～50g，每日 6～7 餐，每 2～3 小时一次，每次 200～300ml。

（全晓燕）

zhìliáo yǐnshí

治疗饮食（therapeutic diet） 针对疾病状况而适当调整饮食的热量和营养素，以达到治疗或辅助治疗的目的，从而促进患者康复的饮食。常用的治疗饮食包括以下几种。

高热量饮食 适用于热量消耗较高的患者，如甲状腺功能亢进症、结核、大面积烧伤、肝炎、胆道疾病、体重不足的患者及产妇等。具体饮食方法：在基本饮食的基础上加餐 2 次，可进食牛奶、豆浆、鸡蛋、藕粉、蛋糕、巧克力及甜食等，要求每日总热量约为 3000kcal（1kcal≈4.184kJ）。

高蛋白饮食 适用于高代谢性疾病，如烧伤、结核、恶性肿瘤、贫血、甲状腺功能亢进症、大手术后等患者；低蛋白血症患者；孕妇、乳母等。具体饮食方法：在基本饮食的基础上增加富含蛋白质的食物，尤其是优质蛋白，要求每日蛋白质的供给量为 1.5～2.0g/kg，蛋白质总量每日不超过 120g，且每日总热量应为 2500～3000kcal。

低蛋白饮食 适用于需限制蛋白质摄入的患者，如急性肾炎、尿毒症、肝性昏迷等患者。具体饮食方法：多补充蔬菜和含糖量高的食物，以维持正常热量的摄入。成人饮食中每日蛋白质含量不超过 40g，视病情可减至每日 20g。肾功能不全患者应摄入动物性蛋白，忌食豆制品；肝昏迷患者则应以植物性蛋白为主。

低脂饮食 适用于肝胆胰疾病、高脂血症、冠心病、肥胖症及腹泻等患者。具体饮食方法：饮食清淡、少油，忌食肥肉、蛋黄、动物脑等；高脂血症及动脉硬化患者不必限制植物油的摄入（椰子油除外），要求每日脂肪供给量少于 50g，肝胆胰疾病患者每日脂肪供给量则应少于 40g，尤其要限制动物脂肪的摄入。

低胆固醇饮食 适用于高胆固醇血症、高脂血症、高血压、冠心病等患者。具体饮食方法：要求每日胆固醇摄入量少于 300mg，忌食或少食胆固醇含量高的食物，如动物内脏、脑、鱼子、蛋黄、肥肉、动物油等。

低盐饮食 适用于心脏病、急慢性肾炎、肝硬化腹水、重度高血压但水肿较轻的患者。具体饮食方法：要求每日食盐的摄入量应少于 2g，不包括食物内自然存在的氯化钠。忌食腌制食品，如咸菜、皮蛋、火腿、香肠、咸肉、虾米等。

无盐低钠饮食 适用对象同低盐饮食，但一般用于水肿较重的患者。具体饮食方法：无盐饮食是指除食物中自然含的钠外，不放食盐烹调，每日饮食中的含钠量应少于 0.7g；低钠饮食是除无盐外还需控制摄入食物中自然的含钠量，一般含钠量每日应少于 0.5g；二者均需忌食腌制食品，无盐低钠的饮食还需禁食含钠的食物和药物，如油条、挂面、汽水、碳酸氢钠等。

高膳食纤维饮食 适用于便秘、肥胖症、高脂血症、糖尿病等患者。具体饮食方法：饮食中应多含食物纤维，如韭菜、芹菜、卷心菜、粗粮、豆类、竹笋等。

少渣饮食 适用于伤寒、痢疾、腹泻、肠炎、食管-胃底静脉曲张、咽喉部及消化道手术的患者。具体饮食方法：饮食中应少含食物纤维，不用强刺激调味品及坚硬、带碎骨的食物；肠道疾病患者则应少食用油脂。

（金晓燕）

shìyàn yǐnshí

试验饮食（testing diet） 在特定的时间内，通过对饮食内容的调整以协助诊断疾病和保证实验室检查结果准确的饮食。常用的试验饮食包括以下几种。

隐血试验饮食 主要用于粪便隐血试验的准备，以协助诊断有无消化道出血。具体饮食方法：试验前 3 日起禁止食用易造成隐血试验假阳性结果的食物，如肉类、肝类、动物血、含铁丰富的药物或食物、绿色蔬菜等，可进食牛奶、豆制品、土豆、白菜、米饭、面条、馒头等；于第 4 日开始留取粪便做隐血试验。

葡萄糖耐量试验饮食 主要用于协助诊断糖尿病及糖尿病的分型。具体饮食方法：试验前 3 日每日食用 300g 以上的碳水化合物，试验前禁食 10～12 小时，抽空腹血后嘱患者进食一个约 100g 的馒头（含碳水化合物 75g），或喝下 150g 的葡萄糖水，分别于 30 分钟及第 1、2、3 个小时取血标本检测血糖水平。

肌酐试验饮食 主要用于协助检查、测定肾小球的滤过功能。具体饮食方法：试验期为 3 天，期间禁食肉类、禽类、鱼类，忌饮茶和咖啡；全日主食在 300g 以内，限制蛋白质的摄入（每日蛋白质供给量少于 40g），以排除外源性肌酐的影响；蔬菜、水果、植物油不限，若热量不足可添加藕粉或含糖的点心等；于第 3 日测尿肌酐清除率及血肌酐含量。

尿浓缩功能试验饮食 主要用于检查肾小管的浓缩功能。具体饮食方法：试验期为 1 天，将全日饮食中水分的总量控制在 500～600ml；可进食含水量少的食物，如米饭、馒头、面包、炒鸡蛋、土豆、豆腐干等，烹调时尽量不加水或少加水；避免食用过甜、过咸或含水量高的食物；每日蛋白质供给量为 1g/kg。

甲状腺^{131}I 试验饮食 主要用于协助测定甲状腺功能。具体饮食方法：试验期为 2 周，期间禁用含碘食物，如海带、海蜇、紫菜、海参、虾、鱼、加碘食盐等；禁用碘做局部消毒。于 2 周后做^{131}I 甲状腺功能测定。

胆囊造影饮食 主要用于需进行造影以检查有无胆囊、胆管疾病的患者。具体饮食方法：检查前 3 日最好禁食牛奶、豆制品、糖类等易于发酵产气的食物；检查前 1 日晚应进食无脂肪、低蛋白、高碳水化合物的清淡饮食，晚餐后服用造影剂，之后禁食水；检查当日早晨禁食；若需要了解胆囊收缩功能，则在第一次摄片后，如胆囊显影良好，进食高脂肪餐（如油煎荷包蛋 2 个或高脂肪的方便餐，脂肪含量 25～50g），30～45 分钟第二次摄片检查，若效果不明显，可再等待 30～45 分钟再次检查。

（金晓燕）

yàosù yǐnshí

要素饮食（elemental diet） 由化学组成明确的精制食品构成，含有人体所必需的、易于消化和吸收的营养成分的特殊饮食。要素饮食含游离氨基酸、单糖、维生素、无机盐类和微量元素等，与水混合后可以形成溶液或较为稳定的悬浮液。

特点 营养成分明确、营养价值高，是无需经过消化过程即可直接被肠道吸收和利用的无渣食物，可为人体提供热量及营养。

适用人群 严重烧伤及创伤等超高代谢状态、存在消化道瘘、手术前后需营养支持、非感染性的严重腹泻、消化或吸收不良、营养不良等患者。

目的 为患者提供要素饮食，保证患者的能量及氨基酸等营养素的摄入，从而促进伤口愈合，改善患者营养状况，达到治疗及辅助治疗的目的。

护理要点 根据患者的病情需要，将粉状要素饮食按比例添加水，配制成适宜浓度和剂量的要素饮食后，可通过口服、鼻饲、经胃造瘘口或空肠造瘘口滴注的方法供给患者。

方法 包括以下几种方法。

口服法 因要素饮食的口感欠佳，较少采用此法。口服剂量可从 50ml 开始，逐渐增至 100ml，根据病情决定每日饮用的次数，一般每日 6～8 次。

鼻饲、经胃造瘘或空肠造瘘处滴入法 ①分次注入法。用注射器将配制好的要素饮食或现成制品通过鼻胃管注入胃内，每日 4～6 次，每次 250～400ml。主要用于非危重患者、经鼻胃管或造瘘管行胃内喂养者。优点是操作方便、费用低廉；但易引起恶心、呕吐、腹胀、腹泻等胃肠道症状。②间歇滴注法。将配制好的要素饮食或现成制品倒入吊瓶内，经输注管缓慢注入，每日 4～6 次，每次 400～500ml，每次输注的持续时间为 30～60 分钟，多数患者可耐受。③连续滴注法。装置同间歇滴注，在 12～24 小时内持续滴入，或用输液泵保持恒定滴速，多用于经空肠喂养的危重患者。

并发症 在患者应用要素饮食的过程中，可因营养制剂选择不当、配制不合理、营养制剂被污染或护理不当等因素引起各种并发症。①机械性并发症。与营养管的硬度、插入位置等有关，主要有鼻咽部和食管黏膜损伤、管腔阻塞等。②感染性并发症。误吸营养制剂可导致吸入性肺炎，肠道造瘘患者的营养管滑入腹腔可导致急性腹膜炎等。③胃肠道并发症。患者可发生恶心、呕吐、腹胀、腹痛、便秘、腹泻等并发症。④代谢性并发症。有的患者可出现高血糖或水、电解质代谢紊乱。

注意事项 ①对于每一种要素饮食的具体营养成分、浓度、用量、滴入速度，应根据患者的具体病情，由临床医生、责任护士和营养师共同商议而定。②应用原则一般是由低浓度、少量、慢速开始，逐渐增加浓度、用量和滴入速度，待患者耐受后，再稳定配餐标准、用量和速度。③配制要素饮食时，应严格执行无菌操作原则，所有配制用具均需消毒灭菌后使用。④已配制好的溶液应放在4℃以下的冰箱内保存，防止被细菌污染。配制好的要素饮食应保证于24小时内用完，防止放置时间过长而变质。⑤要素饮食不能用高温蒸煮，但可适当加温，其口服温度一般为37℃左右，鼻饲及经造瘘口注入时的温度宜为41～42℃。可置一热水袋于输液管远端，以保持要素饮食的温度，防止患者发生腹泻、腹痛、腹胀。⑥要素饮食滴注前后均需用温开水或生理盐水冲净管腔，以防食物积滞于管腔而腐败变质。⑦滴注过程中经常巡视患者，如出现恶心、呕吐、腹胀、腹泻等症状，应及时查明原因，根据需要调整速度、温度；反应严重者可暂停滴入。⑧应用要素饮食期间需定期记录患者的体重，并观察其尿量、大便次数及性状，检查血糖、尿糖、血尿素氮、电解质、肝功能等指标，做好营养评估。⑨停用要素饮食时需逐渐减量，骤停易引起低血糖反应。⑩要素饮食不能用于幼小婴儿和消化道出血患者；对于消化道瘘和短肠综合征患者，宜先采用数日全肠外营养，然后逐渐过渡到要素饮食；糖尿病和胰腺疾病患者应慎用要素饮食。

（金晓燕）

guǎnsì yǐnshí

管饲饮食（tube feeding diet）

经插入胃肠道的导管给予的富含营养的流质饮食。管饲是临床中为患者提供或补充营养的重要方法。除食物外，还可通过管饲为患者提供营养液、水及药物。常用于昏迷患者或因消化道疾病（如肿瘤、食管狭窄）、颅脑外伤等不能经口进食的患者。

常用的管饲饮食包括混合奶、匀浆膳和要素饮食等。①混合奶。由牛奶、豆浆、鸡蛋、盐、糖等物质加工、混合而成，依据所含各种物质比例的不同，又分为普通混合奶和高蛋白奶，适用于脑血管疾病所致意识不清患者以及需摄入高蛋白且不能经口进食的患者。②匀浆膳。由天然食物经捣碎并搅拌而成，其成分需要经人体胃肠道消化后才能被吸收、利用，而且残渣比较多，适用于肠道功能正常的患者。③要素饮食。

管饲饮食根据导管插入的途径分为：①经口胃管管饲饮食。导管经口腔插入胃内。②经鼻胃管管饲饮食。导管经鼻腔插入胃内。③经鼻肠管管饲饮食。导管经鼻腔插入小肠。④经胃造瘘管饲饮食。导管经胃造瘘口插入胃内。⑤经空肠造瘘管饲饮食。导管经空肠造瘘口插至空肠内。

管饲饮食的供给方法包括：①分次注入法。用注射器将配好的饮食通过喂养管注入胃内，每日6～8次，每次不超过200ml。适用于非危重患者、由经鼻饲管管饲或造瘘管行胃内喂养的患者。该方法方便易行，且费用较低，但易引起患者恶心、呕吐、腹胀、腹泻等胃肠道反应。②间歇滴注法。将营养液通过输注管缓慢注入，每日4～6次，每次250～500ml，每次输注时间持续30～60分钟。适用于滴注匀浆膳及混合奶，多数患者均可耐受。③连续滴注法。其装置与间歇滴注相同，在12～24小时内持续滴入营养液。现多采用该方法，但在滴注过程中需注意输注的量、浓度和速度，须由低浓度、少量、慢速开始，逐渐增加浓度、用量和滴入速度，至患者能耐受的程度。

（金晓燕）

guǎnsì hùlǐ

管饲护理（tube feeding care）

针对通过插入胃肠道的管路实施灌食、给药及管路安全留置的护理。包括经鼻胃管管饲、胃造瘘管管饲、空肠造瘘管饲。护理措施：①保持管路通畅，勿折；对于使用硅胶管的鼻饲患者、胃或空肠造口的患者，需定期冲洗管腔，防止管路堵塞。②保证管路位置正确，每日定时检查外露管路的长度。③对于需要灌注片剂药物时，需先将药物研碎、溶解后再灌入，并注意灌入液的温度，防止温度过高或过低引起患者不适。④密切观察患者的灌注后反应及病情变化，定期监测血糖变化，防止高血糖和低血糖的发生。⑤做好患者健康指导工作，取得患者配合，帮助其缓解不良情绪。

（孙　燕）

jīng bí wèiguǎn guǎnsì

经鼻胃管管饲（nasogastric tube feeding）

将导管经鼻腔插入胃内，向导管内灌注流质食物、水和药物的方法（图）。对昏迷、口腔疾病、口腔手术后患者、上消化道肿瘤、不能张口、不能自行经口进食、拒绝进食等患者，通过鼻胃管供给食物和药物，以满足患者营养和治疗的需要。具体操作方法见鼻饲法。

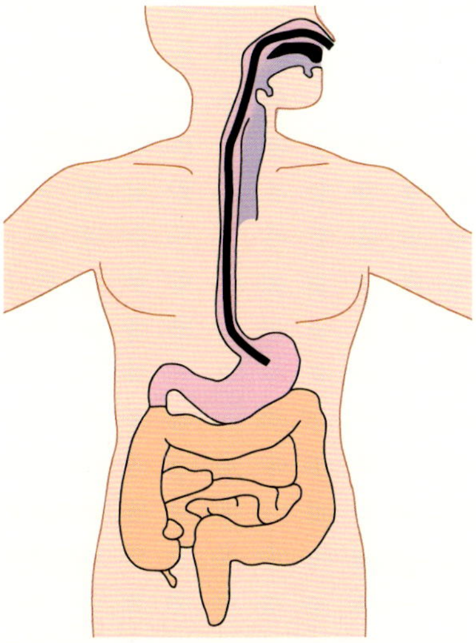

图 经鼻胃管管饲示意

（金晓燕）

wèizàolòu guǎnsì

胃造瘘管饲（gastrostomy tube feeding）

将导管经胃造瘘口插入胃内，从而向导管内灌入流质食物、水和药物，或引流出胃肠道内的气体和液体的方法（图）。胃造瘘管作为引流管道，可引流出胃肠道内的气体和液体，减轻腹胀，降低肠腔内压力，减少肠腔内的细菌和毒素，同时避免了鼻胃管对咽部的刺激，使患者感觉舒适；同时，胃造瘘管还可作为输入管道，输入流质食物、水和药物等，从而达到肠内营养支持和治疗的目的。胃造瘘主要适用于需长期进行胃肠减压的患者，如胰腺炎、肠梗阻等患者；以及胃肠功能良好、不能经口进食、不耐受胃管管饲饮食需要行肠内营养支持的患者。具体操作方法见鼻饲法。

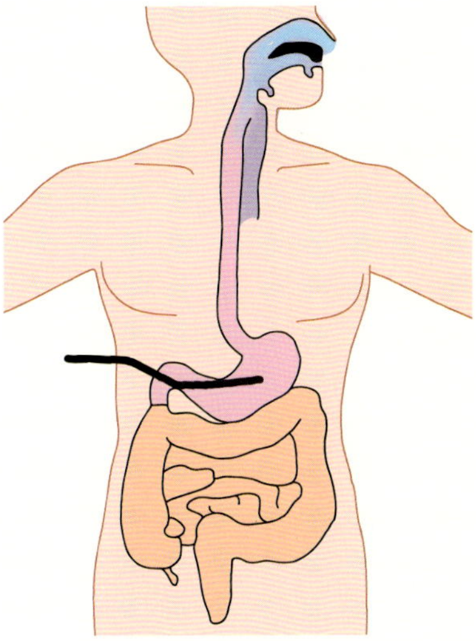

图 胃造瘘管饲示意

（金晓燕）

kōngcháng zàolòu guǎnsì

空肠造瘘管饲（jejunostomy tube feeding）

将导管经空肠造瘘口插入空肠内，以便向导管内灌入流质食物、水和药物，以维持患者营养和治疗的需要，或引流出胃肠道内的气体和液体，起到胃肠减压作用的方法（图）。空肠造瘘主要适用于胃肠疾病的患者，如重症胰腺炎、严重的十二指肠损伤、胃-十二指肠瘘、胃或食管晚期肿瘤合并梗阻等；高代谢性疾病患者，如烧伤、创伤、感染及脓毒血症等；肿瘤患者放疗或化疗期间的辅助治疗；手术前准备及大手术后需营养支持等患者。具体操作方法见鼻饲法。

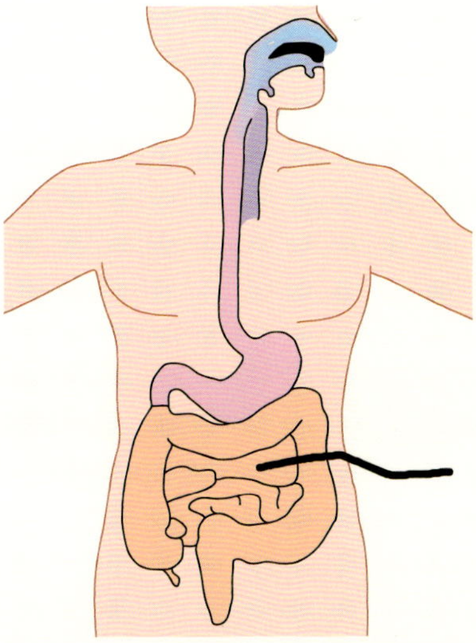

图 空肠造瘘管饲示意

（金晓燕）

chángnèi yíngyǎng

肠内营养（enteral nutrition，EN）

采用口服或管饲等方式经胃肠道提供能量和营养素的营养支持方式。包括一套完整、封闭、安全、方便的肠内营养输注系统，通过将鼻胃管或鼻肠管末端与泵管相连接，采用微电脑自控系统精确控制输注速度、剂量、温度以及输注总量等。肠内营养是一种特殊的饮食方式，广泛用于临床，其营养制剂种类较多，可分为要素饮食和非要素饮食。适用于危重患者，如严重创伤、昏迷、大手术后或需要精确控制营养输入的管饲饮食患者。肠内营养更符合机体生理需要，可减弱全身炎症和分解代谢反应，保持和促进胃肠道的消化和吸收功能，保持肠道屏障的功能和完整性，降低肠壁通透性及肠道细菌移位的风险，维护机体免疫功能，降低感染等并发症的发生率和死亡率。肠内营养支持途径包括经口、经鼻胃管、经鼻十二指肠管、经胃造瘘管和经空肠造瘘管等，需要根据不同疾病情况选择适当的营养支持途径。肠内营养的输注方式包括一次性投给、间歇性重力输注、连续经泵输注三种。正确的肠内营养治疗方案对于患者康复十分重要，制订前需要对患者做出正确、全面的营养评估。在患者接受肠内营养治疗后，要根据病情的变化、营养状况的改善情况以及耐受情况确定肠内营养的治疗方案是否适宜有效。如果肠内营养治疗后，患者的疾病发生反复、营养状况未改善或患者不能耐受，都需要及时调整肠内营养的治疗方案。

目的 为不能或不愿经口进食或摄食量不足以满足机体合成代谢需要的患者提供营养支持。

用物 治疗盘，其内放有50ml注射器、营养泵管、无菌手套；治疗盘外：肠内营养液、营养泵、生理盐水或温开水、营养泵固定架。

操作方法 包括操作前准备和操作步骤。

操作前准备 包括以下几方面准备。

评估 ①患者合作程度，有无误吸危险，有无腹部不适，有无腹泻或便秘。②患者营养状况。③管路情况。④输注方式。

操作者准备 洗手，戴手套、口罩。

操作步骤 ①携用物至患者床旁，核对患者信息，告知其操作的目的、过程，取得患者的同意。②根据病情协助患者取半坐卧位或把床头抬高30°。③排气后将肠内营养液与营养泵管连接，将泵管安装入肠内营养泵内，另一端与肠内营养管饲通路连接。④用适量温开水冲洗肠内营养管。⑤打开肠内营养泵，调节流速和输入总量，开始输注。⑥输注中冲管。营养液的泵入过程中，每4小时冲管一次。冲管时先暂停肠内营养泵，抽取10~20ml生理盐水或温开水，打开肠内营养管给药口帽，反折肠内营养管近端，脉冲式冲入冲管液。⑦关闭肠内营养管给药口帽，重新启动肠内营养泵。⑧结束肠内营养。关闭肠内营养泵，撤除肠内营养液和营养管，向肠内营养管饲通路注入10~20ml生理盐水或温开水；封闭肠内营养管饲通路，并妥善固定。

健康指导 ①告知患者肠内营养的并发症和预防方法。②告知患者预防肠内营养管饲通路脱出的方法。③告知患者如有不适及时告知医护人员。

护理评价 ①肠内营养管饲通路是否通畅、有无脱出。②患者是否出现腹胀、腹泻、恶心、呕吐、电解质紊乱等。

注意事项 ①营养液应现用现配，粉剂应搅拌均匀，配制后放置在冰箱内冷藏，24小时内用完。②妥善固定管路，防止导管移位或脱出。③肠内营养液的温度、输注速度适宜，浓度从低到高。④留置鼻胃管的患者应保持鼻腔、口腔清洁，胃造口或肠造口的患者应保持造口周围皮肤干燥、清洁。⑤经肠内营养管饲通路给药前后应用温水冲管；药片应充分研碎、溶解、稀释后注入；注入不同药物之间应温水冲管；尽量给予液态药物。

（孙 燕）

chángwài yíngyǎng

肠外营养（parenteral nutrition, PN）

通过周围静脉或中心静脉输入患者需要的全部能量与营养素（包括氨基酸、脂肪、维生素、电解质、微量元素）的营养支持方式。肠外营养主要是用于各种原因所致的不能经胃肠道进食的患者，以维持机体的新陈代谢。根据补充营养素的量可分为部分胃肠外营养和全肠外营养；根据输液途径可分为周围静脉营养和中心静脉营养；输注方法有全营养混合液配制输注和单瓶输注。全营养混合液配制输注：在无菌条件下，将每日需要的营养素按次序、混合输入到由聚合材料制成的输液袋或玻璃容器后，再进行输注的方法；无条件进行全营养混合液配制输注时，可单瓶输注。全肠外营养液的配制和输注技术是肠外营养的必要保证。营养液的输注有三种途径：经外周静脉的肠外营养、经中心静脉的肠外营养、经外周静脉至中心静脉的肠外营养。

目的 ①为患者提供均衡、全面的肠外营养制剂。②满足患者治疗所需的营养和热量。③为无胃肠道功能或胃肠道功能不全的患者提供能量和营养物质。

用物 包括治疗车、治疗盘、一次性注射器、砂轮、锐器盒、网套、医嘱单、生理盐水、治疗巾、输液泵、“全合一”混合袋（又称三升袋）等。配液中心、配制间、洁净台的准备也应该符合要求。

操作方法 包括操作前准备和操作步骤。

操作前准备 包括以下几方面准备。

评估 ①药液的安全性及“全合一”混合袋的密闭性、有效期等。②配制间的环境是否符合配制条件，是否有层流台、洁净台等设施。③患者的病情、禁食时间。④患者输注管路的留置情况。⑤病室环境是否安静、整洁、光线充足、适宜操作。

操作者准备 洗手，戴手套、口罩，更换鞋，戴帽子，穿连体工作服，然后进入配制间。

操作步骤 ①严格查对和身份识别。②按配液流程完成配液。配液流程：水溶性维生素和脂溶性维生素加入脂肪乳中，甘油磷酸钠加入葡萄糖注射液或微量元素加入葡萄糖注射液中，微量元素加入氨基酸注射液或者甘油磷酸钠加入氨基酸注射液中，最后先将葡萄糖组和氨基酸组导入“全合一”混合袋，再将脂肪乳组导入；“全合一”混合袋可容纳3500ml液体，应边配制、边轻轻混摇，混摇次数大于20次为宜，最后加入胰岛素后摇匀。③保留安瓿，核对并签字，记录配制日期、时间。④协助患者取舒适卧位，充分暴露静脉穿刺部位，消毒留置针并通管，观察穿刺局部是否有红肿、胀痛及液体外渗；若无异常，输注全肠外营养液，根据患者的病情调节滴速。⑤操作后核对，协助患者保暖，整理用物，洗手，签字，记录。⑥向患者及家属宣教全肠外营养输注的相关知识。

健康指导 ①向患者及家属讲解全肠外营养的目的、方法，取得其理解和配合。②嘱患者及家属在输注过程中不可随意调节滴速。

护理评价 ①配液程序是否符合要求。②配液和输注全过程的查对、无菌操作是否符合规范。③运送、交接过程是否安全。④输注过程是否安全，输注管路是否通畅。

注意事项 ①多种微量元素注射液（Ⅱ）与维生素C、丙氨酰谷氨酰胺、甘油磷酸钠、谷氨酸钠、精氨酸、门冬氨酸钾镁等存在配伍禁忌。②甘油磷酸钠与葡萄糖酸钙存在配伍禁忌。③维生素C与胰岛素、谷氨酸钠、精氨酸等存在配伍禁忌。④非磷电解质包括钠盐（氯化钠、谷氨酸钠）、钾盐（氯化钾、门冬氨酸钾镁）、镁盐（硫酸镁、门冬氨酸钾镁）、钙盐（葡萄糖酸钙）等。配制时应先导入磷、后导入钙。⑤同一注射器用于同种药物的抽取，摇匀后再按顺序加入“全合一”混合袋内。⑥配制完成后一定要排气，观察“全合一”混合袋有无漏液、变色、沉淀、脂肪分层等现象，如发生上述现象，切勿使用，需重新配制。⑦运送、存放和应用时应防止损伤“全合一”混合袋。⑧在无菌条件下配制“全合一”混合袋，输注前后注意无菌操作。⑨妥善固定静脉置管，防止管路滑脱。⑩输注速度不宜过快，应保持速度恒定；不应突然换用无糖溶液，以防体内胰岛素过多造成低血糖，并注意有无异性蛋白输注引起的过敏反应。⑪保持静脉置管周围皮肤完整，定时更换无菌敷料。⑫患者出现发热时应警惕导管相关性感染。⑬深静脉置管只用于输注营养液，应另选周围静脉进行给药、抽血、输血等，并应防止回血，避免导管堵塞，输注结束后用生理盐水冲管，并正压封管。⑭为防止“全合一”混合袋中胰岛素发生漂浮和附壁吸附，可定时轻摇“全合一”混合袋，防止胰岛素浓度不均，造成输注后期患者发生低血糖。⑮配制好的“全合一”混合袋应该及时输注，放置时间不要过长，超过24小时则应停止输注。

（孙　燕）

hùlǐ wénjiàn

护理文件（nursing documentation） 扼要记载关于护士对住院患者进行治疗和护理的文件。护理文件由护士完成，是现代医学的法定文件，也是医院和患者重要的护理档案资料。护理文件包括体温单、医嘱单、护理记录单（包括一般护理记录单和危重护理记录单）、手术护理记录单等内容，护理文件是护士对患者住院过程的客观记录，在医疗争议及医疗纠纷中有重要的举证作用，能体现病情变化、医疗和护理行为的全过程。

记录护理文件意义 ①护理文件反映了疾病的发生、发展、诊断、治疗及护理的全过程，为医疗、教学和科研工作提供了重要的客观资料。②护理文件为疾病的调查、传染病的管理、流行病的研究等提供了原始资料。③护理文件也是法律的证明文件，可作为医疗纠纷、人身伤害、保险索赔及遗嘱查验的证明文件。④护理文件反映了医院的医疗水平、护理质量，是衡量医院管理水平的重要标志之一。

记录护理文件原则 ①记录护理文件应客观、真实、准确、及时、完整、规范。书写过程中若出现错误，应在错字上划双横线表示并签名，不得任意涂改或用刀刮、剪贴等方法抹去原来的字迹。②应用医学术语，语句通顺。③各种表格用蓝色或黑色钢笔或碳素笔填写，计量单位一律使用国家统一规定的名称和标准。④护理文件应当按照规定内容进行书写，由取得执业资格的护士注明日期并签全名，眉栏、页码应逐页、逐行填写完整，进修护士应当由接收进修的医疗机构根据其胜任本专业工作的实际能力进行认定后，方可书写护理文件。⑤因抢救急危患者未能及时书写抢救记录的，当班护士应当在抢救结束后6小时内及时据实补记，记录时间应当具体至分钟，并注明抢救完成时间和补记时间。

护理文件管理 ①住院病案应放于病案柜中，记录和使用后必须放回原处。②防止病案被污染、拆散、破损或丢失。③患者和家属不得随意翻阅病案，更不能擅自将病案带出病区。④出院或死亡患者的病案应整理后交病案室，并按卫生行政部门规定的保存期限保管。

（张志云）

tǐwēn dān

体温单（body temperature chart）

用于记录患者体温、脉搏、呼吸、血压及其他情况（如出入院、手术、分娩、转科或死亡时间）以及大便次数、出入量、体重、特殊用药、皮肤试验结果等项目的护理文件。体温单是由护士填写的重要护理文件，临床上应用的体温单有电子体温单和手工绘制体温单两种形式。体温单为表格式，七日为一页，用于绘制患者的体温、脉搏曲线，并记录患者的其他情况。体温单不仅包含患者的个人基本信息，还包含患者病情的基础信息及动态变化信息，如医护人员可根据热型为患者初步确诊疾病的种类、根据呼吸情况判断患者的疾病程度、根据血压情况为疾病的进一步诊断提供依据、根据脉搏情况进一步判断心脏状况等。体温单在疾病的诊疗及护理过程中发挥着不可或缺的作用。

填写内容 体温单按照项目类别分区。体温单由眉栏的一般项目区、生命体征绘制区和底栏数据填写区构成。包括患者姓名、科室、床号、入院日期、住院病历号（或病案号）、日期（指记录体温单的当前日期）、手术后天数、体温、脉搏、呼吸、血压、大便次数、出入液量、体重、药物皮肤试验结果、入院时间、出院时间、转科时间、死亡时间、住院周数等。

填写要求 ①体温单的记录要求及时、客观、准确、完整、简要。②书写用笔除特殊说明外，均使用蓝色或黑色碳素笔。③数字除特殊说明外，均使用阿拉伯数字书写形式，不书写计量单位。④眉栏。包括姓名、年龄（岁）、性别、入院日期、科室、床号、住院号。⑤日期。住院日期首页第一日及跨年度第一日需写为“年-月-日”（如2010-3-5）；每页体温单的第一日及跨月份的第一日需写为“月-日”，其余只填写日期。⑥住院日数和手术后日数。住院日数从入院当天开始计数，手术后日数从次日开始计数，连续写10日。若在10日内进行第二次手术，则将第一次手术后天数作为分母，第二次手术天数作为分子填写。⑦40～42℃横线之间的记录。40～42℃横线之间用于记录患者入院、分娩、转入、出院、死亡的时间。在相应时间栏内，以汉字或阿拉伯数字纵向填写，时间精确至分钟，使用24小时制记录。转入时间由转入科室填写。⑧填写应及时、准确、规范、字迹清晰。⑨记录数据应真实、完善，无涂改、剪贴等现象。⑩绘制曲线时，符号正确，点要圆，线要直，点线分明，大小适中，整齐、规范。

填写方法 包括以下几方面。

体温曲线的绘制 ①体温符号。口温以蓝点“●”表示，腋温以蓝叉“×”表示，肛温以蓝圈“○”表示。②每小格为0.2℃，按实际测量度数，用蓝色铅笔绘制于体温单35～42℃之间，相邻的温度用蓝线相连，同在一条水平线上可不连接。③体温不升，于35℃线处用蓝色铅笔画一蓝色体温符号，并与相邻的温度相连。④物理降温30分钟后测量的体温以红圈“○”表示，画在物理降温前体温的同一纵格内，以红色虚线与降温前的温度相连。若患者体温与上次体温差异较大或与病情不符时，应重新测量，重测相符者在原体温符号上方用蓝笔写上一小写英文字母“v”。下次所测温度仍与降温前的温度相连。⑤新入院患者、大手术后的患者、体温高于37.2℃的患者应每日测体温、脉搏、呼吸各4次，连续三日正常后改为每日测量1次。⑥一般护理的患者因住院期间离院而未按常规时间测体温的，应做好交班予以补测，整日离院（不论请假与否）统一于晚10时的35℃横线以下纵向注明“不在”，离院前后体温不相连；患者离院多日（特殊情况），仍应按日期续填体温单。⑦若患者拒测体温，应在35℃横线以下纵向注明“拒测”。

脉搏曲线的绘制 脉搏符号以红点“●”表示，每小格为4次/分，相邻的脉搏以红线相连，均在一水平线上可不连接。

底栏 用于记录呼吸频率、特殊治疗、药物试验结果、血压、体重、液体入量、尿量、大便次数、其他排出量等内容。①呼吸。若每日记录呼吸2次以上，应在相应的栏目内上下交错记录。②特殊治疗栏。一般由医生填写患者的特殊治疗及用药。③药物试验结果。根据需要将所做的皮肤试验及结果记录于相应时间的药物试验结果栏内，括号及阴性符号用蓝色或黑色碳素笔填写为“（-）”，阳性符号用红色碳素笔填写为“（+）”。④血压。新入院患者都应测量并记录血压，住院期间每周测量1次血压并记录，以“mmHg”为单位记录，若为下肢血压应注明。需要密切观察血压者应每日记录1次；若每日测2次，则将上午的血压值写在前半格内，下午测得的血压值写在后半格内。手术患者术前血压值写在前面，术后血压值写在后面。特殊患者需频繁测量血压者，则应使用特殊的血压观察单记录。记录方式为“收缩压/舒张压”，例如“130/80mmHg”。⑤体重。计量单位为千克（kg）。新入院患者当日应测量体重并记录，住院期间根据医嘱需要测量体重，或每周至少测量1次，并记录于相应栏内。如因病情重或特殊原因不能测量者，在体重栏内可填写“平车或卧床”。⑥液体入量。记录前一日24小时内的液体摄入量，记录在体温单上前一日的相应栏内；新入院患者不足24小时记录入量的方式为“×h：具体液体入量”，例如“12h：800”。⑦尿量。根据医嘱记录尿量；导尿后的尿量以“C”表示，例如持续导尿的尿量是3200ml，记录为“3200/C”；不足24小时的记录方法为“×h：具体量”，例如“12h：600”。⑧大便次数。每隔24小时填写一次，记录时间为前一日14：00至当日14：00（特殊情况另定）。若患者无大便，以“0”表示；灌肠后大便以“E”表示，分子记录大便次数，如“1/E”表示灌肠后大便一次；“0/E”表示灌肠后无排便；“$1\frac{1}{E}$”表示自行排便一次，灌肠后又排便一次；“※”表示大便失禁或人工肛门。⑨其他排出量。包括痰量、抽（引）出液量、超滤量等。⑩空格栏。可以作为机动用，记录腹围、脉搏氧饱和度等数值。

（张志云）

yīzhǔ dān

医嘱单（physician's order sheet）

医生根据患者病情的需要，为达到诊疗目的而在医疗活动中下达并由医护人员共同执行的书面医学指令的文件。临床上应用的医嘱单可分为书写版和打印版。

医嘱单内容 包括日期、时间、患者姓名、床号、护理常规、护理级别、饮食、体位、药物、各种治疗和检查、术前准备及医生、护士的签名。药物应注明剂量、用药途径、时间或次数。

医嘱单种类 ①长期医嘱单。有效时间在24小时以上，至医生注明停止后医嘱才失效。长期医嘱单的内容包括患者姓名、科别、住院病历号（或病案号）、页码、起始日期和时间、长期医嘱内容、停止日期和时间、医生签名、执行时间、执行护士签名。②临时医嘱单。有效时间在24小时内，应在短时间内执行，一般只执行一次。临时医嘱单的内容包括医嘱时间、临时医嘱内容、医生签名、执行时间、执行护士签名等。③备用医嘱。根据病情需要分为长期备用医嘱和临时备用医嘱两种。长期备用医嘱（prn）指有效时间在24小时以上，必要时用，两次执行之间有时间间隔，由医生注明停止日期后方失效。临时备用医嘱（sos）指自医生开写医嘱起12小时内有效，必要时用，过期未执行则失效。

医嘱处理 包括以下几方面处理。

长期医嘱处理 ①医生开写长期医嘱于长期医嘱单上，注明日期和时间，并签全名。②护士将长期医嘱单上的医嘱分别转抄至各种执行卡上，转抄时须注明执行的具体时间并签全名，定期执行的长期医嘱应在执行卡上注明具体的执行时间。③护士执行长期医嘱后应在长期医嘱执行单上注明执行的时间，并签全名。④若使用序号式长期医嘱执行单，务必保证长期医嘱执行单上的序号与长期医嘱的序号相对应，且内容与执行医嘱的内容相一致。

临时医嘱处理 ①医生开写临时医嘱于临时医嘱单上，注明日期和时间，并签全名。②需立即执行的医嘱，护士执行后，必须注明执行时间并签全名。③对于有限定执行时间的临时医嘱，护士应及时转抄至临时治疗本或交班记录本上。会诊、手术、检查等各种申请单应及时送到相应科室。

备用医嘱处理 ①长期备用医嘱。由医生开写在长期医嘱单上，必须注明执行时间。护士每次执行后，在临时医嘱单内记录执行时间并签全名，以供下一班参考。②临时备用医嘱。由医生开写在临时医嘱单上，12小时内有效。若过时未执行，则由护士用红笔在该项医嘱栏内写上“未用”二字。

停止医嘱处理 ①医生开具停止医嘱，护士将医嘱上的有关项目注销，同时注明停止日期和时间。②在医嘱单上的原医嘱后面，填写停止日期、时间，最后在执行者栏内签全名。

重整医嘱处理 凡长期医嘱单超过3张，或医嘱调整项目较多时需重整医嘱。①由医生在原医嘱最后一行下面划一条红色横线，在红线下用红笔写“重整医嘱”，再将红线以上有效的长期医嘱按原日期、时间的排列顺序抄于红线下。抄录完毕且核对无误后，签全名。②当患者手术、分娩或转科后，也需重整医嘱，即由医生在原医嘱最后一项下面划一条红色横线，并在其下用红笔写“术后医嘱”“分娩医嘱”“转入医嘱”等，然后再开写新的医嘱，红线以上的医嘱自行停止。③医生重整医嘱后，由当班护士核对无误后，在重整后的有效医

嘱的执行者栏内签全名。

执行医嘱原则 ①处理医嘱前首先查对医嘱，包括医嘱类别、内容及执行时间等。药物治疗性医嘱需查对药名、剂量、浓度、方法、时间、医嘱类别等是否正确、完整，确定无误后方可执行。对有疑问的医嘱应及时向医生查询，严防盲目执行医嘱。②处理医嘱时应根据医嘱类别，遵循先急后缓、先临时医嘱后长期医嘱的原则，合理处理医嘱。③医嘱需每班、每日核对，每周总查对，查对后签全名。凡需要下一班执行的临时医嘱要交班，并在护士交班记录上注明。④凡写在医嘱本上而又不需执行的医嘱，不得贴盖、涂改，应由医生在该项医嘱栏内用红笔写“取消”，并在医嘱后用蓝色或黑色钢笔或签字笔签全名。⑤主班护士根据医嘱类别打印诊疗单、治疗单及输液卡片，核对无误后交给病室护士执行，并在医嘱本上注明处理医嘱的时间，由病室护士签字。⑥在执行医嘱的过程中，必须严格遵守查对制度，以防差错事故发生。⑦对于各类临时检验医嘱（如B超、心电图、CT等医嘱），应及时给予预约，各种急诊检查化验单应及时送交有关科室。⑧医嘱执行后，病室护士要观察效果与不良反应，在输液过程中应根据患者的病情及药物作用调节静脉输液速度，预防输液反应。对各种原因导致患者未能及时用药的情况，应及时报告医生，并做好相关记录。⑨对于易致敏药物的医嘱，在未做皮肤试验（简称皮试）时不予执行。皮试后，执行护士在医嘱执行单上填写皮试执行时间、皮试结果并签名。⑩护士应严格遵照医院规章制度，对特殊药物，如限剧、麻醉等药物不能执行口头医嘱和电话医嘱；执行口头医嘱或电话医嘱中需要注射治疗的医嘱时，不要将液体瓶、安瓿遗弃，以便核对时使用；建立双方查对制度，确保口头医嘱或电话医嘱的正确实施，同时确保医疗记录和护理记录的一致性，以保证患者安全。

口头医嘱使用与确认制度 ①在非抢救情况下，医生不得下达口头医嘱，护士不得执行口头及电话通知的医嘱。②因抢救危重患者需要下达口头医嘱时，护士需复诵一遍，得到医生确认后方可执行。③在执行口头医嘱给药时，护士需请下达医嘱者再次核对药物名称、剂量及给药途径，以确保用药安全。④抢救结束后，医生应当即刻据实补记医嘱。⑤在接获电话通知的重要检验结果时，接听护士需对检验结果进行复述，确认无误后方可记录。⑥对擅自执行口头医嘱的行为视为违规，一经发现酌情给予处理。

注意事项 ①医生无医嘱时，护士不得对患者做对症处理，但遇抢救危重患者的紧急情况除外。②各责任组护士下班前需与办公室护士核对医嘱，凡需下一班执行的临时医嘱要交班，并在交班报告或记录板上注明，以防遗忘。③长期医嘱执行完毕，将执行单（卡）保存1个月，如有特殊情况可保存3个月。

（张志云）

hùlǐ jìlùdān

护理记录单（nursing recording sheet） 患者住院期间，护士运用护理程序并遵照医嘱对患者实施整体护理全过程真实记录的文件。记录内容包括患者姓名、住院科别、医疗诊断、病历号、床位号、记录单页码、记录日期和时间、生命体征、患者出入液量、病情动态、治疗及护理的措施和效果、护士签名等。根据住院患者的病情，护理记录单分为一般护理记录单、危重护理记录单和手术记录单。

（张志云）

yìbān hùlǐ jìlùdān

一般护理记录单（general nursing recording sheet） 护士根据医嘱和患者病情，对一般患者住院期间运用护理程序实施护理过程客观记录的文件。

记录内容 包括患者的姓名、科别、病案号、页码、记录日期和时间、病情观察情况、护理措施和效果、护士签名等。

记录方法 ①用蓝色或黑色钢笔或签字笔记录。②一律使用阿拉伯数字书写日期和时间，日期采用“年-月-日”的记录形式，时间采用24小时制，具体到分钟。③护理记录的内容应客观、真实、准确、及时、规范。④书写应使用中文、医学术语和通用的外文缩写，字迹工整、清晰，表述准确，语句通顺，标点正确。

书写原则 ①及时、准确。②体现专科特点。③每次记录后签全名。

注意事项 书写过程中出现错别字时，用双横线划在错别字上，保留原记录清楚、可辨，并注明修改时间，修改人签全名。不得采用刮、粘、涂等方法掩盖或去除原来的字迹。

（张志云）

wēi-zhòng hùlǐ jìlùdān

危重护理记录单（critical care recording sheet） 护士根据医嘱和患者病情，对病情复杂的重症患者（如危重、抢救、大手术后、特殊治疗等患者）住院期间运用护理程序实施护理过程客观记录的文件。

记录内容 包括患者姓名、住院科别、医疗诊断、病案号、床位号、记录单页码、记录日期和时间、生命体征、患者出入液量、病情动态、治疗及护理的措施和效果、护士签名等。

记录方法 ①用蓝色或黑色钢笔或碳素笔记录。②生命体征等的记录。包括体温、脉搏、呼吸、血压、心率、心律、瞳孔等变化。③出入液量的记录。入量包括饮水量、食物含水量、输液量、输血量，危重患者输液、给药均应记录在出入量栏内，药物的用法、用药后的疗效及反应则记录在病情记录栏内；出量包括尿量、大便量、出汗量、呕吐量、咯血量、痰量、出血量、各种引流液量、创面渗出液量等，记录出量时需将颜色、气味、性状、次数记录在病情观察栏内。④病情观察、治疗和护理措施的记录。记录在病情观察及处理栏内，内容要详细、准确，并签全名。⑤小结和总结。每班结束时由值班护士小结本班患者的病情、治疗和护理情况以及出入量情况，以便于接班护士迅速、全面地了解患者。每日早交班前，由大夜班护士全面总结患者 24 小时的情况。⑥患者出院或死亡后，危重护理记录单应随病历留档在病案科保存。

具体要求 包括以下几方面。

书写原则 ①及时、准确。②体现专科特点。③每次记录后签全名。④因为抢救未能及时记录，必须在抢救结束后 6 小时内据实补记，不可编造。

记录频次 ①首先应根据病情变化随时记录。②其次应按照医嘱要求的时限记录。③如果患者病情稳定，可以适当延长记录的间隔时间。④记录时间应该具体至分钟。⑤病历书写一律使用阿拉伯数字书写日期和时间，且采用 24 小时制。

注意事项 ①填写应及时、准确、完整、规范，字迹清晰，使用医学术语。②记录内容应真实、完善，无涂改、剪贴等现象。③准确记录抢救开始时间和患者死亡时间。④危重护理记录单书写应使用中文，通用的外文缩写和无正式中文译名的症状、体征、疾病名称等可以使用外文。⑤危重护理记录单书写过程中出现错别字时，应当在错别字上划双横线，保留原记录清楚、可辨，并注明修改时间，修改人签全名。⑥实习护士、试用期护士书写的危重护理记录单，应经过本医疗机构注册的护士审阅、修改并签全名。⑦进修医务人员由医疗机构根据其胜任本专业工作的实际情况认定后书写危重护理记录单。

（张志云）

shǒushù hùlǐ jìlùdān

手术护理记录单（surgical nursing recording sheet） 护士对手术患者术中所用血液、器械、敷料等记录的文件。手术护理记录单的书写应当在手术结束后即时完成，器械护士、巡回护士在手术结束后，分别在手术护理记录单上签全名。

记录内容 患者科别、姓名、性别、年龄、住院病历号（或病案号）、手术日期、手术名称、输血情况、术中所用各种器械和敷料数量的清点核对、手术器械护士和巡回护士签名等。

记录方法 ①患者入室后，由巡回护士据实填写患者术前的一般情况和术前诊断、手术名称及手术部位等。②手术前，护士应检查手术所用各种无菌包的灭菌时间、有效期限、灭菌效果和责任人，确认符合要求后，在无菌包监测栏内“合格”处打“√”。同时将无菌包灭菌指示卡及植入体内的医疗器具标识，经检查后贴于手术护理记录单的背面。③巡回护士和器械护士在术前、腔隙关闭前及关闭后对所有器械、敷料的数量进行认真清点、核对，由巡回护士对具体情况进行记录，要求填写具体的核对数目。核对无误后，巡回护士和器械护士共同签名，若出现特殊情况，可记录于“特殊情况记录”栏内。④手术过程中应详细记录输入的总液体量、输血量，是否使用电刀、术中是否留取冷冻标本，以及液体出量等。⑤术毕，应如实记录手术患者的基本生命体征（应与麻醉记录末次数值一致），有无留置引流管，以及出室时间、去向等。⑥巡回护士应对术中是否留取标本进行记录，标本的送检与交接，另按手术室有关规定执行。⑦术中液体入量情况应按照实际输入量认真记录，若无液体入量则在相应栏目处划斜线，表示并未输入。

注意事项 ①填写应及时、准确、完整、规范，字迹清晰。②记录内容应真实、完善，无涂改、剪贴等现象。③手术清点记录应当另页书写，内容包括患者姓名、住院病历号（或病案号）、手术日期、手术名称、术中所用各种器械和敷料数量的清点核对、巡回护士和手术器械护士签名等。

（张志云）

bìngqū jiāobān bàogào

病区交班报告（change-of-shift report） 由值班护士书写的关于值班期间病区情况及患者病情动态变化的书面交班文件。

内容 ①出院、转出、死亡患者。对于出院患者，应注明其离开病区的时间；对于转出患者，应注明其转至的医院或科室，并注明转出时间；对于死亡患者，应注明抢救时间和简要经过，准确记录患者的死亡时间。②新入院及转入患者。写明入科的时间和方式、患者主诉、发病经过、主要症状和体征、有无过敏史、给予的治疗和护理措施及效果等。③危重、病情变化患者。应写明患者生命体征、神志、病情变化以及特殊的抢救、治疗、护理措施和效果等。④手术患者。对于当日手术的患者，需写明麻醉方式、手术名称及过程、麻醉清醒时间以及返回病室后的生命体征、伤口、引流、排尿及镇痛药的使用等情况；对于准备手术的患者，应写明术前准备和术前用药情况。⑤分娩患者。应写明产式、产程、分娩时间、会阴切口及恶露等情况。⑥老年人、小儿和生活不能自理的患者。应写明生活护理情况，如口腔护理、压疮护理及饮食护理等。⑦待行特殊检查的患者。应写明检查前应注意事项。⑧其他。包括心理状态、睡眠情况、治疗效果、药物反应和需要重点观察的项目、注意事项及完成事项等。

书写顺序 ①当日离开病区的患者，即出院患者、转出患者、死亡患者。②新入院患者，也包括转入患者。③当日手术患者、分娩患者。④危重患者。⑤术后或产后患者。⑥次日准备手术的患者。⑦其他行特殊检查而需要交班的患者。

书写要求 ①应在经常巡视和了解病情的基础上书写。②使用医学术语、语言通顺、字迹清晰，书写内容应全面、真实、简明扼要、重点突出。③交班报告不允许涂改及伪造，不滥用简化字，无错别字；除特殊标识外，其余内容无论白班护士还是夜班护士均应用蓝色或黑色的钢笔或碳素笔记录。④眉栏项目齐全、数字准确。

（张志云）

línchuáng hùlǐ guānchá

临床护理观察（observation of clinical nursing）

护士凭借护理经验和医学知识，对患者的病史和现状进行全面、系统的分析，做出综合判断的过程。护士运用护理手段，通过视觉、听觉、嗅觉及触觉等感觉器官或借助必要的检测工具，主动察觉患者的异常症状，并收集有关健康状况的信息。

观察内容 包括以下几方面。

一般情况 ①面容与表情。疾病可使人的面容和表情发生变化，观察患者的面容与表情有助于了解疾病的性质、病情的轻重缓急和患者的精神状态。如急性病容，患者表现为面色潮红、呼吸急促、兴奋不安、口唇干裂、表情痛苦等，见于急性发热性疾病的患者；慢性病容，患者表现为面色苍白或晦暗、面容憔悴、精神萎靡、双目无神等，见于肺结核、恶性肿瘤等慢性消耗性疾病的患者。②饮食与营养。危重患者机体的分解代谢增强，能量消耗大，应注意观察患者的食欲是否缺乏、进食量能否满足机体的需要，以及饮食习惯、进食后的反应等，并通过皮肤、毛发、皮下脂肪和肌肉发育情况综合判断其营养状况。③姿势与体位。患者的姿势和体位常与疾病有密切关系，多数患者可采取主动卧位；极度衰竭或昏迷患者呈被动卧位；急性腹痛患者常双腿屈曲，以减轻腹部疼痛，呈被迫卧位等。④皮肤与黏膜。应注意评估患者皮肤的颜色、弹性、温度、湿度及完整性，观察有无发绀、黄疸、出血、水肿、皮疹、压疮等情况。⑤休息与睡眠。观察患者休息方式、睡眠习惯，有无睡眠型态、时间的改变，有无入睡困难、易醒、失眠、嗜睡等现象。⑥呕吐。注意观察呕吐的时间、方式、次数及呕吐物的颜色、量、性质、气味等，必要时留取标本，及时送检。⑦排泄物。包括尿液、粪便、痰液、汗液等，护士应注意观察其性状、颜色、量、次数、气味等。

生命体征 动态观察生命体征，及时发现并处理异常改变，这对于危重患者的护理具有重要的意义。①体温的观察。体温突然升高，多见于急性感染的患者；体温低于35℃，见于休克和极度衰竭的患者；持续高热、超高热、体温持续不升均提示病情严重（见体温观察、体温过高观察、体温过低观察）。②脉搏的观察。应注意观察患者脉搏的频率、节律、强弱的变化，若出现脉率低于60次/分或高于100次/分，以及间歇脉、脉搏短绌、细脉等，均提示病情变化（见脉搏观察、心动过快观察、心动过缓观察）。③呼吸的观察。应注意观察患者呼吸的频率、节律、幅度、音响等的变化，若呼吸频率高于40次/分或低于8次/分，或出现潮式呼吸、比奥呼吸等，均是病情危重的表现（见呼吸观察、异常呼吸观察、呼吸过速观察、呼吸过缓观察）。④血压的观察。应注意监测患者的收缩压、舒张压、脉压的变化，特别是对高血压及休克患者血压的观察具有重要的意义。若收缩压持续低于70mmHg或脉压低于20mmHg，多见于休克患者；若收缩压持续高于180mmHg

或舒张压持续高于 100mmHg，是重度高血压的表现（见血压观察、高血压观察、低血压观察）。

意识状态 意识正常的患者反应敏捷、准确，语言清楚、思维合理、情感正常，对时间、地点、人物的判断力及定向力正常。意识障碍是指个体对外界环境的刺激缺乏正常反应的精神状态。常见有以觉醒度改变为主的意识障碍，包括嗜睡、昏睡、浅昏迷、中昏迷和深昏迷。以意识内容改变为主的意识障碍，包括意识模糊和谵妄。

瞳孔 瞳孔的观察应注意其大小、形状、对称性及对光反应等方面。①正常瞳孔。在自然光线下，瞳孔直径为 2.5～5mm，圆形，双侧等大、等圆，边缘整齐。②异常瞳孔。包括瞳孔散大、瞳孔缩小、瞳孔不等大。

自理能力 通过观察患者活动能力、活动耐力以及日常生活料理能力，如进食、如厕、清洁、上下床、穿衣等，可了解患者的自理能力，确定需要帮助的等级。

心理状态 通过患者的语言表达、面部表情、情绪状态、饮食及睡眠等方面的变化，了解患者的心理活动。危重患者常见的心理反应包括紧张、焦虑、悲伤、抑郁、恐惧、猜疑、绝望等。

治疗后反应 ①观察药物治疗后的反应。护士不仅要遵医嘱准确地完成给药，还应注意观察药物的疗效和不良反应。如对于高热患者，在药物降温后，应注意观察患者用药后的情况，如有无出汗、出汗过多导致血压降低等情况，且应在给药 30 分钟后测量体温并记录。②观察特殊治疗后的反应。危重患者经常进行一些特殊治疗，如吸氧、吸痰、输血、导尿、手术等，治疗结束后均应细致观察。如吸氧后观察缺氧程度的改善情况、吸痰前后观察患者缺氧情况，以及手术后观察血压变化、伤口愈合、切口渗血等情况。

观察方法 包括以下几方面。

直接观察法 包括视诊、触诊、叩诊、听诊、嗅诊。

视诊 是护士用眼观察患者全身或局部表现的方法。用于全身一般状态和许多体征的检查，如年龄、发育、营养、意识、面容、表情、体位、步态、姿势、动作，以及皮肤、黏膜、舌苔、分泌物性状、五官外形、身体活动能力、呼吸动作、血管搏动、水肿程度等情况。特殊部位的视诊是借助工具对身体某些特殊部位进行观察，如通过眼底镜检查眼底，应用鼻镜检查鼻腔黏膜、鼻甲及鼻中隔，以及借助视力表检查视力等。

触诊 触诊时根据施力的大小不同，可分为浅部触诊法及深部触诊法。①浅部触诊法。即以四指并拢的方式轻触受检者体表，向下压 1～2cm，以旋转滑动的方式移动。主要用于检查体壁浅表部位的组织，不易导致患者痛苦和肌肉紧张。②深部触诊法。即四指并拢，施以较大的压力而将受检者体表下压 4～5cm，主要检查和评估腹腔病变和脏器情况。根据检查目的和手法的不同，其又可分为深部滑行触诊法、双手触诊法、深压触诊法、冲击触诊法四种。

叩诊 分为拳叩法和指叩法，依叩诊的手法和目的不同，通常又分为直接叩诊法和间接叩诊法。①拳叩法。通常采取间接叩诊的方法。先将一手平贴于欲叩诊的部位，另一手握拳，腕部垂直，以肘做为杠杆，轻敲平贴于体表的手背，以引起敲击部位体腔内器官的振动。可询问受检者的感觉做为评估的参考。通常用来检查肾、肝、脾等实质性脏器。②指叩法。分为直接指叩法和间接指叩法。直接指叩法：检查者腕部放松，以腕关节做为杠杆，用中指最远的指节与体表垂直进行叩击，或用右手中间三指的掌面直接拍击受检的部位，借拍击的反响和指下的振动感判断病变情况。间接指叩法：左手中指第二指节紧贴于叩诊部位，右手指自然弯曲，以中指指端叩击左手中指第二指骨的前段，叩击方向与叩诊部位的体表垂直。

听诊 分为直接和间接两种，大部分听诊需用听诊器。①直接听诊法。即用耳郭直接贴附在受检者的体壁上进行听诊。②间接听诊法。即借助听诊器进行听诊的方法。其使用范围广，可听诊心、肺、腹部脏器等，还可听取血管音、肌束颤动音、关节活动音、骨折面摩擦音等。

嗅诊 检查者用手将受检者体表或分泌物、排泄物、呕吐物、呼出物所散发的气味扇向自己的鼻部，并仔细判断气味的性质和特点。

间接观察法 包括与患者、家属、其他护士及医生沟通，以及阅读病历、检验报告等方式。

（张志云）

yìshí zhuàngtài guānchá

意识状态观察（observation of the states of consciousness）

护士运用临床护理观察方法对患者反应、思维、言语表达，以及时间、地点、人物判断力和定向力进行判断，从而确定患者的意识状态并进行监测的过程。正常人应表现为意识清晰，反应敏捷、准确，语言流畅、准确，思维合理，情感活动正常，对时间、地点、人物判断力和定向力正常。意识障碍可分为觉醒度下降和意识内容变化两个方面，任何原因引起大脑高级神经中枢功能损害时都可能出现意识障碍。

病因 伴发不同症状或体征意识障碍的常见病因见下表。

护理评估 包括以下几方面。

病史 了解患者的发病方式及过程；既往的健康状况，如有无高血压、心脏病、内分泌及代谢性疾病的病史；有无受凉、感染、外伤或急性中毒；有无癫痫病史。

身体评估 了解患者意识状态，是否存在意识障碍，通过观察判断意识障碍的类型、程度，以采取相应的护理措施。

心理与社会评估 评估患者家庭背景及家属精神状态、心理承受能力、对患者关心程度、对预后期望等。

辅助检查 评估患者的脑电图是否提示脑功能受损，血糖、血脂、电解质及血常规是否正常，头部 CT、MRI 有无异常发现等。

观察内容 通过观察了解其思维、情感活动、时间、地点、人物判断力和定向力。包括以下几方面。

意识 通过患者睁眼、言语和肢体运动反应，了解患者意识障碍的程度。应警惕患者由安静深睡转入躁动状态或由躁动转入安静状态。观察是否有病情恶化的趋势，若发生异常，立即通知医生及时采取措施。

生命体征 定时测体温、脉搏、呼吸、血压。先发热然后出现意识障碍可见于重症感染性疾病；先有意识障碍然后出现发热见于脑出血、蛛网膜下腔出血、巴比妥类药物中毒等。若血压升高、脉搏缓慢有力、呼吸深慢，多提示颅内压增高；而血压下降、出现休克征象时，应检查有无其他脏器出血及损伤。动态观察瞳孔大小、形态和对光反射的变化。生命体征出现变化时应寻找原因分析病情、进行判断。

皮肤黏膜改变 出血点、淤斑和紫癜等可见于严重感染和出血性疾病；口唇呈樱桃红色提示一氧化碳中毒。

观察方法 主要是通过言语和各种刺激，观察患者反应并加以判断，如呼唤姓名、推摇其肩臂、压迫眶上切迹、针刺皮肤、嘱其执行有目的的动作等。定向力包括时间定向力（星期几、年、月、日）、地点定向力（医院或家的位置）和人物定向力（能否认出家属）。必要时可通过一些神经反射，如观察瞳孔对光反射、角膜反射、对强刺激（如疼痛）的反应、肢体的活动等来判断。

护理评价 ①护士正确观察患者的意识状态。②及时发现患者是否存在意识障碍并正确判断意识障碍的程度。③对于存在意识障碍的患者使之生活需要得到满足。④及时向医生沟通患者意识状态变化。⑤遵医嘱采取相应的治疗护理措施，保障患者安全。

注意事项 ①病情监测。严密监测并记录生命体征及意识变化，观察有无恶心、呕吐及呕吐物的性状和量，准确记录出入量。②保持呼吸道通畅。取平卧位，头偏向一侧或侧卧位，开放气道，取下活动性义齿，及时清除口、鼻分泌物并吸痰，防止舌根后坠、窒息、误吸或肺部感染。③日常生活护理。患者卧气垫床或按摩床，保持床单位整洁、干燥，至少每 2 小时翻身、拍背一次，预防压疮及坠积性肺炎的发生；做好大小便的护理，保持外阴部皮肤清洁，预防尿路感染；注意口腔卫生，防止口腔感染。④饮食护理。给予富含维生素、高热量的饮食，补充足够的水分；遵医嘱鼻饲流食者应定时喂食，保证足够的营养供给；喂食前后应抬高床头，防止食物反流。⑤评估患者定向力时要在患者注意力集中的状态下进行。⑥评估患者语言反应时应首先确认患者意识清

表 伴发不同症状或体征意识障碍的常见病因

伴发症状或体征	可能的病因
头痛	脑炎、脑膜炎、脑出血、脑外伤
视盘水肿	高血压脑病、颅内占位病变
瞳孔散大	脑疝、脑外伤、乙醇中毒或抗胆碱能与拟交感神经药物中毒
肌震颤	乙醇或镇静药过量、拟交感神经药物中毒
偏瘫	脑梗死、脑出血、脑外伤
脑膜刺激征	脑膜炎、脑炎、蛛网膜下腔出血
肌强直	低钙血症、破伤风、弥漫性脑病
痫性发作	脑炎、脑出血、脑外伤、颅内占位病变、低血糖
发热	脑炎、脑膜炎、败血症
体温过低	低血糖、肝性脑病、甲状腺功能减退症
血压升高	脑梗死、脑出血、蛛网膜下腔出血、高血压脑病
心动过缓	甲状腺功能减退症、心脏疾患

楚，评估时注意患者谈话语量、语调和发音等。

（张志云）

shìshuì guānchá

嗜睡观察（observation of somnolence） 对陷入持续的睡眠状态，可被唤醒，并能正确回答问题和做出各种反应，但当刺激去除后很快再次入睡的意识障碍患者的观察。嗜睡是程度最轻的意识障碍。

病因包括以下几方面。颅内疾病：①局限性病变。包括脑血管病，如脑出血、脑梗死、短暂性脑缺血发作等；颅内占位性病变，如原发性或转移性颅内肿瘤、脑脓肿、脑肉芽肿、脑寄生虫囊肿等；颅脑外伤，如脑挫裂伤、颅内血肿等。②脑弥漫性病变。包括颅内感染性疾病，如各种脑炎、脑膜炎、颅内静脉窦感染等；弥漫性颅脑损伤；蛛网膜下腔出血；脑水肿等。全身性疾病：①急性感染性疾病。如各种败血症等。②内分泌与代谢性疾病。如肝性脑病、糖尿病昏迷、黏液水肿性昏迷、甲状腺危象、乳酸性酸中毒等。③外源性中毒。包括工业毒物、药物、农药等。④缺乏正常代谢物质。包括缺氧（脑血流量正常），见于血氧分压正常而含氧量降低（如一氧化碳中毒、严重贫血等）以及血氧分压及含氧量均降低（如肺部疾病等）；缺血（脑血流量降低），见于心排血量减少的各种心律失常、心力衰竭等；低血糖，如胰岛素瘤、胃切除术后、胰岛素注射过量及饥饿等；水、电解质紊乱，如高渗性昏迷、低渗性昏迷、酸中毒、碱中毒等。

护理评估、观察内容、观察方法、护理评价、注意事项见意识状态观察。

（张志云）

hūnshuì guānchá

昏睡观察（observation of lethargy） 对处于熟睡状态，不易被唤醒，虽在强烈的疼痛刺激下（如压迫眶上神经、摇晃身体等）可被唤醒，但很快又入睡，且醒时答话含糊或答非所问的意识状态患者的观察。

病因见嗜睡观察。护理评估、观察内容、观察方法、护理评价、注意事项见意识状态观察。

（张志云）

qiǎnhūnmí guānchá

浅昏迷观察（observation of mild coma） 对周围的刺激有反应，且吞咽反射、咳嗽反射、角膜反射、瞳孔对光反射仍存在，疼痛刺激时可出现痛苦表情或肢体逃避动作，但无自主运动，且对声、光刺激无反应的意识大部分丧失的意识状态的观察。浅昏迷又称轻度昏迷或半昏迷。

病因 包括以下几方面。

神经系统疾病 可见于神经系统的局限性及弥漫性疾病。①急性脑血管疾病。如脑出血、蛛网膜下腔出血、脑干梗死等。②颅内占位性病变。如各种脑肿瘤等。③颅内感染。如各种原因的脑膜炎、脑脓肿、脑干脓肿、脑血吸虫病等。④脑外伤。如脑挫裂伤、脑震荡等。⑤癫痫。如全身性强直阵挛发作等。

系统性疾病 包括肝性脑病、肺性脑病、休克、阿-斯综合征等。

外源性中毒 包括药物中毒、酒精中毒、植物毒素中毒等。

物理性和缺氧性损害 包括中暑、触电、淹溺、一氧化碳中毒等。

护理评估 浅昏迷患者在采取积极抢救措施的同时，应向熟知患者情况者询问病史，并进行健康评估，选择必要的辅助检查。

健康史 ①评估发病的缓急、历时长短及病情演变。发病急骤且成为疾病首发症状的昏迷常见于颅脑损伤、脑血管意外、外源性中毒、中枢神经系统急性感染。缓慢发生的昏迷多见于脑肿瘤和代谢性疾病。阵发性昏迷见于肝硬化、胰岛素瘤等，阵发性昏迷伴有精神症状者，可考虑间脑病变。同时，还应询问患者昏迷的程度是由浅昏迷逐渐加重，还是从深昏迷逐渐转为浅昏迷。②评估患者伴随症状。如有无屏气或呼吸异常、口腔有无特殊气味，以及有无高热、腹泻、呕吐等。③询问有无外伤，是否服用药物、毒物、酒精或接触煤气等化学物质。④评估患者既往史。询问既往是否发生过昏迷、此次发病与其有何异同及可能的联系，有无癫痫、高血压、严重肝病、肾病、肺病、糖尿病、心脏病等病史。

体格检查 ①确定有无意识障碍及程度。根据患者的言语反应、对答是否切题、对疼痛刺激的反应、肢体活动、瞳孔大小及对光反射、角膜反射等判断有无意识障碍及程度。也可按格拉斯哥昏迷评分法（表），从睁眼动作、言语反应和运动反应三方面对意识障碍的程度进行评定，再将各个项目分值相加求和。②评估患者生命体征的改变。评估体温、脉搏、呼吸、血压的变化，注意有无发热或体温过低、有无血压增高或下降的改变，注意呼吸的气味，观察呼吸的频率、节律和深度。③评估患者皮肤与黏膜改变。如一氧化碳中毒时皮肤呈樱桃红色，感染与酒精中毒患者皮肤潮红，黄疸提示肝胆疾病或溶血，缺氧性心肺疾病患者皮肤发绀等。④评估患者神经系统的改变。注意有无脑膜刺激征，

表　格拉斯哥昏迷评分量表

项目	状态	分数
睁眼反应	自发性睁眼反应	4
	声音刺激有睁眼反应	3
	疼痛刺激有睁眼反应	2
	任何刺激均无睁眼反应	1
语言反应	对人物、时间、地点等定向问题清楚	5
	对话混淆不清，不能准确回答有关人物、时间、地点等定向问题	4
	言语不当，但字意可辨	3
	言语模糊不清，字意难辨	2
	任何刺激均无语言反应	1
运动反应	可按指令动作	6
	能确定疼痛部位	5
	对疼痛刺激有肢体退缩反应	4
	疼痛刺激时肢体过屈（去皮质强直）	3
	疼痛刺激时肢体过伸（去大脑强直）	2
	疼痛刺激时无反应	1

注：GCS包括睁眼反应、语言反应、运动反应3个项目，应用时，应分测3个项目并计分，再将各个项目的分值相加求其总和，即可得到患者意识障碍的客观评分，见上表。GCS量表总分范围为3~15分，正常为15分，总分低于7分者为浅昏迷，低于3分者为深昏迷。若GCS评分为3~6分说明患者预后差，7~10分为预后不良，11~15分为预后良好。

评估瞳孔的大小、对称性及对光反射，注意体位、肢体姿势、不自主运动及肌张力情况，评估深反射、浅反射及有无病理反射。⑤其他。注意患者有无头部或面部伤痕、颅骨骨折等。

观察方法、观察内容、护理评价、注意事项见意识状态观察。

（张志云）

zhōngdù hūnmí guānchá

中度昏迷观察（observation of mod erate coma）　对周围事物和各种刺激没有反应，对于剧烈刺激可出现防御反射，角膜反射减弱、瞳孔对光反射迟钝、眼球无转动、意识大部分丧失的意识状态患者的观察。

病因见浅昏迷观察。护理评估、观察内容、观察方法、护理评价、注意事项见意识状态观察。

（张志云）

shēnhūnmí guānchá

深昏迷观察（observation of deep coma）　对各种刺激均无反应，全身肌肉松弛，自发性动作、深浅反射全部消失、意识完全丧失的意识状态患者的观察。

病因见浅昏迷观察。护理评估、观察内容、观察方法、护理评价、注意事项见意识状态观察。

（张志云）

yìshí móhu guānchá

意识模糊观察（observation of confusion）　对意识水平轻度下降但较嗜睡为深、以意识内容改变为主的意识障碍患者的观察。意识模糊表现为注意力减退、情感反应淡漠、定向力障碍、活动减少、语言缺乏连贯性、对周围环境的理解和判断能力低于正常水平，可出现错觉、幻觉、躁动、精神错乱等。

病因　包括以下几方面。

颅内疾病　①脑血管疾病。如脑出血、蛛网膜下腔出血、脑栓塞、高血压脑病等。②颅脑占位性疾病。如脑肿瘤等。③颅脑损伤。如脑震荡、脑挫裂伤、外伤性颅内或颅外血肿。④颅内感染。如细菌、病毒、真菌、寄生虫感染等。⑤癫痫。

全身性疾病　①内分泌与代谢障碍。如肝性脑病、糖尿病昏迷、低血糖、黏液性水肿昏迷等。②水、电解质紊乱。如低钠血症、低氯性碱中毒、高氯性酸中毒等。③心血管疾病。如重度休克、心律失常引起的阿-斯综合征等。④物理性损害。如高温中暑、触电等。⑤重症急性感染。如败血症、肺炎、中毒性细菌性痢疾等。

护理评估、观察内容、观察方法、护理评价见意识状态观察。

注意事项　①迅速建立静脉通道。对于意识模糊的患者应留置中心静脉导管，一方面患者病情变化时可以及时保证输液通畅，另一方面可以保护静脉，减少甘露醇等对血管的刺激。②保持呼吸道通畅。应采取平卧位，头偏向一侧，最好抬高床头15°~30°，以利于降低颅内压及排出呼吸道分泌物，定时为患者翻身、叩背，加强口腔护理，必要时行气管内插管或气管切开术。③躁动患者的护理。慎用镇静药，以防影响病情观察。不强加约束患者，以免其挣扎使颅内压进一步增高并消耗能量，可加床档以防坠床，必要时专人守护。

（张志云）

zhānwàng guānchá

谵妄观察（observation of delirium）　对急性的脑高级功能障碍患者的观察。谵妄不是一种疾病，而是由多种原因导致的临床综合征，常见于老年患者，通常起病急，病情波动明显，表现为意识障碍、认知功能下降、觉醒度改变、感知觉异常、日夜颠倒、行为无章、没有目的、注意力无法集中。

病因 有些疾病并非发生在大脑，但却能影响大脑功能，也可以引起谵妄，例如肺炎、肾炎。谵妄的发生可由易感因素与促发因素共同作用引起。

谵妄的发生往往先具有一定的易感因素，例如年老、认知障碍（如痴呆）、抑郁症、视听障碍、营养不良、药物/酒依赖等。在有一种或多种易感因素存在的情况下，大脑功能减弱，影响大脑内环境的急性变化都成为促发因素。有时环境变化也会促发谵妄，如更换住所或照料者等。

观察内容 患者是否出现精神状态的突然改变，行为反常起伏，是否有注意力集中困难、保持或转移注意力能力下降，有无对话散漫离题，思维逻辑不清或谈话主题变化无常。

护理评估、观察内容、观察方法、护理评价见意识状态观察。

注意事项 ①给患者提供良好的休息环境，控制噪声，减少声光刺激，治疗集中安排在日间以促使睡眠觉醒周期正常化。②根据病情对患者的约束使用要循序渐进，定时放松，减少制动。③加强与患者有效的沟通，可以充分利用肢体语言，让患者感到一种无形的支持力量以改善患者的紧张恐惧。④日常生活护理。患者卧气垫床或按摩床，保持床单位整洁、干燥，至少每 2 小时翻身、拍背一次，预防压疮及坠积性肺炎的发生；做好大小便的护理，保持外阴部皮肤清洁，预防尿路感染；注意口腔卫生，防止口腔感染。

（张志云）

tóngkǒng guānchá

瞳孔观察（observation of pupil） 对瞳孔的形状、大小和双侧是否等大、等圆以及对光反射是否正常等情况的检查。瞳孔为虹膜中央的孔洞。正常人瞳孔直径为 2.5~5mm，圆形，边缘整齐，位于眼球中央，双侧对称。

护理评估 评估患者双侧瞳孔的大小、形状是否等大、等圆，瞳孔的直接与间接对光反射是否灵敏。

观察内容 ①瞳孔直径。若直径 > 5mm 为瞳孔散大。直径 < 2mm 为瞳孔缩小，< 1mm 为针尖样瞳孔。②瞳孔形状。病理情况下，瞳孔的形状发生改变，如青光眼或眼内肿瘤时瞳孔呈椭圆形，虹膜粘连时瞳孔形状可不规则。③瞳孔对光反射。瞳孔对光反射反映的是瞳孔功能，包括直接对光反射和间接对光反射。④调节与会聚反射（又称辐辏反射）。被检者注视 1m 远以外检查者示指，然后将示指迅速移近距眼球 10cm 左右处，正常反应是两侧瞳孔缩小，称为调节反射。重复上述检查，但示指缓慢移近被检者眼球，此时两侧眼球同时向内聚合，称为会聚反射。

观察方法 观察瞳孔时，应注意机体条件和外界因素的影响。相对而言，成人瞳孔较大，儿童和老年人瞳孔较小，女性瞳孔一般大于男性瞳孔；近视者瞳孔较大，远视者则较小；兴奋时瞳孔较大，嗜睡时瞳孔较小；吸气时瞳孔较大，呼气时则较小；白天光亮时瞳孔较小，黑暗时则较大。临床上多采用聚光的手电筒，先对准双眼中间照射，对比观察双侧瞳孔的大小、形状是否等大、等圆，再将光源分别移向左、右瞳孔中央，观察瞳孔的直接与间接对光反射。①直接对光反射的观察。通常用手电筒直接照射瞳孔并观察其对光反射活动。正常人在受到光线的直接刺激时，瞳孔立即缩小，移开光源，瞳孔立即复原。②间接对光反射的观察。照射一只眼睛时，另一只眼睛的瞳孔立即缩小，移开光源后，瞳孔复原。检查间接对光反射时，需要用一手遮住光线，以免观察侧的瞳孔产生直接对光反射。

护理评价 及时、准确地发现患者瞳孔的变化，观察方法应正确。

注意事项 对危重患者，尤其是颅脑疾病、头部外伤、药物或食物中毒时异常瞳孔的观察应列为重点内容，且必须密切、连续观察，及时发现和解决现存或潜在的危险因素，为患者的救治提供宝贵的时间。

（张志云）

tóngkǒngsàndà guānchá

瞳孔散大观察（observation of mydriasis） 对呈持续性的瞳孔直径 >5mm 患者的观察。

病因 生理情况下，青少年瞳孔较大，兴奋状态或在暗处瞳孔放大。病理情况下，瞳孔散大见于外伤、颈交感神经刺激、青光眼绝对期、视神经萎缩、药物影响（阿托品、可卡因）等。双侧瞳孔散大并伴有对光反射消失为濒死状态的临床表现。

护理评估 见瞳孔观察。

观察内容 ①双侧瞳孔散大、直接和间接对光反射消失，伴视力完全丧失而神志清楚，提示双侧视神经受损，可见于双侧视神经炎、多发性硬化等。②双侧瞳孔散大、对光反射迟钝或消失伴昏迷，提示中脑动眼神经核受损或小脑扁桃体疝，见于癫痫大发作时、脑血管疾病、各种脑炎、脑膜炎等多种疾病引起的颅内压增高及临终前表现。③一侧瞳孔散大、直接和间接对光反射迟钝或消失，提示原发性动眼神经损害或原发性中脑损害。若神志清楚，多提示动眼神经损害；伴有昏迷及对侧肢体瘫痪时，提示中脑损害。若伴有会聚和调节反射迟钝，提示中脑顶盖病变，见于动眼神经麻痹、脑干的炎症血管病变引起的中脑被盖综合征、脑动脉瘤及占位性疾病引起的中脑顶盖综合征。④一侧瞳孔散大、直接对光反射消失，常伴有视力障碍，提示原发性视神经损害，见于原发性视神经炎等。⑤一侧瞳孔进行性散大、对光反射迟钝或消失伴有意识障碍，提示颞叶钩回疝。脑干移位使大脑后动脉压迫动眼神经，引起同侧瞳孔散大，见于各种特异性脑炎、脑膜炎和脑血管疾病以及占位性病变引起的颅内压增高。

观察方法、护理评价、注意事项见瞳孔观察。

（张志云）

tóngkǒng suōxiǎo guānchá

瞳孔缩小观察（observation of miosis） 对瞳孔直径<2mm患者的观察。

病因 生理情况下，婴幼儿和老年人的瞳孔较小，在光线明亮处瞳孔较小。病理情况下，瞳孔缩小见于虹膜炎症、中毒（如有机磷农药）、药物反应（如毛果芸香碱、吗啡、氯丙嗪）等。

护理评估 见瞳孔观察。

观察内容 ①双侧瞳孔缩小，提示大脑皮层和脑干（以脑桥损害为主）的损害，见于药物中毒（如氯丙嗪、巴比妥类药物、抗精神病药、抗癫痫药）、流行性脑脊髓膜炎、蛛网膜下腔出血、脑室或脑桥出血（伴有对光反射消失、意识障碍及去大脑强直）。②一侧瞳孔缩小、对光反射迟钝，提示动眼神经受刺激，应注意区分是单侧瞳孔缩小还是对侧瞳孔扩大，见于外伤性颅内出血、各种疾病引起的颞叶钩回疝的早期，因持续时间短而易被忽略。③一侧瞳孔缩小、对光反射灵敏，提示颅底损害并波及颈动脉周围的交感神经丛，见于脑干和上颈髓的肿瘤、炎症、血管疾病、外伤等，眶上裂病变早期亦可见瞳孔缩小。

观察方法、护理评价、注意事项见瞳孔观察。

（张志云）

tóngkǒng bùděngdà guānchá

瞳孔不等大观察（observation of anisocoria） 对双侧瞳孔大小不等，或伴变化不定患者的观察。

病因 双侧瞳孔不等大，时大时小，左右交替，形状不规则，提示脑干病变，尤以中脑受损明显，见于脑干出血、多发性硬化、神经梅毒等。若双侧瞳孔不等大且边界不整齐、呈锯齿状，伴对光反射消失而调节反射存在，常见于神经梅毒，偶见于结核性脑膜炎。

护理评估 见瞳孔观察。

观察内容 ①双侧瞳孔不等大常提示有颅内病变，如脑外伤、脑肿瘤、中枢神经梅毒、脑疝等。②双侧瞳孔不等大且变化不定，可能是由于中枢神经和虹膜的神经支配障碍。③双侧瞳孔不等大且伴有对光反射减弱或消失以及神志不清，往往是中脑功能损害的表现。

观察方法、护理评价、注意事项见瞳孔观察。

（张志云）

tǐwēn guānchá

体温观察（observation of temperature） 护士对患者身体温度的监测与观察。通过体温观察，了解疾病的发生、发展及转归，为预防、诊断、治疗、护理提供依据。体温又称体核温度，是指身体内部胸腔、腹腔和中枢神经的温度，相对稳定，高于体表温度；皮肤温度又称体壳温度、体表温度，受环境影响，较不稳定。通常所说的正常体温并不是指某一具体的数值，而是指一定的温度范围。

护理评估 ①评估患者的一般情况，如姓名、年龄、性别、生活状况、自理能力、健康检查和心理社会状况等。②评估测量体温前患者是否刚刚服用药物、饮水、进食、活动等。③评估体温变化的原因和规律。④评估有无伴随症状，如面色、皮肤颜色、血压、尿量、意识等变化。⑤评估诊断、治疗和护理经过。

观察内容 临床上测量体温常以口腔、直肠、腋窝温度为标准，正常体温的平均值及范围见表1。异常体温是指体温超过或低于正常体温（表2）。温度可用摄氏温度（℃）和华氏温度（℉）来表示。摄氏温度和华氏温度的换算公式为：

℃＝(℉－32)×5/9

℉＝℃×9/5＋32

体温可随昼夜、年龄、性别、活动等因素的变化而在一定范围内出现生理性波动，但其波动范围很小，一般小于1.0℃。①定时测量。体温正常时每日测量1次，发热时每日测量4次，必要时随时测量。②发热时观察发热的类型、程度，同时注意呼吸、脉搏和血压的变化。③观察发热时是否有寒战、淋巴结肿大、出血、

表 1　成人体温平均值及正常范围

部位	平均温度	正常范围
腋温	36.5℃（97.7 ℉）	36.0～37.0℃（96.8～98.6 ℉）
口温	37.0℃（98.6 ℉）	36.3～37.2℃（97.3～99.0 ℉）
肛温	37.5℃（99.5 ℉）	36.5～37.7℃（97.7～99.9 ℉）

表 2　成人异常体温

部位	体温过高	体温过低
腋温	>37.0℃（98.6 ℉）	<36.0℃（96.8 ℉）
口温	>37.2℃（99.0 ℉）	<36.3℃（97.3 ℉）
肛温	>37.7℃（99.9 ℉）	<36.5℃（97.7 ℉）

肝大、脾大、结膜充血、单纯疱疹、关节肿痛和意识障碍等伴随症状。④观察发热的原因或诱因是否解除。⑤观察治疗效果。⑥观察患者的饮水量、尿量、体重变化。

护理评价　①能否正确判断和观察体温的变化，从而为护理诊断、措施和治疗提供依据。②护患沟通是否有效，患者是否了解体温变化的影响因素。③能否准确判断影响体温变化的因素并排除干扰因素，从而获得准确的观察值。

注意事项　①在观察过程中避免其他因素的干扰，如进食、饮水、面颊部冷热敷、吸烟、腋窝局部冷热敷、坐浴、灌肠等情况，如存在干扰因素，应间隔30分钟后再观察体温。②做好健康指导，使患者及家属了解有哪些因素会影响体温的观察。③在体温观察过程中密切注意患者生命体征变化，及时记录并报告医生，做好相应的处理措施。

（李小萍）

tǐwēn guògāo guānchá

体温过高观察（observation of hyperthermia）

护士对由于致热原作用于体温调节中枢或由于体温调节中枢功能障碍等原因，引起的产热增加而散热减少，所致体温升高超过正常范围状态患者的监测与察看。一般腋温超过37.0℃、口温超过37.2℃、肛温超过37.7℃为体温过高。

病因　发热是临床常见的症状，导致发热的原因大致可分为两类：感染性发热和非感染性发热。①感染性发热。较为常见，主要由各种病原体如细菌、病毒、支原体、衣原体、立克次体、螺旋体、真菌、寄生虫等引起的急性或慢性、局部或全身性感染，而导致体温过高。②非感染性发热。由病原体以外的各种物质引起，主要包括以下几类组织损伤及非特异性炎症：各种物理性或化学性因素导致的组织损伤，如大出血、大手术、大面积组织损伤（烧伤、撕裂伤等）；各种脏器缺血性坏死，如心、肺、脾、肠等器官梗死；变态反应，见于成人斯蒂尔病、类风湿关节炎、系统性红斑狼疮、结缔组织病等；随着医学的发展，生物制剂或药物反应引起的发热呈增多趋势；肿瘤，见于肾、肺、肝、胰腺和结肠等的实体瘤，以及某些血液性疾病如白血病、淋巴瘤等；中枢性发热，常见于中暑、催眠药中毒、脑出血或颅脑外伤等导致的体温调节中枢受损；自主神经功能紊乱导致的发热，属于功能性发热，包括感染后发热、精神紧张发热、剧烈运动后发热、女性月经前或妊娠初期发热，多为低热。

护理评估　①评估患者的一般情况，如姓名、年龄、性别、生活状况、自理能力、健康检查和心理社会状况等。②评估发病的缓急，发热前有无寒战，发热的程度、时间、诱因和热型。③评估患者食欲、体重下降情况、是否脱水、有无意识障碍、生命体征变化、小儿有无惊厥发生。④评估发热的伴随症状，如皮肤有无出血点或皮疹、黄染等，以及淋巴结有无肿大、关节有无肿痛等。⑤评估患者相关检查结果。⑥评估患者诊断、治疗和护理经过，包括是否用药，药物的种类、剂量、疗效，是否采取物理降温措施以及方法和效果等。

观察内容　重点观察发热的程度、临床过程、热型、其他症状等。

发热的程度　以口腔温度为例，发热程度可划分为〔摄氏度(℃)/华氏度(℉)〕：①低热。即37.3～38.0℃/99.1～100.4 ℉。②中等热。即38.1～39.0℃/100.6～102.2 ℉。③高热。即39.1～41.0℃/102.4～105.8 ℉。④超高热。即41℃/105.8 ℉以上。

发热的临床过程　一般分为以下三个阶段：①体温上升期。发热初期，皮肤血管收缩，血流减少，导致皮肤温度下降，散热随之减少，同时指令到达产热器官，引起寒战和物质代谢加强，产热也随之增加。临床表现为皮肤苍白、干燥无汗、畏寒、疲乏

不适，有时伴有寒战。体温上升的方式有骤升和渐升，骤升是指体温突然升高，数小时内升至高峰；渐升是指体温逐渐升高，数日内达高峰，一般不伴有寒战。②高热持续期。此期体温与体温调定点相适应，寒战停止并开始出现散热反应，与体温上升期不同的是在一个较高的水平上进行调定，此期的持续时间因病因不同而异。临床表现为皮肤潮红、灼热、口唇和皮肤干燥、呼吸深而快、心率增快、头痛、头晕、食欲缺乏、全身不适，此期开始出汗并逐渐增多，严重者可出现谵妄、昏迷。③体温下降期。此期散热增加，产热减少；临床表现为大量出汗、皮肤潮湿，严重者可发生脱水。退热方式有骤退和渐退，骤退是指体温在数小时内降至正常，骤退者由于大量出汗，体液大量丧失，易出现血压下降、脉搏细速、四肢厥冷等虚脱或休克征象；渐退是指体温在数日内降至正常。

热型　各种体温曲线的形态。某些发热性疾病具有独特的热型，加强观察有助于对疾病的诊断，但抗生素的广泛使用以及解热药、肾上腺皮质激素等的应用，使热型变得不典型或呈不规则热型，常见的热型包括稽留热、弛张热、间歇热、不规则热。①稽留热。即体温持续在39℃以上，达数日或数周，24小时内体温波动范围不超过1℃的状态（图1）。稽留热常见于肺炎链球菌肺炎、伤寒等。发热初期患者表现为皮肤苍白、干燥无汗以及畏寒、疲乏不适，有时伴有寒战。体温在数小时或数日内升至高峰。当体温上升到一定程度（39～40℃）时，患者出现皮肤潮红、灼热，以及口唇、皮肤干燥、呼吸深而快、心率增快、头痛、头晕、食欲缺乏、全身不适等；引起发热的原因消除后体温下降、散热增加，患者表现为大量出汗、皮肤潮湿，严重者可发生脱水。如果体温在数小时内降至正常，骤退者由于大量出汗，体液大量丧失，易出现血压下降、脉搏细速、四肢厥冷等虚脱或休克征象。大叶性肺炎患者可表现为胸痛、咳嗽、气急，咳混有少量血液的痰或铁锈色痰；病变广泛者可伴有气促和发绀。斑疹伤寒患者可出现皮疹和淋巴结肿大、脾大。②弛张热。即体温常在39℃以上，波动幅度大，24小时内波动范围超过2℃，但都在正常水平以上。体温最低时仍高于正常水平的状态（图2）。弛张热常见于败血症、风湿热、化脓性疾病、严重肺结核、川崎病、肿瘤晚期等。③间歇热。即体温骤然升高至39℃以上，持续数小时或更长时间，然后下降至正常或正常水平以下，经过一个间歇，体温又升高，并反复发作，即高热与正常体温交替出现的状态（图3）。间歇热常见于疟疾、急性肾盂肾炎等。④不规则热。即体温变化无规律，且持续时间不定的状态（图4）。不规则热是一种常见的热型，可见于流行性感冒、结核病等。

其他症状　在发热的同时常伴有其他症状，需要密切观察，如面色的改变，皮肤有无出血点或皮疹、黄染等，淋巴结有无肿大，发热有无伴随关节肿痛等，患者的意识状态，小儿有无惊厥发生，是否脱水，食欲情况以及体重有无下降等。

护理评价　①护患沟通是否有效，患者情绪是否稳定。②能否为护理诊断、措施和治疗提供

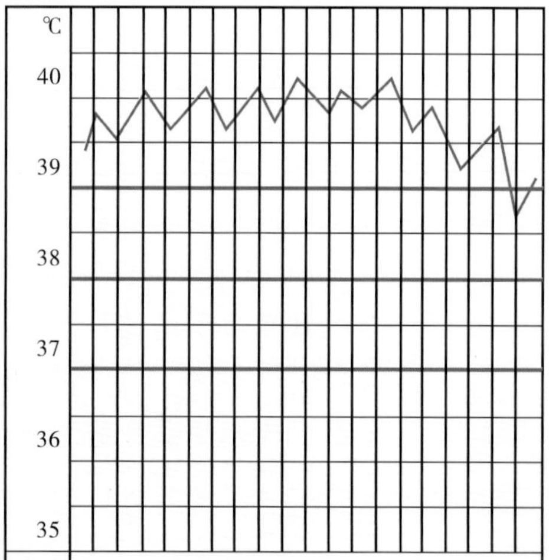

图1　稽留热

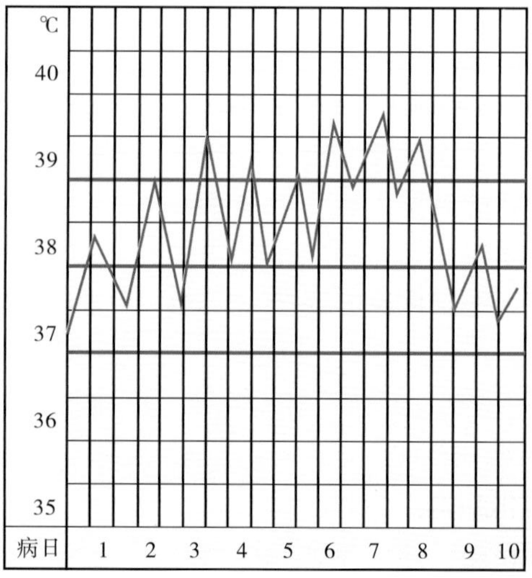

图2　弛张热

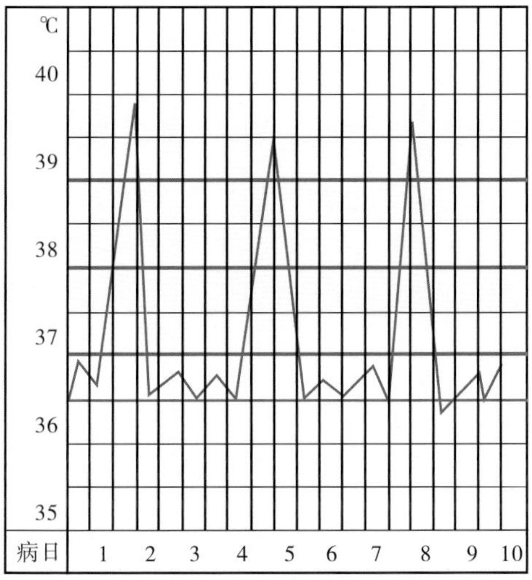

图3　间歇热

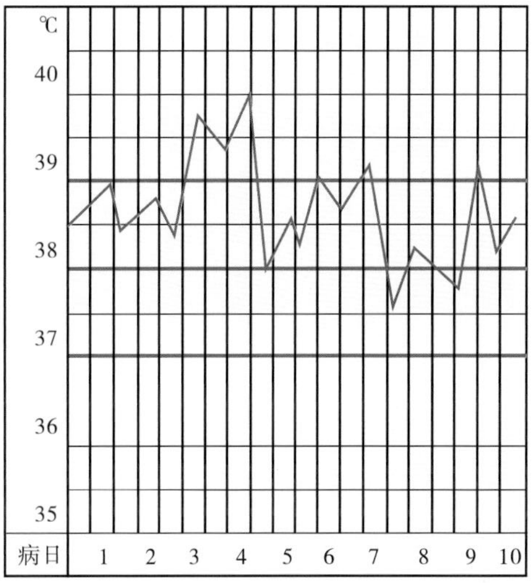

图4　不规则热

依据。③患者体温是否下降，是否发生并发症。

注意事项　①在患者体温上升期，应重点观察体温上升的形式（骤升或渐升），以采取针对性的护理措施，减轻患者不适。②在体温下降期，注意观察体温下降的形式（骤退或渐退），及时擦干汗液和更换衣裤及床单，避免受凉和皮肤受到刺激而发生并发症，及时补充水分，避免患者发生脱水或虚脱。③在降温过程中密切观察患者其他生命体征的变化，及时记录并报告医生，做好相应的处理措施。④发热伴大量出汗者应记录24小时液体出入量。⑤对原因不明的发热应慎用药物降温法，以免影响对热型及临床症状的观察，必要时应留取血培养标本。⑥对有热性惊厥史的患儿，要及早遵医嘱给予药物降温。

（李小萍）

tǐwēn guòdī guānchá

体温过低观察（observation of hypothermia）　护士对各种原因引起的产热减少或散热增加而致体温低于正常范围状态的患者的监测与察看。

病因　①散热过多，如长时间暴露在低温环境中，使机体散热过多、过快，或在寒冷环境中大量饮酒，使血管过度扩张，热量散失。②产热减少，如重度营养不良、极度衰竭等使机体产热减少。③体温调节中枢受损。病因包括中枢神经系统功能不良，如颅脑外伤、脊髓损伤等；药物中毒，如麻醉药过量等；重症疾病如败血症等。④体温调节中枢发育不完善。新生儿尤其是早产儿体温调节中枢发育不完善，产热不足，再加上体表面积相对较大，散热较多，而致体温不升。

护理评估　①评估患者一般情况，如姓名、年龄、性别、生活状况、自理能力、健康检查和心理社会状况等。②评估发病缓急、体温情况。③评估有无伴随症状，包括皮肤、口唇、耳垂的颜色变化，有无颤抖，脉搏、呼吸、血压的变化，尿量有无减少以及意识状态等。④评估诊断、治疗和护理，包括是否用药以及药物的种类、剂量和疗效，是否进行了物理降温及措施、方法和效果等。

观察内容　①体温过低程度（以口腔温度为例）。轻度，即32.1～35.0℃/89.8～95.0 ℉；中度，即30～32℃/86.0～89.6 ℉；重度，即体温<30℃/86.0 ℉，瞳孔散大，对光反射消失；致死温度，即23～25℃/73.4～77.0 ℉。②生命体征的变化。至少每小时测量一次，直至体温恢复到正常范围且稳定，同时注意观察呼吸、脉搏、血压的变化。③伴随症状。注意有无皮肤苍白、冰冷，口唇、耳垂呈紫色、轻度颤抖，心率、呼吸减慢以及血压降低、尿量减少、意识障碍，病情晚期患者还可能出现昏迷。④治疗期间的用药效果。⑤患者病情有无好转、进展等。

护理评价　①能否正确判断导致体温过低的原因，从而为护理诊断、措施和治疗提供依据。②能否通过提供合适的环境温度及保暖措施，使患者的体温恢复正常且无并发症发生。

注意事项　①密切观察患者体温变化，以采取针对性的护理措施，减轻患者不适。②注意保暖。及时为患者添加棉被、热水袋、衣服等，防止体热散失，给予热饮料，提高机体温度。③早产儿应置于暖箱内。④为患者提供合适的环境温度，维持室温在22～24℃。⑤向患者及家属讲解引起体温过低的因素，取得患者和家属的配合。

（李小萍）

màibó guānchá

脉搏观察（observation of pulse）

护士对患者每个心动周期中动脉压周期性波动引起的动脉管壁搏动的监测与观察。通过脉搏观察，了解疾病的发生、发展及转归，为疾病预防、诊断、治疗和护理提供依据。

动脉脉搏是指在每个心动周期中，动脉内的压力随着心脏的收缩和舒张而发生周期性波动，进而引起的动脉管壁的搏动，简称脉搏，是一个反映身体状况和功能的灵敏而简易的指标。

护理评估 ①评估患者的一般情况，如姓名、年龄、性别、生活状况、自理能力、健康检查和心理社会状况等。②评估患者脉搏的频率、节律、强弱、动脉壁的情况及影响脉搏变化的因素。③评估发病的主要症状、发作频率、持续时间、程度、加重或缓解的因素。④评估有无伴随症状，如面色、皮肤颜色、血压、尿量、意识等变化。⑤评估诊断、治疗和护理经过。

观察内容 包括以下方面。

脉率（表） 每分钟脉搏的次数（频率）。正常成人在安静状态下脉率为60～100次/分。当脉率<60次/分（脉率过缓）或脉率>100次/分（脉率过快）即为异常脉率。脉率受多种因素影响，在一定范围内波动，包括：①年龄。一般新生儿、幼儿脉率较快，随年龄增长而逐渐减慢，到高龄时轻度增加。②性别。女性比男性脉率稍快，通常平均脉率相差5次/分。③体型。身材瘦高者常比矮胖者脉率慢；体表面积越大，脉搏越慢。④活动和情绪状态。活动、兴奋、恐惧、愤怒、焦虑时脉率增快，休息、睡眠时则脉率减慢。⑤其他。进食、饮浓茶与咖啡、应用兴奋剂等可使脉率增快，禁食、应用镇静药及洋地黄类药物等可使脉率减慢。

脉律 脉搏的节律性。反映了左心室的收缩情况，正常脉律跳动均匀、规则，间隔时间相等，但正常小儿、青年人和一部分成年人，可发生吸气时脉率增快、呼气时脉率减慢，这种情况提示存在窦性心律不齐，一般无临床意义。当脉搏的搏动出现不规律、间隔时间不等时即为异常脉搏，常见的有间歇脉和脉搏短绌，前者是指在一系列正常的脉搏中，出现一次提前且较弱的脉搏，其后有一较正常延长的间歇；后者是指在同一时间内脉率少于心率，又称绌脉。

脉搏的强弱 触诊时血液流经血管的一种感觉，正常情况下每搏强弱相同。脉搏的强弱取决于动脉充盈度和周围血管的阻力，即与每搏量和脉压大小有关。当心排血量增加、外周动脉阻力较小、动脉充盈度和脉压较大时，脉搏强大有力，称为洪脉，常见于高热、甲状腺功能亢进症、主动脉瓣关闭不全等；当心排血量减少、外周动脉阻力较大、动脉充盈度降低时，脉搏细弱无力，扪之如细丝，称细脉，常见于心功能不全、大出血、休克、主动脉瓣狭窄等；当脉搏节律正常，而强弱交替出现时称为交替脉，是由心室收缩力强弱交替而引起，为心肌损害的一种表现，常见于高血压心脏病、冠状动脉性心脏病等；当脉搏出现骤起骤落、急促而有力的症状称为水冲脉，主要是收缩压偏高、舒张压偏低使脉压增大所致，常见于主动脉瓣关闭不全、甲状腺功能亢进症等；触诊时，如将患者手臂高举过头并紧握其手腕掌面，就可感到急促有力的冲动，当吸气时脉搏明显减弱或消失，呼气时又出现或恢复原状的现象称为奇脉，常见于心包积液、缩窄性心包炎等，是心脏压塞的重要体征之一，其

表 脉率的正常范围和平均脉率

年龄组	正常范围（次/分）		平均脉率（次/分）	
出生~1个月	70～170		120	
1～12个月	80～160		120	
1～3岁	80～120		100	
3～6岁	75～115		100	
6～12岁	70～110		90	
	男	女	男	女
12～14岁	65～105	70～110	85	90
14～16岁	60～100	65～105	80	85
16～18岁	55～95	60～100	75	80
18～65岁	60～100		72	
65岁以上	70～100		75	

发生主要与在吸气时病理原因使心脏受束缚，引起左心室每搏量减少有关。

动脉壁情况　触诊时可感觉到动脉壁的性质。正常动脉管壁光滑、柔软且有弹性，当动脉管壁的弹性纤维逐渐减少、胶原纤维增加，血管壁变硬而失去弹性，呈条索状或迂曲状，触诊时犹如按在琴弦上，常见于动脉硬化的患者。

护理评价　①能否正确判断和观察脉搏的变化，从而为护理诊断、措施和治疗提供依据。②护患沟通是否有效，患者是否了解脉搏变化的影响因素。③能否准确判断影响脉搏变化的因素并排除干扰因素，从而获得准确的脉搏信息。

注意事项　①在观察过程中应避免其他因素对脉搏观察的影响。②做好健康指导，使患者及家属了解哪些因素会影响脉搏的观察。③在脉搏观察过程中应密切注意患者的其他体征变化，及时记录并报告医生，做好相应的处理。

（李小萍）

xīndòng guòsù guānchá

心动过速观察（observation of tachycardia）　护士对成人在安静情况下脉率大于100次/分状态患者的监测与察看。

病因　多为功能性，也可见于器质性心脏病和心外因素，其产生主要与交感神经兴奋和迷走神经张力降低有关。①生理性心动过速。很常见，体位改变、体力活动、食物消化、妊娠、焦虑、兴奋、恐惧、激动、饮酒、吸烟、饮茶等，都可使心率增快，此外，年龄也是影响心率的因素之一，如儿童心率往往较快。②药物性心动过速。如拟交感神经药麻黄碱、肾上腺素，副交感神经阻滞药阿托品、咖啡因、甲状腺素等可引起心率过快。③病理性心动过速。如贫血、缺氧、感染、甲状腺功能亢进症、急性风湿热等。发热时，体温每升高1℃，成人脉率约增加10次/分，儿童则增加15次/分。

护理评估　①评估患者一般情况，如姓名、年龄、性别、生活状况、自理能力、健康检查和心理社会状况等。②评估导致患者心动过速的因素。③评估心动过速时的主要症状、发作频率、持续时间、程度、加重或缓解心动过速的因素。④评估诊断、治疗和护理经过。

观察内容　①观察导致心动过速的病因或诱因。②观察脉搏的频率、节律、强弱。③观察心动过速时的主要症状、发作频率、持续时间、程度以及有无伴随症状，如发热等。

护理评价　①能否正确观察和判断心动过速的变化规律，从而为护理诊断、措施和治疗提供依据。②护患沟通是否有效，患者是否了解心动过速的影响因素。③能否准确判断导致心动过速的因素，并排除干扰因素，从而获得准确的脉搏信息。

注意事项　见脉搏观察。

（李小萍）

xīndòng guòhuǎn guānchá

心动过缓观察（observation of bradycardia）　护士对成人在安静情况下脉率低于60次/分状态患者的监测与察看。

病因　①生理性心动过缓。多见于健康的青年人、运动员、睡眠状态。②药物性心动过缓。如拟胆碱药、β受体阻滞剂、洋地黄等。③病理性心动过缓。如颅内压增高、房室传导阻滞、甲状腺功能减退症等。

护理评估　①评估患者一般情况，如姓名、年龄、性别、生活状况、自理能力、健康检查和心理社会状况等。②评估导致患者心动过缓的因素，以及脉搏的频率、节律、强弱等。③评估心动过缓时的表现、发作的频率、持续时间、程度、加重或缓解心动过缓的因素。④评估诊断、治疗和护理经过。

观察内容　①观察导致心动过缓的病因或诱因。②观察脉搏的频率、节律、强弱。③观察心动过缓时的主要症状、发作频率、持续时间、程度。

护理评价　①能否正确观察和判断心动过缓的变化规律，从而为护理诊断、措施和治疗提供依据。②护患沟通是否有效，患者及家属是否了解心动过缓的影响因素并能够正确处理。③能否准确判断导致心动过缓的因素并排除干扰因素，从而获得准确的脉搏信息。

注意事项　见脉搏观察。

（李小萍）

hūxī guānchá

呼吸观察（observation of respiration）　护士对患者机体与环境之间进行气体交换过程的监测与观察。通过呼吸观察，了解呼吸系统的功能状况和变化，为预防、诊断、治疗和护理提供依据。机体在新陈代谢过程中，需要不断地从外界吸收氧气、排出二氧化碳，这种机体和环境之间的气体交换，称为呼吸。呼吸的全过程有三个组成部分，即外呼吸、气体在血液中的运输和内呼吸。呼吸运动是外呼吸的一种综合表现，包括吸气与呼气两个过程。

护理评估　①评估患者一般情况，姓名、年龄、性别、生活状况、自理能力、健康检查和心理社会状况等。②评估患者呼吸的频率、节律、强弱及影响呼吸的因素。③评估引起呼吸困难的主要原因、发作频率、持续时间、程度，以及加重或缓解因素。④评估患者的诊断、病情的发生和发展过程、治疗和护理经过。⑤评估患者的检查结果，包括痰液检查、血液检查、胸部影像检查、支气管镜检查、胸腔镜检查、呼吸功能测定等。

观察内容 正常成人安静状态下呼吸频率为16～20次/分，节律规则，呼吸运动均匀、无声且不费力。呼吸与脉搏的比例为1∶4，男性及儿童以腹式呼吸为主，女性以胸式呼吸为主。当胸腹部发生病变或外伤，呼吸型态也会发生改变。

影响呼吸运动的因素包括：①年龄。年龄越小，呼吸频率越快，如新生儿的呼吸频率约为44次/分。②性别。女性呼吸频率比相同年龄的男性稍快。③活动。剧烈运动可使呼吸加深、加快，休息、睡眠使呼吸减慢。④情绪。强烈的情绪变化，如紧张、恐惧、愤怒、悲伤等刺激呼吸中枢，引起呼吸频率加快或屏气。⑤其他。如环境温度升高或海拔增加，均会使呼吸加深、加快。

因此，在观察呼吸时，要注意观察以下几方面：①密切观察病情变化，注意有无咳嗽、咳痰、咯血、发绀、呼吸困难等症状、体征，有无异常呼吸。当个体发生疾病时，呼吸的频率、深度、节律、声音、型态将会出现相应改变。同时，应根据病情采取恰当体位，剧烈、频繁咳嗽需卧床休息，病情好转则应适当增加活动，以不感到疲劳为度。②观察呼吸频率，注意有无呼吸过速、呼吸过缓。③观察呼吸深度，注意有无库斯莫尔呼吸（Kussmaul respiration，又称深度呼吸）、浅快呼吸。④观察呼吸节律，注意有无潮式呼吸、间断呼吸。⑤观察呼吸的声音，注意有无蝉鸣样呼吸、鼾声呼吸。⑥观察呼吸型态，是否存在胸式呼吸减弱、腹式呼吸增强，或腹式呼吸减弱、胸式呼吸增强。⑦观察有无呼吸困难，如吸气性呼吸困难、呼气性呼吸困难、混合性呼吸困难等，根据病情遵医嘱决定吸氧流量。⑧观察呼吸道是否通畅，及时清除呼吸道分泌物，必要时吸痰。

护理评价 ①能否正确判断和观察呼吸变化，从而为护理诊断、措施和治疗提供依据。②护患沟通是否有效，患者及家属是否了解导致呼吸变化的相关因素。③能否准确判断影响呼吸变化的因素并排除干扰因素，从而获得准确的呼吸信息。

注意事项 ①在观察过程中应避免其他因素对呼吸观察的影响。②做好健康指导，使患者及家属了解哪些因素会影响呼吸的观察。③在呼吸观察的过程中，密切注意患者生命体征变化，及时记录并报告医生，做好相应的处理。

（李小萍）

yìcháng hūxī guānchá

异常呼吸观察（observation of abnormal respirations）

护士对呼吸频率、深度、节律、型态和呼吸音发生改变患者的监测与察看。异常呼吸是相对生理状态下的平静呼吸而言。根据临床表现的形式，可将异常呼吸分为呼吸过速和呼吸过缓两种。

病因 ①肺源性呼吸困难。由呼吸系统疾病引起，包括支气管疾病、肺部疾病、胸膜疾病、纵隔疾病等。②心源性呼吸困难。风湿性心脏瓣膜疾病、高血压心脏病、冠状动脉性心脏病、心肌炎、心包炎、缩窄性心包炎等并发重度左心和（或）右心功能不全时，会发生呼吸困难。③中毒性呼吸困难。包括尿毒症、糖尿病酮症酸中毒、药物（如吗啡、巴比妥）中毒，以及有机磷农药、除草剂或毒气等中毒，如亚硝酸盐、苯胺、氯气、氨气、臭氧、二氧化硫等。④血源性呼吸困难。包括重度贫血、输血反应、高铁血红蛋白血症、一氧化碳中毒、白血病等。⑤神经精神性呼吸困难。包括中枢神经系统病变，如脑炎、脑出血、脑脓肿、脑水肿、脑肿瘤、颅脑损伤、脊髓灰质炎、睡眠呼吸暂停综合征、吉兰-巴雷综合征、严重脑动脉硬化和脑梗死时的缺氧、二氧化碳潴留所致的呼吸中枢功能障碍以及癔症等。

护理评估 ①评估患者一般情况，如姓名、年龄、性别、生活状况、自理能力、健康检查、心理社会状况和个人生活史等。②评估患病及诊断、治疗和护理经过，以及目前病情的发生、发展过程。③评估患者生命体征、精神状态、营养状况、皮肤颜色、头面颈部和胸部有无异常等。④评估实验室检查、胸部影像学检查、支气管镜检查、胸腔镜检查和呼吸功能检测等。⑤评估引起呼吸异常的原因、发作频率、持续时间、程度和引起呼吸异常加重或缓解的因素。

观察内容 ①观察患者的呼吸频率、节律等，判断呼吸困难的类型。②观察患者的血氧饱和度和动脉血气变化。③观察患者体位、活动后状况及伴随症状。④观察影响患者呼吸的因素。

⑤观察治疗期间用药效果、病情发展等。

异常呼吸运动包括频率改变、深度改变、节律改变、声音异常、型态异常、呼吸困难。

频率改变　见呼吸过速观察、呼吸过缓观察。

深度改变　①深而大的呼吸。是一种深大而规则的呼吸，见于尿毒症、糖尿病等引起的代谢性酸中毒。②深而快的呼吸。常见于过度通气、呼吸性碱中毒或剧烈运动、情绪激动或过度紧张时。③表浅性呼吸。若呼吸浅而快，见于胸壁疾病或外伤；若呼吸表浅而不规则，提示肺受到压迫或呼吸中枢、肺实质性病变，如呼吸肌麻痹、严重腹水、胸腔积液、肺炎等，有时呈叹息样呼吸，见于濒死患者。

节律改变　①潮式呼吸。又称陈-施呼吸，是一种周期性的呼吸异常，即呼吸由浅慢逐渐变为深快，再变为浅慢，经过5～20秒的呼吸暂停，再重复上面的周期性变化，如此周而复始，其呼吸运动呈潮水涨落般的状态；见于重症脑缺氧、重症脑缺血、严重心脏病、尿毒症晚期等患者。②间停呼吸。又称比奥呼吸，是指有规律地呼吸几次后突然停止呼吸，间隔一个较短的时间间隔后又开始呼吸，如此反复交替出现；见于濒死状态。③抑制性呼吸。此为胸部发生剧烈疼痛所致的吸气相突然中断，呼吸运动短暂地突然受到抑制，患者表情痛苦，呼吸较正常浅而快。常见于急性胸膜炎、胸膜恶性肿瘤、肋骨骨折等。④叹气样呼吸。在一段正常的呼吸节律中插入一次深大的呼吸，并伴有叹息声，一般为呼吸功能性改变；多见于神经衰弱、精神紧张或抑郁症的患者。

声音异常　①蝉鸣样呼吸。吸气时有一种高音调的音响，多由于声带附近阻塞，空气进入困难所致；常见于喉头水肿、喉痉挛、喉头有异物等患者。②鼾声呼吸。由于气管或支气管有较多的分泌物蓄积，呼气时发出粗糙的鼾声；多见于深昏迷的患者。

型态异常　①胸式呼吸减弱、腹式呼吸增强，见于肺、胸膜或胸壁疾病。②腹式呼吸减弱、胸式呼吸增强，见于腹部疾病。

呼吸困难　①呼气性呼吸困难。呼气费力且时间延长，见于支气管哮喘、阻塞性肺气肿。②吸气性呼吸困难。吸气困难且时间延长，有明显的三凹征（吸气时胸骨上窝、锁骨上窝、肋间隙出现凹陷），见于气管阻塞、气管异物、喉头水肿。③混合性呼吸困难。吸气、呼气均感费力，呼吸频率增加，见于重症肺炎、广泛性肺纤维化等。

护理评价　①能否正确观察和判断呼吸异常的表现，从而为护理诊断、措施和治疗提供依据。②护患沟通是否有效，患者及家属是否了解导致呼吸异常的原因。③能否准确判断引起呼吸异常的因素并排除干扰因素，从而获得准确的呼吸信息。

注意事项　①在观察过程中应避免其他因素对呼吸观察的影响。②做好健康指导，使患者及家属掌握对呼吸影响因素的观察并进行相应的预防。③在呼吸观察的过程中，密切注意患者生命体征变化，及时记录并报告医生，做好相应的处理。

（李小萍）

hūxī guòsù guānchá

呼吸过速观察（observation of tachypnea）　护士对成人安静状态下呼吸频率超过24次/分的状态患者的监测与察看。一般体温若每升高1℃，呼吸频率则增加3～4次/分。

病因　多见于发热、疼痛、甲状腺功能亢进症以及心力衰竭等。

护理评估　①评估患者一般情况，如姓名、年龄、性别、生活状况、自理能力、健康检查、心理社会状况和个人生活史等。②评估患者病史、诊断、治疗和护理经过、病情发展过程。③评估患者生命体征、精神状态、营养状况、皮肤颜色、头面颈部和胸部有无异常等。④评估实验室检查、胸部影像学检查、支气管镜检查、胸腔镜检查和呼吸功能检测等。⑤评估引起呼吸过速的主要原因、发作频率、持续时间、程度以及症状加重或缓解的因素。

观察内容　①观察患者呼吸频率、节律，判断呼吸困难类型。②观察患者血氧饱和度和动脉血气变化。③观察患者体位、活动后状况及伴随症状。④观察导致患者呼吸过速的因素。⑤观察治疗期间用药效果、病情发展等。

护理评价　①能否正确判断呼吸变化，从而为护理诊断、措施和治疗提供依据。②护患沟通是否有效，患者及家属是否了解引起呼吸过速的因素及预防的相关知识。③能否准确判断导致呼吸过速的因素并排除干扰因素，从而获得准确的呼吸信息。

注意事项　①在观察过程中应避免其他因素对呼吸观察的影响。②做好健康指导，使患者及家属了解导致呼吸过速的因素，并积极配合原发病的治疗。③密切注意患者生命体征的变化，应及时记录并报告医生，做好相应的处理。

（李小萍）

hūxī guòhuǎn guānchá

呼吸过缓观察（observation of bradypnea） 护士对成人呼吸频率低于 12 次/分的状态患者的监测与察看。

病因 ①颅内压增高刺激呼吸中枢使呼吸变为慢而深。②巴比妥类药物中毒，可以抑制呼吸中枢导致呼吸减慢。

护理评估 ①评估患者一般情况，如姓名、年龄、性别、生活状况、自理能力、健康检查、心理社会状况和个人生活史等。②评估患者病史、诊断、治疗和护理经过、病情发展过程。③评估患者生命体征、精神状态、营养状况、皮肤颜色、头面颈部和胸部有无异常等。④评估实验室检查、痰液检查、胸部影像学、支气管镜、胸腔镜和呼吸功能测定等。⑤评估引起呼吸过缓的原因、发作频率、持续时间、程度和呼吸过缓加重或缓解的因素。

观察内容 ①观察患者呼吸频率、节律，判断呼吸困难类型。②观察患者血氧饱和度和动脉血气变化。③观察患者体位、活动后状况及伴随症状。④观察导致患者呼吸过缓的因素。⑤观察治疗期间用药效果、病情发展等。

护理评价 ①能否正确判断和观察呼吸变化，从而为护理诊断、措施和治疗提供依据。②护患沟通是否有效，患者及家属是否了解导致呼吸过缓的原因。③能否准确判断导致呼吸过缓的因素并排除干扰因素，从而获得准确的呼吸信息。

注意事项 ①在观察过程中，应避免其他因素对呼吸观察的影响。②做好健康指导，使患者及家属了解影响呼吸观察的因素。③在观察过程中密切注意患者生命体征变化，及时记录并报告医生，做好相应的处理。

（李小萍）

xuèyā guānchá

血压观察（observation of blood pressure） 护士对患者血管内流动的血液对血管壁的侧压力的监测与察看。

一般所说的血压是指体循环的动脉血压。在一个心动周期中，动脉血压随着心室的收缩和舒张而发生规律性的波动。在心室收缩时，动脉血压上升达到的最高值称为收缩压；在心室舒张末期，动脉血压下降达到的最低值称为舒张压。收缩压与舒张压之差称为脉压。在一个心动周期中，动脉血压的平均值称为平均动脉压，等于舒张压加 1/3 脉压或 1/3 收缩压加 2/3 舒张压。护士通过观察血压变化，了解疾病的发生、发展及转归，为预防、诊断、治疗、护理提供依据。

护理评估 评估内容包括：①评估患者一般情况，姓名、年龄、性别、生活状况、自理能力、健康检查和心理社会状况等。②评估有无影响血压变化的因素等。③评估患者出现的伴随症状，如面色、皮肤颜色、尿量、意识等变化。④评估诊断、治疗和护理经过，包括是否用药及药物种类、剂量、疗效，是否采取了护理措施及方法和效果等。

观察内容 成人正常血压（以肱动脉为例）是指在安静状态下的血压范围为收缩压 90 ~ 139mmHg，舒张压 60 ~ 89mmHg，脉压 30 ~ 40mmHg。

影响血压因素：①每搏量。在心率和外周阻力不变时，如果每搏量增加，心缩期射入主动脉的血量增多，收缩压明显升高。因此，收缩压的高低主要反映每搏量的多少。②心率。在每搏量和外周阻力不变时，心率增快，心舒期缩短，心舒期内流向外周的血量减少，心舒末期主动脉内存流的血量增多，舒张压明显升高。因此，心率主要影响舒张压。③外周阻力。在心排血量不变而外周阻力增大时，心舒期中血液向外周流动的速度减慢，心舒末期存留在主动脉中的血量增多，舒张压明显升高。因此，舒张压的高低主要反映外周阻力的大小，外周阻力的大小受阻力血管（小动脉和微动脉）口径和血液黏稠度的影响。当阻力血管口径变小、血液黏稠度增加时，外周阻力增大。④主动脉和大动脉管壁的弹性。大动脉管壁的弹性对血压起缓冲作用，随着年龄的增长，血管的胶原纤维增生，血管壁的弹性降低，使血管的可扩张性减小，收缩压升高，舒张压降低，脉压增大。⑤循环血量和血管容积。正常情况下，循环血量和血管容积相适应，以保持一定水平的体循环充盈压。如果循环血量减少或血管容积扩大，血压便会下降。⑥年龄。随着年龄的增长，收缩压和舒张压均有逐渐增高的趋势，但收缩压的升高比舒张压的升高更为显著（表）。⑦性别。青春期前男女血压差别不明显；女性在更年期前，血压低于男性；女性在更年期后，血压升高，男女血压差别较小。⑧时间。一般清晨血压最低，然后逐渐升高，至傍晚血压最高。⑨睡眠。睡眠不佳可导致血压升高。⑩生活环境。寒冷环境下，末梢血管收缩，血压略升高；高温环境下，皮肤血管扩张，血压可略下降。⑪体位。站立位血压高于坐位血压，坐位血压高于卧位血压，这与重力引起的代偿机制有关。对于长期卧床或使用某些降压药的患者，由

表 不同年龄组的平均血压

年龄组	平均血压（mmHg）
1个月	84/54
1岁	95/65
6岁	105/65
10~13岁	110/65
14~17岁	120/70
中青年	120/80
老年	（140~160）/（80~90）

卧位改为立位时，可出现头晕、眩晕、血压下降等直立性低血压的表现。⑫测量血压的部位。部分人右上肢血压高于左上肢5~10mmHg，这与肱动脉的解剖位置有关。下肢血压高于上肢20~40mmHg，这与股动脉的口径较肱动脉粗、血流量大有关。⑬其他因素。情绪激动、紧张、恐惧、兴奋以及剧烈运动、吸烟可使血压升高。饮酒、摄入盐过多、药物等对血压也有影响。

因此，在观察血压时，要注意以下几方面：①密切观察血压的变化规律。②观察有无头晕、心悸等症状，观察脉搏情况。③观察影响血压变化的因素。④观察用药后血压的变化。

护理评价 ①能否正确判断和观察血压的变化，从而为护理诊断、措施和治疗提供依据。②护患沟通是否有效，患者是否了解血压变化的影响因素。③能否准确判断血压变化的影响因素，并排除干扰因素，从而获得准确的观察值。

注意事项 ①在观察过程中应避免其他因素对血压观察的影响。②做好健康指导，使患者及家属了解有哪些因素会影响血压的观察。③在服用药物过程中，要注意观察药物的不良反应，注意有无潜在并发症的发生，并在观察血压时做到“四定”，即定血压计、定体位、定部位、定时间。④在血压观察过程中，密切注意患者的生命体征变化，及时记录并报告医生，做好相应的处理。

（李小萍）

gāoxuèyā guānchá

高血压观察（observation of hypertension）

护士对在静息状态、未用抗高血压药的情况下，收缩压为140mmHg或以上和（或）舒张压为90mmHg或以上状态患者的监测与察看。

高血压是一种以动脉压升高为特征，可伴有心脏、血管、脑和肾脏等器官的功能性或器质性改变的全身性疾病。根据血压升高水平，进一步将高血压分为1、2、3级。当收缩压和舒张压分属于不同级别时，以较高的级别做为标准。高血压的诊断标准如下：在安静、清醒未服用降压药物的情况下，至少3次非同日成年人收缩压为140mmHg或以上和（或）舒张压为90mmHg或以上。以上标准适用于任何年龄的成人。

病因 高血压分为两大类：原发性高血压和继发性高血压。

原发性高血压 原发性高血压的病因和发病机制尚未完全明了，认为原发性高血压是在一定的遗传背景下受多种后天因素作用，正常血压调节机制失代偿所致。一般认为遗传因素占40%，环境因素占60%。①遗传因素。约75%的原发性高血压患者具有遗传素质，同一家族中高血压患者常集中出现。②环境因素。饮食：摄入食盐多者，高血压的发病率高；精神应激：人在长期紧张、压力、焦虑或长期噪声、视觉刺激下也可发生高血压，因此，城市脑力劳动者高血压患病率超过体力劳动者；社会心理应激：与高血压发病有密切关系，应激性生活事件包括父母早亡、失恋、丧偶、家庭成员死亡、病残、家庭破裂、经济或政治因素冲击等，社会心理应激可改变体内激素平衡，从而影响所有代谢过程。③其他因素。如肥胖者发病率高；服用避孕药；此外，研究发现，阻塞性睡眠呼吸暂停低通气综合征也可能与高血压的发生有关。

继发性高血压 约5%的患者血压升高是由某些疾病引起，如慢性肾小球肾炎、肾动脉狭窄等。这种继发于其他疾病的高血压称继发性高血压。

护理评估 ①病史。包括患病及治疗经过、目前状况、相关病史等。②心理社会资料。包括患者角色、心理状态、性格特征、社会支持系统等。③生活史及家族史。包括烟酒嗜好、饮食方式、职业和工作条件、经济状况、家族史等。④身体状态。包括生命体征、面容及表情、患者体位等。⑤皮肤黏膜颜色、温度、湿度以及有无发绀、水肿等。⑥检查。包括肺部检查、心脏和血管检查、腹部检查、血液检查、心电图检查、动态血压监测等。

观察内容 ①观察血压数值的变化。血压持续增高者应每日测量血压2～3次，并做好记录，必要时测立位、坐位、卧位血压，掌握血压变化规律。如血压波动过大，要警惕脑出血的发生；如在血压急剧增高的同时出现头痛、视物模糊、恶心、呕吐、抽搐等症状，应考虑高血压脑病的发生；如出现端坐呼吸、喘憋、发绀、咳粉红色泡沫痰等，应考虑急性左心衰的发生。出现上述各种表现时均应立即通知医生并配合给予紧急救治。②观察血压的稳定性。应防止血压过度波动，服用降压药时要勤测血压，避免血压降低过多。③观察脉压的变化。脉压增大，见于主动脉瓣关闭不全、主动脉硬化等；脉压减少，可见于心包积液、缩窄性心包炎等。

护理评价 ①能否正确判断和观察血压变化，从而为护理诊断、措施和治疗提供依据。②护患沟通是否有效，患者是否了解血压变化的影响因素。③能否准确判断影响血压过高的因素，并排除干扰因素，从而获得准确的血压值。

注意事项 ①在观察过程中应避免其他因素对血压观察的影响。②做好健康指导，使患者及家属了解有哪些因素会导致血压过高，以采取针对性的预防措施。③在服用药物的过程中，要注意观察药物不良反应，注意有无潜在并发症的发生。④在血压过高的观察过程中，密切注意患者生命体征变化，及时记录并报告医生，做好相应的处理。

（李小萍）

dīxuèyā guānchá

低血压观察（observation of hypotension）

护士对体循环动脉压力低于90/60mmHg状态患者的监测与察看。当血压低于正常范围时，患者可有明显血容量不足的表现，如脉搏细速、心悸、头晕等。根据不同的原因低血压可分为以下几类。

生理性低血压 部分健康人群，其血压测值已达到低血压标准，但无任何自觉症状，经长期随访，除血压偏低外，人体各系统、器官无缺血和缺氧等异常，也不影响寿命。

病理性低血压 除血压降低外，常伴有不同程度的症状以及某些疾病。根据低血压的起病形式，将其分为急性和慢性两大类：①急性低血压。患者血压由正常或较高的水平突然而明显地下降，临床上常因脑、心、肾等重要脏器缺血而出现头晕、黑蒙、肢软、出冷汗、心悸、少尿等症状，严重者表现为晕厥或休克。②慢性低血压。

体质性低血压 一般认为与遗传和体质瘦弱有关，多见于20～50岁的妇女和老年人。轻者可无任何症状，重者出现精神疲惫、头晕、头痛，甚至晕厥，夏季气温较高时更明显。

直立性低血压 患者从蹲位或平卧位变换为坐位或直立位时，或长时间站立出现血压突然下降，收缩压超过20mmHg，舒张压超过10mmHg，并伴有明显症状。这些症状包括头晕、视物模糊、乏力、恶心、认知功能障碍、心悸、颈背部疼痛。直立性低血压与多种疾病或状态有关，如多系统萎缩、糖尿病、多发性硬化、血液透析、手术后遗症、麻醉及使用利尿药、催眠药等，还常见于久病卧床、体质虚弱的老年人。

继发性低血压 由某些疾病或药物引起的低血压，如脊髓空洞症、风湿性心脏病、降压药、抗抑郁药和慢性营养不良患者。①心血管疾病所致的低血压。重度的主动脉瓣狭窄、二尖瓣狭窄、慢性缩窄性心包炎、特发性或肥厚型心肌病等，由于心排血量减少，常伴有低血压。②无脉症。由于主动脉弓的分支受累导致上肢缺血，桡动脉搏动消失，甚至无法测到血压。

血压过低的护理评估、观察内容、护理评价、注意事项，见血压观察。

（李小萍）

wèi-cháng guānchá

胃肠观察（observation of gastrointestinal system）

护士对患者胃肠的主要生理功能（包括将食物中的营养物质进行消化、吸收，再将剩余残渣及代谢产物排出体外过程）的监护与察看。通过对胃肠活动的观察，了解胃肠健康状况，为临床诊断、治疗、预防、护理提供依据。

护理评估 评估内容包括：①患者一般情况，如姓名、年龄、性别、生活状况、自理能力、健康检查和心理社会状况等。②患者生活习惯、饮食情况、排泄情况。③患者对营养、饮食、排泄等相关知识的了解情况。

观察内容 观察患者当前的营养状况，包括饮食种类、营养搭配、烹调方法和营养摄入情况。观察患者体重变化、与营养相关疾病症状及化验指标。观察影响排便的因素，包括：①年龄。可影响个体对排便的控制。②食物与液体摄入情况。均衡饮食与足量的液体摄入是维持正常排便的重要条件。富含纤维素的食物可保证必要的粪便容积，加速食糜通过肠道，减少水分在大肠内的再吸收，从而使大便柔软而容易排出。每日摄入足量液体，可以液化肠内容物，使食物能够顺利通过肠道。当摄食量过少、食物中缺少纤维素或水分不足时，无法产生足够的粪便容积和液化食糜，食糜通过肠道的速度减慢、时间延长，使水分的再吸收增加，易导致粪便变硬、排便减少而发生便秘。③心理因素。心理因素是影响排便的重要因素，抑郁、身体活动减少，会导致肠蠕动减少而易发生便秘；而情绪紧张、焦虑可导致迷走神经兴奋，肠蠕动增加而致吸收不良、发生腹泻。④患者身处的环境。当患者因排便问题需要医务人员帮助而丧失隐私时，患者就可能压抑便意而导致排便功能异常。⑤患者活动能力。活动可维持肌肉张力、刺激肠道蠕动，从而有助于维持正常的排便功能。⑥排泄习惯。个人的排泄习惯可能影响正常排便。⑦肠道本身的疾病或身体其他系统病变对排便的影响。⑧某些治疗和检查对排便的影响，如腹部、肛门部位手术患者，会因为肠壁肌肉的暂时麻痹或伤口疼痛而发生排便困难；胃肠X线检查常需灌肠或服用钡剂，也可影响排便。⑨用药情况。有些药物能治疗或预防便秘和腹泻，如缓泻药可刺激肠蠕动，减少肠道对水分吸收而促进排便；但是若药物剂量掌握不正确，可能导致相反的结果。有些药物则可能干扰排便的正常型态，如长时间服用抗生素可抑制肠道正常菌群而导致腹泻，麻醉药或镇痛药可使肠运动能力减弱而导致便秘。

护理评价 ①能否正确判断和观察影响胃肠健康的相关因素，从而为护理诊断、措施和治疗提供依据。②护患沟通是否有效，患者是否了解维护胃肠健康的相关知识。

注意事项 ①注意影响胃肠健康的因素，并及时采取措施，去除不利因素。②做好健康指导，使患者及家属了解有哪些因素会影响胃肠健康。③指导患者均衡搭配饮食，做到不挑食、不厌食、不暴饮暴食，以及生活有规律、定时排便等。

（李小萍）

ǒutù guānchá

呕吐观察（observation of vomiting） 护士对患者经口排出胃内容物和（或）一部分小肠内容物症状的监测与察看。

呕吐时可将胃内的有害物质吐出，因而呕吐是一种具有保护意义的防御反射，但剧烈而频繁的呕吐可以引起水、电解质紊乱以及酸碱平衡失调、营养障碍等。

病因 常见的原因包括：①消化道器质性梗阻。食管、胃或肠内容物下行受阻，而被迫逆行以致呕吐，如先天性消化道发育畸形（不同部位闭锁或狭窄），年龄较大的儿童则以发生后天性肠扭转、肠套叠、肠梗阻（如常见的蛔虫梗阻）为多见。②消化道感染性疾病。发生胃炎、肠炎、阑尾炎时，由于炎症对于胃、肠刺激，可呈反射性呕吐，常伴有腹痛、恶心、腹泻、腹胀。③机体功能异常。全身性感染或代谢障碍等情况时，常伴有发热、食欲缺乏、恶心、腹胀等中毒症状。④中枢神经系统疾病。颅内压增高、脑膜刺激征或颅内占位性病变能引起中枢性喷射性呕吐，呕吐前并无恶心，常伴有头痛、嗜睡、昏迷、惊厥等其他神经系统症状。⑤中毒。毒物对胃肠道的局部刺激及毒物作用于中枢神经系统而导致呕吐。

护理评估 ①起病形式。餐后短时间内出现呕吐，并有骤起的集体发病情况，应首先考虑食物中毒；活动期的消化性溃疡位于幽门时，因该处水肿、充血、痉挛，也常导致餐后呕吐；神经性呕吐多在餐后即刻发生；在餐后较久或积数餐之后才出现的呕吐，多见于消化性溃疡、胃癌等引起的幽门、十二指肠慢性不全梗阻。②评估呕吐发生的时间。晨间呕吐在育龄期女性应考虑早孕反应，有时也见于尿毒症或慢性酒精中毒；有些鼻窦炎患者，因分泌物刺激咽部，也会有晨起恶心和干呕；夜间呕吐多见于幽门梗阻。③评估呕吐的特点。一般呕吐前常先有明显的恶心，然后出现呕吐；但神经性呕吐可不伴有恶心，或仅有轻微恶心，呕吐并不费力，甚至可以随心所欲地呕吐；高血压脑病或颅内病变引起颅内压增高时，也常常没有恶心而突然出现喷射性呕吐。④评估呕吐物的性质。幽门梗阻时的呕吐物因为含有隔餐或隔日食物，会有腐酵酸臭的气味；呕吐物中含有大量黄色苦味胆汁，多见于频繁、剧烈呕吐或十二指肠乳头以下的肠梗阻；呕吐量大多见于幽门梗阻或急性胃扩张，一次呕吐量可超过1000ml；呕吐物呈粪臭味多考虑低位肠梗阻；呕吐大量酸性胃液多见于活动期十二指肠溃疡或胃泌素瘤；呕吐物呈咖啡样或鲜红色，考虑上消化道出血。⑤评估呕吐伴有的腹痛症状。伴有腹痛者，首先应考虑急腹症；有些腹痛可在呕吐之后获得暂时缓解，应考虑可能是消化性溃疡、急性胃炎或高位肠梗阻；胆囊炎、胆石症、胆道蛔虫病、急性胰腺炎等，一般呕吐后腹痛不能得到缓解。⑥评估呕吐是否伴有头痛和眩晕。伴有头痛，应考虑高血压脑病、偏头痛、鼻窦炎、青光眼、屈光不正等；伴有眩晕者可能是梅尼埃病、迷路炎等，还需要了解是否由硫酸链霉素、卡那霉素、新霉素或庆大霉素等药物引起。⑦评估其他情况的呕吐。恶心、呕吐伴有厌食、疲乏，甚至出现黄疸，应警惕是否为病毒性肝炎，必要时进行隔离；育龄期女性必须了解月经情况，如果未避孕或避孕失败且超过4周尚未行经者，要考虑是否为早孕所致的恶心、呕吐。⑧注意评估患者生命体征、意识状态等，注意有无脱水症状，以及呕吐物、毒物分析或细菌培养等检查结果。

观察内容 ①观察患者生命体征、意识状态等。②观察有无脱水症状、水电解质紊乱、酸碱平衡失调等。③观察呕吐物或毒物分析或细菌培养等检查结果。④观察呕吐发生时间。妊娠引起的呕吐常发生在清晨；幽门梗阻的呕吐常发生在夜晚或凌晨。⑤观察呕吐的方式。喷射性呕吐不伴恶心，常见于脑肿瘤、脑出血、脑膜炎等颅内压增高的患者；消化道疾病引起的呕吐为反射性呕吐。⑥观察呕吐物的性状。一般呕吐物含有消化液及食物；幽门梗阻时，呕吐物常为宿食；高位小肠梗阻者，呕吐物内常有胆汁；霍乱患者的呕吐物为米泔水样。⑦观察呕吐物的量。成人胃容量约为300ml，如呕吐物超过胃容量，应考虑有无幽门梗阻或其他异常情况；神经官能症时呕吐量不多，呕吐后可再进食。⑧观察呕吐物的颜色。急性大出血时，呕吐物呈鲜红色；陈旧性出血或慢性出血，呕吐物呈咖啡色；胆汁反流入胃内时，呕吐物呈黄绿色；胃内容物滞留于胃内时间较长时，呕吐物呈暗灰色。⑨观察呕吐物的气味。普通呕吐物呈酸味；胃内出血时呈碱味；含有大量胆汁时呈苦味；幽门梗阻时呕吐物呈腐臭味；肠梗阻时呈粪臭味；有机磷农药中毒时呕吐物常带大蒜味。⑩观察呕吐时的伴随症状。呕吐伴腹痛、腹泻常见于急性胃肠炎、食物中毒；喷射性呕吐伴剧烈头痛，常见于颅内压增高；呕吐伴眩晕及眼球震颤，常提示前庭功能障碍。

护理评价 ①能否正确判断和观察呕吐发生的时间、方式、伴随症状及呕吐物的量、颜色、气味，从而为护理诊断、措施和治疗提供依据。②护患沟通是否有效，患者是否了解呕吐发生的原因。

注意事项 ①密切观察呕吐的发生和发展，并及时采取措施，避免发生并发症。②做好健康指导，使患者及家属了解有哪些因素会引起呕吐。③在患者服用药物过程中，要注意观察药物不良反应，注意有无潜在并发症的发生。④在观察过程中密切注意患者生命体征变化，及时记录并报告医生，做好相应的处理。

（李小萍）

fùxiè guānchá

腹泻观察（observation of diarrhea）

护士对排便性状改变，频繁排出松散、稀薄的粪便甚至是水样便患者的监测与察看。

病因 各种原因引起肠蠕动增加，肠黏膜吸收水分障碍，胃肠道内容物迅速通过胃肠道，水分不能在肠道内被及时地吸收；又因肠黏膜受刺激，肠液分泌增加，进一步增加了粪便的水分含量，因此，当粪便到达直肠时仍然呈液体状态，并被排出体外，形成腹泻。腹泻分急性和慢性两类。①急性腹泻。发病急剧，病程在2~3周之内。病因常为肠道疾病，包括细菌、病毒、真菌、原虫等感染引起的肠炎、溃疡性结肠炎急性发作等；急性中毒，如进食毒蕈、河豚、鱼胆或砷、汞等；全身性感染，如败血症、伤寒或副伤寒等；其他如过敏性紫癜等。②慢性腹泻。病程在2个月以上或间歇期在2~4周内的复发性腹泻。病因常为消化系统疾病，如慢性萎缩性胃炎、肝硬化、胰腺炎、慢性细菌性痢疾等；全身性疾病，如甲状腺功能亢进症、肾上腺皮质功能减退等；药物副作用，如服用利血平、甲状腺素、某些抗肿瘤药和抗生素等。

护理评估 ①评估患者一般情况，如姓名、年龄、性别、生活状况、自理能力、健康检查和心理社会状况等。②评估腹泻原因。包括有无与腹泻相关的疾病史，有无不洁饮食，有无用药史或精神紧张、焦虑等。③评估腹泻的程度与特点。包括腹泻次数及粪便量、颜色、形状和气味，有无腹泻加重或缓解的因素，如进食、食物过于油腻、受寒等。④评估腹泻对人体功能性健康型态的影响。包括有无脱水、消瘦、肛周皮肤糜烂或破损等营养与代谢型态的改变，有无睡眠与休息型态的改变等。⑤评估诊断、治疗及护理经过。包括是否已进行粪便检查和结果、已采取的措施与效果等。

观察内容 ①观察腹泻发生的时间、原因或诱因、病程长短。②观察排便的次数以及粪便的性状、量和气味。③观察有无疲乏、口渴等脱水症状。④急性腹泻严重时，应观察患者生命体征、神志、尿量、皮肤弹性等，注意有无水及电解质紊乱、酸碱平衡失调、血容量减少等。⑤慢性腹泻时注意观察患者营养状况，有无消瘦、贫血的体征。⑥观察实验室检查结果。如急性腹泻者留取的血液相关检查、粪便细菌培养等结果。⑦观察腹泻的伴随症状。腹泻伴发热，多见于急性细菌性痢疾、伤寒、副伤寒、肠结核、败血症、甲状腺危象等；腹泻伴里急后重，多见于急性细菌性痢疾、直肠癌等；腹泻伴明显消瘦，见于胃肠道恶性肿瘤及吸收不良综合征；腹泻伴关节痛或皮下出血，见于败血症、伤寒或副伤寒、麻疹、过敏性紫癜等；腹泻伴腹部包块见于胃肠恶性肿瘤、肠结核、克罗恩病等；腹泻伴重度脱水，见于分泌性腹泻，如霍乱及细菌性食物中毒等。

护理评价 ①能否正确观察和判断腹泻发生的时间、方式、伴随症状及粪便的量、颜色、气味，从而为护理诊断、护理措施和治疗提供依据。②护患沟通是否有效，患者是否了解腹泻发生的原因。

注意事项 ①密切观察腹泻的发生和发展，并及时采取措施，避免并发症发生。②做好健康指导，使患者及家属了解有哪些因素会引起腹泻。③在服用药物过程中，要注意观察药物不良反应，注意有无潜在并发症的发生。④在观察过程中密切注意患者生命体征变化，及时记录并报告医生，做好相应的处理。⑤正确采集粪便标本。

（李小萍）

biànmì guānchá

便秘观察（observation of constipation） 护士对排便性状改变，排便次数减少，排出过干、过硬的粪便且排便困难等患者的监测与察看。

病因 根据病因不同，可将便秘大致分为功能性便秘和器质性便秘。①功能性便秘。原因包括饮食结构不合理、饮水量不足；因生活无规律、工作时间变化、环境变化或精神紧张等而忽视或抑制便意；年老体弱或活动过少导致结肠运动功能减退；腹肌及盆底肌张力不足导致排便动力不足；肠易激综合征导致肠道运动功能紊乱；结肠冗长，粪团内水分被过多吸收；滥用缓泻药、栓剂、灌肠等。②器质性便秘。原因包括结肠良性或恶性肿瘤、各种原因所致的肠梗阻、肠粘连或痉挛等；腹腔或盆腔内肿瘤的压迫；因直肠或肛门病变导致排便疼痛而惧怕排便，或引起肛门括约肌痉挛而导致便秘；全身性疾病致肠道平滑肌松弛，排便无力，如甲状腺功能减退症、尿毒症、糖尿病等。

护理评估 ①评估患者一般情况，如姓名、年龄、性别、生活状况、自理能力和心理社会状况等。②评估患者有无与便秘相关的疾病史、用药史，有无进食过少、食物中缺乏粗纤维、活动量少、精神紧张、环境改变、长期服用泻药等诱发因素。③评估排便频率、粪便性状、粪便量及排便的用力程度。④评估便秘对人体健康的影响。包括有无肛周疼痛、有无肛裂等营养与代谢型态的改变，有无紧张、焦虑等压力与应对型态的改变。⑤评估诊断、治疗及护理经过。重点关注促进排便的措施及效果。⑥评估患者对便秘相关知识的了解及认同程度。

观察内容 ①观察患者生活状况、自理能力、饮食结构。②观察患者排便频率、粪便性状、粪便量及排便困难的程度。③观察患者的伴随症状。注意有无头痛、腹痛、腹胀、消化不良、乏力、食欲缺乏等全身症状。

护理评价 ①能否正确判断患者对便秘相关知识的了解程度，从而为诊断、治疗和护理提供依据。②护患沟通是否有效，患者及家属是否了解导致便秘的相关因素。

注意事项 ①注意观察便秘的发生和发展，并及时采取措施。②做好健康指导，使患者及家属了解有哪些因素会导致便秘。

（李小萍）

páiniào guānchá

排尿观察（observation of urination） 护士对将人体代谢的终末产物、有毒物质和药物通过尿液排出体外自然过程的监测与察看。排尿可以调节水、电解质及酸碱平衡，维持人体内环境的相对稳定，尿液的排出受意识控制，是无痛苦的过程。通过对患者排尿的观察，了解患者可能存在的问题，为临床诊断、治疗和护理提供依据。

护理评估 ①评估患者一般情况，如姓名、年龄、性别、生活状况、自理能力、健康检查和心理社会状况等。②评估排尿频率、尿液性状及尿量等。③评估诊断、治疗及护理经过，重点关注促进排尿的措施及效果。

观察内容 包括以下几方面。

尿量与排尿次数 尿量是反映肾脏功能的重要指标之一。一般成人白天排尿3~5次，夜间0~1次，每次尿量200~400ml，24小时的尿量为1000~2000ml，平均为1500ml。

尿液颜色 正常新鲜尿液呈淡黄色或深黄色，因为尿液中含有尿胆原和尿色素。当尿液浓缩时，尿量少且尿色深。尿液的颜色还受某些食物、药物的影响，如进食大量胡萝卜或服用维生素

B_2，尿液的颜色呈深黄色。在病理状态下，尿液的颜色可有以下变化。血尿：血尿颜色的深浅与尿液中所含红细胞的量有关，尿液中红细胞多时呈洗肉水样；血尿常见于急性肾小球肾炎、输尿管结石以及泌尿系统肿瘤、结核及感染等。血红蛋白尿：大量红细胞在血管内破坏，形成血红蛋白尿，呈浓茶色、酱油色，隐血试验阳性，常见于溶血、恶性疟疾和阵发性睡眠性血红蛋白尿症。胆红素尿：尿液呈深黄色或黄褐色，振荡尿液后泡沫也呈黄色，见于胆汁淤积性黄疸和肝细胞性黄疸。乳糜尿：因尿液中含有淋巴液，故尿液呈乳白色，见于丝虫病。

尿液透明度 正常新鲜尿液清澈、透明，放置后可出现微量的絮状沉淀物，是由黏蛋白、核蛋白、盐类及上皮细胞凝结而成。蛋白尿不影响尿液的透明度，但振荡时可产生较多且不易消失的泡沫。正常情况下，新鲜尿液发生混浊的原因可能是尿液含有大量尿盐，尿液冷却后可出现微量的絮状沉淀物，使尿液混浊，但加热、加酸或加碱后，尿盐溶解，尿液即可变得澄清。尿路感染时，尿液中含有大量脓细胞、红细胞、上皮细胞、细菌或炎性渗出物，排出的新鲜尿液即呈白色絮状混浊，且在加热、加酸或加碱后，其混浊度不变。

尿液气味 正常情况下，尿液的气味来自尿液内的挥发性酸，尿液久置后，因尿素分解产生氨，故有氨臭味。若新鲜尿有氨臭味，应怀疑有尿路感染；糖尿病酮症酸中毒时，因尿中含有丙酮，故尿液呈烂苹果气味。

尿液酸碱度 正常人的尿液呈弱酸性，一般尿液 pH 值为 4.5~7.5，平均为 6。饮食的种类可影响尿液的酸碱度，如进食大量蔬菜时尿液可呈碱性，进食大量肉类时尿液可呈酸性。酸中毒患者的尿液可呈强酸性，呕吐严重的患者其尿液可呈强碱性。

尿比密 在正常情况下，成人尿比密波动于 1.015~1.025，一般尿比密与尿量成反比，尿比密的高低主要取决于肾脏的浓缩功能。若尿比密经常为 1.010 左右，提示肾功能严重受损。

影响排尿的因素 ①心理状况。心理因素对正常排尿影响很大，当个体处于过度焦虑或紧张的状态时，会出现尿频、尿急，有时也会出现尿潴留。②生活状况和自理能力。患者的自理能力差、排尿姿势的更换、排尿时间的不充裕等都会影响排尿活动的完成。③排尿时环境。当个体处于不够隐蔽的环境中时，就会产生较大的压力，从而影响正常排尿。④饮食摄入。液体的摄入量和种类可直接影响尿量和排尿频率，摄入量多，尿量就多；摄入液体种类也影响排尿，如咖啡、茶、酒精类饮料有利尿作用；有些食物也会影响排尿，如含水量多的水果、蔬菜等可使尿量增多，而摄入含盐量较高的饮料或食物则会造成水钠潴留，使尿量减少。⑤接受的治疗及检查。外科手术可导致失血、失液，若补液不足机体会处于脱水状态，另外某些诊断性检查前要求患者禁食、禁水，这些均可使体液减少而影响尿量；手术中使用麻醉药可干扰排尿反射，改变患者的排尿型态，导致尿潴留；某些检查（如膀胱镜检查）易造成尿道损伤、水肿与不适，导致排尿型态的改变；某些药物可直接影响排尿，如利尿药增加尿量，镇痛药、镇静药会影响神经传导而干扰排尿。⑥疾病。神经系统的损伤和病变会导致排尿反射的神经传导和排尿意识的控制发生障碍，出现尿失禁；肾脏的病变会导致尿液生成障碍，出现少尿或无尿；泌尿系统的肿瘤、结石或狭窄也可导致排尿障碍，发生尿潴留。⑦其他因素。妇女在妊娠时，因子宫增大、压迫膀胱而出现排尿次数增多；在月经周期中排尿型态也有改变，月经期前大多数妇女有液体潴留、尿量减少的现象，月经期开始后，尿量增加；老年人因膀胱肌肉张力减弱，出现尿频；老年男性前列腺增生压迫尿道，可出现排尿困难；婴儿因神经系统发育不完善，排尿活动不受意识控制，2~3 岁后才能自我控制排尿。

护理评价 ①能否正确判断导致排尿变化的因素，从而为诊断、治疗和护理提供依据。②护患沟通是否有效，患者是否对排尿相关的知识有正确的了解。

注意事项 ①尽可能满足患者的排尿需要，注意保护患者隐私。②做好健康指导，使患者及家属了解影响排尿的因素。

（李小萍）

duōniào guānchá

多尿观察（observation of polyuria） 护士对 24 小时尿量超过正常值患者的监测与察看。正常成人 24 小时尿量超过 2500ml 称为多尿。

病因 ①内分泌与代谢性疾病。如尿崩症、糖尿病、钾缺乏、高钙血症等。②肾脏疾病。见于慢性肾衰竭的早期，以夜尿量增加为特点；还可见于急性肾衰竭的多尿期或非少尿型的急性肾衰竭。③溶质性多尿。因治疗需要应用甘露醇、山梨醇、高渗葡萄糖溶液可导致多尿，若同时应用利尿药则多尿表现会更显著。④其他原因。如大量饮水、饮茶、妊娠时、进食过多含糖食物亦可引起多尿。

护理评估 ①评估患者一般情况，包括姓名、年龄、性别、生活状况、自理能力、健康检查和心理社会状况等。②评估排尿的频率、尿液性状及尿量等。③评估诊断、治疗及护理经过。

观察内容 ①观察患者的生活状况、自理能力。②观察患者的尿量和排尿次数。③观察尿液颜色、透明度、气味、酸碱度及尿比密等。④观察有无导致患者排尿过多的因素。包括心理紧张、焦虑；个人长期的生活习惯；摄入液体过多；接受可能引起多尿的治疗或检查：使用利尿药物；患有引起多尿的疾病等（见排尿观察）。

护理评价 ①能否正确判断导致患者多尿的因素，从而为诊断、治疗和护理提供依据。②护患沟通是否有效，患者是否对导致多尿的原因等相关知识有进一步的了解。

注意事项 ①尽可能满足患者排尿需要，注意保护患者隐私。②做好健康指导，使患者及家属了解会导致多尿的因素。③协助医生做好原发病的治疗。

（李小萍）

shǎoniào guānchá

少尿观察（observation of oliguria） 护士对24小时尿量少于正常值患者的监测与察看。正常成人24小时尿量少于400ml或每小时尿量少于17ml称为少尿。

病因 ①有效血容量减少。多种原因引起的休克、重度脱水、大出血等。②液体摄入过少。③某些疾病（如心力衰竭、肾衰竭）易引起少尿。

护理评估 ①评估患者一般情况，如姓名、年龄、性别、生活状况、自理能力、健康检查和心理社会状况等。②评估排尿频率、尿液性状及尿量等。③评估有无伴随症状。如肾绞痛、心悸、气促、水肿、血尿、蛋白尿、发热、排尿困难、腹水等。④评估诊断、治疗及护理经过。

观察内容 ①观察患者生活状况、自理能力。②观察患者的尿量和排尿次数。③观察尿液颜色、透明度、气味、酸碱反应及尿比密等。④观察有无影响患者排尿的因素存在。包括心理紧张、焦虑；个人长期的生活习惯；排尿环境；摄入液体和饮食的种类及量；有何治疗及检查会影响排尿；所使用的药物对排尿的影响；所患疾病对排尿的影响。⑤观察有无伴随症状。少尿伴肾绞痛，见于肾动脉血栓形成或栓塞、肾结石；少尿伴心悸、气促、胸闷、不能平卧，见于心功能不全；少尿伴大量蛋白尿、水肿、高脂血症和低蛋白血症，见于肾病综合征；少尿伴乏力、食欲缺乏、腹水和皮肤黄染，见于肝肾综合征；少尿伴血尿、蛋白尿、高血压和水肿，见于急性肾小球肾炎；少尿伴发热、腰痛、尿频、尿急、尿痛，见于急性肾盂肾炎；少尿伴排尿困难，见于前列腺增生。

护理评价 ①能否正确判断导致少尿的因素，从而为诊断、治疗和护理提供依据。②患者及家属对少尿的相关知识有无进一步了解，能否积极配合治疗。

注意事项 ①尽可能满足患者排尿的需要，注意保护患者隐私。②做好健康指导，使患者及家属了解会导致少尿的因素。③积极配合医生对导致少尿的原发病进行治疗。

（李小萍）

wúniào guānchá

无尿观察（observation of anuria） 护士对24小时尿量少于100ml或12小时内没有尿液排出的患者的监测与察看。

病因 ①肾前性。休克、心力衰竭、脱水及其他引起有效血容量减少的疾病可导致肾小球滤过不足而出现无尿。②肾性。各种肾脏实质性改变导致的无尿。③肾后性。结石、尿路狭窄、肿瘤压迫引起尿路梗阻或排尿功能障碍而导致的无尿。

护理评估 ①评估患者一般情况，如姓名、年龄、性别、意识状况、生活状况、自理能力、健康检查和心理社会状况等。②评估尿液性状、尿量等。③评估有无伴随症状。如肾绞痛、心悸、气促、血尿、蛋白尿、发热、排尿困难、脱水等。④评估诊断、治疗及护理经过。

观察内容 ①观察患者生活状况、自理能力。②观察患者尿量和排尿次数。③观察有无影响患者排尿的因素。④观察对于留置导尿的患者，确认有无导尿管堵塞的情况。⑤观察患者血液循环状态。包括血压、脉搏、有无水肿等。

护理评价 ①能否正确判断患者无尿的相关原因，从而为诊断、治疗和护理提供依据。②患者及家属是否对无尿的相关知识有进一步的了解，并能积极配合治疗。

注意事项 ①注意配合医生积极治疗导致无尿的原发病。②做好心理护理，减轻患者及家属的心理压力，使其更好地配合治疗。

（李小萍）

xuèniào guānchá

血尿观察（observation of hematuria）

护士对尿液中红细胞异常增多患者的监测与察看。血尿是泌尿系统可能存在严重疾病的信号。离心沉淀尿中每高倍视野下可见≥3个红细胞，或非离心尿液每高倍视野下超过1个红细胞，或1小时尿红细胞计数超过10万，或12小时尿沉渣红细胞计数超过50万，均提示尿液中红细胞异常增多，称为血尿。轻者仅镜下发现红细胞增多，称为镜下血尿；重者外观呈洗肉水样或含有血凝块，称为肉眼血尿，通常每升尿液中有1ml血液时即肉眼可见血尿。

病因 包括以下几方面。

肾脏及尿路疾病 ①炎症。包括急性或慢性肾小球肾炎、急性或慢性肾盂肾炎、急性膀胱炎、尿道炎、泌尿系统结核、泌尿系统真菌感染等。②结石。包括肾盂、输尿管、膀胱、尿道等尿路任何部位的结石，当结石移动时划破尿路上皮，即容易引起血尿，同时亦容易继发感染，大块结石还可引起尿路梗阻，甚至引起肾功能损害。③肿瘤。泌尿系统任何部位的恶性肿瘤均可引起血尿。④外伤。⑤药物刺激。如磺胺、酚、汞、铅、砷中毒，以及大量输注甘露醇、甘油等。⑥先天畸形。如多囊肾等。

全身性疾病 ①出血性疾病。包括血小板减少性紫癜、过敏性紫癜、血友病、白血病、再生障碍性贫血等。②结缔组织病。包括系统性红斑狼疮、皮肌炎、结节性多动脉炎、硬皮病等。③感染性疾病。包括钩端螺旋体病、流行性出血热、丝虫病、猩红热等。④心血管疾病。包括充血性心力衰竭、肾静脉血栓形成等。⑤内分泌与代谢性疾病。包括痛风肾病、糖尿病肾病、甲状旁腺功能亢进症等。

邻近器官疾病 包括子宫、阴道或直肠的肿瘤浸润尿路等。

其他 剧烈运动后可能会发生功能性血尿。

护理评估 ①评估患者一般情况，如姓名、年龄、性别、意识状况、生活状况、自理能力、健康检查和心理社会状况等。②评估尿液性状、尿量等。③评估患者有无伴随症状，如肾绞痛、发热、尿频、尿急、排尿困难等。④评估诊断、治疗及护理经过。⑤评估实验室检查结果。

观察内容 ①观察患者生活状况、自理能力。②观察患者尿量、排尿次数、尿液性状。③观察有无影响患者排尿的因素。④观察排尿型态的改变。

护理评价 ①能否正确判断引起患者血尿的相关原因，从而为诊断、治疗和护理提供依据。②护患沟通是否有效，患者及家属是否对引起血尿的相关知识有进一步了解，并积极配合治疗。

注意事项 ①配合医生做好原发病的治疗和护理。②做好健康指导，使患者及家属了解导致血尿发生的因素。③做好心理护理，减轻患者及家属的心理压力，使其更好地配合治疗。

（李小萍）

niào zhūliú guānchá

尿潴留观察（observation of urinary retention）

护士对尿液大量存留于膀胱内而不能自主排出的患者的监测与察看。当发生尿潴留时，膀胱容积可增至3000~4000ml，膀胱高度膨胀，可至脐部。患者主诉下腹胀痛、排尿困难；体检可见耻骨上膨隆，扪及囊样包块，叩诊呈实音，有压痛。

病因 ①机械性梗阻。膀胱颈部或尿道的梗阻性病变，如前列腺增生或肿瘤压迫尿道，造成排尿受阻。②动力性梗阻。由排尿功能障碍引起，而膀胱、尿道并无器质性梗阻病变，如外伤、疾病或使用麻醉药导致脊髓初级排尿中枢活动发生障碍或受到抑制，不能形成排尿反射。③其他原因。如不能用力排尿或不习惯卧床排尿，以及心理因素，如焦虑等影响使得排尿不能及时进行，尿液存留过多，膀胱过度充盈，致使膀胱收缩无力，造成尿潴留。

护理评估 ①评估患者一般情况，如姓名、年龄、性别、意识状况、生活状况、自理能力、健康检查和心理社会状况等。②评估患者有无手术史、外伤史、尿路感染、尿路结石、尿道损伤所致的狭窄、前列腺病变、中枢神经系统疾病、糖尿病等病史以及用药史等。③评估有无伴随症状，如明显的尿意而引起的疼痛和焦虑等。④评估体格检查，注意有无耻骨上膨隆、扪及囊样包块、叩诊呈实音、压痛等。⑤评估实验室检查结果。

观察内容 ①观察患者的排尿型态。②观察有无影响患者排尿的因素。

护理评价 ①能否正确判断引起患者尿潴留的相关原因，从而为诊断、治疗和护理提供依据。②护患沟通是否有效，患者及家属是否对导致尿潴留的相关知识有进一步的了解，并能积极配合治疗。

注意事项 ①配合医生做好原发病的治疗和护理。②做好健康指导，使患者及家属了解有哪些因素会导致尿潴留的发生。③做好心理护理，减轻患者及家属的心理压力，使其更好地配合治疗。

（李小萍）

niào shījìn hùlǐ

尿失禁护理（urinary incontinence care） 护士帮助尿液不自主流出的患者恢复正常排尿功能或减轻不适的护理。尿失禁可以发生于任何年龄及性别的人群，尤其多见于女性及老年人。尿失禁除了使人感觉身体不适，还会长期影响患者的生活质量，严重影响患者的心理健康。

分类及病因 ①真性尿失禁。又称完全性尿失禁，是指尿液连续从膀胱中流出，膀胱呈空虚状态，常见的原因是外伤、手术或先天性疾病引起的膀胱颈和尿道括约肌的损伤，还可见于女性尿道口异位、膀胱阴道瘘等。②假性尿失禁。又称充溢性尿失禁，是指膀胱功能完全失代偿，膀胱过度充盈而造成尿液不断溢出，常见原因为脊髓排尿中枢受抑制，引起神经性排尿功能障碍；还可见于下尿路较严重的机械性梗阻，如前列腺增生或功能性梗阻而导致的慢性尿潴留。当膀胱内压上升到一定程度并超过尿道阻力时，尿液不断地自尿道中滴出，该类尿潴留患者的膀胱呈膨胀状态。③压力性尿失禁。指当腹压增加时（如咳嗽、打喷嚏、上楼梯或跑步时）即有尿液自尿道流出。引起该类尿失禁的病因很复杂，需要做详细检查，主要见于女性，特别是多次分娩或发生产伤者，偶见于尚未生育的女性。

护理评估 ①评估患者一般情况，如姓名、年龄、性别、意识状况、生活状况、自理能力、健康检查和心理社会状况等。②评估患者有无脑卒中、脊髓损伤和其他中枢神经系统或外周神经系统等与尿失禁相关疾病的体征，了解有无心力衰竭、四肢水肿等。③评估患者每次排尿量、排尿时间及伴随症状等。④评估有无其他影响因素。

护理措施 包括以下几方面。

心理护理 任何原因引起的尿失禁都会给患者造成很大的心理压力，如苦闷、抑郁、丧失自尊等，同时尿失禁也给生活带来许多不便，患者期望得到他人的帮助和理解。医护人员应尊重、理解患者，给予其安慰和鼓励，使其树立恢复健康的信心，积极配合治疗和护理。

皮肤护理 尿失禁患者可使用尿垫或床上铺橡胶单和中单，经常用温水清洗会阴部皮肤，勤换衣裤、床单、尿垫等，保持局部皮肤清洁、干燥，减少异味，根据皮肤情况定时按摩受压部位，防止压疮的发生。

外部引流 必要时应用接尿装置引流尿液，女性患者可用女式尿壶紧贴外阴部接取尿液；男性患者可用尿壶接尿，也可用阴茎套连接集尿袋，接取尿液，但此法不宜长时间使用，每日要定时取下阴茎套和尿壶，清洗会阴部和阴茎。

重建正常的排尿功能 ①持续的膀胱训练。首先向患者及家属说明膀胱训练的目的，并说明训练的方法和所需的时间，以取得患者和家属的配合。然后制订排尿时间表，定时使用便器，建立规律的排尿习惯。开始时白天每隔1~2小时使用便器1次，夜间每隔4小时使用便器1次，以后间隔时间逐渐延长，以促进排尿功能的恢复。使用便器时，用手按摩膀胱以促进排尿，注意按摩力度要合适。②摄入适当的液体。如病情允许（肾衰竭、心肺疾病患者禁忌），指导患者每日白天摄入液体2000~3000ml，多饮水可以增加尿液，从而增加对膀胱的刺激以促进排尿反射的恢复，还可预防尿路感染；入睡前限制饮水，减少夜间尿量，以免影响患者休息。③肌肉力量的锻炼。指导患者进行骨盆底部肌肉的锻炼，以增强控制排尿的能力。具体方法是：患者取立位、坐位或卧位，试做排尿动作，先慢慢收紧盆底肌肉，再缓慢放松，每次10秒左右，连续10遍，每日进行数次，以不感觉疲乏为宜。病情许可时，可做抬腿运动或下床走动，以增强腹部肌肉的力量。

实行导尿术 对长期尿失禁的患者，可进行留置导尿术，避免尿液浸渍皮肤，导致皮肤破溃。留置导尿期间定时排放尿液，以锻炼膀胱壁肌肉张力，同时应注意预防尿路感染。

护理评价 ①能否正确判断引起患者尿失禁的相关原因，从而为诊断、治疗和护理提供依据。②护患沟通是否有效，患者及家属是否对导致尿失禁的相关知识有进一步的了解，并积极配合治疗。③护理措施是否有效，是否发生并发症。

注意事项 ①配合医生做好原发病的治疗和护理。②做好健康指导，使患者及家属了解有哪些因素会导致尿失禁。③做好心理护理，减轻患者及家属的心理压力，使其更好地配合治疗。

（李小萍）

chū-rùliàng tǒngjì

出入量统计（intake and output record） 人体24小时摄入量和排出量的记录。正常人体每日24小时液体的摄入量和排出量需保持动态平衡，通过记录24小时的摄入量与排出量，可以了解患者体内液体平衡情况，动态掌握患者的病情发展，协助诊断。人体摄入减少或排出增加会引起机体脱水，如果水分过多积聚于体内则会出现水肿。因此，正确测量和记录出入量是作为观察患者病情变化、制订治疗方案的重要依据。摄入量包括饮水量、食物含水量、静脉液体入量。固体食物要按其单位数量或质量核算其含水量。排出量包括尿量、大便量、呕吐量、胃肠减压量、腹腔积液引流量、痰液量、咯血量、各种伤口的引流量、各种抽吸液体量、创面渗液量。婴幼儿记录尿量可先测量干尿布的重量，再测量湿尿布的重量，两者之差即为尿量。对于不易收集的排出量，可依据定量液体浸润棉织物的情况进行估算。记录出入量的内容应及时、准确、完整。

（孙　燕）

shuìmián

睡眠（sleep）　周期性出现的自发的和可逆的静息状态。睡眠是人重要的生理需要之一，是一种重要的休息形式，可消除疲劳、恢复精力和体力、保持良好的觉醒状态、维持人体健康，对脑的发育、记忆信息在大脑内的加工及激素的分泌有重要作用。对于患者来说，充足的睡眠对机体的康复具有十分重要的意义。睡眠时视觉、触觉、嗅觉、听觉减退，骨骼肌反射和肌紧张减弱，自主神经功能出现一系列改变，如血压下降、心率减慢、呼吸减慢、瞳孔缩小、尿量减少、代谢率降低、胃液分泌增多、唾液分泌减少、出汗增多等。睡眠由睡眠中枢控制，脑干尾端的各种刺激性病变可引起过度睡眠，而破坏性病变可引起睡眠减少，睡眠过程有中枢神经介质的参与。

根据睡眠过程中脑电波的变化和机体活动功能的表现，将睡眠分为慢波睡眠和快波睡眠两个时相。慢波睡眠又称正相睡眠或非快速眼动睡眠。睡眠过程中两个时相交替进行。成人进入睡眠后，首先是慢波睡眠，持续80~120分钟后转入快波睡眠，维持20~30分钟后又转入慢波睡眠。整个睡眠过程中有4~5次交替，越接近睡眠后期，快波睡眠的持续时间越长。两种睡眠时相均可直接转为觉醒状态，但在觉醒状态下，一般只进入慢波睡眠，而不进入快波睡眠。慢波睡眠分四个时期：①入睡期（Ⅰ期）。为觉醒与睡眠之间的过渡时期，维持几分钟，是所有睡眠期中睡得最浅的一期，易被唤醒。此期生理活动开始减慢，新陈代谢逐渐减慢。②浅睡期（Ⅱ期）。仍可听到声音，仍然容易被唤醒，身体功能活动继续减慢，肌肉逐渐放松，持续10~20分钟。③中度睡眠期（Ⅲ期）。肌肉完全放松，生命体征数值下降，但仍然规则，身体很少移动，难被唤醒。此期持续15~30分钟。④重度睡眠期（Ⅳ期）。身体完全松弛且无法移动，极难被唤醒，腺垂体分泌生长激素，人体组织愈合速度加快。此期持续15~30分钟。慢波睡眠为正常人体所必需，机体耗氧量下降，脑的耗氧量不变；同时腺垂体分泌生长激素增多，有利于促进生长和机体恢复。快波睡眠的特点是眼球转动很快、脑电波活跃，与觉醒时很难区分。与慢波睡眠相比，各种感觉进一步减退，唤醒阈提高，骨骼肌反射和肌紧张进一步减弱，肌肉几乎完全松弛，可有间断的阵发性表现，如眼球快速运动、部分躯体抽动、血压升高、心率加快、呼吸加快且不规则等，做梦是快波睡眠特征之一。快波睡眠也是正常人体所必需，在快波睡眠中，脑的耗氧量增加，脑血流量增多且脑内蛋白质合成加快，但生长激素分泌减少。快波睡眠与幼儿神经系统的发育和成熟关系密切，有利于建立新的突触联系，能够促进学习、记忆和精力恢复。因为充满感情色彩的梦境可以舒缓精神压力，人们能面对内心深处的事情和感受，消除意识中令人忧虑的事情。但某些疾病容易在夜间发作，如心绞痛、哮喘、阻塞性肺气肿缺氧发作等，可能与快波睡眠期出现间断的阵发性表现有关。随着年龄的增长，总的睡眠时间减少，首先是慢波睡眠第Ⅳ期时间减少，睡眠过程中觉醒次数增多，慢波睡眠第Ⅰ期、第Ⅱ期所占时间增加。

在护理患者时要注意评估影响患者睡眠的因素，包括年龄、个人习惯以及内分泌、疾病、心理、环境、食物、药物等因素。保证患者有效睡眠的护理措施包括：创造良好的休息环境，解除患者的疾病痛苦，加强心理护理，合理使用药物。

（张志云）

shuìmián zhàng'ài hùlǐ

睡眠障碍护理（sleep disorder care）　对存在睡眠量不正常以及睡眠中出现异常行为患者进行护理评估并给予相应的护理措施的过程。

住院患者睡眠特点　①昼夜节律去同步化。患者入院后，在一天内的任何时间治疗、护理、检查都可发生，不可避免地打扰了患者的睡眠，从而发生睡眠节律的昼夜移位，称为去同步化。要恢复其规律，至少需要3~5天。昼夜节律去同步化常使患者感到疲劳、身体极度不适。②睡眠剥夺。患病后由于疾病引起的疼痛、躯体活动障碍、对自身疾病的认识水平有限引起的焦虑和恐惧、对环境湿度和温度的不适应、个人生活习惯的改变、与病室其他人缺乏有效沟通等，患者可能出现入睡时间延长、有效睡眠时间减少。③中断睡眠。住院患者常因各种诊疗（如生命体征测量、基础护理操作等）因素出现睡眠被迫中断，患者有效睡眠时间减少，处于浅睡眠状态，极易出现严重心律不齐和心室颤动，严重者还可能损害肺功能。④应用催眠药。一般镇静药，如巴比妥类、地西泮在发挥作用时，可使慢波睡眠期延长，快速睡眠期缩短，增加了浅睡眠，减少了深度睡眠。

睡眠障碍患者的护理 ①失眠。寻找原因，做深呼吸训练，按摩背部，睡前少量饮奶，必要时使用药物。②发作性睡眠。药物治疗，保护患者或指导患者掌握自我防护的方法，嘱患者避免从事危险作业（如高空或水下作业、驾车等）。③睡眠过度。加强病情观察，增加活动量，保证安全，做好心理护理，限制饮水。④睡眠呼吸暂停。采取正确的睡姿，确保呼吸道通畅。⑤睡行症。采取保护患者的措施，避免发生危险。⑥遗尿症。睡前限制饮水，督促患者睡前排尿。

促进睡眠的护理措施 包括以下几方面。

创造良好睡眠环境 ①患者入院后，应详细地向其介绍病区环境、主管医生、主管护士及同室病友，以尽快消除其陌生感。②控制病室的温度、湿度、光线及声音，减少外界环境对患者的不良刺激。病室内保持适宜的温度，一般冬季为18～20℃，夏季为25℃左右，相对湿度50%～60%，并注意调节室内光线。护士应将影响睡眠时的噪声降低到最低，包括治疗及处置的声音、机械碰撞声、卫生间流水声、开关门声等；降低电话铃声、监护仪器报警声的音量，尽量关闭其他容易产生噪声的仪器设备；避免在夜间搬动病床或其他物品；护士说话声音要轻，以对方能听清为宜，走路要轻，操作、取放物品和巡视病室时动作要轻巧，保证病室门的紧闭性并在患者睡眠时关闭。③对病情危重者，有条件者单居一室，无条件者用屏风遮挡，以免影响他人。④夜间应拉上病室的窗帘，尽量熄灯或使用地灯，避免光线直接照射患者的眼部而影响睡眠。⑤保证空气的清新和流动性，及时清理病室中的血、尿、便、呕吐物、排泄物等，避免异味对患者睡眠的影响。⑥床铺应当安全、舒适、有足够的宽度和长度，被褥的厚度及枕头的软硬度应适中。老人、儿童及存在意识障碍者要加床档，以保证睡眠安全。⑦合理安排护理工作的时间，尽量减少对患者睡眠的影响。常规护理工作尽量在白天完成，并应避免在患者午睡时进行。夜间进行护理操作时，应尽量间隔90分钟以上，以避免患者在一个睡眠周期中发生睡眠中断的现象。需按时完成特殊治疗、操作时，动作要缓慢，拿取用物注意轻拿轻放。

做好晨间和晚间护理 ①睡前指导患者阅读轻松的杂志、用热水泡脚、按摩背部等，灯光调至微弱、柔和，保持室内安静，必要时备耳塞、眼罩。②晨间护理时，护士应关注患者前一晚的睡眠质量，存在问题时与患者共同找出睡眠障碍的原因，并提出改进建议，提高患者的睡眠质量。

减轻患者心理压力 护士要及时发现和了解患者心理变化，与患者共同讨论影响睡眠的原因，帮助患者解决睡眠问题。对于焦虑情绪严重的患者，应与其主管医生协商后给予抗焦虑治疗。

满足患者身体舒适的需要 应积极采取措施，从根本上消除影响患者舒适度和影响睡眠的因素。在睡前协助患者完成个人卫生护理，避免衣服对患者身体的刺激和束缚，避免床褥影响患者的舒适度，选择合适的卧位，放松关节和肌肉，保持呼吸道的通畅，控制疼痛，减轻各种躯体症状等。

采取正确睡眠姿势 血管硬化者不宜侧睡，因为侧睡会使全身血液循环更加不畅，易导致脑血管意外；肺气肿、气管炎等呼吸系统疾病患者不宜俯卧位入睡，最好采取侧卧位入睡，以保证呼吸道通畅；胃溃疡患者宜采取左侧卧位，因为右侧卧位会导致流向食管的酸性物质过多而使胃痛加重；心脏疾病患者宜采取右侧卧位或仰卧位，以减轻对心脏的压迫；高血压患者宜平卧，枕头不宜过高。

建立良好睡眠习惯 ①护士与患者共同制订活动、休息、睡眠时间表，并督促和监督其有规律地活动。一般情况下，白天除30～40分钟的午间休息外，嘱患者白天不再睡眠，晚间准时休息。②白天应保持房间内光线明亮。③在日常诊疗护理工作完成后，如病情许可，患者可进行室外活动，如散步、打太极拳等，使住院生活尽量接近日常生活，养成昼夜规律，保证睡眠时间。儿童的睡眠时间应保证在9～12小时，成人应为8小时左右，老年人为

6~7 小时。

合理使用药物 对病痛或神经衰弱等原因导致入睡困难患者，除根据病情给予对症处理外，可根据病情选用适当的镇静药。应用镇静药时，要考虑不同药物、不同给药方法及药物发挥作用的时间。此外，护士还应注意以下问题：服用催眠药期间，患者不宜同时服用其他中枢抑制药，不宜吸烟、饮用茶水和含咖啡因的饮料；服药期间饮酒或含酒精的饮料，可增强地西泮的中枢抑制作用。

（张志云）

línchuáng hùlǐ jìnéng

临床护理技能（bedside care technique）

护士采取相应的护理操作，为患者提供治疗、护理服务，促进其康复的方法。临床护理技能是护理工作的重要组成部分，反映临床护理工作的质量。护理人员要熟练掌握相关的技能操作，以服务于临床患者。临床护理技能包括基础护理技能和专科护理技能。现代医学技术的发展和理念的不断更新使护理人员认识到，护理技能不仅包括对患者完成操作，还包括在此过程中与患者的沟通和交流。因此，临床护理技能常包括操作前评估、操作步骤、对患者的健康指导、护理评价以及注意事项等。

（张 霞）

jíjiù jìshù

急救技术（first-aid medical treatment）

针对各类急性病、急性创伤、慢性病急性发作等急、危、重症患者在危急状态下所采取的一系列紧急救护措施。通过采取急救技术，可以挽救患者生命，使患者脱离险情，防止伤势或病情恶化，减轻疼痛，降低伤残率。急救的原则为先脱险、后施救，施救后再运送；先复苏、后固定，止血后再包扎；先重伤、后轻症，急救与呼救并重，且转运与监护同步。

急救技术包括创伤的急救、非创伤性疾病的急救及心肺脑复苏等。常见有心肺脑复苏（包括开放气道、人工呼吸和胸外心脏按压、心脏除颤）、环甲膜穿刺、膈下腹部冲击法、急救止血、包扎、固定、移动和搬运等技能。

心肺脑复苏 包括基础生命支持（basic life support，BLS）、高级生命支持（advanced life support，ALS）、延续生命支持（prolonged life support，PLS）。适用于各种原因造成的循环骤停，包括心搏骤停等严重的心律失常等（见心肺脑复苏）。

环甲膜穿刺 通过穿刺建立一个新的呼吸通道，以缓解患者呼吸困难和（或）窒息。适应证包括急性喉阻塞，尤其是声门区阻塞的患者，以及严重呼吸困难而来不及行气管切开术，或需要行气管切开术、但缺乏必要的器械时。操作方法：①患者去枕仰卧，肩背部垫起，头向后仰。不能耐受者，可取半坐卧位。②甲状软骨下缘与环状软骨弓上缘之间、与颈部正中线交点即为环甲膜穿刺点。③常规消毒穿刺部位，戴无菌手套。④穿刺部位局部用2%普鲁卡因麻醉，危急情况下可不用麻醉。⑤术者左手以示指、拇指固定环甲膜两侧，右手持粗针头从环甲膜垂直刺入，到达喉腔时有落空感。⑥接注射器，回抽有空气，确定无误后，垂直固定穿刺针。

膈下腹部冲击法 在上腹部猛推以抬高膈肌，使肺内的残留空气由肺内压出，产生人工咳嗽，从而将阻塞气道的异物排出的急救方法。又称海氏手法（Heimlich maneuver）。1974 年美国医生海姆立克发明的一种简便、有效的急救方法。适应证包括异物卡喉引起的气道阻塞，以及淹溺时水、呕吐物等进入呼吸道引起的气道阻塞。操作方法：①意识清醒的患者。取立位或坐位；术者站于患者身后，双臂环抱患者腰部，一只手握拳、大拇指侧放在患者腹部中线脐部上方、剑突下方，再用另一只手握住此拳，迅速向内上方冲击。②昏迷患者。取仰卧位，头转向一侧并后仰；术者骑跨于患者髋部或跪于患者一侧，一侧手掌根置于患者腹部，位于脐与剑突之间，另一手置于其上，迅速有力向内上方冲击。③必要时可重复冲击 7~8 次，每次冲击动作应分开。

止血 当人体受到外伤时，在确保呼吸道通畅的前提下，立即采取有效的止血措施，可以防止因急性大出血而导致的休克、甚至死亡，有效提高抢救成功率。具体见止血。

包扎 其目的是压迫止血、保护创面、减少污染、固定敷料和夹板的位置、减轻疼痛、利于搬动和转运。包扎与止血同步，适用于创伤患者。包括：①绷带包扎法。包括环形包扎法，用于胸腹部和四肢小伤口；斜形包扎法，用于临时、简单固定敷料或夹板；螺旋形包扎法，用于包扎上、下肢；螺旋反折包扎法，用于包扎肢体、躯干周径不等的部位；“8”字形包扎法，常用肘、膝等关节部位的包扎；回返包扎法，用于包扎顶端部位（如指端、头顶或残肢肢端等）的伤口。②三角巾包扎法。适用于头部、面部、胸部、腹部、四肢等全身各部位。③多头带包扎法。包括四头带包扎法、腹带包扎法及胸带包扎法等。具体见包扎。

固定 可以减轻伤口疼痛、预防疼痛性休克；可以限制肢体的再移位，避免再损伤和并发症发生。见固定。

移动和搬运 急危重症患者经现场抢救后，必须安全、迅速地送往医院以进一步抢救、治疗。①徒手搬运法。包括单人搬运法，有扶持法、抱持法、背负法等；双人搬运法，有椅托式、轿扛式、拉车式、扶行法等；三人或四人搬运法，包括三人同侧运送和四人异侧运送，适用于脊柱骨折的患者（见患者搬运）。②担架转运法。是搬运伤员的最佳方法，担架结构简单、轻便耐用。没有担架时可用椅子、门板、梯子、大衣代替，也可用绳子和两条竹竿、木棍制成临时担架。③汽车转运法。包括监护型、普通型和运输型三种，是常见的转运方法，特点是转运迅速、受气候条件影响小，但转运时会受到路面情况的影响，如颠簸等。④轮船、汽艇转运法。轮船转运平稳，但速度较慢。汽艇转运主要适用于发生洪涝灾害时对伤员的转运。⑤飞机转运法。转运速度快、效率高，不受路面及地形的影响，其主要适用于病情危重、转运路途远的患者。

（范丽莉）

xīn-fèi-nǎo fùsū

心肺脑复苏（cardio-pulmonary-cerebral resuscitation，CPCR）

对心搏骤停的患者采取的使其恢复自主循环和自主呼吸，并尽早加强脑保护的抢救措施。从20世纪70年代开始把心肺复苏（cardio-pulmonary resuscitation，CPR）发展为现今的心肺脑复苏（CPCR），其最终目的是恢复患者的社会行为能力。心肺脑复苏包括基本生命支持、高级生命支持和延续生命支持三期。

基础生命支持 或称初期复苏，包括开放气道、口对口人工呼吸和胸外心脏按压。心搏骤停常是骤然发生，能否迅速、准确地开始抢救是决定复苏成败的关键因素。无论何种原因所致的心搏骤停，现场抢救时的基础生命支持措施相同，C（circulation），即胸外心脏按压建立人工循环；A（airway），即保持气道通畅；B（breathing），即人工呼吸。

目的 以徒手操作来恢复猝死患者的自主循环、自主呼吸和意识，以抢救突然、意外死亡的患者。

用物 心脏按压板（患者仰卧于地面或硬板床上的情况除外）、脚蹬（患者仰卧于地面的情况除外）。

操作方法 包括操作前准备和操作步骤。

操作前准备 评估患者：①确认患者所处的周围环境是否安全。②判断患者的意识。呼叫患者，同时轻拍患者肩部。一旦确认患者意识丧失，立即呼救，寻求他人帮助。③检查是否有呼吸并检查脉搏（同时）。观察胸部或腹部有无起伏；同时检查大动脉搏动，将两三根手指摸到患者气管正中部（相当于喉结的部位），旁开两指，至胸锁乳突肌前缘凹陷处。判断呼吸和脉搏的时间为10秒钟。如没有呼吸或仅有喘息，无颈动脉搏动，应立即启动心肺复苏，即按C-A-B的顺序抢救，即首先进行胸外按压，但对于窒息性心搏骤停，则按A-B-C顺序抢救。④评估患者所处的周围环境是否安全。

操作步骤 分为以下几步。

胸外按压（美国心脏协会2015版心肺复苏指南）（C）：①按压部位。双侧乳头连线的中点。②按压手法。操作者一侧手掌根部放于按压部位，另一只手平行重叠于此手手背上，手指并拢，只以掌根部接触按压部位，双臂垂直于患者胸骨的正上方，双肘关节伸直，利用上身重量垂直下压。③按压幅度。使胸骨下陷至少5cm但应避免超过6cm。婴儿和儿童的按压幅度至少为胸部前后径的1/3，婴儿大约为4cm，儿童大约为5cm，青少年应采用成人的按压深度即5~6cm。而后迅速放松，反复进行。④按压时间：放松时间等于1∶1；按压频率为100~120次/分；胸外按压次数∶人工呼吸次数等于30∶2。⑤按压周期。操作5个循环后再次判断颈动脉搏动及人工呼吸10秒钟，如已恢复，进行进一步生命支持；如颈动脉搏动及人工呼吸未恢复，继续上述操作5个循环后再次判断，直至高级生命支持人员及仪器设备到达。

开放气道（A）：保持呼吸道通畅是施行人工呼吸的首要条件。将患者置于硬板床或平整的地面上，如为软床，身体下必须垫按压板；协助患者取仰卧位、去枕；清理呼吸道异物，取下活动义齿；采用仰头抬颏法（图1）或托下颌法开放气道（图2）。

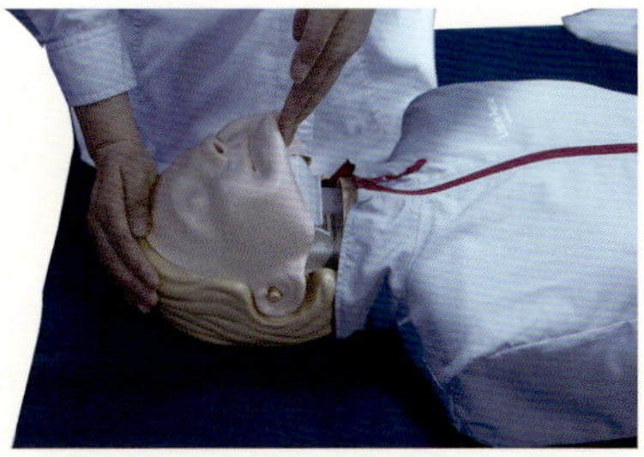

图1 仰头抬颏法开放气道

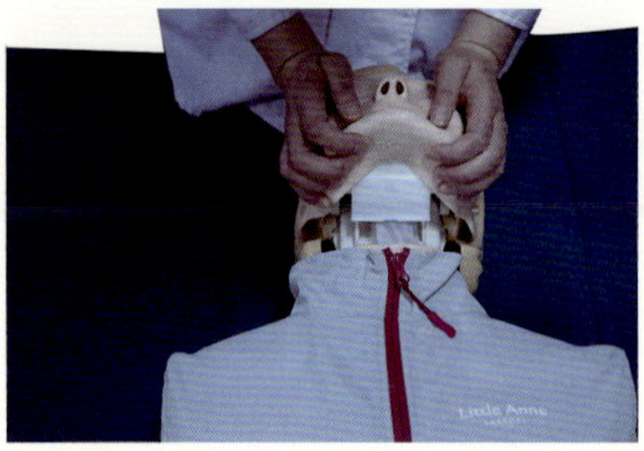

图2 托下颌法开放气道

人工呼吸（B）：目的是保证机体的供氧和排出二氧化碳。①口对口人工呼吸（图3）。施救者平静吸气后包住患者的嘴巴吹气，送气时捏住患者鼻子，呼气时松开，送气时间为1秒，见胸廓抬起即可。②应用简易呼吸器。将简易呼吸器连接氧气，氧流量为8~10升/分，操作者一手固定面罩，另一手挤压简易呼吸器，每次送气为400~600ml，频率为10~12次/分。

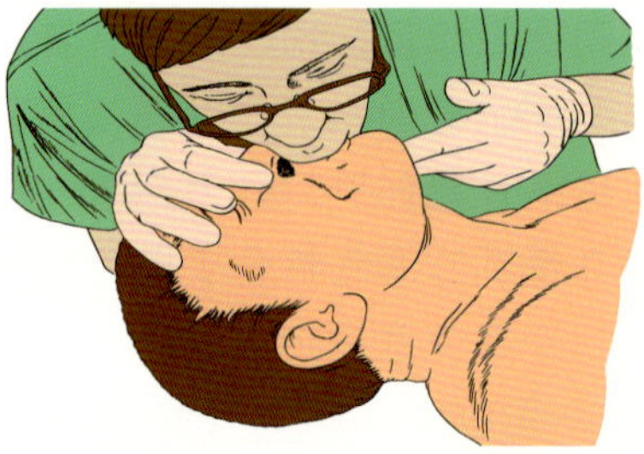

图3 口对口人工呼吸

健康指导 ①清醒患者做好患者的心理护理，使其避免产生紧张或恐惧的心理。②护士应协助患者取复苏的体位。③护士应注意询问患者的感受，并密切观察患者的反应。

护理评价 ①人工呼吸时送气量不宜过大，以免引起患者胃部胀气。②胸外按压时要确保足够的频率及深度，尽可能不中断胸外按压，每次胸外按压后要让胸廓充分回弹，以保证心脏得到充分的血液回流。③胸外按压时肩、肘、腕在一条直线上，并与患者身体长轴垂直，按压时手掌掌根不能离开胸壁。

高级生命支持 是在基础生命支持的基础上，应用药物、辅助设备和特殊技术恢复并保持自主呼吸和循环，包括给药和输液，心电监护、心室颤动治疗等手段。

目的 为自主心脏复跳和脑复苏提供有利条件。

用物 口咽导管、喉罩、简易呼吸器、麻醉机、呼吸机、除颤器及相关药物等。

操作方法 包括以下几方面。

控制气道 ①口咽和鼻咽通气道。可避免因舌根后坠而堵塞气道。②喉罩。罩在咽喉部可密封气道，可与麻醉机和呼吸机相连。③气管内插管。最有效、最可靠的开放气道的方法。

人工通气和氧疗 ①简易呼吸器的使用（图4）。②麻醉机和呼吸机的应用。

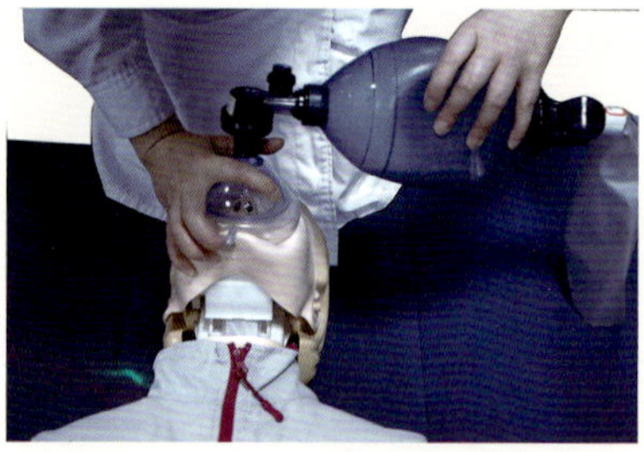

图4 简易呼吸器使用

药物治疗 心脏按压为心脏复苏提供了基础。反射性心脏停搏经及时按压多可复跳，其他则多需配合药物应用和（或）电击除颤才能复跳。①给药目的。包括增加心肌血液灌注量及脑血流量、提高脑灌注压和心肌灌注压、纠正电解质紊乱、提高心室颤动的阈值或心肌张力，为心脏除颤创造条件，防止心室颤动复发。②给药途径。静脉给药：安全、可靠，为首选的给药途径，如有中心静脉导管为最佳。气管内滴入法：其用量可达静脉注射剂量的2.5倍，如有需要，可每隔10分钟滴注1次，常用药物有肾上腺素、利多卡因、溴苄胺、阿托品。心内注射：是对心脏起作用最快的方法，仅在开胸做心脏按压时直视下心内注药。③常用药物。肾上腺素：就心脏复苏而言，该药被公认为是最有效且被广泛使用的首选药物。碳酸氢钠：为纠正酸中毒的代表药物，只有纠正了乳酸酸中毒和呼吸性酸中毒，心脏除颤才能成功。抗心律失常药：利多卡因对室性异位起搏最有效，是目前治疗室性心律失常的首选药物；溴苄胺主要用于对利多卡因或电击复律无效的室性心动过速和心室颤动，如果室性心律失常系洋地黄中毒所致或有洋地黄过量可能时，则禁忌使用溴苄胺；氯化钙主要用于高钾血症或低钙血症引起的心搏骤停，或心搏已恢复、心肌收缩无力、血压不升时，或钙通道阻滞药过量时。

心脏除颤 心室颤动最有效的治疗方法，是用除颤器进行电击除颤，使全部或绝大部分心肌细胞在瞬间同时发生除极化，并均匀一致地进行复极，然后由窦房结或房室结发放冲动，从而恢复有规律、协调一致的收缩。对于有心电监护的患者，从心室颤动到给予电击的时间不应超过3分钟，并且应在等待除颤器就绪时进行心肺复苏。操作方法：①患者取平卧位，将患者胸前的衣物解开并移走其他异物，特别是金属类的物品，如项链、纽扣等。②电极板的准备。在电极板上均匀涂抹导电糊，或包裹4～5层纱布后在盐水中浸湿。③电极板的位置。一个电极板置于右锁骨内侧正下方，另一电极板放在左乳头的左下方（心尖部），两个电极板之间的距离至少为10cm。④打开除颤器并选择除颤能量，使用双相波除颤时选择200J，使用单向波除颤时推荐选择高能量（360J）。⑤开始充电，充电结束后将电极板压于胸壁上，尽量使胸壁与电极板紧密接触，以减少肺容积和电阻。⑥双手同时按压放电开关。

健康指导 ①患者恢复意识后应对其做好心理护理，避免产生紧张或恐惧心理。②应协助患者采取舒适体位。③应及时询问患者的感受，并密切观察患者的反应。

护理评价 ①患者的自主呼吸及心跳是否恢复。若可闻及心音、触及大动脉（颈动脉、股动脉）搏动，心电图示窦性、房性（心房颤动、心房扑动）或交界性心律，提示心跳恢复。胸廓有起伏，可闻及呼吸音，提示自主呼吸恢复。②瞳孔是否出现变化，如散大的瞳孔回缩变小、对光反射恢复等。③收缩压是否上升至60mmHg左右。④发绀的面色、口唇、指甲是否转为红润。⑤脑功能是否好转。如肌张力是否增高，是否出现自主呼吸、吞咽动作、昏迷变浅及挣扎动作。若患者自主呼吸及心跳已恢复良好，则转入下一阶段的治疗。

延续生命支持 或称复苏后处理。这一阶段是以脑复苏为核心进行抢救和治疗，主要任务是在上述两阶段的心肺脑复苏使自主循环稳定的基础上，围绕脑复苏进行治疗。但首先要确定脑复苏的可能性和应采取的措施。

病情及治疗评估 判断心搏停止或呼吸停止的原因并采取措施，决定是否继续抢救。患者能否生存并全面恢复意识和活动能力主要取决于以下条件：①心脏停搏的时间长短。②基础生命支持是否及时、得当。③后期脑复苏是否及早进行并具有较高的质量。任何高级生命支持都不能消除最初的损害，只是消除或减轻生命器官在重新获得血流灌注和氧供后所发生的继发性改变。

加强监测和治疗 任何一个脏器衰竭必将影响其他脏器的功能，包括脑。如低血压、低氧血症、高碳酸血症、重度高血压、高热、感染、肾衰竭等都可加重脑的损害，使脑水肿、脑缺氧和神经功能损害更加严重。所以在采取脑复苏措施的同时，要对机体各脏器进行功能监测和支持，才能有利于脑功能的恢复。

维持循环功能 心跳恢复后，往往伴有血压不稳定或低血压状态，因此应严密监测，包括心电图、血压、中心静脉压，根据情况对心排血量、外周血管阻力、胶体渗透压等进行监测，并补足血容量、升高血压、支持心脏功能、纠正心律失常。

维持呼吸功能 在CPCR中，确保气道通畅及充分通气、供氧是非常重要的措施，以保证全身各脏器，尤其是脑的氧供。而气管内插管是最有效、可靠又快捷的开放气道方法，它可与任何种类的人工通气装置相连接进行人工通气。即使在初期复苏时，有条件者也应尽早进行气管内插管，如复苏后72小时患者仍处于昏迷状态、咳嗽反射消失或减弱，应考虑行气管切开术，以便于清除气管内分泌物、充分保证患者的氧供，使动脉血氧分压值高于13.33kPa（100mmHg）、二氧化碳分压保持在3.33～4.67kPa（25～35mmHg）的适度过度通气状态，以减轻大脑酸中毒、降低颅内压。同时加强监测，防止呼吸系统的并发症，如肺水肿、急性呼吸窘迫综合征、肺炎、肺不张，也不能忽视复苏术所致的张力性气胸或血气胸。

防治肾衰竭 心搏骤停时缺氧，复苏时的低灌注、循环血量不足、肾血管痉挛及代谢性酸中毒等，均可加重肾脏负荷及肾损害，而发生肾功能不全。其主要表现为氮质血症、高钾血症和代谢性酸中毒，常伴少尿或无尿，也可能为非少尿型肾衰竭。因此在CPCR中，应始终注意保护肾功能。其主要措施包括保证肾脏灌注以补足血容量，增加心肌收缩力。当血容量已基本得到补充、血压稳定时，可使用小剂量多巴胺静脉滴注，以扩张肾血管、同时纠正酸中毒。为预防肾衰竭，及早使用渗透性利尿药，通常用20%甘露醇，也可防治脑水肿。当出现少尿或无尿肾衰竭时，甘露醇要慎用。呋塞米（速尿）是高效、速效利尿药，它可增加肾血流量和肾小球滤过率，但在低血压、低血容量时则不能发挥高效利尿作用。

防治消化道出血 应激性溃疡出血是复苏后消化道的主要并发症。对肠鸣音未恢复的患者应留置胃管，行胃肠减压及监测胃液pH值。为防止发生应激性溃疡，常规应用抗酸药和胃黏膜保护药；一旦出现消化道出血，按消化道出血处理。

维持体液、电解质及酸碱平衡 维持正常的血液成分、血电解质浓度、血浆渗透压以及酸碱平衡，对重要器官尤其是脑的恢复和保证机体的正常代谢是必不可少的条件，因而必须对上述指标进行监测，及时纠正异常。

控制抽搐　严重脑缺氧后，患者可出现抽搐，可为间断抽搐或持续不断的抽搐，抽搐越严重、发作越频繁，预后越差。但如果由于脑缺氧出现深昏迷，可以不出现抽搐。抽搐时耗氧量成倍增加，脑静脉压及颅内压升高，脑水肿可迅速发展，所以及时控制抽搐可有效地减轻脑缺氧所致的损害。

预防感染　心搏骤停患者由于机体免疫功能下降，容易发生全身性感染。而复苏后某些意识未恢复的患者，或由于抽搐、较长时间处于镇静药、镇痛药及肌肉松弛药等的作用下，患者易发生反流、误吸，导致肺部感染；长期留置导尿管，易致泌尿系感染；长期卧床容易发生压疮等。一旦发生感染、发热，将会加重脑缺氧，而影响意识的恢复，严重感染甚至可导致多器官功能障碍综合征。因此复苏后应使用广谱抗生素，以预防感染。同时应加强护理。

脑复苏　心肺复苏的目的在于脑复苏，应及早进行CPCR，尽快恢复脑的血流灌注，尽量缩短脑组织缺血、缺氧的时间，减少原发性脑损害的范围和程度。在循环恢复后，积极采取各种有效的脑保护措施，主要包括两个方面，即维持颅外各脏器功能稳定的治疗及特异性脑复苏措施。

（范丽莉）

réngōng qìdào hùlǐ

人工气道护理（artificial airway care）　对导管经上呼吸道或直接插入气管建立气体通道患者的护理。多指气管内插管和气管切开术，是抢救和治疗呼吸道梗阻或呼吸衰竭患者的重要手段。根据插管途径的不同，气管内插管又分为经口气管内插管和经鼻气管内插管。当需要较长时间行机械通气或短时间内不能拔除气管插管时，应选择气管切开术。人工气道护理包括以下几方面。

人工气道固定　①固定气管插管的操作方法有两种：一种是用一根小纱带在导管上打死结，经双侧面颊部，绕过枕后在耳郭前上方打死结固定，固定时不能压住耳根；另一种是用两根胶布在导管上交叉固定在口唇周围。口腔气管内插管应选用比气管导管略粗些的牙垫，避免患者咬扁导管，固定时应将牙垫的凹面贴紧气管导管，以便于固定更牢固。每日将口腔气管插管移向口角的另一侧，以减轻导管对局部牙龈、口腔黏膜和舌的压迫。②气管切开套管的固定。准备一长一短两根寸带，分别系于套管的两侧，将长的一根绕过颈后，在颈部一侧打死结或手术结，系带松紧度以容纳一个手指为宜，用棉垫保护颈部皮肤。过松易致脱管、甚至意外拔管，过紧容易导致患者不适，严重时压迫颈部静脉、动脉，导致血液回流不畅。

经气道氧气吸入　通过气管内插管或气管切开术的途径给患者输入氧气的方法。

人工气道内吸痰　通常是指吸出人工气道内的痰液，完整的吸痰过程还包括吸出鼻腔和口腔的分泌物。吸痰是保持呼吸道通畅的有效方法，可以清除呼吸道及套管内的分泌物，以免痰液结痂而阻塞气道。

经口气管内插管口腔护理　经口气管内插管时难以用棉球进行口腔擦拭，可选择口腔冲洗。操作步骤：冲洗前检查气囊压力，确定气道无漏气；测量气管导管外露部分距门齿的长度；协助患者摆好体位，将头偏向一侧；两人配合，一人固定导管，另一人进行口腔护理；首先吸净气管及口腔内的分泌物；然后注入口腔护理液，用负压吸出，反复数次，直到口腔清洁无异味；操作过程中观察患者病情变化，必要时停止操作；操作完毕后，再次测量气管导管外露长度和气囊压力；观察两侧胸部起伏是否对称，听诊双肺呼吸音是否一致。常用的口腔护理液体有生理盐水、1%过氧化氢溶液、2%碳酸氢钠溶液或朵贝尔漱口液。

经鼻气管内插管鼻腔护理　当患者张口困难时，则选择经鼻腔插入通气管的方法来保持呼吸道通畅。鼻腔黏膜血管丰富，插管时极易受损伤而出血，因此插管后要密切观察患者有无鼻腔黏膜出血，同时还应注意缓解患者的紧张心理。每日清洁鼻腔后可在鼻腔内滴入血管收缩药，以减轻鼻腔的充血、水肿，也可涂抹润滑剂，防止鼻腔分泌物干结引起出血、感染及疼痛。长时间的经鼻气管内插管应检查有无鼻腔黏膜、唇及鼻唇沟受压、发红、破损。置管后为避免咽后壁出现疼痛，可滴入适量的利多卡因。

拔除气管插管的配合　拔管前应消除患者的心理负担，取得患者的配合。拔管前提高吸入氧浓度，增加体内氧储备；彻底清除气道及口腔、鼻腔分泌物；解除固定，用注射器将气管导管气囊内的气体完全抽出，然后边拔除气管导管边吸引气道内痰液。拔管后立即给予合适的氧疗。拔管前给予地塞米松静脉注射，预防喉头水肿。床边备急救设备，拔管后清洁口腔，协助排痰，密切观察患者生命体征。一旦出现缺氧征象，应立即处理，必要时可再次插管。

气管切开术伤口换药 气管切开处无菌敷料的更换频率应视其渗出物和呼吸道分泌物的量而定，一般每日更换2~3次，若被血液、痰液污染或潮湿时应随时更换。协助患者取合适的体位，暴露颈部；换药前充分吸痰，观察气道是否通畅，并防止换药时痰液外溢；换药前后检查气管切开套管的位置、气囊充盈程度及固定带的松紧度，防止操作过程中因牵拉使导管脱出；注意观察切口及套管内有无出血，有无皮下气肿或血肿，切口周围皮肤有无红肿、湿疹、出血等情况；必要时对切口周围的分泌物留取标本做细菌培养，观察感染的变化，以指导用药；不进行机械通气时，气管切开管口应覆盖双层浸湿生理盐水的纱布，防止灰尘、异物吸入，并改善吸入气体的湿度，根据病情给予雾化吸入；遵循无菌技术操作原则。

气管切开内套管的更换及清洗 评估患者的病情、意识、痰液情况、血氧饱和度和合作程度，了解气管套管的种类、型号和气囊压力，查看气管切开内套管有无破裂及异物；协助患者取合适的体位；取出内套管，避免牵拉；冲洗内套管；戴无菌手套，将干净的内套管放回气管切开套管内。

气管导管气囊上滞留物的清除 ①清除滞留物前要评估患者的病情、意识状态及合作程度；确定气管插管的固定情况及插管深度；评估呼吸机的参数设置、负压吸引装置、操作环境、用物准备等情况；评估患者痰液的性状、量及颜色。②协助患者取平卧位或头低脚高位。③吸尽口腔、鼻腔及气管内的分泌物。④两人配合在患者呼气初，一人挤压简易呼吸器，另一人同时将气囊完全放气，在简易呼吸器送气末将气囊充气。使用较大的潮气量（患者潮气量的2~3倍），使塌陷的气囊周围形成正压，将滞留的分泌物“冲”到口咽部。⑤立即清除口鼻腔内分泌物，然后连接呼吸机，吸纯氧。⑥使用带有气囊上分泌物引流功能的气管导管时，应用适宜的负压持续或间断进行分泌物清除，或使用真空泵。

人工气道的湿化 建立人工气道后，呼吸道加温、加湿功能丧失，纤毛运动功能减弱，造成分泌物排出不畅，可诱发肺部感染，因此做好气道湿化是所有人工气道护理的关键。病室应保持环境清洁、空气清新，室温在22~24℃，相对湿度保持在70%~80%。呼吸道湿化必须以全身不失水为前提，如果液体入量不足，即使进行呼吸道湿化，呼吸道的水分会因进入到失水的组织而仍然处于失水状态。人工气道湿化有两种方式：即主动湿化和被动湿化。主动湿化是指通过加热湿化器对吸入气体加温并增加水蒸气的含量来进行加温、加湿，使湿度水平达到33~44mg/L。被动湿化通过热湿交换器（人工鼻）来进行，其工作原理是指通过储存患者呼出气体中的热量和水分来对吸入气体进行加热湿化，维持绝对湿度≥30mg/L（美国标准）。通过这两种湿化装置达到补偿人工气道时上呼吸道不能对吸入气体进行加温湿化而丢失的这部分热量和水分，而正常上呼吸道可提供75%的热量和水分给肺泡。湿化方法的选择可以据患者的病情、痰液的黏稠度而进行调整。以患者分泌物稀薄、痰液易于咳出为目标。气道湿化标准：①湿化满意。分泌物稀薄、能顺利通过吸痰管，气管导管内没有痰痂，患者安静，呼吸道通畅。②湿化不足。分泌物黏稠、痰痂或黏液块咳出或吸出、吸引困难，患者可有突然的呼吸困难、发绀加重。③湿化过度。分泌物过分稀薄，患者咳嗽频繁，需要不断吸引，听诊肺部和气管内痰鸣音多，患者烦躁不安、发绀加重。

（范丽莉）

yǎngqì xīrù

氧气吸入（oxygen inhalation）

利用仪器、设备为患者供给氧气，纠正各种原因造成的缺氧状态，以促进代谢、维持机体生命活动的治疗方法。又称吸氧或氧疗。氧气吸入可提高患者动脉血氧分压和动脉血氧饱和度，增加动脉血氧含量，纠正各种原因造成的缺氧状态，促进组织新陈代谢，维持机体生命活动。通常根据患者的临床表现及动脉血气分析等指标来判断患者是否缺氧及缺氧程度、呼吸衰竭类型、体液酸碱平衡是否失调，以及患者是否需要进行氧气吸入。

主要分析指标 ①气体交换指标。如动脉血氧分压、二氧化碳分压等。②酸碱平衡指标。如酸碱度（pH值）等。

动脉血氧分压（PaO_2） 溶解在血浆中的氧分子所产生的压力。血氧饱和度是指血红蛋白结合氧的百分数。这两项指标是反映患者是否缺氧及缺氧程度的重要指标，正常与否取决于吸入气体的氧分压和肺的呼吸功能。正常动脉血氧分压为80~100mmHg（10.6~13.3kPa），血氧饱和度为

92%~99%，平均为96%。随着年龄的增长，动脉血氧分压会逐渐下降。低氧血症指 PaO_2<60mmHg（8.0kPa）、SaO_2<90%。按缺氧程度分为以下几种：①轻度低氧血症。50mmHg < PaO_2 < 60mmHg，SaO_2 > 80%。②中度低氧血症。PaO_2 30~50mmHg，SaO_2 60%~80%。③重度低氧血症。PaO_2 < 30mmHg，SaO_2 < 60%。按缺氧性质分为以下几种：①低张性缺氧。即吸入气体氧中氧分压过低。②血液性缺氧。即血红蛋白数量减少或性质改变。③循环性缺氧。即组织血流量减少。④组织性缺氧。即组织利用氧异常。

动脉血二氧化碳分压（$PaCO_2$） 动脉血中物理溶解的二氧化碳所产生的张力。是判断酸碱平衡和评价通气状态的主要指标，也是选择给氧方式的重要依据。$PaCO_2$ 的正常值为 35~45mmHg（4.7~6.0kPa），平均 40mmHg（5.3kPa）。$PaCO_2$ 升高提示肺通气量减少、呼吸功能减退、二氧化碳在体内积聚，常见于肺气肿、肺源性心脏病等，可引起呼吸性酸中毒；$PaCO_2$ 超过 50mmHg（6.7kPa），表示呼吸衰竭；$PaCO_2$ 高达 70~80mmHg（9.3~10.6kPa）可引起脑水肿、昏迷，危及生命，称之为肺性脑病（二氧化碳麻醉）。$PaCO_2$ 降低多表示通气过度、呼出过多二氧化碳，如哮喘，可产生呼吸性碱中毒，引起头晕、肌肉颤动等。

酸碱平衡指标 临床常用的指标为 pH 值、HCO_3^-、BE 等。pH 值的正常范围为 7.35~7.45，表示动脉血的酸碱度，<7.35 为酸中毒，>7.45 为碱中毒。HCO_3^- 的正常范围为 22~26mmol/L。BE 的正常范围为（0±2.3）mmol/L。BE 是反映代谢性因素的指标。BE 正值增加提示为代谢性碱中毒，负值增加则提示为代谢性酸中毒。

表 酸碱平衡失调的类型及相关指标

	pH 值	$PaCO_2$	HCO_3^-
呼吸性酸中毒	↓	↑	→
呼吸性碱中毒	↑	↓	→
代谢性酸中毒	↓	→	↓
代谢性碱中毒	↑	→	↑

适应证 PaO_2 ≤ 6.6kPa 时（正常值为 10.6~13.3kPa），应给予吸氧。如呼吸系统疾病、心脏功能不全、各种中毒、中枢抑制而引起缺氧者等。

氧气吸入类型 ①按氧浓度分为低浓度氧疗、中等浓度氧疗、高浓度氧疗。②按氧流量分为两种：低流量氧疗，指吸氧流量≤4L/min；高流量氧疗，指吸氧流量>4L/min。③按吸入氧气压力分为：常压吸氧，指在 1 个大气压下吸氧；高压吸氧，指在特殊的加压舱内，以 2~3kg/cm² 的压力给予 100%的氧气吸入，主要适用于一氧化碳中毒、气性坏疽等。注：吸入氧浓度和氧流量关系：吸入氧浓度（%）= 21+4×氧流量（L/min）。

低浓度氧疗 吸氧浓度低于40%的氧疗。又称控制性氧疗。应用于低氧血症伴二氧化碳潴留的患者，如慢性阻塞性肺疾病和慢性呼吸衰竭，呼吸中枢对二氧化碳增高的反应很弱，呼吸的维持主要依靠缺氧对外周化学感受器的刺激。一般采用低流量、低浓度、持续吸氧。

中等浓度氧疗 吸氧浓度为40%~60%的氧疗。主要用于有明显通气血流比值失调或显著弥散障碍的患者，特别是血红蛋白浓度很低或心输出量不足者，如肺水肿、心肌梗死、休克等。

高浓度氧疗 吸氧浓度在60%以上的氧疗。用于单纯缺氧而无二氧化碳潴留的患者，如成人型急性呼吸窘迫综合征、心肺复苏后的生命支持阶段。

供氧装置 常见有氧气筒、氧气表装置、中心供氧装置、高压氧舱等。

氧气吸入方法 分为非控制性氧疗与控制性氧疗两种方式。①非控制性氧疗。指对吸入气体中的氧气浓度没有精确控制的氧气吸入方法，常用于通气功能正常或轻度抑制的低氧血症患者以及有发生低氧血症可能的高危患者。常用的给氧方法有鼻导管吸氧、面罩给氧等。②控制性氧疗。指通过严格控制吸入氧浓度来提高血氧饱和度的氧气吸入方法，常用的方法有呼吸机给氧等。

并发症及预防 包括以下几方面。

高碳酸血症 原因：①慢性阻塞性肺疾病患者吸入高浓度氧气，消除低氧对呼吸中枢的刺激作用，通气量下降。②慢性低氧血症患者在通气血流比值低下的区域存在低氧性肺血管收缩，吸入氧气后血管扩张。预防：低浓度氧疗。

吸收性肺不张 原因：高浓度氧疗时，肺泡中的大部分氮气被氧气替代，当气道不畅时，肺泡得不到氧气补充，肺泡萎缩，发生肺不张。预防：①吸入氧浓度不要超过 60%。②鼓励患者有效咳嗽排痰。③加用呼气末正压进行通气。

氧中毒 原因：①肺型。其原因是高浓度氧可导致肺中性粒细胞、自由基、巨噬细胞等释放炎症介质，临床表现为呼吸困难、发绀、肺部干湿啰音。②眼型。见于儿童，其原因是高浓度氧对视网膜血管的影响，临床表现为永久性失明。③神经型。见于高压氧治疗，其原因是高浓度氧对颅内血管的影响，临床表现为意识丧失、抽搐、癫痫大发作。预防：避免长时间吸入高浓度氧。

（范丽莉）

bí dǎoguǎn xīyǎng

鼻导管吸氧（nasal catheter oxygenation） 通过鼻导管吸入氧气的方法。是临床上最常用的吸氧方式，操作简单，使用方便，节省氧气，适用于各种原因引起的缺氧状态。

目的 供给氧气，提高患者血氧含量及动脉血氧饱和度，纠正缺氧，促进代谢，维持机体生命活动。

用物 ①氧气筒及推车，或中心供氧终端。②吸氧装置。包括氧气表、湿化瓶（湿化瓶内装蒸馏水 1/2 或 1/3 满）、氧气导管、导管接头、鼻导管。③其他。包括扳手、棉签、胶布、用氧记录单、小药杯（内装冷开水）、弯盘、安全别针。氧气装置由氧气筒和氧气表构成。

氧气筒 外观统一涂成蓝色，可耐受 150 个大气压，容氧量为 6000ml。在氧气筒顶部的侧面有一个气门，是氧气流出的通道。

氧气表 主要由压力表、减压器、流量表、湿化瓶、安全阀组成。①压力表。通过表上的指针测得筒内氧气的压力，以 MPa（kg/cm^2）表示。②减压器。是一种自动弹簧减压装置，将来自氧气筒内的压力减至 0.20～0.29MPa（2～3kg/cm^2），使流量平稳，以保证安全，便于使用。③流量表。用以测量每分钟氧气的流出量，用 L/min 表示。当氧气将表内浮标吹起时，浮标平面所指刻度即为每分钟氧流量。④湿化瓶。用于湿润氧气，避免呼吸道黏膜被干燥的气体所刺激。瓶内装入 1/3 或 1/2 体积的冷开水，将通气管浸入水中，出气管与鼻导管相连。肺水肿患者吸氧时可将冷开水换成 20%～30% 酒精，因酒精可降低肺泡内泡沫表面张力，使泡沫破裂、消散，从而改善肺部的气体交换，迅速缓解缺氧症状。⑤安全阀。当氧气流量过大或压力过高时，压力阀的内部活塞即自行上推，使过多的氧气由四周小孔流出，以保证安全。

操作方法 包括操作前准备和操作步骤。

操作前准备 包括以下几方面准备。

评估 ①患者的基本情况。包括年龄、疾病诊断、生命体征、病情和缺氧程度等。②患者鼻腔黏膜情况等。包括鼻中隔是否偏曲、有无鼻息肉或分泌物堵塞等。③患者的自理能力、合作程度、对吸氧的认知水平和心理反应等。④氧气筒的标识，即“有氧”“防火”“防热”“防油”“防震”（如为中心管道供氧则为“防堵塞”）的标识是否完整。

操作者准备 洗手，戴口罩。

操作步骤 分为以下几步。

装表 ①先打开氧气筒上的总开关，放出少量氧气，以冲去气门上的灰尘，然后关上。②接氧气表并用扳手旋紧，旋紧湿化瓶。③氧气导管连接氧气表。④打开开关后，检查氧气通畅、全套装置性能完好，待用。

吸氧 ①将装备好的氧气筒及用物带至床旁。②核对患者，向患者说明吸氧的目的及注意事项，以取得患者的配合。③协助患者取舒适卧位，检查患者鼻孔是否通畅，并用棉签擦净鼻孔，备胶布。④测量鼻导管长度（耳垂至鼻尖之间距离的 2/3），用一胶布做标记。⑤连接鼻导管与氧气导管，打开开关，调节好氧流量，将鼻导管前端放于小药杯的冷开水中，一是用来湿润鼻导管，二是观察有无气泡逸出，以检查鼻导管通畅与否。⑥单侧鼻导管沿下鼻道轻轻插入耳垂至鼻尖之间距离 2/3 的深度，双侧鼻导管的插管深度均为 1cm，若无呛咳，则用胶布在鼻翼和面颊部交叉固定。⑦记录开始用氧的时间及氧流量。⑧观察缺氧改善状况。包括呼吸、面色、神志等。

停氧 ①轻轻撕去胶布，拔出鼻导管。②关闭开关。③速干消毒剂洗手，取下口罩，记录停氧时间。④整理床单位，分类处理用物，氧气筒及氧气表归还原处，胶布、鼻导管则按医疗垃圾处理。

健康指导 ①告知患者氧疗的目的、方法及注意事项，取得患者配合。②告知患者不要随意摘除鼻导管等给氧设备以及不能自行调节氧流量。③嘱患者在氧疗过程中如感鼻咽部干燥不适或胸闷、憋气，应及时与医护人员沟通，进行有效呼吸。

护理评价 ①患者缺氧症状是否得到改善。②操作是否规范，用氧是否安全。③护患沟通是否有效，患者能否配合并了解安全用氧知识。

注意事项 ①严格遵守操作规程，注意用氧安全，切实做好“四防”，即防震（若为中心管道供氧终端则应防堵塞）、防火、防热、防油。搬运时避免倾倒、撞击。氧气筒应置阴凉处，周围严禁烟火和易燃品，至少距火炉

5m、暖气1m，氧气表及螺旋口上勿涂油，也不可用带油的手拧螺旋。②使用氧气时应先调节流量再应用，停氧时应先拔出导管，再关闭氧气开关，以免一旦关错开关，大量氧气突然冲入呼吸道而损伤肺组织。③在用氧过程中，经常观察患者缺氧状况有无改善，氧气装置是否通畅、无漏气。持续用氧者应每日更换导管1~2次，并由另一侧鼻孔插入，以减少对鼻黏膜的刺激。④氧气筒内氧气不可用尽，压力表上指针降至5kg/cm² 时即不可再用，以防止灰尘进入筒内、再次充气时引起爆炸。⑤对未用或已用完的氧气筒，应挂“满”或“空”的标志，以便于及时调换氧气筒。

（范丽莉）

miànzhào gěiyǎng

面罩给氧（mask oxygenation）

通过呼吸面罩吸入氧气的方法。简便可靠，对鼻黏膜无刺激，适用于短期内需给予高浓度吸氧的患者。

目的 供给氧气，提高患者血氧含量及动脉血氧饱和度，纠正缺氧，促进代谢，维持机体的生命活动。

用物 ①氧气筒及推车，或中心供氧终端。②吸氧装置。包括氧气表、湿化瓶（湿化瓶内装蒸馏水1/2或1/3满）、氧气导管、导管接头、氧气面罩等。③其他。包括扳手、棉签、胶布、用氧记录单、小药杯（内装冷开水）、弯盘等。氧气装置由氧气筒和氧气表构成，见鼻导管吸氧。

操作方法 包括操作前准备和操作步骤。

操作前准备 包括以下几方面准备。

评估 ①患者的基本情况。包括年龄、疾病诊断、生命体征、病情和缺氧程度等。②患者鼻黏膜情况等。包括鼻中隔是否偏曲、有无鼻息肉或分泌物堵塞等。③患者的自理能力、合作程度、对吸氧的认知水平和心理反应等。④中心供氧系统。包括终端设备及流量表的完好性。

操作者准备 洗手，戴口罩。

操作步骤 分为以下几步。

装表 ①先打开氧气筒上的总开关，放出少量氧气，以冲去气门上的灰尘，然后关上。②接氧气表并用扳手旋紧，旋紧湿化瓶，连接氧气表。③打开开关后，检查氧气是否通畅、全套装置是否适用后待用。

吸氧 ①将装备好的氧气筒及用物带至床旁。②核对患者，向患者说明吸氧的目的及注意事项，以取得患者的配合。③调节氧流量至6~8L/min。④检查氧气导管是否通畅。⑤连接氧气面罩与氧气导管，并将面罩置于患者的口鼻部给氧。⑥固定。将氧气面罩固定绳环绕患者头部，并根据具体情况调整松紧度。⑦记录。包括开始用氧的时间、氧流量及患者的反应等。⑧观察。包括血气分析指标、缺氧改善情况、是否出现氧疗的不良反应等。

停氧 ①确认患者缺氧症状已改善。②先取下氧气面罩，再关闭流量表，分离氧气导管，然后卸下管道氧气装置。③速干消毒剂洗手，取下口罩，记录停氧时间。④用纱布清洁患者面部，协助患者取舒适卧位。⑤整理床单位，整理用物，将氧气筒及氧气表归还原处，氧气面罩按医疗垃圾处理。

健康指导 ①告知患者氧气面罩吸氧的必要性及重要性。②告知患者吸氧过程的注意事项，取得患者的配合。

护理评价 见鼻导管吸氧。

注意事项 ①严格遵守操作规程，注意用氧安全，切实做好“四防”，即防震（若为中心管道供氧终端则应防堵塞）、防火、防热、防油。搬运时避免倾倒、撞击。氧气筒应置阴凉处，周围严禁烟火和易燃品，至少距火炉5m、暖气1m，氧气表及螺旋口上勿涂油，也不可用带油的手拧螺旋。②在用氧过程中，经常观察患者缺氧状况有无改善，氧气装置有无漏气、是否通畅。③氧气筒内氧气不可用尽，压力表上指针降至5kg/cm² 时即不可再用，以防止灰尘进入筒内、再次充气时引起爆炸。④对未用或已用完的氧气筒，应挂“满”或“空”的标志，以便于及时调换氧气筒。

（范丽莉）

hūxījī gěiyǎng

呼吸机给氧（ventilator oxygen delivery）

通过呼吸机给予患者氧气吸入的治疗方法。呼吸机是一种能将含氧气的空气送入肺部、将含二氧化碳的气体排出体外从而帮助呼吸系统完成通气的仿生装置。它能代替、控制或改变人的正常呼吸，增加肺通气量，改善呼吸功能，减轻呼吸功消耗，节约心脏储备能力。呼吸机具备四个基本功能，即向肺充气、吸气向呼气转换、排出肺泡气体以及呼气向吸气转换，这四种功能依次循环往复，因此具有以下功能特点：①能提供输送气体的动力，代替人体呼吸肌的工作。②能产生一定的呼吸节律，包括呼吸频率和吸呼比，以代替人体呼吸中枢支配呼吸节律的功能。③能够提供合适的潮气量（tidal volume，TV）或每分通气量（minute ventilation volume，MV），以满足呼吸代谢的需要。④供给的气体最好经过加温和湿化，以代替人体鼻腔功能，并能高于大气中的氧浓度，以提高吸入氧浓度、改善氧合。

呼吸机类型 根据不同呼吸机的工作特点，其分类方式可以有多种。

按吸气与呼气的转换方式分类 分为定压型呼吸机、定容型呼吸机、定时型呼吸机、流速控制呼吸机、混合型多功能呼吸机。

按与患者的连接方式分类 分为无创呼吸机、有创呼吸机。

按驱动方式分类 分为电动呼吸机、气动呼吸机。

按同步功能分类 分为非同步呼吸机、同步呼吸机。

按复杂程度分类 分为简易呼吸机、多功能呼吸机、麻醉呼吸机、电脑控制智能呼吸机。

按应用对象分类 分为成人呼吸机、小儿呼吸机、成人/儿童兼用呼吸机。

适应证 ①肺泡通气障碍，动脉二氧化碳分压（$PaCO_2$）≥50mmHg且有上升趋势的患者。②气体交换障碍、吸氧后未改善、动脉血氧分压（PaO_2）≤70mmHg的患者。③呼吸频率高于35次/分且小于52次/分的患者。④经保守治疗无效的严重低氧血症患者。⑤潮式呼吸的患者。⑥低体温、大手术后等可能出现呼吸抑制的患者。

禁忌证 无绝对禁忌证，只是在某些特殊情况下需要进行必要的处理再行呼吸机治疗，可视为相对禁忌证。常见于以下情况：大咯血或严重误吸引起的窒息性呼吸衰竭、伴有肺大疱的呼吸衰竭、张力性气胸（未引流前）、心肌梗死继发的呼吸衰竭。

操作步骤 包括以下方面。

无创正压通气 操作前评估患者的病情、意识、生命体征、呼吸道的通畅程度、排痰情况及血氧饱和度；评估操作环境及设备、仪器的完好性；评估呼吸机参数、人机同步性及患者的合作程度等。操作步骤：①正确连接呼吸机管路，湿化器中加无菌蒸馏水，接电源、氧源。②协助患者取坐位或半坐卧位。③选择合适的鼻罩或面罩，应使患者佩戴舒适、漏气量最小。④根据病情选择最佳通气模式及适宜的参数。⑤从较低压力开始，逐渐增加到患者能够耐受的适宜压力，以保证有效潮气量。⑥观察患者有无并发症，如幽闭恐惧症、口咽部干燥、腹胀、鼻面部压迫性损伤、气胸等。

有创机械通气 操作前评估患者的病情、意识状态、合作程度；评估呼吸机参数设定、报警参数设定；观察自主呼吸与呼吸机是否同步，呼吸机运转情况；观察患者的氧合状况，包括血氧饱和度水平、血气分析的指标变化等。操作步骤：①连接好呼吸机管路。②调节呼吸机参数，设置报警参数。③接模拟肺试机，试机正常方可与患者连接。④调节加湿装置工作正常、温度适宜。⑤监测患者生命体征、血氧饱和度及呼吸机实际监测值的变化。⑥听诊双肺呼吸音，并检查通气效果。

并发症 包括肺损伤、呼吸性碱中毒、氧中毒、呼吸系统感染，以及呼吸机故障造成的并发症，如气管插管脱出、人工气道阻塞、呼吸机管路阻塞等。

（范丽莉）

gāoyā yǎngliáo

高压氧疗（hyperbaric oxygen therapy）

在特制的、密闭的加压舱内给患者吸入超过1个大气压纯氧的治疗方法。是高压负离子氧疗法的简称。负离子高压氧将氧气和治疗性负离子相结合，既发挥了氧气提供能量、排毒、改善肺部通气功能的作用，又具备负离子杀菌、抗炎、抗感染的优点，有助于呼吸系统患者的康复。高压氧疗是人类在与疾病斗争的过程中，通过不断实践才逐步发展起来的。1887年研究者第一次成功地在2ATA（绝对压）压力下用纯氧治疗疾病，为高压氧的临床应用开创了良好的开端。20世纪60年代，荷兰阿姆斯特丹大学外科教授博伊伦（Boerema）建造了一台手术加压舱。1956年他首次报道，在3ATA氧压下，成功地进行了心脏直视手术，高压氧疗受到世界范围的重视。1961年发现高压氧可抑制厌氧菌的感染。1962年用高压氧成功地治愈了一名急性一氧化碳中毒的患者。随着科学技术的进步，高压氧疗已经成为临床治疗的重要组成部分。

方式 高压氧舱是一种大型系统设备，主要由氧舱舱体、供排气系统、供排氧系统、电气系统、空调系统、监视操控系统及安全系统等组成。根据加压介质不同，医用高压氧舱分为纯氧舱和空气加压舱。①纯氧舱。纯氧加压稳压后患者直接呼吸舱内的氧，一次治疗多只允许一个患者治疗。②空气舱。患者通过面罩、头部氧帐或气管插管等形式吸入纯氧，一次可容纳多个患者治疗。

作用 ①提高氧弥散率和有效弥散距离。②提高氧分压，增加血氧含量、组织氧含量和氧储量。③抑菌作用。抑制厌氧菌的生长和繁殖。④收缩血管，减少渗出、减轻组织水肿，利于伤口愈合。⑤“毒性作用”。即通过抑制某些酶的活性，干扰恶性肿瘤的代谢，提高肿瘤细胞对放射治疗和（或）化学治疗的敏感性。

适应证 一般来说，凡是缺氧、缺血性疾病或由此引起的一系列疾病，高压氧疗均可取得良好的疗效，通常分为急症适应证和一般适应证。

急症适应证 一氧化碳中毒及其他有害气体中毒、气性坏疽、破伤风及其他厌氧菌感染、减压病、空气栓塞症、各种原因引起心肺复苏后急性脑功能障碍、休克的辅助治疗、脑水肿、肺水肿（除心源性肺水肿）、挤压综合征、断肢（指/趾）及皮肤移植术后的血运障碍、药物及化学物品中毒、急性缺血缺氧性脑病。

一般适应证 ①缺氧性疾病。包括全身性疾病，如一氧化碳及其他有害气体中毒、意外事故、休克、心力衰竭、呼吸衰竭、高原病等；局部疾病，如周围血管性疾病、脑血管疾病、突发性聋、冠状动脉性心脏病、眼底病等。②微循环障碍。脑水肿、肺水肿、肢体水肿、挤压伤、皮瓣移植、皮肤移植术、烧伤、冻伤等。③各种感染。包括厌氧菌感染，如气性坏疽、破伤风、放线菌病、肉毒中毒、皮肤溃疡、牙周病等；各种需氧菌感染。④某些肿瘤。⑤减压病、空气栓塞症、肺气压伤、肠壁囊样积气症等。⑥其他适应证。包括脑外伤、慢性骨髓炎、放射性损伤、血管性头痛、脑炎、小儿脑瘫、持续性植物状态等。

禁忌证 有绝对禁忌证和相对禁忌证之分。①绝对禁忌证。包括未经处理的气胸、纵隔气肿、肺大疱、活动性内出血及出血性疾病、结核性空洞形成合并咯血。②相对禁忌证。包括重症上呼吸道感染、重度肺气肿、支气管扩张症、重度鼻窦炎、二度以上心脏房室传导阻滞、血压高于21.3/13.3kPa（160/100mmHg）、心动过缓（小于50次/分）、未经处理的恶性肿瘤、视网膜脱离患者、早期妊娠（3个月内）。

并发症 氧中毒、减压病、气压伤（包括中耳气压伤、鼻窦气压伤和肺气压伤）。

注意事项 ①每次治疗结束，患者出舱后，除应对患者进行病情询问与必要的检查外，还应对氧舱及各有关装置进行必要的检查和消毒，为下次使用做好准备。②必须严格控制进舱治疗的患者人数，按人均占有舱容计算，不得低于国家标准（GB/T 12130-2005）所规定的人均舱容。③用空气加压的氧舱内氧浓度必须严格控制在25%以内，在吸氧治疗过程中要不断监测舱内氧浓度并记录。最好配备两部氧浓度监测仪，以便相互对照测试，确保准确无误。④防止火灾。严禁将火种（火柴、打火机等）、易燃或易爆物品带入舱内；舱内禁用一切可能产生明火或火花的医疗设备，有可能产生电火花的特殊医疗设备，必须在舱内氧浓度不高于25%的情况下使用；无论进入哪一种氧舱的人员，都应换穿不引起静电火花的衣物。⑤人员进舱前要排空大小便，手表、钢笔等物品不宜带入舱内，以免受压造成损坏。⑥舱内若用气囊式供氧装置吸氧时，严禁拍击、挤压气囊，以免导致压力骤增造成肺气压伤。⑦在舱内高压下抢救危重患者时，必须保持患者的呼吸道通畅；静脉输液宜用开放式吊瓶，如用密闭式输液瓶，则在加压前应将一长空心针插入到液平面以上；在加压过程中注意调节液体滴速并适当调高墨菲管内的液面，防止气体进入静脉；10ml以上的安瓿，应在舱外开启后经递物筒送入舱内。⑧加压前患者身上所带的各种引流管均需夹闭，防止压缩空气进入引流腔内，减压后再行开放；如有带气囊的气管插管，于减压前需将气囊夹开放，减压后再行注气。⑨高压氧疗的全过程中岗位人员不得擅离职守，必须始终保持舱内外可随时通过对讲机进行通讯联络，通过观察窗或电视监视系统随时观察舱内患者的情况；抢救危重患者时，舱外必须有2人以上值班。⑩保持舱内清洁卫生，每次使用后要用紫外线消毒，定期用清洁消毒液擦洗舱内用具；手术前后或抢救危重患者之后应及时清洗消毒；治疗厌氧菌等特殊感染的患者后，应该按厌氧菌消毒常规进行舱内消毒。

（范丽莉）

qìguǎn qiēkāi shù hòu hùlǐ

气管切开术后护理

（post-tracheostomy care） 对通过切开颈段气管前壁，放入气管套管，以解除喉源性呼吸困难、呼吸功能失常或下呼吸道分泌物潴留所致呼吸困难患者的护理。气管切开术又称气管造口术。

目的 防止或迅速解除呼吸道梗阻，以确保呼吸道通畅，改善呼吸；利于吸出呼吸道内分泌物，预防肺部并发症；建立人工气道，给予氧气吸入或机械通气。

用物 治疗盘、生理盐水、皮肤消毒剂、局部麻醉药、注射器、无菌治疗包2个、无菌纱布数块、一次性吸痰管1套、气管切开包1套、电动吸引装置、氧气装置及用具各1套。

操作方法 包括操作前准备和操作步骤。

操作前准备　包括以下几方面准备。

评估　①患者的基本情况。包括年龄、疾病诊断、生命体征、病情和缺氧程度等。②患者的意识状态、自理能力、合作程度等。

操作者准备　洗手，戴口罩。

操作步骤　①床旁备无菌盘。包括内盛生理盐水的无菌缸、一次性吸痰管、内装化痰药物的注射器等。②气管套管内给氧时，用一层盐水纱布覆盖套管口，以湿化吸入的氧气并防止灰尘吸入。③套管护理。妥善固定套管，并保持内套管通畅，每4~6小时取出内套管洗刷、清洁、消毒各一次；取内套管时防止将气管套管全部拔出。气管切口形成窦道后，长期使用的患者可每1~3个月更换气管套管一次。④气道湿化。有利于痰液的稀释和及时排出，并发挥抗炎、抗菌作用，有效地预防肺部感染（见人工气道护理）。⑤吸痰护理。遵循无菌技术操作原则，适时、正确地吸痰，防止管内分泌物阻塞及预防感染；吸痰管一用一废弃。⑥病情观察。密切观察呼吸状态，如有无呼吸困难、呼吸频率加快、呼吸阻力增大、套管内出血等症状，及时寻找原因，予以处理。⑦饮食护理。根据患者情况给予禁食、鼻饲半流食等。⑧切口护理。每日清洁、消毒切口，更换套管处敷料时注意无菌操作，减少切口感染和肺部感染的机会；气管切开敷料的更换频率应视其渗出物和呼吸道分泌物的量而定，一般24小时更换2~3次，保持敷料清洁干燥；密切观察伤口周围皮肤有无红肿、湿疹或出血等；必要时对伤口周围分泌物留取标本做细菌培养，以指导用药。

健康指导　①对神志清醒的患者，要向其讲明气管切开术的必要性和重要性。②心理恐惧者，做好心理疏导，以解除其恐惧、紧张的心理，并取得其合作。③术后沟通。患者术后不能发音，患者清醒为其准备好纸和笔。

护理评价　①患者的气道是否通畅，缺氧症状是否得到改善。②吸痰、堵管、拔管等操作是否规范、准确。③护患沟通是否有效，患者能否充分配合。

注意事项　①气管切开术后患者禁用抑制呼吸、镇咳及抑制分泌物的药物，如吗啡、阿托品等。②保持口腔清洁，每日进行1~2次口腔护理，防止口腔溃疡。③随时检查套管绳结的松紧度，特别是有皮下气肿的患者，以免过松导致套管脱出或过紧导致患者不适。④在气管切开术后10日内，因伤口尚未形成窦道，不得更换外套管；一旦套管意外滑脱造成呼吸困难，按原路径插入困难时，需重新按气管切开步骤插入。⑤原发病治愈后可试行拔管，拔管前先试行堵管1~3天，从半堵管口至全堵管口，若患者呼吸及排痰功能良好，即可实施拔管。⑥软木塞或胶布必须用线固定在气管套管固定带上，以防被吸入气管；用带气囊的气管套管，先排空气囊，再堵塞套管。⑦拔管前准备气管切开包，以备拔管后出现呼吸困难需重新插管的情况。

（范丽莉）

xītán

吸痰（sputum suction）　利用装置经口咽、鼻腔、人工气道将呼吸道分泌物机械地清除的方法。是保持呼吸道通畅、预防肺部并发症、确保患者安全的方法。吸痰法适用于危重、老年、昏迷、全身麻醉未清醒、胸部创伤、大手术后等患者，呼吸道被分泌物、呕吐物阻塞而出现的各种呼吸困难的症状，以及其他各种器质性或功能性原因引起的不能有效咳嗽排痰，如会厌发育不良、气管切开术后及气管内插管的患者。常见的吸痰方法有经口咽吸痰、经鼻咽吸痰和气管切开吸痰。

医用吸引装置　常见有电动负压吸引器、中心负压吸引装置、手动或脚踏便携式负压吸引器。电动负压吸引器和中心负压吸引器负压范围大，可按需调控，适用于各大医院的手术室和临床科室。手动或脚踏便携式负压吸引器，体积小、重量轻、携带方便、操作简单、无需电源即可使用，适用于偏远、无电源的地区以及农村卫生院、家庭护理、野外急救、医院断电时应急。

吸痰管　根据制造材料分为橡胶吸痰管、硅胶吸痰管和硅橡胶吸痰管。根据是否可控分为可控式吸痰管和不可控式吸痰管。根据管腔大小分为普通吸痰管、小儿吸痰和新生儿吸痰管，规格有6~24各种型号。根据密闭情况分为开放式吸痰管和密闭式吸氮管。

（范丽莉）

jīng kǒuyān xītán

经口咽吸痰（oropharyngeal suction）　利用电动负压吸引器或中心管道负压吸引装置或注射器，借助吸痰管通过口腔经咽喉部将呼吸道分泌物机械清除的方法。

目的　清除患者口咽部及气管内的分泌物，保持呼吸道通畅，预防肺部并发症。

用物　电动负压吸引器或中心管道负压吸引装置；一次性吸痰管数根（大小合适、长短适中、软硬适宜）；治疗车（配有速干手消毒剂、医疗垃圾桶、生活垃圾桶）；治疗盘1个、无菌巾2块、无菌纱布2块、无菌换药碗和弯盘包各1个、无菌手套1副、无菌生理盐水1瓶、听诊器1副、手电筒1个，必要时备开口器、舌钳、压舌板；护理记录单。

操作方法 包括操作前准备和操作步骤。

操作前准备 包括以下几方面准备。

评估 ①患者的年龄、疾病诊断、治疗方式等。②患者的病情。包括生命体征、意识状态、目前的呼吸状况（呼吸频率、呼吸音、痰鸣音的部位）、是否可以有效咳嗽、痰液的黏稠度等。③评估血氧饱和度、气道压力及氧疗情况等。④口腔情况。包括有无活动性义齿、牙缺如或牙松动，以及口腔有无溃疡等。⑤咽部情况。包括咽部有无炎症或异常等。⑥患者的合作情况。包括患者的心理状态、合作程度等。

环境准备 应宽敞、明亮、整洁、安静，符合无菌技术操作要求。

操作者准备 洗手，戴口罩。

操作步骤 ①携用物推治疗车至病床旁，核对床头卡和（或）腕带、床号、姓名等信息准确无误；取下活动性义齿，清洁后浸泡于生理盐水中。②向清醒的患者告知操作目的及配合要点，消除或减轻其紧张情绪。③连接装置、调节负压。接负压吸引器电源或连接中心负压吸引装置，确定各管路连接紧密无松动；调节负压。④摆体位、铺无菌巾、连接吸痰管。协助患者头偏向一侧，并略向后仰，铺无菌巾于患者胸前；再次观察心电监测的各项指标；戴无菌手套，连接吸痰管，吸生理盐水冲洗管腔并试负压。⑤吸痰。若患者神志清楚则指导其张口配合，昏迷患者使用压舌板或开口器将口张开；吸痰顺序为先口咽部后气管内；吸痰管由口腔插至咽喉部，于患者吸气时将吸痰管插入气管，遇阻力略上提后加负压，边上提、边旋转、边吸引，避免在气管内上下提插。⑥判断。吸痰管取出后观察吸痰效果及痰液性状，吸生理盐水冲洗管腔；如病情需要，则间隔3~5分钟后更换吸痰管再次吸痰。⑦氧气吸入。吸痰结束后立即给予患者高流量氧气吸入，待血氧饱和度升至正常水平后再将氧浓度调至原来的水平。⑧取无菌纱布包裹负压吸引管接头备用，关闭负压吸引装置；吸痰管为一次性用品，使用一次后即应废弃，按《医疗废物管理条例》处理；持续吸痰时，负压连接管24小时更换一次；储痰瓶2/3满时要及时倾倒，清洗、消毒、晾干后备用。⑨整理、记录。操作完毕清洁患者口鼻，协助患者恢复舒适卧位，安慰患者，记录吸痰情况。

健康指导 ①嘱患者当呼吸道有分泌物时应及时咳出或示意护士予以吸出，指导清醒患者吸痰时正确的配合方法。告知患者只有气道通畅，呼吸才能改善，缺氧才能得以纠正。②练习有效咳嗽排痰。指导患者深吸气后屏气2~3秒，利用腹肌力量，做爆破性咳嗽将痰咳出。③配合背部叩击促进排痰。为防止痰液聚集、使痰液松动而易于排出体外，必要时可对患者进行背部叩击，即将手固定成背隆掌空状态，利用手腕部力量有节奏地由下向上、由外向内轻轻叩击背部，左侧卧位时叩击右侧，右侧卧位时叩击左侧，反复多次，叩击过程中要求患者如实反映身体的感受。④有效雾化吸入。将悬浮的雾粒或雾滴由口腔吸入，经鼻呼出，从而达到湿润呼吸道黏膜、稀释痰液、促进排痰的目的。

护理评价 ①护患沟通是否有效，护患配合是否良好。②吸痰是否有效，痰液是否被吸出。③吸痰后患者的呼吸状况是否改善，听诊痰鸣音是否减少或消失。④操作是否规范，流程是否清晰，动作是否轻柔，是否发生并发症。

注意事项 ①遵循无菌技术操作原则，插管动作应轻柔、准确、快速；吸痰前后应当给予高流量吸氧，每次吸痰时间不超过15秒，连续吸痰不得超过3次。如果痰液较多需要再次吸痰，应间隔3~5分钟，患者耐受后再进行。②注意吸痰管插入是否顺利，遇到阻力时应分析原因，不可粗暴盲插。③吸痰管最大外径不能超过气管导管内径的1/2。负压不可过大，插送吸痰管时不可给予负压，以免损伤患者气道。④若痰液黏稠，可以配合雾化吸入、翻身叩背、使用振动排痰仪等方法促进排痰。⑤吸痰过程中应密切观察患者的痰液情况、血氧饱和度及生命体征变化情况。当心率下降或血氧饱和度低于90%时，立即停止吸痰，给予高流量吸氧，待心率和血氧饱和度恢复后视病情再决定是否继续给予吸痰。

（范丽莉）

jīng bíyān xītán

经鼻咽吸痰（nasopharyngeal suction）

利用电动负压吸引器或中心管道负压吸引装置，借助吸痰管通过鼻腔经咽喉部将呼吸道分泌物机械吸出的方法。

目的 清除患者鼻咽部及气管内的分泌物，保持呼吸道通畅，预防肺部并发症。

用物 电动负压吸引器或中心管道负压吸引装置；一次性吸痰管数根（大小合适、长短适中、软硬适宜）；治疗车（配有速干手消毒剂、医疗垃圾桶、生活垃圾桶）；治疗盘1个、无菌巾2块、无菌纱布2块、无菌换药碗及弯盘包各1个、无菌手套1副、无菌生理盐水1瓶、听诊器1副、手电筒1个；护理记录单。

操作方法 包括操作前准备和操作步骤。

操作前准备 包括以下几方面准备。

评估 ①患者的年龄、疾病诊断、治疗方式。②患者的病情。包括生命体征、意识状态、目前的呼吸状况（呼吸频率、呼吸音、痰鸣音的部位）、是否可以有效咳嗽、痰液的黏稠度等。③评估动脉血氧饱和度、气道压力及氧疗情况等。④鼻腔情况。包括鼻中隔有无偏曲、是否存在鼻息肉等异常。⑤咽部情况。包括咽部有无炎症或异常等。⑥患者的合作情况。包括患者的心理状态、合作程度等。

环境准备 应宽敞、明亮、整洁、安静，符合无菌技术操作要求。

操作者准备 洗手，戴口罩。

操作步骤 步骤①~③见经口咽吸痰的操作步骤。④摆体位、铺无菌巾、连接吸痰管。协助患者头偏向一侧，并略向后仰，铺无菌巾于患者胸前；再次观察心电监测的各项指标；戴无菌手套，连接吸痰管，吸生理盐水冲洗管腔并试负压。⑤吸痰。若患者神志清楚则指导其张口配合，昏迷患者使用压舌板或口咽气道将口张开；吸痰顺序为先口腔后鼻腔；吸痰管由鼻腔插至咽喉部，于患者吸气时将吸痰管插入气管，遇阻力略上提后加负压，边上提、边旋转、边吸引，避免在气管内上下提插。⑥判断。吸痰管取出后，观察吸痰效果及痰液性状，吸生理盐水冲洗管腔；若病情需要，则间隔3~5分钟更换吸痰管后再次吸痰。⑦氧气吸入。吸痰结束后立即给予患者高流量氧气吸入，待血氧饱和度升至正常水平后再将氧浓度调至原来水平。⑧用物处置。取无菌纱布包裹负压吸引管接头备用，关闭负压吸痰装置；吸痰管为一次性用品，使用一次后即应废弃，按《医疗废物管理条例》处理；持续吸痰时，负压连接管24小时更换一次；储痰瓶2/3满时要及时倾倒，清洗、消毒、晾干后备用。⑨整理、记录。操作完毕清洁患者口鼻，协助患者恢复舒适卧位，安慰患者，记录吸痰情况。

健康指导与护理评价见经口咽吸痰的健康指导。

注意事项 事项①~⑤见经口咽吸痰的注意事项。⑥颅底骨折患者禁止经鼻咽吸痰。

（范丽莉）

qìguǎn qiēkāi xītán

气管切开吸痰（tracheotomy suction） 利用电动负压吸引器或中心管道负压装置，借助吸痰管经气管套管将呼吸道深部的痰液吸出的方法。

目的 彻底清除患者呼吸道的分泌物，保持呼吸道通畅，确保有效通气，预防肺部并发症。

用物 电动负压吸引器或中心管道负压吸引装置；一次性吸痰管数根（大小合适、长短适中、软硬适宜）；治疗车（配有速干手消毒剂、医疗垃圾桶及生活垃圾桶）；治疗盘1个、无菌巾2块、无菌纱布1块、无菌换药碗/缸包2个、无菌手套1副、无菌生理盐水1瓶、听诊器1副，必要时备开口器、舌钳、压舌板；护理记录单。

操作方法 包括操作前准备和操作步骤。

操作前准备 包括以下几方面准备。

评估 ①患者的年龄、疾病诊断、治疗方式等。②患者的病情。包括生命体征、意识状态、目前的呼吸状况（呼吸频率、呼吸音、痰鸣音的部位）、是否可以有效咳嗽、痰液的黏稠度等。③其他辅助治疗。包括呼吸机参数、动脉血氧饱和度、气道压力及氧疗情况等。④气管导管。包括导管类型和材质（如金属气管导管或一次性气管导管）、导管的固定情况等。⑤患者的合作情况。包括患者的心理状态以及合作程度等。

环境准备 应宽敞、明亮、整洁、安静，符合无菌技术操作要求。

操作者准备 洗手，戴口罩；必要时戴防护眼罩，穿围兜或隔离衣。

操作步骤 步骤①~③见经口咽吸痰的操作步骤。④铺无菌巾、连接吸痰管。铺无菌巾于患者胸前；再次观察心电监测的各项指标；一只手戴无菌手套连接吸痰管与负压管，并保持无菌状态；吸生理盐水冲洗管腔，试负压。⑤吸痰。断开呼吸机与气管导管，将呼吸机接头放在患者胸前的无菌巾上；反折吸痰管或关闭吸痰管侧孔；迅速将吸痰管轻轻地沿气管导管送入吸痰管，吸痰管遇阻力略上提后加负压，边上提、边旋转、边吸引。吸痰顺序为先气管切开处，再口（鼻）部。⑥吸痰管取出后观察吸痰效果及痰液性状，吸生理盐水冲洗管腔；必要时间隔3~5分钟更换吸痰管再次吸痰。⑦氧气吸入。吸痰结束时，立即连接氧气或呼吸机通气，给予患者吸100%的纯氧，待血氧饱和度升至正常水平后再将氧浓度调至原来水平。⑧用物处置。取无菌纱布包裹负压吸引管接头备用，关闭负压吸痰装置；吸痰管为一次性用品，使用一次即废弃，按《医疗废物管理条例》处理；持续吸痰时，负压连接管24小时更换一次；储痰瓶2/3满时要及时倾倒，清洗、消毒、晾干后备用。

健康指导 指导①~③见经口咽吸痰的健康指导。④配合完成气管内滴药，以达到湿润呼吸道黏膜、稀释痰液、促进排痰的目的。

护理评价 见经口咽吸痰的护理评价。

注意事项 ①操作动作应轻柔、准确、快速，每次吸痰时间不超过15秒，连续吸痰不得超过3次，吸痰间隔予以纯氧吸入。②注意吸痰管插入是否顺利，遇到阻力时应分析原因，不可粗暴盲插。③吸痰管最大外径不能超过气管导管内径的1/2，负压不可过大，进吸痰管时不可给予负压，以免损伤患者气道。④若病情需要再次进行吸痰时，须更换吸痰管。⑤为带有呼吸机患者吸痰时，注意保持呼吸机接头以及戴无菌手套、持吸痰管的手不被污染。⑥吸痰过程中，应密切观察患者心率、血氧饱和度、生命体征等变化，当心率下降或血氧饱和度低于90%时，立即停止吸痰，接呼吸机通气并给予纯氧吸入，待心率和血氧饱和度恢复后视病情再决定是否继续给予吸痰。

（范丽莉）

tányè tǐwèi yǐnliú

痰液体位引流（sputum postural drainage）

利用重力作用促使分泌物顺体位引流至气管并咳出的方法。是针对肺部病变所采取的重要的物理治疗手段，结合拍背、振颤、深度排痰仪等措施，可显著增强引流效果。治疗者可借助X线胸片对肺内分泌物的分布部位进行定位，并通过血气分析、血氧饱和度监测，了解肺通气状态，为进一步治疗提供诊疗依据。

目的 ①促进气道内分泌物清除。②提高患者的血氧分压。③减少继发感染的发生。

用物 纸巾或可废弃的一次性容器。

操作方法 包括操作前准备和操作步骤。

操作前准备 包括以下几方面准备。

评估 ①患者的生命体征及耐受程度。②患者气道分泌物的潴留部位。③患者对体位引流知识的理解和掌握程度。

患者准备 患者停止活动，休息至平静状态。

操作者准备 着装整洁、规范，洗手。

操作步骤 ①确定体位。根据病变部位采取不同姿势或体位进行引流（图）。右肺上叶尖段：端坐位或斜坡坐位；右肺上叶前段：仰卧位，右背部稍垫高；右肺上叶后段：左侧卧位，再向左转45°，前面垫枕头支撑体位；右肺中叶各段：仰卧位，胸腹部左转45°，背部垫枕头支撑，右床脚抬高；左肺上叶尖后段：端坐位或半坐卧位，向右侧倾斜45°，背部垫枕头支撑；左肺上叶前段和舌段：仰卧位，胸腹部向右转45°，背部垫枕头支撑，左脚稍抬高；左右肺下叶背段：俯卧位，稍侧倾（患侧在上），头下垂；左右肺下叶基底段：俯卧位，侧倾45°，患侧在上，头低脚高，或健侧卧位，胸腹部向前转45°，头低脚高，头下垂。如患者不能耐受，应及时调整姿势。②体位维持。每次引流体位至少维持15分钟，即5分钟保持重力引流位，5分钟拍背或振颤，5分钟咳嗽、咳痰，直到将分泌物排出。③促进引流。引流过程中，指导患者间歇性进行深呼吸，鼓励其咳嗽、咳痰，并帮助轻轻拍击病变部位，使脓痰受振动而松动，利于引流；如果痰液黏稠，可配合化痰药物雾化吸入，也可口服药物，使黏稠的痰液稀化，以顺利引流咳出。

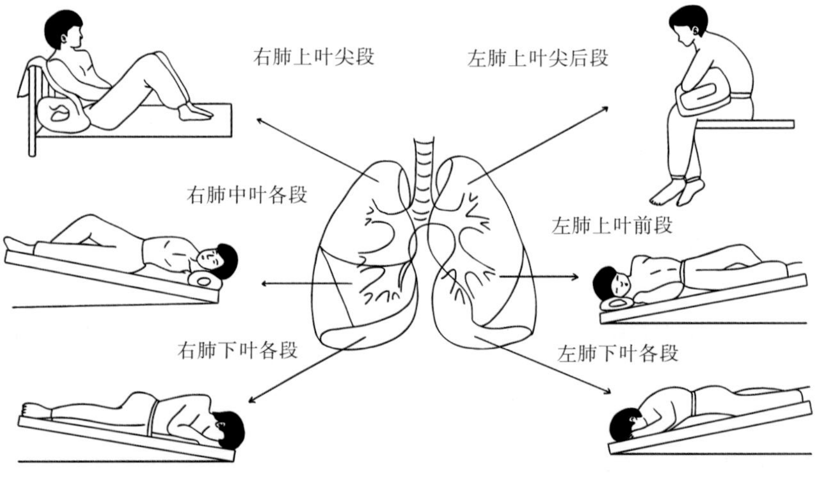

图 痰液体位引流示意

④辅助排痰。翻身时叩击或振动患者胸部、背部，使肺内分泌物流动，促进细小支气管内的分泌物受振动而液化，从而排出体外。叩击方法：操作者五指并拢、掌心空虚，由下至上、从外向内的顺序叩击，直到痰液排出。振颤法：患者取平卧位或侧卧位，操作者以双手交叉置于肺基底部，随患者呼气做自下而上的按摩振颤动作，通过手的快速振动，使胸壁间断地被压缩，利于小气道内分泌物的排出。⑤使用振动排痰仪：包括叩击、振颤和定向挤推三种功能，振动由慢到快、由长到短、由下向上、由外向内，可促使肺部及呼吸道的黏液和代谢物的黏液按照选择的方向排出体外，由于定向力穿透性强，对深度痰液排出效果明显。⑥引流后护理。协助患者取舒适体位；用清水或漱口液漱口，以去除痰液气味，保持口气清新，减少呼吸道感染；记录咳出痰的颜色、量及黏稠度；制订患者下一步治疗计划。

健康指导 告知患者引流的目的及注意事项，以取得其配合。

护理评价 ①引流体位的选择是否正确。②引流效果是否明显，呼吸状况是否改善。③患者的生命体征是否平稳。④患者能否与护士良好地配合。

注意事项 ①引流应在餐前1~2小时或餐后2小时进行，防止呕吐、误吸。②引流过程中注意观察患者有无咯血、发绀、头晕、出汗、疲劳等症状，如患者出现心率超过120次/分、心律失常、高血压或低血压、眩晕或发绀，应立即停止引流并告知医生。③每日痰量少于30ml时，可考虑停止体位引流；脓液较多且身体衰弱者进行体位引流时，应提高警惕，以防大量脓痰突然排出造成窒息。④引流体位不宜刻板执行，必须采用患者既能接受、又易于排痰的体位。⑤引流顺序：先上叶后下叶；若有两个以上炎性部位，应引流痰液较多的部位。⑥终止体位引流的指征。胸部X线纹理清楚；患者体温正常，并维持24~48小时；肺部听诊呼吸音正常或基本正常。

（范丽莉）

shēngmìng tǐzhēng cèliáng

生命体征测量（vital signs assessment） 借助温度计、血压计、时钟或秒表等测量工具，对患者体温、脉搏、呼吸、血压等进行监测的方法。通常将体温、脉搏、呼吸、血压称为人体的四大生命体征，而美国疼痛学会首先提出将疼痛列为“第五大生命体征”。

（范丽莉）

tǐwēn cèliáng

体温测量（body temperature assessment） 运用温度计或扫描仪等工具对人体体表温度进行监测的方法。

测量仪器 体温测量的仪器因材料的不同分为如下几种：①玻璃水银体温计。最常见的体温计，根据测量部位的不同，又分为口表、腋表和肛表三种。由这种体温计测量出来的结果是最准确的，但由于刻度过细，读数时容易出现误差；且该种体温计为玻璃制品，易碎，破碎后水银外流，造成汞污染，接触者有汞中毒的危险。②电子体温计。这是一种电子新产品，其数值直接通过电子显示，具有携带方便、操作简单、读数容易、具有记忆功能、便于体温的管理等优点，同时克服了玻璃易碎的不足。电子体温计分实测式电子体温计和预测式电子体温计两种，如果电池不受潮，可以测量一万次左右，但使用时应轻拿轻放，避免重摔，以免电路受损而失灵。③红外线体温计。分为耳式或额式，是一种形似耳镜的温度计，利用远红外线的感应功能，将仪器放入耳内或对准额部，经数秒后即可测得温度，具有快速、安全的特点。但鼓膜前下方有一狭窄部分，红外线难以到达，因此，测试值常有误差，年龄越小误差越大，且价格昂贵，不适合家庭使用。④液晶体温计。是21世纪新产品，利用液晶制成的温度计，测腋窝仅用4~5秒，准确、安全，但价格高，推广困难。⑤贴纸体温计。这是一种可以反复使用、贴在额头上的测温纸，会根据体温变化而变色，便于携带，尤其适合外出旅游时用；但由于体积小，有测量结果精确度不高的缺陷。⑥奶嘴体温计。这是一种模仿婴儿奶嘴的体温计，专为吸奶的婴儿制作，只要将体温计放入婴儿口中吸食即可测量体温。⑦一次性体温计。其外形稍大而扁平，可以正确测量口温，为一次性使用产品，用后即废弃，尤其适用于需要预防与控制交叉感染的患者，但会增加住院成本。

目的 测量、记录患者体温；监测患者体温变化，分析热型及伴随症状，为疾病诊断和治疗提供依据。

用物 适宜的温度计1支、无菌缸1个、75%酒精1瓶、无菌棉球数个、温度计收集盒1个、消毒盒1个、储存盒1个、手表或秒表、笔和记录本。

操作方法 包括操作前准备和操作步骤。

操作前准备 包括以下几方面准备。

评估 ①患者的一般情况。包括年龄、疾病诊断、治疗方式等。②患者的生命体征、意识状态、合作程度。③测量部位和皮肤状况。

操作者准备 要着装规范，洗手。

操作步骤 包括以下几方面。

口腔测量法 ①使用前将温度计度数甩到35℃以下。②将体温计（片）斜放于患者舌下，嘱患者闭口、用鼻呼吸。③口含体温计3~5分钟，口含体温片2分钟。④取出体温计，读取数据，记录。⑤先用卫生纸擦拭体温计，同法再以酒精棉球消毒；体温片取出后静待10秒，读取度数后将其丢弃。

腋窝测量法 ①使用前将温度计度数甩到35℃以下。②将体温计置于腋窝中央并紧贴皮肤，嘱受测者夹紧体温计。③测量5~10分钟后取出，读数，记录。④首先用卫生纸擦拭体温计，同法再以酒精棉球消毒。

肛管测量法 ①使用前将温度计度数甩到35℃以下。②婴儿采取仰卧抬腿或俯卧姿势，成人采取侧卧位或屈膝仰卧位露出臀部。③用润滑剂涂抹肛表前端。④暴露肛门，将肛表旋转并缓慢插入肛门，插入深度根据受测者的年龄而不同，成人3~4cm，儿童2.5cm，婴儿1.25cm。⑤手持肛表测量3~5分钟后取出，读数，记录。⑥先用卫生纸擦拭体温计，同法再以酒精棉球消毒。

耳温测量法 ①按电源钮，确定“预备”标志已经显示。按下滑板按钮，探头伸出并自动套上胶套，检查胶套有无破损，若无破损则于30秒内测得体温。②对于3岁以内小儿，要将耳郭向下、向后拉，再将耳温枪测温头置入耳内；对于3岁以上小儿及成年人，要将耳郭向上、向后拉，将探头置入耳道并与之密合，按测温钮并持续1秒钟，听到单一长音“哔”声后松开，完成体温测量。③取出耳温枪，将滑板快速退回，胶套自动脱离探头，读取温度并记录。

额温测量法 ①室温校正，即根据额温枪所附说明换算成中心温度。②受测者休息片刻，使之处于安静状态，额头保持清洁、干燥。③将额温计置于额头前2~5cm，按压按钮测量，直至颜色改变或显示温度数据为止。

健康指导 ①向患者解释测量体温的目的，取得患者配合。②采用口腔测量法时，嘱患者不能用牙咬体温计，只需上下唇闭紧、闭口不讲话，以防止咬断体温计和体温计脱出。③告知安静状态下测量的必要性。④告知保持局部清洁、干燥的重要性。

护理评价 ①体温计和测量方法的选择是否正确。②体温测量是否顺利进行。③测量结果是否真实、有效。

注意事项 包括以下几方面。

口腔测量法 ①婴幼儿、精神异常、昏迷、不配合、口鼻手术或呼吸困难的患者，禁忌测量口温。②进食、喝冷（热）饮、面颊部做冷（热）敷、吸烟、嚼口香糖、剧烈运动、情绪激动及洗澡等推迟30分钟后再测量。③若持体温片，手持末端，勿接触体温片的感温点。④体温和病情不相符时重复测温，必要时可同时采取2种不同的测量方式作为对照。⑤如患者不慎咬破含汞温度计，应当立即清除口腔内玻璃碎片，再口服蛋清或牛奶延缓汞的吸收，若病情允许，进食富含纤维的食物以促进汞的排泄。

腋窝测量法 ①腋下有创伤、手术、炎症或腋下出汗较多、极度消瘦的患者，不宜腋下测温。②若测量时间未到就松开腋下，则需重新测量，时间重新计算。③沐浴后需待20分钟后再测腋下温度。④体温和病情不相符时重复测温，必要时可同时采取2种不同的测量方式作为对照。⑤体温计的水银端必须贴紧皮肤，应夹紧上臂、不移位、不松动，防止温度计脱位或掉落。

肛管测量法 ①腹泻、直肠疾病、直肠手术者禁忌测量肛温。②喝热饮、剧烈运动、情绪激动及洗澡等推迟30分钟后再测量。③若肛表被污染看不清读数时，应先用卫生纸擦拭干净后，再读取数据。④体温和病情不相符时重复测温，必要时可同时采取2种不同的测量方式作为对照。

耳温测量法 ①注意清洁耳垢后才能准确测量。②耳温枪使用后，胶套应丢弃，不应重复使用，避免交叉感染。③耳温枪测量的体温结果易受测量距离及湿度等因素影响，可作为发热的快速筛选工具，若测量结果有异常，建议用水银温度计复测。④体温和病情不相符时重复测温，必要时可同时采取2种不同的测量方式作为对照。

额温测量法 ①正常温度标准因不同厂家品牌而异。②室温高低、运动后或额头是否干燥会影响测量的准确性。③避免将额温枪的红外线光点接触到受测者的眼，避免造成眼受损。④额温枪测量体温结果易受测量距离及湿度等因素影响，可作为发热的快速筛选工具，如测量结果有异常，建议用水银温度计复测。⑤体温和病情不相符时重复测温，必要时可同时采取2种不同的测量方式作为对照。

（范丽莉）

màibó cèliáng

脉搏测量（pulse assessment）

在平静状态下测量每分钟脉搏次数的方法。在每个心动周期中，随着心脏的收缩和舒张，动脉内的压力发生周期性的变化，导致动脉管壁产生有节律的搏动，称为动脉脉搏，简称脉搏。正常脉搏次数与心跳次数相一致，且脉搏节律均匀、间隔相等、强弱相等，动脉管壁光滑、柔软，富有一定的弹性。异常脉搏见脉搏观察。凡身体浅表、靠近骨骼的动脉，均可用于脉搏计数。常用浅表动脉如下：①桡动脉。位于手腕桡侧桡骨茎突处，即靠近大拇指侧的骨关节侧，为中医常规诊脉的部位，也是临床上常规选择的部位。②颞浅动脉。位于耳朵开口正前方，常用于监测婴幼儿的脉搏。③颈动脉。位于气管与胸锁乳突肌之间，即颌下两横指的左右两侧，当复苏患者时用于判断抢救是否有效。④肱动脉。位于臂内侧肱二头肌内侧沟处，即肘关节内侧，为常规测量血压时放置听诊器的部位。⑤腘动脉。位于膝关节后面，常用于下肢血管病变或手术后监测血运。⑥足背动脉。位于足背，大致为系鞋带的位置，常用于下肢血管病变或手术后监测血运。⑦股动脉。大腿上端、腹股沟中点稍下方的一个强大的搏动点，常作为判断股静脉穿刺点的显著标志。脉搏计数法包括直接计数法和间接监测法两种。前者主要是通过指腹触摸或按压浅表动脉直接计数，对动脉搏动的脉率、脉律及动脉管壁弹性进行测量的方法，后者是利用心电监护仪等感应系统对被监护者进行持续不间断地心电监测。

目的 ①测量患者的脉搏，判断有无异常。②监测脉搏变化，了解心血管系统的功能状况。

用物 ①直接计数法需要准备听诊器、手表或秒表、笔和记录本。②间接监测法主要准备心电监护仪、心电血压插件联接导线、电极片、生理盐水棉球、配套的血压袖带等。

操作方法 包括操作前准备和操作步骤。

操作前准备 包括以下几方面准备。

评估 ①患者的一般情况。包括年龄、疾病诊断、治疗方式等。②病情。包括生命体征、意识状态、合作程度等。③患者的用药情况。④患者测量部位和局部皮肤状况。

操作者准备 着装规范，要洗手。

操作步骤（以桡动脉测量法为例） ①携听诊器、手表或秒表、笔和记录本到患者床旁。②测脉搏前确认患者情绪稳定。③协助患者取坐位或卧位，将患者前臂及手平放在适当的位置。④操作者将示指、中指、环指指端并拢按在患者桡动脉上（或颞动脉、足背动脉、肱动脉），感到脉搏跳动后计数。一般计数 30 秒，所得计数乘 2 即为每分钟脉搏次数。当脉搏细弱而触不清时，可用听诊器听心率 1 分钟代替触诊。⑤脉率异常时需复检，测量 1 分钟。如发现患者有心律不齐或脉搏短绌，应两人同时分别测量心率和脉率 1 分钟。⑥记录结果。脉搏短绌的患者以分数式记录，记录方法为心率/脉率。

健康指导 ①告知测量脉搏的目的、意义，以取得患者良好的配合。②根据实际情况，指导患者学会正确测量脉搏的方法。

护理评价 ①脉搏测量方法的选择是否正确。②按压脉搏的手法是否正确，计数是否准确、有效。

注意事项 ①手术后、病情危重或接受特殊治疗的患者每 15~30 分钟测量一次，或严格遵医嘱进行测量。②如患者有紧张、剧烈运动、哭闹等情况，需等患者情绪稳定后再测量。③对于小儿，测量前应使其安静、体位舒适，最好趁其熟睡时检查。④不可用拇指测量脉搏，以免将测量者拇指小动脉的搏动与患者脉搏相混淆。⑤为偏瘫患者测脉搏时应选择健侧肢体。

（范丽莉）

hūxī cèliáng

呼吸测量（respiration assessment）

在平静状态下观测每分钟呼吸次数、深度和节律的方法。主要是通过观察胸腹的起伏，对呼吸的频率、节律、深度等进行测量的方法，或利用心电监护仪等感应系统对被监测者进行持续不间断的呼吸监测。

目的 ①测量患者的呼吸，判断有无异常。②监测呼吸变化，了解肺功能。

用物 手表或秒表、笔和记录本。

操作方法 包括操作前准备和操作步骤。

操作前准备 包括以下几方面准备。

评估 ①患者的一般情况。包括年龄、疾病诊断、治疗方式等。②患者的病情。包括生命体征、意识状态、合作程度等。③患者的用药情况。④患者的体位、情绪及呼吸状态。

操作者准备 着装规范，要洗手。

操作步骤 ①在测量脉搏之前或之后，操作者的手仍按在原位不动，以转移其注意力，避免因其紧张而影响测量结果。②观察患者胸部或腹部起伏的次数及幅度，一吸一呼为一次，观察30秒或1分钟；也可把手放在患者的胸部或腹部感受。③危重患者或婴幼儿呼吸微弱不易观察时，用少许棉花置于患者鼻孔前，观察并记录1分钟内棉絮被吹动的次数。

健康指导 ①告知测量呼吸时环境安静、情绪稳定的重要性，以取得患者的配合。②测量呼吸时宜取舒适卧位。③有针对性地做好患者的心理护理，消除其恐惧与不安心理。

护理评价 ①环境是否安静，室内空气是否流通、清新。②测量方法是否正确，计数是否准确。

注意事项 ①呼吸的速率会受到意识的影响，测量时不必告诉患者，使患者呼吸自然。②如患者有紧张、剧烈运动、哭闹等情况，需等患者情绪稳定后再测量。③呼吸不规则的患者及婴幼儿应实测1分钟。④在测量呼吸次数的同时，应注意观察呼吸的节律、深度及气味等变化。

（范丽莉）

xuèyā cèliáng

血压测量（blood pressure assessment）

运用血压计对血压进行测量的方法。血压是指在血管内流动的血液对血管壁的侧压力，临床上所谓的血压一般是指动脉血压。

机体内各种不同的血管，其血压各不相同，动脉血压最高，其次为毛细血管压，静脉血压最低。由于心脏交替收缩和舒张，动脉压也随之波动。平均动脉压为舒张压加1/3脉压，它与各器官和组织的血流量直接相关。动脉血压与心输出量、血液黏稠度和外周阻力成正比，与血管壁的弹性成反比。血压通常以肱动脉血压为标准。

血压测量分类 根据血压计的测量原理分为直接测量法和间接测量法两种。①直接测量法。又称有创测量法，通过穿刺血管并在内部放置导管后测得血压，如在进行心脏介入诊断及治疗时就要监测患者的有创血压。②间接测量法。又称无创测量法，即通过间接方式，而不是通过穿刺血管的方式测得血压。间接测量法又分为听诊法和示波法。听诊法又称柯氏音法，又分为人工柯氏音法和电子柯氏音法。人工柯氏音法就是利用压力表与听诊器测量血压的方法；电子柯氏音法则是用电子技术代替听诊器测量血压的方法。示波法又称振荡法，各医院使用的各类心电监测仪就是利用这个原理连续、动态地测量血压。

血压计类型 市场上销售的血压计主要分为使用听诊法的汞柱式血压计、弹簧式血压计、电子血压计。电子血压计按加压方式，有全自动和半自动之分；电子血压计按测量部位，可分为上臂式和手腕式两种。

血压计构造 基本由三部分组成：①加压气球及调节空气压力的活门。②袖带。长方形、扁平的橡皮袋，长24cm，宽12cm，外层布套长60cm（小儿血压计的袖带宽度是上臂直径的1/2～1/3），袋上有两根橡胶管，一根接输气球，另一根和压力表相接。③血压计。

目的 ①测量、记录患者的血压，判断有无异常情况。②监测血压变化，间接了解循环系统的功能状况。

用物 血压计（汞柱式、弹簧表式或电子式）或心电监测仪1台、听诊器1副、笔和记录本。

操作方法 包括操作前准备和操作步骤。

操作前准备 包括以下几方面准备。

评估 ①患者的一般情况。包括年龄、疾病诊断、治疗方式等。②患者的病情。包括生命体征、意识状态、合作程度等。③患者的用药情况。④患者的体位、情绪及活动状态。⑤周围环境、光照情况及有无电磁波干扰。

操作者准备 着装规范，要洗手。

操作步骤 包括以下几方面。

上肢肱动脉测量法 ①协助患者取合适的体位，使手臂位置与右心房处于同一水平。坐位时，手臂测量位置平第4肋；卧位时，手臂平腋中线。②卷起患者衣袖，使患者手臂露出、手掌向上、肘部伸直。③打开血压计，平稳放置，开启水银槽开关。④驱尽袖带内空气，将袖带平整地缠于上臂中部，下线距肘窝2～3cm，松紧以能插入一指为宜。⑤听诊器置于肱动脉搏动最明显处，关闭气门，充气至肱动脉搏动消失后，使水银柱再升高20～30mmHg。⑥缓慢放气，水银柱下降速度为每秒4mmHg，注意水银柱刻度和肱动脉声音的变化；视线保持和水银面同一高度。⑦当听诊器中出现第一声搏动，此时水银柱所指的刻度即为收缩压；随后搏动声逐渐增大，直到声音突然变弱或消失，此时水银柱所指的刻度即为舒张压。⑧驱尽袖带内残余气体，将袖带有序折叠后放入盒中，关紧压力活门，关闭水银槽开关。⑨协助患者恢复体位。

⑩以分数式记录血压值，即收缩压/舒张压，口述血压数值时，应先读收缩压，后读舒张压。若变调音与完全消失音相差 10mmHg 以上时，应将 2 个数字同时记录，如 180/（90~40） mmHg。

下肢腘动脉测量法 ①患者取平卧位或俯卧位，暴露一侧下肢。②血压计的袖带应比用于上肢的袖带宽 2cm，将袖带下缘沿腘窝上 3~5cm 处平整缠好。对于肥胖患者袖带长度不够时，可在袖带外包一宽布带，缠于肢体上，将听诊器胸件放于腘动脉搏动处。③如果用测上肢的袖带测量腘动脉血压，收缩压将比肱动脉血压高 20~40mmHg，舒张压无明显变化。④记录时，应注明下肢血压，防止误会。

电子血压计测量法 ①装好电池（注意正负极性），插好讯号插头和打气插头。②患者取仰卧位或坐位，使微音器与心脏处于同一高度，放松前臂，使手臂稍微向内弯曲。③将换能器的标志正确放于肱动脉处，将袖带缠绕于上臂。④先估计被测者血压的最高值，在置数键上设置一定的数值，然后迅速加压到仪器发出“哪哪”声为止，即开始减压测量，直至结束；仪器即显示收缩压值及舒张压值。⑤按下打气球旁的按钮，放出气体，取下袖带，记录。

心电监测仪测量法 ①携心电监测仪及其他用物于患者旁。②协助患者取舒适卧位。③接通心电监测仪的电源，打开电源开关。④将血压导联线与监测仪相应接口连接。⑤规范缠绕袖带，使其位置正确、松紧适宜。⑥设置参数。根据患者病情设置血压监测模式、间隔时间、报警上下限。⑦监测血压值并记录。

健康指导 ①告知患者测量血压的目的和测量血压时的注意事项，取得患者的配合。②有针对性地做好患者的心理护理，消除其恐惧与不安情绪。③可根据患者的实际情况，指导患者或家属学会正确测量血压的方法。④告知患者和家属使用监测仪的必要性和重要性。

护理评价 ①环境是否安静，室内空气是否流通、清新。②测量方法是否正确，计数是否准确。③仪器使用操作是否规范、准确。④参数设置是否符合患者的病情需要。⑤是否达到监测目的。

注意事项 ①患者有运动、情绪变化等情况应休息 15~30 分钟后再测量。②对于需长期监测血压者，为确保血压值的可靠性，应做到四定，即定时间、定部位、定体位、定血压计。③正确选择测量肢体。上肢偏瘫者，应选择健侧手臂或下肢测量；一侧肢体正在输液或施行过手术，应选择对侧肢体测量。④发现血压听不清或异常时，应重新测量，必要时双侧对照。⑤正确选择袖带。袖带太窄或袖带过松，测得血压值偏高；袖带过宽或袖带过紧，测出血压值偏低。⑥定期检查血压计或心电监测仪，并使其保持完好状态。⑦电子血压计勿受阳光直晒，应放于干燥、通风的环境中，用后取出仪器内电池，以防损坏仪器。

（范丽莉）

téngtòng pínggū

疼痛评估（pain assessment）

通过病史采集、体格检查及辅助检查等方法收集疼痛患者的资料并进行分析判断，对疼痛患者进行个体化的评价。准确、及时地对疼痛进行评估，可以为临床治疗提供必要的指导和帮助。疼痛通常是由可导致组织损伤的伤害性刺激引起的，是最常见的症状之一。疼痛的位置常指示病灶所在，疼痛的性质则间接说明病理过程的类型，而疼痛发生的缓急和持续时间的长短往往是判断病情危急程度的重要指标。

疼痛性质 分为：①钝痛，包括闷痛、胀痛等。②锐痛，包括刺痛、绞痛、灼痛等。

疼痛持续时间 分为：①慢性疼痛。疼痛持续时间在 3 个月以上。②急性疼痛。疼痛发生突然，持续时间较短，以数分钟、数小时或数天为多见。

疼痛部位 疼痛按发生的部位分为：①皮肤痛。疼痛来自体表，多因皮肤、黏膜受到机械、化学或温度刺激引起。②躯体痛。肌肉、肌腱、筋膜或关节等深部组织引起的疼痛。③内脏痛。由内脏器官受到炎症、牵拉、痉挛或手术的刺激而产生的。④牵涉痛。内脏器官或深部组织的疼痛，引起体表某一部位也产生疼痛的感觉。

疼痛程度 世界卫生组织将疼痛划分为以下程度：①0 度。不痛。②Ⅰ度。轻度疼痛，可不用药的间歇痛。③Ⅱ度。中度疼痛，可影响休息的持续疼痛，需用镇痛药缓解。④Ⅲ度。重度疼痛，非用药不能缓解的持续疼痛。⑤Ⅳ度。严重、持续疼痛伴血压、脉搏等的变化。

疼痛的评估方法多种多样，适用人群也不尽相同，中国常用的评估方法有自述评估法、生理评估法和行为评估法三种。生理评估法：机体受到损伤后将影响其防御系统及免疫系统，并出现一系列生理学改变，主要表现为交感神经-肾上腺髓质系统兴奋，如心率加快、血压升高、呼吸频率加快、体温升高、表情痛苦、肌肉紧张、掌心出汗、肤色改变等变化，应与行为评估法一起进行综合评估。行为评估法：评估患者疼痛强度，还将疼痛与患者日常生活自理能力间的联系进行评定，适用于慢性疼痛患者康复治疗的疗效观察及患者在院外的自我评定。以自述评估法为例，常见的有 Wong-Banker 面部表情量表法（FPS-R）、视觉模拟评分法（VAS）和数字疼痛分级法（NRS）三种（图）。视觉模拟评分法又称直观类比标度法，包括线形图和脸谱图两类，是使用频率最高的疼痛评估工具。数字疼痛分级法：由 0~10 共 11 个数字组成，分别描述疼痛强度，数字越大疼痛程度越重，适用于文化程度较高的患者。Wong-Banker 面部表情量表法：用六种面部表情组成，从微笑、悲伤、痛苦到哭泣，依次表示疼痛强度，适用于急性疼痛患者、老人、3 岁以上儿童、文化程度较低者、表达能力丧失及认知功能障碍者。中国临床上通常采用中华医学会疼痛学分会监制的 VAS 卡，此卡为一线形图，分为 10 个等级，数字越大，表示疼痛程度越重，疼痛评估时用直尺评估出疼痛程度的数值，即为疼痛强度评分；另一卡片是脸谱图，是以 VAS 标尺为基础，在标尺旁边标有易于小儿理解的笑或哭的脸谱，适用于对 7 岁以上、意识正常的所有人群进行各种性质的疼痛评估。

目的 对疼痛进行准确、及时的评估，为临床治疗方案提供科学的依据。

用物 适宜的疼痛评估量表。

操作方法 包括操作前准备和操作步骤。

操作前准备 包括以下几方面准备。

评估 ①患者一般情况。包括年龄、性别、疾病诊断、治疗方式、职业等。②病情。包括生命体征、意识状态、合作程度等。③患者的用药情况。④患者的精神状态及活动情况。

环境准备 整洁、安静、安全、舒适。

操作者准备 着装规范，要洗手。

操作步骤 ①携适宜的疼痛评估量表至患者床旁。②告知患者疼痛评估量表上图标代表的意义。③指导患者采用正确的方式进行自我评估和描述。④结合对患者病情的观察和生命体征的动态监测，确定患者疼痛的部位、性质和程度。⑤记录疼痛评估的结果，向主管医生汇报，并配合医生进行处理。⑥处理后半小时对患者进行效果评价。

健康指导 ①向患者讲解疼痛评估的方法和注意事项。②向患者宣教疼痛的管理及处理原则。③告知患者治疗基础疾病对于缓解疼痛的重要性。

护理评价 ①环境是否安静、舒适，有无不良刺激源。②疼痛评估量表的选择是否正确，疼痛评估的结果是否真实、有效。③依据评估结果对疼痛采取的处理措施是否合理、有效。

注意事项 ①应在对患者的基础疾病进行积极处理的基础上，针对疼痛评估的结果进行合理处理。②遵循国际上达成共识的“规范化疼痛治疗”进行疼痛处理。③在患者情绪稳定的情况下进行疼痛评估。④性别、年龄、所处环境或地域的不同，以及受教育程度和社会文化背景的差异均可明显影响疼痛评估的准确性。⑤患者的性格、情绪、精神状态、过去对疼痛的经历或体验等也可影响对于疼痛性质和程度的评估。

（范丽莉）

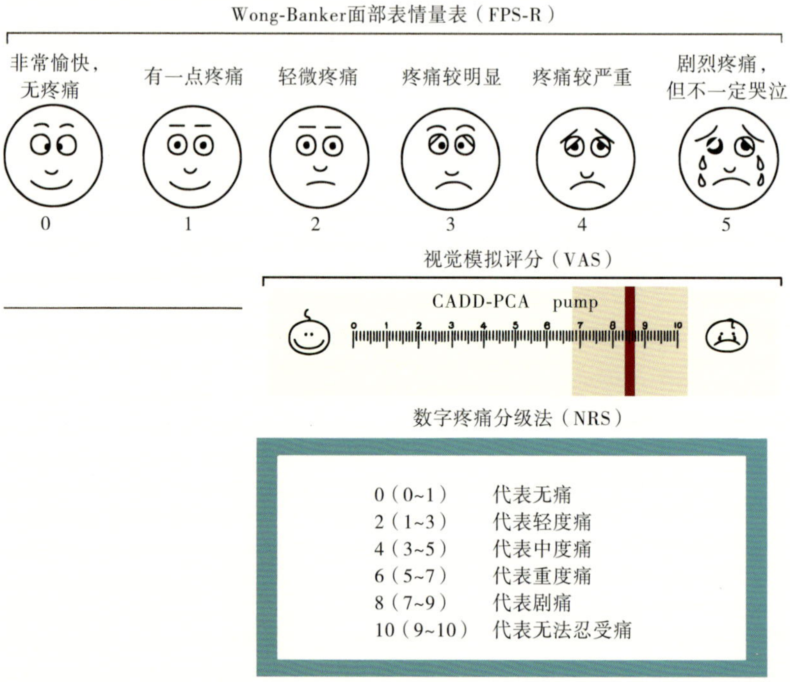

图 疼痛评估法

tóngkǒng cèliáng

瞳孔测量（pupil size assessment）

借助瞳孔尺（或直尺）、手电筒等工具测定瞳孔大小及观察瞳孔形状的方法。

目的 ①观察、测量、记录正常情况下患者瞳孔的大小、形状以及双侧瞳孔是否等大、等圆。②观察患者视近物时和受到光线刺激时瞳孔的表现，以了解瞳孔的调节反射及对光反射。③动态监测瞳孔的变化，了解疾病转归情况。

用物 瞳孔尺（或直尺）、手电筒、笔和记录本等。

操作方法 包括操作前准备和操作步骤。

操作前准备 包括以下几方面准备。

评估 ①患者的一般情况。包括种族、年龄等。②病情。包括生命体征、意识状态、眼的屈光状态、疾病诊断、治疗方式、合作程度等。③患者的用药情况。④患者的精神状态及活动情况。

环境准备 整洁、安静、光线强弱适中。

操作者准备 应着装规范，洗手。

操作步骤 ①让患者注视远方，观察其瞳孔，并利用瞳孔尺或直尺比对瞳孔大小。②用手电照射患者的一只眼，观察其瞳孔是否缩小。用手电照射患者的另一只眼，观察其瞳孔是否也缩小。③令患者双眼注视远处某目标后，再移近，观察瞳孔大小的变化。④记录。

健康指导 ①对于清醒的患者，告知测量瞳孔光反射的目的及测量瞳孔时的注意事项，以取得患者的配合。②对于意识障碍的患者，应与其家属进行沟通，告知家属瞳孔测量的必要性和重要性。

护理评价 ①环境是否安静，室内空气是否流通、清新。②测量方法是否正确。

注意事项 ①检查时患者应取端坐位或仰卧位，且情绪稳定。②测量时所处环境的光线应强弱适中。

（范丽莉）

jíjiù zhǐxuè

急救止血（first-aid hemostasis）

迅速、有效地阻断出血的方法。成人全身血量约占自身体重的8%。当出血量少于全身血量的15%时，患者一般无症状；但当各种原因导致出血量超过全身血量的30%时，患者往往会发生休克，甚至危及生命。因此，迅速、有效的止血方法是挽救患者生命的重要措施。发现患者出血时：①首先评估患者的一般情况，包括生命体征（血压、脉搏、呼吸）、意识、全身受伤情况等，若出现心肺功能障碍，止血与心肺复苏应同时进行。②迅速判断患者的出血类型。动脉出血时，血液为鲜红色，出血量大，呈喷射状或涌出，是导致患者死亡的常见原因；静脉出血时，血液为暗红色，出血量根据损伤血管的大小而定，一般较动脉出血量少，呈缓慢流出，常导致患者发生休克；毛细血管出血时，血液为鲜红色，出血量少，呈渗出状态，一般找不到明显的出血点。③根据患者出现的症状判断其出血量。出血量为500～750ml、脉搏100次/分以下、收缩压正常、每小时尿量在40～50ml时，患者无明显的症状；出血量为750～1500ml时，可表现为脉搏增快、皮肤湿冷、口渴等；出血量为1500～2250ml时，可表现为面色苍白、烦躁、视物不清、呼吸急促、脉压减小；出血量在2250ml以上时，会出现神志不清。④做好患者的心理护理，避免过度紧张及恐惧。常见的止血方法包括指压止血法、加压包扎止血法、强屈关节止血法、止血带止血法。

（张 霞）

zhǐyā zhǐxuèfǎ

指压止血法（digital pressure hemostasis）

操作者用手指按压患者出血部位近心端的血管，从而阻断出血的方法。常为外伤引起的开放性损伤导致血管破裂时所采取的紧急止血手段。

目的 快速、有效地达到止血目的，防止出血过多而危及患者生命。

用物 橡胶手套（院外急救除外）。

操作方法 包括操作前准备和操作步骤。

操作前准备 包括以下几方面准备。

评估 ①患者的一般情况。包括意识、生命体征、心理状态等。②出血情况。包括出血部位、出血类型、出血量等。

操作者准备 戴手套、口罩。

操作步骤 根据出血部位的不同选择相应的止血点。①眼以上、头顶部及额部出血时，指压颞动脉。操作者一手固定患者的头部，一手拇指用力下压患侧外耳门前上方颧弓根部的颞动脉（图1）。②眼以下、下颌骨以上部位出血时，指压面动脉。操作者一手固定患者头部，一手拇指用力下压患侧下颌骨下缘、咬肌止点前缘处的面动脉（图2）。③头颈部出血时，指压颈总动脉。操作者先在患者颈部的气管和胸锁乳突肌之间触摸到颈总动脉搏动后，用拇指向后、向内将颈总动脉按压向第6颈椎横突上止血

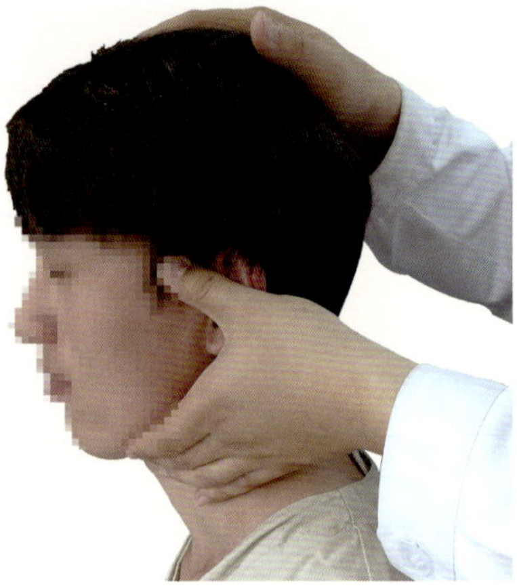

图 1　指压颞动脉

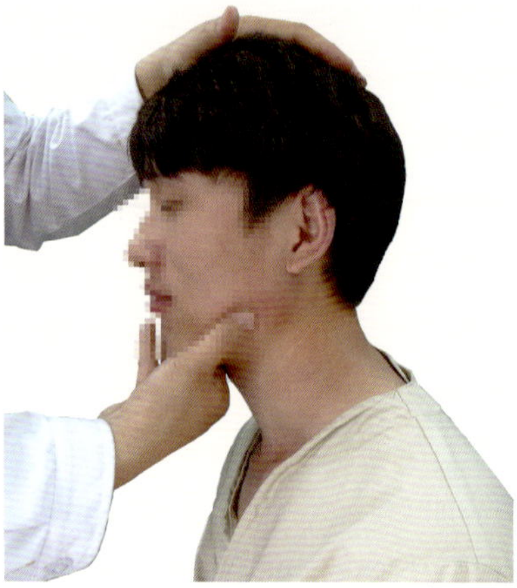

图 2　指压面动脉

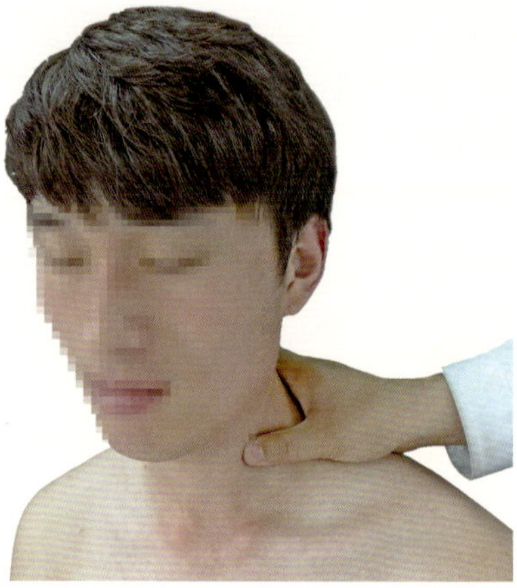

图 3　指压颈总动脉

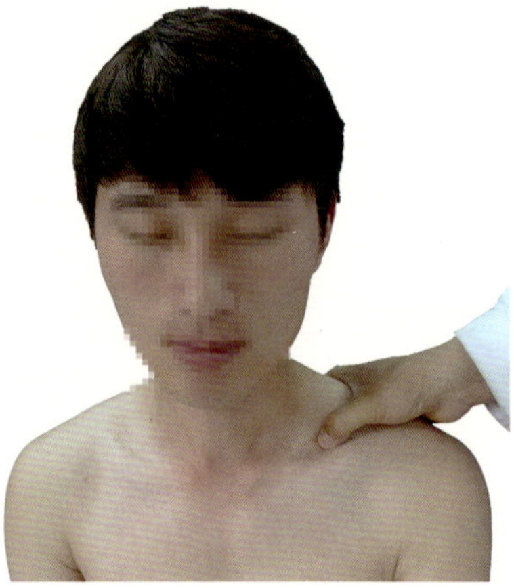

图 4　指压锁骨下动脉

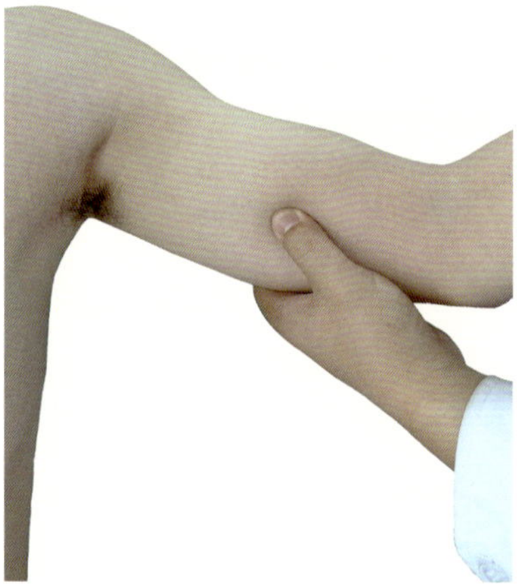

图 5　指压肱动脉

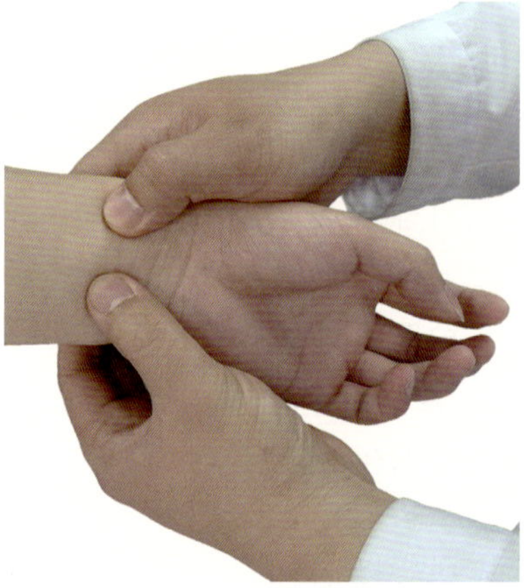

图 6　指压尺动脉及桡动脉

(图 3)。④肩部、腋部、上臂出血时，指压锁骨下动脉。操作者先在患者锁骨中点上方的锁骨上窝内触摸到锁骨下动脉的搏动后，用拇指将锁骨下动脉按压在第一肋骨上止血（图 4）。⑤前臂出血时，指压肱动脉。操作者先在患者患肢的肱二头肌内侧沟摸到肱动脉的搏动，然后用拇指直接将肱动脉压向肱骨止血（图 5）。⑥手部出血时，指压尺动脉及桡动脉。操作者在患者患肢的腕部两侧触摸到尺动脉、桡动脉的搏动后，用双手拇指直接压向尺骨和桡骨止血（图 6）。⑦下肢出血时，指压股动脉。操作者先在患者患肢的腹股沟韧带中点的稍下方触摸到股动脉的搏动，然后用拇指直接下压止血（图 7）。⑧小腿及足部出血时，指压腘动脉。操作者先在患者患肢的腘窝深部触摸到腘动脉的搏动，再用力下压止血（图 8）。⑨足部出血时，

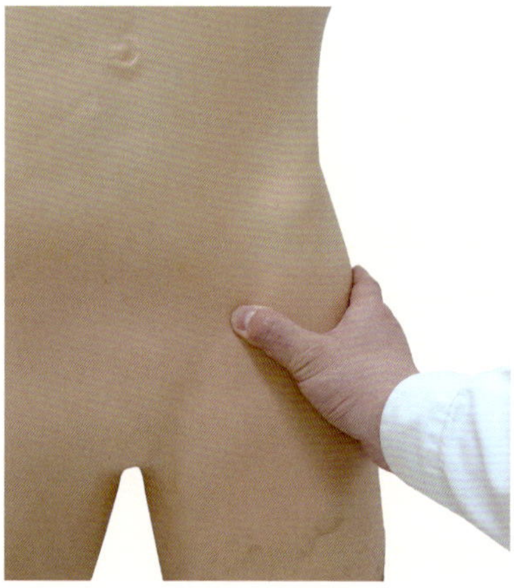

图 7　指压股动脉

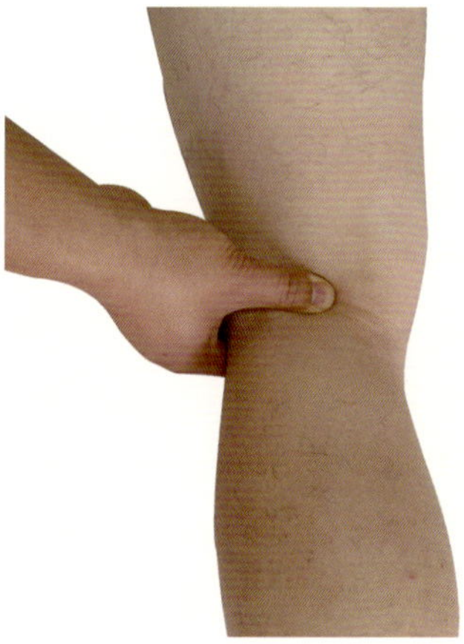

图 8　指压腘动脉

指压胫前动脉、胫后动脉。操作者用手握紧患者踝关节，用力压迫胫前动脉和胫后动脉止血（图9）。

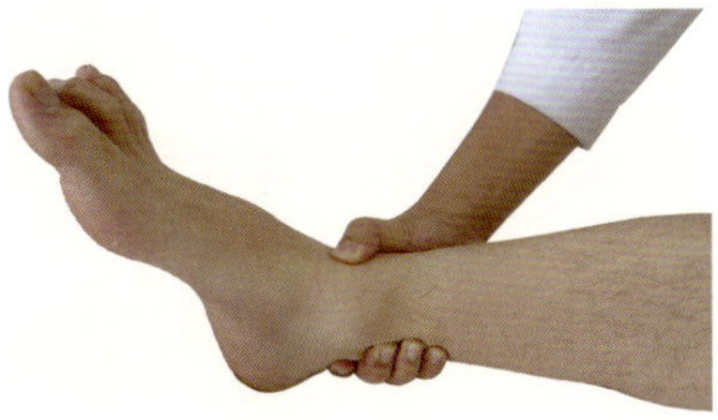
图9 指压胫前动脉、胫后动脉

健康指导 ①做好患者心理护理，使其避免过度紧张及恐惧。②当肢体出血时，指导患者将患肢抬高（要高于心脏的位置），以降低肢体血压、减慢出血速度。

护理评价 ①指压止血部位是否准确。②止血是否有效。③患者的生命体征是否平稳，有无继续出血的征象。

注意事项 ①动脉出血量较大、抢救现场情况复杂，操作者自身必须沉着、冷静，根据患者出血部位迅速确定止血点。②指压止血仅适用于头面部、颈部及四肢出血的暂时止血。③禁止操作者同时按压患者双侧的颈动脉。④面动脉的吻合支较多，应两侧同时按压才能起到止血作用。⑤为避免操作者因接触患者的血液而发生感染，在接触血液前必须戴上手套，做好自我防范。

（张 霞）

jiāyā bāozā zhǐxuèfǎ

加压包扎止血法（pressure dressing for hemostasis）

用无菌敷料或清洁的布类直接覆盖患者的出血处，并用绷带用力施压并包扎，以阻断出血的方法。

目的 止血，防止出血过多而危及患者生命。

用物 无菌棉垫、无菌纱布、绷带、三角巾、橡胶手套；院外急救时可用清洁的布类等。

操作方法 包括操作前准备和操作步骤。

操作前准备 包括以下几方面准备。

评估 ①患者的一般情况。包括生命体征、意识、心理状态等。②出血情况。包括出血部位、出血类型、出血量等。③伤口情况。包括伤口是否适宜实施加压包扎止血法等。

操作者准备 戴手套、口罩。

操作步骤 ①检查伤口后，用无菌棉垫、纱布或清洁的布类覆盖伤口，并向出血处用力施压。②用绷带或三角巾缠绕伤口，直至完全止血。

健康指导 ①做好患者心理护理，使其避免过度紧张及恐惧。②当肢体出血，实施加压包扎止血后，指导患者抬高患肢，避免静脉回流受阻而加重出血。

护理评价 ①加压包扎的部位是否准确。②止血是否有效。③患者的生命体征是否平稳，有无继续出血。

注意事项 ①加压包扎止血法适用于小动脉、小静脉的出血以及毛细血管渗血。②加压包扎范围应大于伤口，同时还应便于保护伤口及观察伤口的出血情况。③施压时力量要充分，必要时操作者可利用自身重量（图a）。④加压包扎后若伤口渗血，应在原敷料上再覆盖新的敷料，并继续施压直至出血停止。⑤加压包扎时，绷带缠绕的力度以不阻断患肢的血运为宜。⑥绷带打结时须避开伤口。⑦加压包扎后注意观察患肢末梢血运情况（图b）。⑧出血处有异物或怀疑骨折时，禁止使用加压包扎止血法。⑨操作者应做好自我防护。

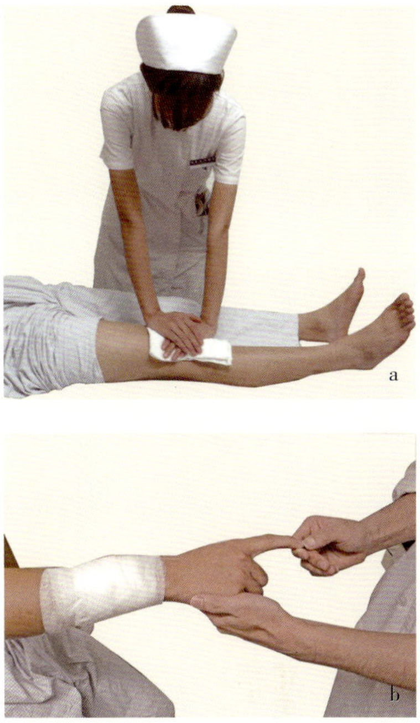

图 加压包扎止血法

（张 霞）

qiángqū guānjié zhǐxuèfǎ

强屈关节止血法（joint flexion hemostasis）

患者四肢出血且无骨折时，通过屈曲关节、绷带固定以阻断出血的方法。

目的 可以有效地阻断患者关节远端的血流，从而达到止血的目的，防止出血过多而危及患者生命。

用物 棉垫或纱布、绷带、三角巾。

操作方法 包括操作前准备和操作步骤。

操作前准备 包括以下几方面准备。

评估 ①患者的一般情况。包括生命体征、意识、心理状态等。②出血情况。包括出血部位、出血类型、出血量等。③伤口情况。包括伤口是否适宜实施强屈关节止血法等。

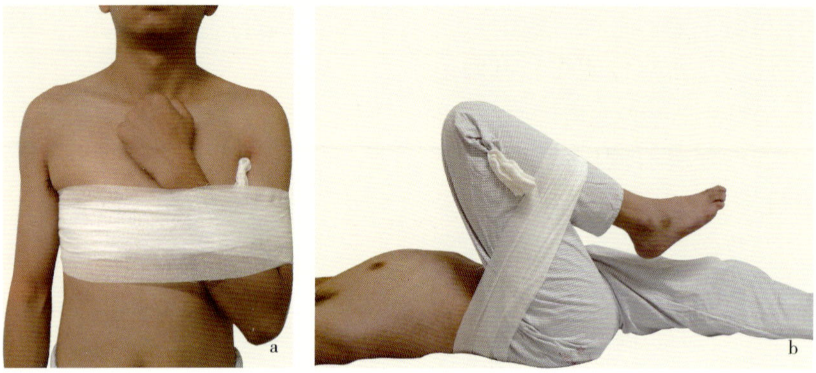

图　强屈关节止血法

操作者准备　戴手套、口罩。

操作步骤　①操作者向患者解释操作目的及方法，以取得其理解与配合，同时消除其紧张、恐惧心理。②将棉垫或纱布置于患者的腋窝、肘窝、腘窝、腹股沟处压迫血管。③操作者用力屈曲患者的关节。④用三角巾或绷带将屈曲的关节裹紧固定（图）。

健康指导　①告知患者使用强屈关节止血法的目的、方法及操作可能引起的不适。②做好其心理护理，避免过度紧张及恐惧。③指导患者掌握配合的方法。

护理评价　①患者的生命体征是否平稳。②强屈关节止血的方法是否正确。③止血是否有效，有无继续出血的征象。

注意事项　①强屈关节止血法适用于四肢血管破裂出血，特别是腋窝、肘窝、腘窝等部位出血而不宜使用其他止血方法时。②操作前应确定患者的患肢无骨折。③此法止血时，患者的体位处于强力制动状态，患者较痛苦，因此应迅速将患者送往医院救治。

（张　霞）

zhǐxuèdài zhǐxuèfǎ

止血带止血法（tourniquet hemostasis）

用止血带或橡胶管等物品结扎在患者出血部位的近心端以阻断出血的方法。

目的　对患者四肢大动脉破裂引起的大出血起到有效止血的目的，防止出血过多而危及患者生命。

用物　止血带或橡胶管、棉垫或纱布、绷带、三角巾（院外急救时可用身边的领带或宽度在3cm以上的布带等代替）、木棍（或筷子、笔）、橡胶手套。

操作方法　包括操作前准备和操作步骤。

操作前准备　包括以下几方面准备。

评估　①患者的一般情况。包括生命体征、意识、心理状态等。②出血情况。包括出血部位、出血类型、出血量等。③伤口情况。包括伤口是否适宜实施止血带止血法等。

操作者准备　戴手套、口罩。

用物准备　操作者检查止血带或橡胶管的弹性是否良好，有无老化、断裂现象，以及所用布带是否牢固。

操作步骤　①选择止血带结扎部位。应在伤口近心端结扎，并尽量靠近伤口。②操作者在需要结扎的位置用棉垫或纱布垫好，以保护皮肤不被勒伤，将止血带或橡胶管缠绕肢体两圈后，妥善固定并打一活结，以便于及时松解（图）。③若在院外急救时，可用领带、手帕等代替止血带，但要注意使结扎物的宽度在3cm以上，避免过细造成患者局部组织损伤。结扎时，首先用毛巾或围巾等软布垫在患者需要结扎的位置上，再将结扎带缠绕肢体一圈后妥善固定，用木棍或筷子、笔等将结扎带绞紧并固定在肢体上。④观察伤口，直至完全止血。

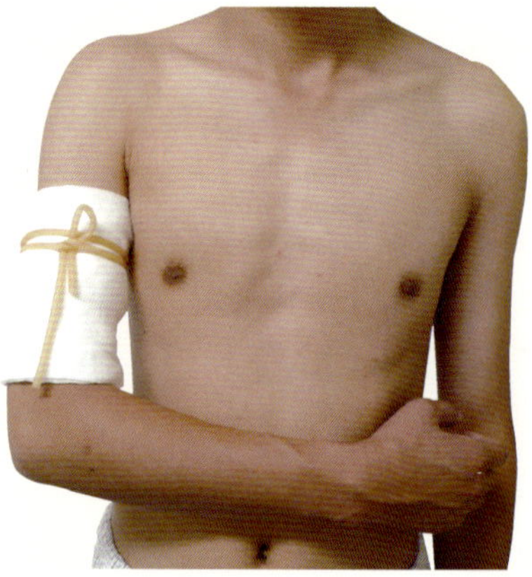

图　止血带止血法

健康指导　①告知患者使用止血带的目的、方法及操作可能导致的不适。②做好患者的心理护理，使其避免过度紧张及恐惧。③指导患者掌握配合的方法。④将患肢抬高，避免静脉回流受阻使出血加重。

护理评价　①结扎止血带的部位是否正确，结扎处皮肤有无损害。②是否及时、准确地记录结扎止血带的时间。③止血是否有效，患者的生命体征是否平稳，有无继续出血的征象。

注意事项　①止血带止血法只适用于四肢大动脉损伤引起的出血，或四肢使用加压包扎止血法后效果不佳的出血，不适用于前臂及小腿部位的止血（动脉走行于两骨之间，止血效果不佳）。

②止血带不宜直接结扎在患者的皮肤上，应先用棉垫或纱布等做成衬垫，包裹在要结扎止血带的部位，以减少局部组织和神经的损伤。③结扎止血带的松紧度要适宜，以患肢停止出血或触摸不到远端的动脉搏动为度。结扎过紧可损伤受压局部，造成肢体坏死；结扎过松则达不到止血目的。④止血带的结扎时间。为避免患者肢体长时间缺血甚至发生坏死，应尽量缩短止血带的结扎时间，一般止血带的使用时间不宜超过3小时，且在这段时间内每隔30~60分钟应松解止血带1~3分钟，以保证血液循环。若松解止血带时伤口仍有出血，可用指压止血法。再次结扎时要提高平面，禁止在同一部位反复结扎。若松解止血带时出血量仍较多或远端肢体已确定无保留可能，在转运途中可不必再松解止血带。⑤记录好止血带结扎开始的时间、结扎部位、放松止血带的时间，避免因忙乱而影响患者的治疗。⑥选择结扎用物要适宜，禁止用无弹性的铁丝等充当止血带使用。⑦应在输血、输液或采取其他有效的止血方法后方可停止使用止血带。⑧为避免操作者因接触患者的血液而发生感染，在接触血液前，操作者必须戴上手套，做好自我防范。

（张　霞）

bāozā

包扎（bandaging）　对体表各部位伤口（需要采用暴露疗法的伤口除外）采用材料进行伤口覆盖或固定的方法。包扎是处理外伤时需要给予的措施，也是创伤急救中常用的技术之一。

包扎材料　常见的包扎材料有绷带、三角巾、多头带等，抢救时可就地取材，用干净的衣裤、布带、毛巾等物品替代。随着科学技术的发展，有许多新型包扎材料产生，如弹性绷带，根据使用的部位可以分为多种型号，因其有弹性而具有固定效果好、可调节包扎力量的特点。绷带主要用于四肢伤口的包扎和敷料的固定。三角巾使用简单、方便、灵活，可用于不同部位或较大面积的伤口包扎。多头带具备包扎稳固的特点，且根据伤口的特点有多种选择性，如腹带、胸带、四头带等。在选择接触伤口的包扎材料时应遵循清洁、无菌、干燥的原则，包扎材料应充分覆盖整个伤口和周围皮肤5~10cm，急救时可根据情况放宽要求。常用的包扎方法有绷带包扎法、三角巾包扎法和多头带包扎法。

包扎前评估　无论采用哪种包扎方法，包扎前都应对患者进行评估，包括：①患者的一般情况。包括神志、意识等。②受伤状况。包括受伤的部位、受伤的严重程度、出血情况、受伤皮肤的颜色、温度，以及伤口有无肿胀、局部污染情况、有无异物等。③肢体情况。包括肢体有无麻木、刺痛感，以及肢体活动是否受限、有无骨折等。④如果伤口原有敷料覆盖，应评估是否需要更换。

注意事项　①应向患者解释包扎的目的与方法，以取得患者的配合。②包扎前应协助患者采取合适的体位；包扎过程中应注意询问患者的感受并观察其反应；包扎结束后，应告知患者包扎后的注意事项。③刺入伤口较深的异物不可盲目取出，以免引起大出血。可用大块敷料制成支撑物，再行包扎，运送过程中避免移位；必要时给予适当的支托，保护受伤部位的血管和神经。④胸部包扎注意不可过紧，以免影响呼吸功能；包扎四肢时，肢体应处于功能位，以维持包扎后肢体的功能，包扎时用力应适当、均匀，不能过紧或过松，应从远心端向近心端进行，以利于静脉血液的回流，指（趾）端尽量外露，以便于观察血液循环情况；腋窝、乳房下、腹股沟等处包扎时应用棉垫衬垫；骨突部位包扎时应用棉花、纱布或海绵垫衬，以防止摩擦。⑤应维持患者舒适的体位，避免患者在包扎过程中出现体位变动。⑥包扎时不能造成呼吸道阻塞，不能造成远端血液循环障碍。⑦脑组织膨出或腹腔脏器脱出时，不应还纳，应在脱出的组织周围用纱布制成圆圈或用碗等物品加以保护后再包扎。⑧包扎后应注意观察患者的反应，若患者主诉手指或脚趾有麻木感、刺痛感，提示包扎过紧；若患者无不适主诉，但出现甲床颜色青紫、苍白、手指或脚趾冰冷、肿胀或患者的动脉搏动消失等，也提示包扎过紧，应拆开绷带重新包扎。⑨包扎完毕带尾打结时，应在肢体的外侧面，避开伤口、骨隆突处、关节及易受压的部位。

（李葆华）

bēngdài bāozhāfǎ

绷带包扎法（bangdages bandaging）　对体表各部位伤口（需要采用暴露疗法的伤口除外）采用绷带作为材料进行覆盖或固定的方法。绷带主要用于四肢伤口的包扎和敷料的固定。常用的包扎方法有环形包扎法、斜形包扎法、螺旋形包扎法、螺旋反折包扎法、“8”字形包扎法、回返包扎法。

目的　①保护伤口免受感染。②局部压迫止血。③固定敷料、药物及骨折部位。④支托患处，减轻疼痛。

用物 宽度适宜（根据包扎的部位选择）、清洁、干燥的绷带，胶布或安全别针，剪刀。抢救时可就地取材，用衣裤、布带等物品替代。

操作方法 包括操作前准备和操作步骤。

操作前准备 包括以下几方面准备。

评估 ①患者的一般情况。包括意识、脉搏、呼吸等。②伤口状况。包括受伤部位、受伤的严重程度、出血情况，伤口周围皮肤的颜色、温度，以及伤口有无肿胀、污染、异物等。③肢体感觉、活动情况。包括肢体有无麻木、刺痛感，以及活动是否受限、有无骨折等。④如果伤口上有敷料覆盖，应评估敷料是否需要更换。

操作者准备 洗手，戴口罩、帽子、手套。

操作步骤 ①先向患者解释包扎的目的和意义，取得患者的配合。②帮助患者取合适的体位，清洁伤口并覆盖无菌敷料。③根据不同的包扎部位采用不同的包扎方法。

健康指导 ①为取得患者的配合，应向患者解释包扎的目的和方法，以及包扎时患者如何配合，以减轻患者的紧张情绪。②操作者应协助患者采取舒适、合适的体位。③包扎结束后，护士应根据伤口的部位告知患者包扎后的注意事项。④包扎过程中应注意询问患者的感受，并观察患者的反应。

护理评价 ①是否达到包扎的目的。②患者远端肢体的皮肤、动脉搏动等是否正常，是否出现包扎过紧的征象。

注意事项 ①包扎用绷带应宽度适宜、清洁、干燥、无缝边、无皱褶，因为敷料潮湿时细菌易于穿透，增加伤口感染的机会，且敷料干燥后会缩紧而压迫受伤组织。②包扎时，用力应适当、均匀，避免忽松忽紧，绷带要平整、无皱褶，应维持患者舒适的体位，避免患者在包扎过程中出现体位变动。③肢体应处于功能位，以维持包扎后肢体的功能。④绷带包扎部位的伤口要清洁、干燥、无异物，包扎腋窝、乳房下、腹股沟等皮肤皱襞或凹陷处时应用棉垫衬垫，骨突部位包扎时应用棉花、纱布或海绵垫衬，以防止摩擦。⑤包扎肢体时，绷带应由远端向近端包扎，掌握好起点、止点、着力点（多在伤处）和走行方向。⑥包扎后，应注意观察患者的反应。如患者主诉手指或脚趾有麻木感、刺痛感，提示包扎过紧；若患者无不适主诉，但出现甲床颜色青紫、苍白、手指或脚趾冰冷、肿胀或患者的动脉搏动消失等，也提示包扎过紧，应拆开绷带重新包扎。⑦带尾打结时，应在肢体的外侧面，避开伤口、骨隆突处、关节及易于受压的部位。⑧包扎和松解绷带时要避免将绷带脱落在地上，以防污染。

（李葆华）

huánxíng bāozāfǎ

环形包扎法（roll bandaging）

用绷带对伤口进行环形缠绕的覆盖或固定的方法。环形包扎法主要用于各种绷带包扎的开始和结束时、肢体较短小或圆柱形部位（如腕部、额部、颈部等）伤口的包扎。

目的、用物、健康指导、护理评价见绷带包扎法。

操作方法 包括操作前准备和操作步骤。

操作前准备 见绷带包扎法。

操作步骤 操作时，帮助患者取合适的体位，并使受伤的肢体处于功能位。包扎时采用环形缠绕的方法，左手指压住纱布头端（图a），另一手在上缠绕（两手交替），第一圈稍做斜形环绕，第二圈、第三圈做环形缠绕，并将第一圈压于环形圈内，下一圈绷带完全覆盖上一圈，缠绕每一圈时压力要均匀（图b）。最后用胶布或安全别针将带尾固定，也可将带尾剪成两条，然后分别左、右绕回后打结。

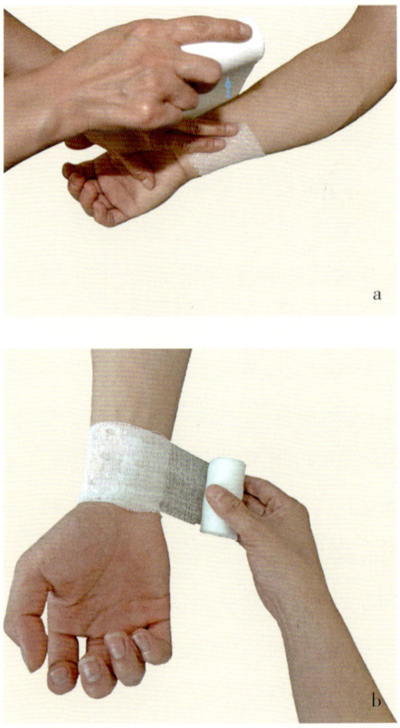

图 环形包扎法

注意事项 ①包扎时应注意观察患者的反应。②颈部环形绷带包扎法不能用于压迫止血，以免影响脑部供血。③伤口有骨折端戳出时，不能盲目复位，以免污染伤口。④包扎开始时和结束时都要环形缠绕两圈固定，以免松脱。

（李葆华）

xiéxíng bāozāfǎ

斜形包扎法（oblique bandaging）

用绷带对伤口进行斜形延伸的覆

盖或固定的方法。主要用于临时、简单固定敷料或夹板。

目的、用物、健康指导、护理评价见绷带包扎法。

操作方法 包括操作前准备和操作步骤。

操作前准备 见绷带包扎法。

操作步骤 操作时先用绷带环形缠绕数圈，然后斜形延伸，各圈互不覆盖，最后用胶布或安全别针将带尾固定，也可将带尾剪成两条，然后分别左、右绕回并打结（图）。

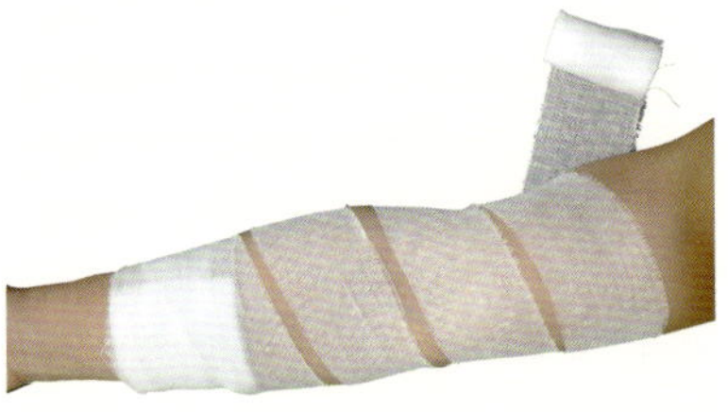

图 斜形包扎法

注意事项 ①进行斜形包扎时，各圈之间间隔不能过大。②包扎不能过紧，以免影响神经功能及供血，必要时给予适当的支托，以保护受伤部位的血管和神经。③骨突部位包扎时应用棉垫、纱布或海绵垫衬，以防止摩擦。④包扎完毕带尾打结时，应在肢体的外侧面，避开伤口、骨隆突处、关节及易受压的部位。⑤包扎和松解绷带时要避免将绷带脱落在地上，以防污染。

（李葆华）

luóxuánxíng bāozāfǎ

螺旋形包扎法（spiral bandaging）

用绷带对伤口进行螺旋缠绕的覆盖或固定的方法。常用于周径相似的部位（如手指、上臂、躯干、大腿等）伤口的包扎。

目的、用物、健康指导、护理评价见绷带包扎法。

操作方法 包括操作前准备和操作步骤。

操作前准备 见绷带包扎法。

操作步骤 操作时将绷带按环形包扎法缠绕数圈固定，然后稍微倾斜并螺旋向上缠绕，向上缠绕时每圈盖住上一圈的1/3或2/3，最后用胶布或安全别针将带尾固定，也可将带尾剪成两条，然后分左、右绕回并打结，打结时应避开伤口（图）。

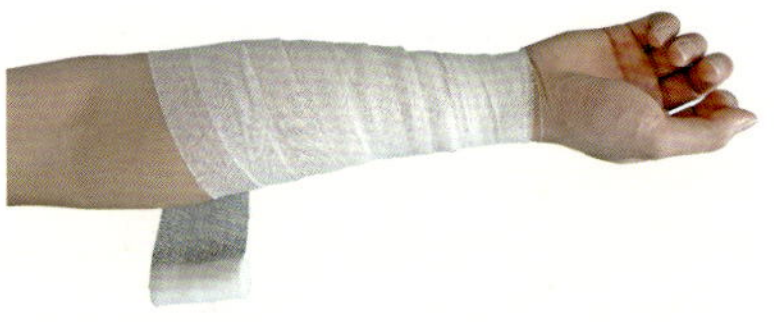

图 螺旋形包扎法

注意事项 ①使用螺旋形包扎法进行胸部包扎时注意不可过紧，以免影响呼吸功能。②包扎腋窝、乳房下、腹股沟等皮肤皱襞或凹陷处时应用棉垫衬垫，骨突部位包扎时应用棉垫、纱布或海绵垫衬，以防止摩擦。③包扎四肢时，应从远心端向近心端进行，以利于静脉血液的回流。

（李葆华）

luóxuán-fǎnzhé bāozāfǎ

螺旋反折包扎法（spiral fold bandaging）

用绷带对伤口进行螺旋和反折缠绕的覆盖或固定的方法。螺旋反折包扎法常用于周径不等的部位（如前臂、小腿等）伤口的包扎。

目的、用物、健康指导、护理评价见绷带包扎法。

操作方法 包括操作前准备和操作步骤。

操作前准备 见绷带包扎法。

操作步骤 操作时协助患者取合适的体位，先评估伤口面积，选择宽度合适的绷带。将绷带做两圈环形固定，然后由下向上做螺旋形包扎肢体，到直径大小相差悬殊的部位时，左手拇指按住绷带上面，右手将绷带自左手拇指按压处反折，向下拉紧并缠绕肢体，并盖住前一圈的1/3或1/2，最后用胶布或安全别针将带尾固定，也可将带尾剪成两条，然后分别左、右绕回并打结，打结时应避开伤口（图）。

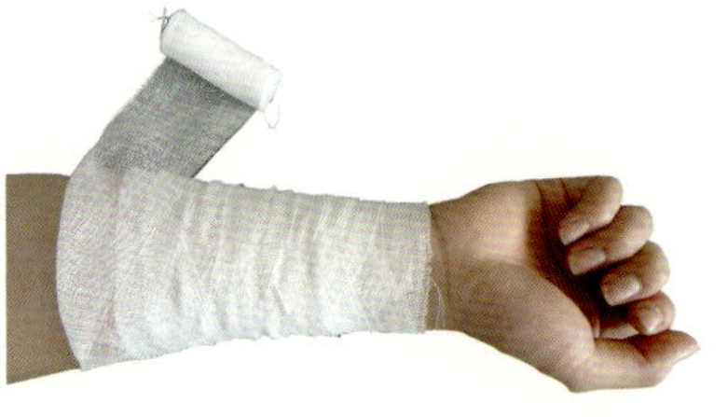

图 螺旋反折包扎法

注意事项 ①应用螺旋反折包扎法时，每圈用力应适当、均匀，注意不要使皮肤外露，每一反折必须整齐排列成一条直线，反折处应避开伤口。②包扎后应注意观察患者甲床的颜色，若出现青紫、苍白、手指或脚趾冰冷、肿胀或动脉搏动消失等，提示包扎过紧，应拆开绷带重新包扎。

（李葆华）

8 zìxíng bāozāfǎ

“8”字形包扎法（8-shaped bandaging）

用绷带以“8”字形对肢体进行覆盖或固定的方法。“8”字形包扎法主要用于固定、止血，常用于包扎和制动屈曲关节部位，如肘关节、肩关节、膝关节等。

目的、用物、健康指导、护理评价见绷带包扎法。

操作方法 包括操作前准备和操作步骤。

操作前准备 见绷带包扎法。

操作步骤 操作时，在关节上、下将绷带一圈向上、一圈向下做“8”字形来回缠绕，每圈在正面与前一圈相交，并压盖前一圈的1/3~1/2，最后用胶布或安全别针将带尾固定，也可将带尾剪成两条，然后分别左、右绕回并打结，打结时应避开伤口和骨隆突处（图）。

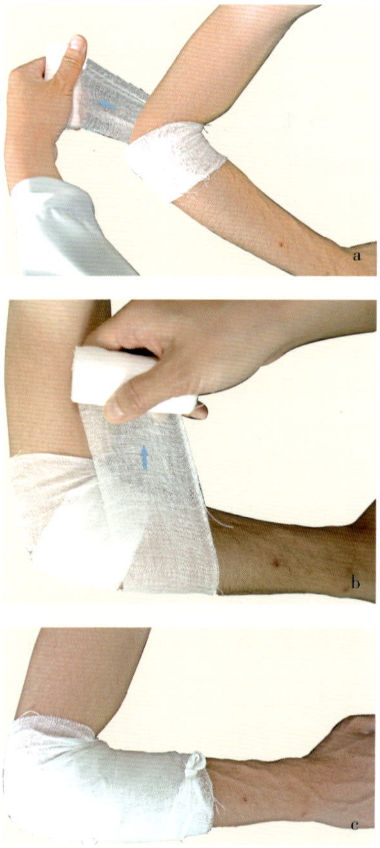

图 “8”字形包扎法

注意事项 ①包扎时应维持患者舒适的体位，避免患者在包扎过程中出现体位变动。②肢体应处于功能位，以维持包扎后肢体功能，必要时给予患者适当支托，以保护受伤部位血管和神经。

（李葆华）

huífǎn bāozhāfǎ

回返包扎法（return bandaging）

来回折返绷带对伤口进行覆盖或固定的方法。回返包扎法常用于包扎顶端部位（如指端、头顶或残肢肢端等）的伤口。

目的、用物、健康指导、护理评价见绷带包扎法。

操作方法 包括操作前准备和操作步骤。

操作前准备 见绷带包扎法。

操作步骤 操作时，在伤口外缘环形包扎固定带后，将绷带向上反折90°，与环形包扎垂直，先覆盖伤口中央，再交替覆盖伤口两侧，直到完全覆盖该端，然后做环形包扎两周进行固定，最后用胶布或安全别针将带尾固定，也可将带尾剪成两条，分别左、右绕回并打结（图）。

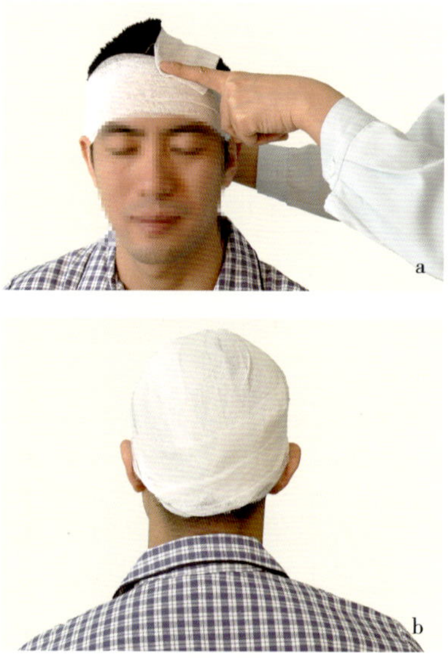

图 回返包扎法

注意事项 ①包扎时用力应适当、均匀，包扎敷料要平整、无皱褶。②头部包扎时注意将耳部露于绷带外，防止影响患者的听力。③包扎后应注意观察患者的反应，若患者主诉伤口有麻木感、刺痛感，提示包扎过紧，应拆开绷带重新包扎。

（李葆华）

sānjiǎojīn bāozāfǎ

三角巾包扎法（triangular bandaging）

对体表各部位伤口（需要采用暴露疗法的伤口除外）采用三角巾做为材料进行覆盖或固定的方法。三角巾使用简单、方便、灵活，可用于不同部位或较大面积的伤口包扎。常用的包扎方法有头顶部包扎法、面部包扎法、肩部包扎法、胸部包扎法、胸部开放性气胸包扎法、腹部包扎法、腹部脏器脱出包扎法、臀部包扎法、肘膝关节包扎法、手足包扎法。

目的、健康指导参见绷带包扎法。

用物 清洁的三角巾、胶布或安全别针（非必需）。

操作方法 包括操作前准备和操作步骤。

操作前准备 包括以下几方面准备。

评估与操作者准备 见绷带包扎法。

操作步骤 ①三角巾的制作方法。用一块正方形的布，沿对角线剪开，制成等腰三角形。②先向患者解释包扎的目的和意义，取得患者的配合。③协助患者取合适的体位。④操作者对伤口进行清洁，伤口应无异物、出血，覆盖无菌敷料。⑤操作者根据不同的包扎部位采用不同的包扎方法。

护理评价 ①使用三角巾包扎后，伤口出血是否停止，受伤部位是否得到保护。②患者敷料是否固定良好。③患者的疼痛是否减轻。

注意事项 ①若有刺入伤口较深的异物则不可盲目取出，以免引起出血。可用大块敷料制成支撑物，再行包扎，运送过程中避免移位。②应维持患者舒适的体位，避免患者在包扎过程中出现体位变动。③肢体应处于功能位，以维持包扎后肢体的功能，必要时给予适当的支托，保护受伤部位的血管和神经。④包扎四肢时，应从远心端向近心端进行，以利于静脉血液的回流；指（趾）端尽量外露，以便于观察血液循环情况。⑤腋窝、乳房下、腹股沟等处包扎时应用棉垫衬垫，骨突部位包扎时应用棉垫、纱布或海绵垫衬，以防止摩擦。⑥包扎时，用力应适当、均匀，不能过紧或过松。⑦包扎时不能造成呼吸道阻塞或远端血液循环障碍。⑧包扎完毕带尾打结时，应在肢体的外侧面，避开伤口、骨隆突处、关节及易受压的部位。

（李葆华）

tóudǐngbù bāozāfǎ

头顶部包扎法

头顶部包扎法（calvaria bandaging） 利用三角巾对头部伤口进行覆盖或固定的方法。

目的、健康指导见绷带包扎法。用物、护理评价见三角巾包扎法。

操作方法 包括操作前准备和操作步骤。

操作前准备 见绷带包扎法。

操作步骤 将三角巾底边向上反折 3cm，与眉毛上缘平齐放置，顶角向后盖在头上，两底角经耳上缘向后拉，并在头后部压住顶角，然后交叉并绕到前额打结，最后将顶角向上反折，嵌入底边或用安全别针固定（图）。

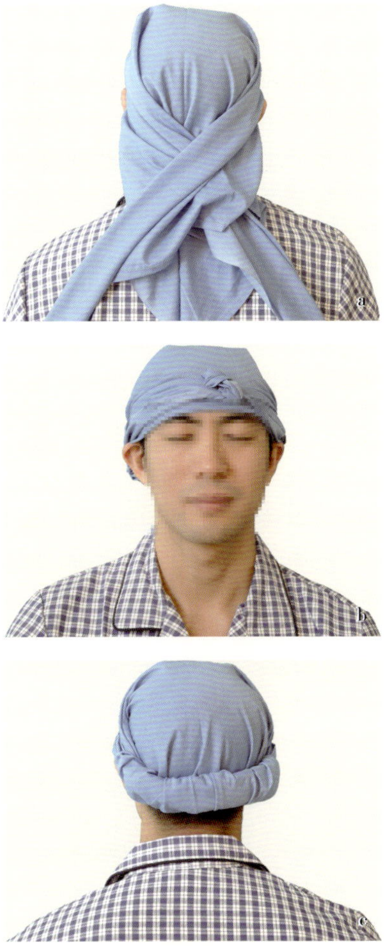

图 头顶部包扎法

注意事项 ①在包扎的过程中应注意询问患者的感受并观察患者的反应。②头顶部包扎时三角巾底边要固定，角要拉紧，中心要伸展，敷料要贴紧，包扎要贴实，打结要牢，以防止滑脱。③若伤口有大量出血，需要先进行止血，然后包扎。

（李葆华）

nǎo péngchū bāozāfǎ

脑膨出包扎法

脑膨出包扎法（encephalocele bandaging） 对颅脑损伤同时伴有脑组织膨出的患者进行伤口覆盖或固定的方法。

目的 保护伤口，避免发生颅内感染。

用物 无菌敷料、等渗盐水、无菌换药碗、三角巾。

操作方法 包括操作前准备和操作步骤。

操作前准备 包括以下几方面准备。

评估与操作者准备见绷带包扎法。

操作步骤 ①协助患者取合适的体位。②对伤口进行清洁，伤口内应无异物，表面覆盖无菌敷料。颅脑损伤伴有脑组织膨出时，先将等渗盐水浸湿的大块无菌纱布覆盖膨出的脑组织，再扣以无菌换药碗，以阻止脑组织进一步膨出，然后再进行三角巾包扎固定（见头顶部包扎法）（图）。同时协助患者取侧卧位，并清除其口腔内的分泌物、黏液、血块，保持呼吸道通畅。③在包扎过程中，应注意询问患者的感受并观察患者的反应。

健康指导 ①包扎前注意伤

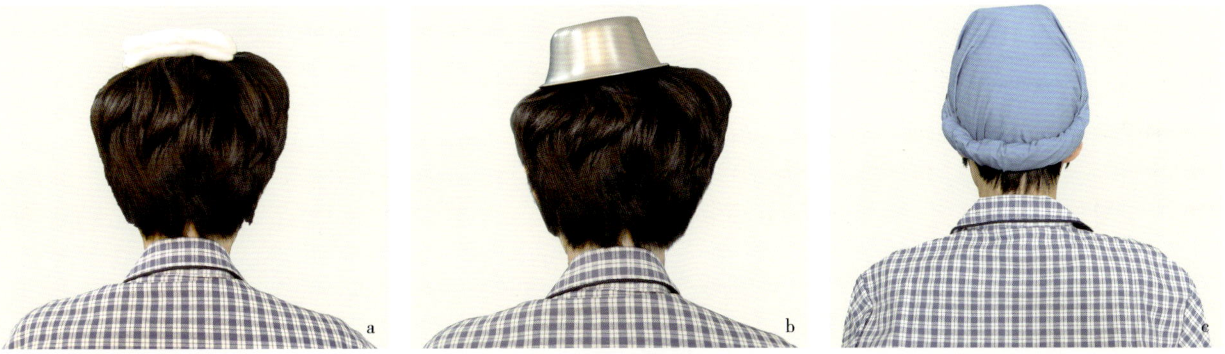

图 脑膨出包扎法

口的清洁。②操作前协助患者采取侧卧位，以保持呼吸道通畅。

护理评价 ①包扎方法是否正确，包扎是否牢固。②伤口及脑组织膨出物是否得到保护，患者是否发生颅内感染。

注意事项 ①不可还纳膨出的脑组织。②要将直接覆盖在脑组织上的敷料以等渗盐水渗透，以免造成粘连。

（李葆华）

miànbù bāozāfǎ

面部包扎法（facial bandaging）

利用三角巾对面部伤口进行覆盖或固定的方法。

目的、健康指导见绷带包扎法。用物、护理评价见三角巾包扎法。

操作方法 包括操作前准备和操作步骤。

操作前准备 见绷带包扎法。

操作步骤 将三角巾顶角打一个结，并在与眼、鼻、口相应的部位剪孔，将打结后的三角巾顶角兜住下颌，向上罩住面部，露出眼、鼻、口，再将两个角向后拉，在枕后交叉，然后绕至前额打结（图）。

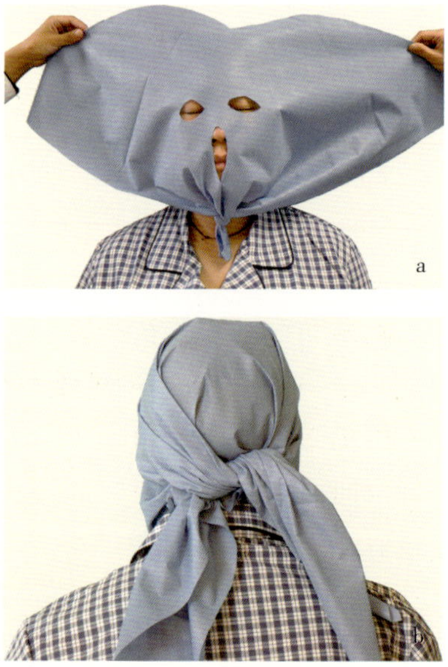

图 面部包扎法

注意事项 ①在包扎的过程中应注意询问患者的感受并观察患者的反应。②进行面部包扎时注意剪的孔大小要合适，不能影响患者的视线和呼吸。③包扎的松紧度应适宜，既要保证血运，又要牢固、不松脱。

（李葆华）

jiānbù bāozāfǎ

肩部包扎法（shoulder bandaging）

利用三角巾对肩部伤口进行覆盖或固定的方法。

目的、健康指导见绷带包扎法。用物、护理评价见三角巾包扎法。

操作方法 包括操作前准备和操作步骤。

操作前准备 见绷带包扎法。

操作步骤 肩部包扎法分为单肩包扎法和双肩包扎法两种：①单肩包扎法。将三角巾的一个底角放在健侧的腋下，顶角由患者前面盖住患肩并向后拉，再用顶角上的带子于患侧上臂上1/3处环绕两周将三角巾固定，然后将另一底角向肩部反折后拉至健侧腋前，打结或用安全别针固定（图）。②双肩包扎法。将三角巾折成燕尾状，夹角向上披在患者双肩上，两侧燕尾包绕患者肩部至腋下，同燕尾底边打结。

注意事项 ①在包扎的过程中应注意询问患者的感受并观察患者的反应。②包扎时注意保持肩部处于功能位，腋窝及骨隆突处应用棉垫、纱布或海绵垫衬，以防止摩擦。③包扎的松紧度应适宜，既要保证血运，又要牢固、不松脱。

（李葆华）

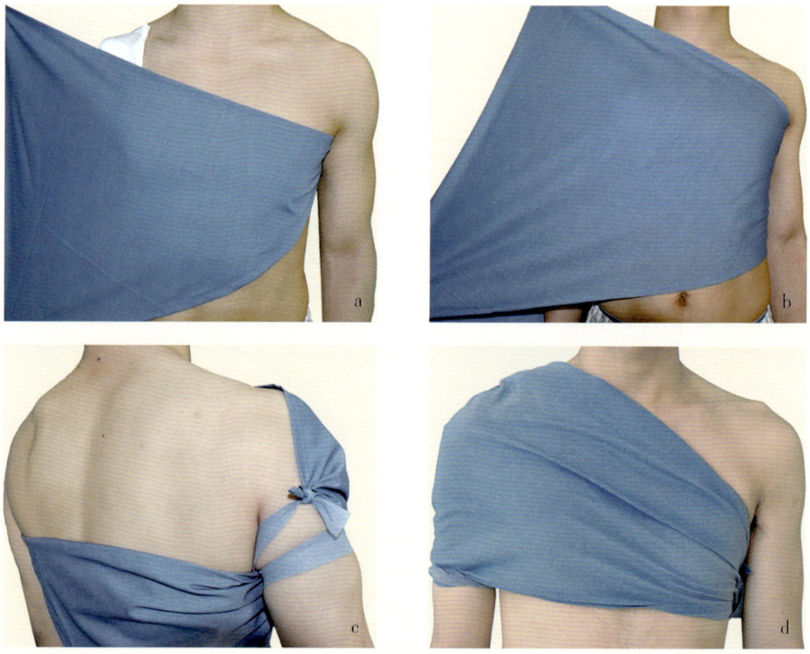

图 肩部包扎法

xiōngbù bāozāfǎ

胸部包扎法（chest bandaging）

利用三角巾对胸部伤口进行覆盖或固定的方法。

目的、健康指导见绷带包扎法。用物、护理评价见三角巾包扎法。

操作方法 包括操作前准备和操作步骤。

操作前准备 见绷带包扎法。

操作步骤 胸部三角巾包扎法分为单侧和双侧两种：①单侧

胸部包扎法。将三角巾底边横放在胸部，顶角越过伤侧肩部并垂向背部，两底角在背部打结，再将顶角带子与底角所打的结相接（图 1）。②双侧胸部包扎法。将三角巾底边对折成燕尾状，两底角分别放在双侧肩上并拉至颈后打结，将顶角带子绕至对侧腋下打结或用安全别针固定（图 2）。

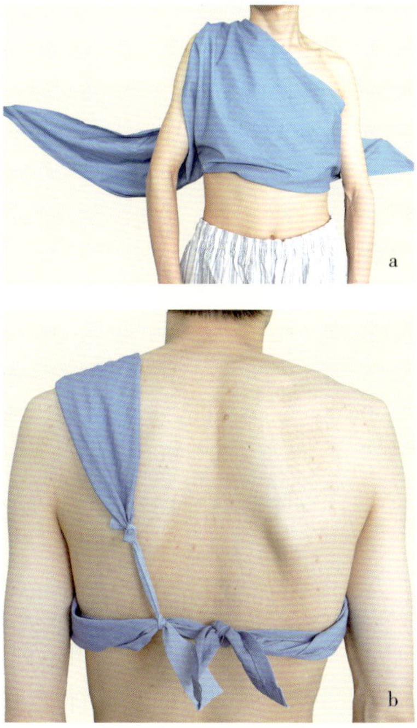

图 1 单侧胸部包扎法

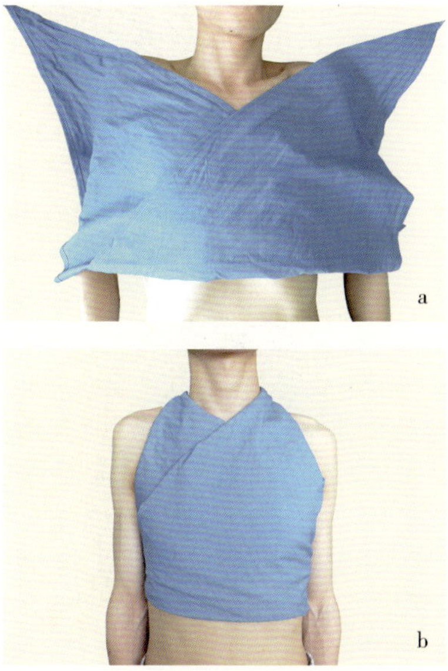

图 2 双侧胸部包扎法

注意事项 ①胸部包扎时不宜过紧，以免影响患者呼吸。②开放性气胸时，应立即以大块无菌敷料覆盖、封闭伤口，将开放性气胸变为闭合性气胸，再用三角巾进行包扎（见胸部开放性气胸包扎法）。

（李葆华）

xiōngbù kāifàngxìng qìxiōng bāozāfǎ

胸部开放性气胸包扎法（chest bandaging on open pneumothorax）

对胸部伤口导致开放性气胸的患者进行伤口覆盖或固定的方法。

目的 包扎胸部开放性气胸的伤口，以保护伤口、避免发生胸部感染。

用物 无菌敷料、三角巾。

操作方法 包括操作前准备和操作步骤。

操作前准备 包括以下几方面准备。

评估与操作者准备见绷带包扎法。

操作步骤 ①首先向患者解释包扎的目的和意义，取得患者的配合。②协助患者取合适的体位。③开放性气胸时，应立即以大块无菌敷料覆盖、封闭伤口，将开放性气胸变为闭合性气胸，再用三角巾进行包扎（见胸部包扎法）（图）。在转送医院的途中，患者最好取半坐卧位。④在包扎过程中，应注意询问患者的感受并观察患者的反应。

健康指导 见绷带包扎法。

护理评价 ①包扎方法是否正确，包扎是否牢固。②胸部伤口是否得到保护，患者是否发生胸腔感染。

注意事项 ①不可向伤口内填塞敷料。②敷料要足够大，范围应超过伤口边缘 5cm。③包扎固定要牢固，避免在搬动或转送途中松动、滑脱。④随时观察患者呼吸频率。

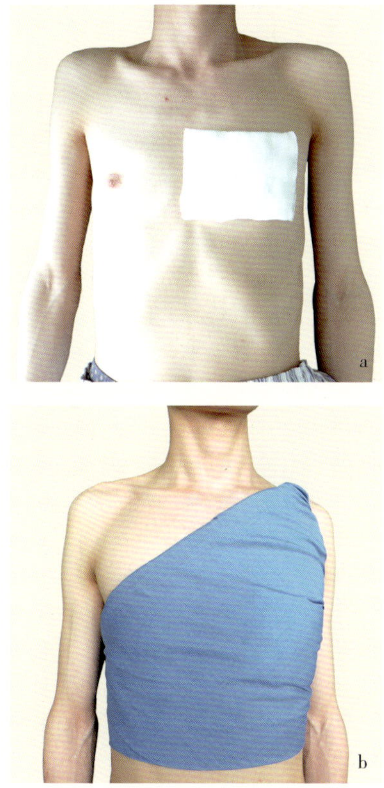

图 胸部开放性气胸包扎法

（李葆华）

fùbù bāozāfǎ

腹部包扎法（abdomen bandaging）

利用三角巾对腹部伤口进行覆盖或固定的方法。

目的、健康指导见绷带包扎法。用物、护理评价见三角巾包扎法。

操作方法 包括操作前准备和操作步骤。

操作前准备 见绷带包扎法。

操作步骤 将三角巾底边反折 10cm，顶角向下置于腹部，两底角在腰部打结，顶角带子从双腿间拉向后面，向上与两底角所打的结连接、打结（图）。

注意事项 ①腹部包扎时不宜过紧，以免影响患者呼吸。②在患者腹股沟及骨隆突处应用棉垫、纱布或海绵垫衬，以防止摩擦。

③腹腔脏器脱出时，不应还纳，应在脱出的组织周围用纱布制成圆圈，或用碗等物品加以保护后再包扎（见腹部脏器脱出包扎法）。

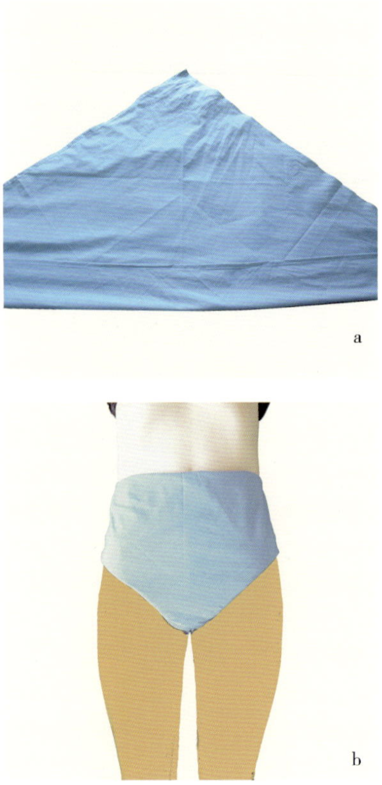

图 腹部包扎法

（李葆华）

fùbù zàngqì tuōchū bāozāfǎ

腹部脏器脱出包扎法（abdominal viscera emergence bandaging）

对腹部伤口同时伴有腹腔脏器脱出的患者进行伤口覆盖或固定的方法。

目的 保护伤口，保护腹腔脏器避免继发损害，避免发生腹腔感染。

用物 无菌敷料、等渗盐水、无菌换药碗或无菌盛物盆、三角巾、肠钳。

操作方法 包括操作前准备和操作步骤。

操作前准备 包括以下几方面准备。

评估与操作者准备见绷带包扎法。

操作步骤 ①首先向患者解释包扎的目的和意义，取得患者的配合。②协助患者取合适的体位。③腹部外伤伴有内脏脱出时，将等渗盐水浸湿的大块无菌敷料覆盖脱出的内脏后，再扣无菌换药碗或无菌盛物盆等，以阻止肠管等内脏进一步脱出，然后用三角巾包扎固定（见腹部包扎法）。如果脱出的肠管已破裂，则直接用肠钳将穿孔破裂处钳夹后一起包裹在敷料内（图）。④在包扎过程中，应注意询问患者的感受并观察患者的反应。

健康指导 见绷带包扎法。

护理评价 ①包扎方法是否正确，包扎是否牢固。②腹部伤口是否得到保护，患者是否发生腹腔感染。

注意事项 ①脱出的腹腔脏器不能还纳回腹腔内。②要将直接覆盖在内脏上的敷料以等渗盐水渗透，以免造成粘连而致肠壁浆膜或其他内脏损伤，导致肠梗阻或其他远期并发症。

（李葆华）

túnbù bāozāfǎ

臀部包扎法（hip bandaging）

利用三角巾对臀部伤口进行覆盖或固定的方法。

目的、健康指导见绷带包扎法。用物、护理评价见三角巾包扎法。

操作方法 包括操作前准备和操作步骤。

操作前准备 见绷带包扎法。

操作步骤 臀部三角巾包扎法分为单侧和双侧两种：①单侧臀部包扎法。将三角巾折成燕尾状，夹角朝向患者头部，三角巾底边环绕患侧大腿并固定，两侧燕尾拉至对侧髂部并打结（图1）。②双侧臀部包扎法。需要用两块三角巾，每一侧臀部用单侧臀部包扎法包扎（图2）。

注意事项 包扎后注意患者的舒适度，在腹股沟及骨隆突处应用棉垫、纱布或海绵垫衬，以

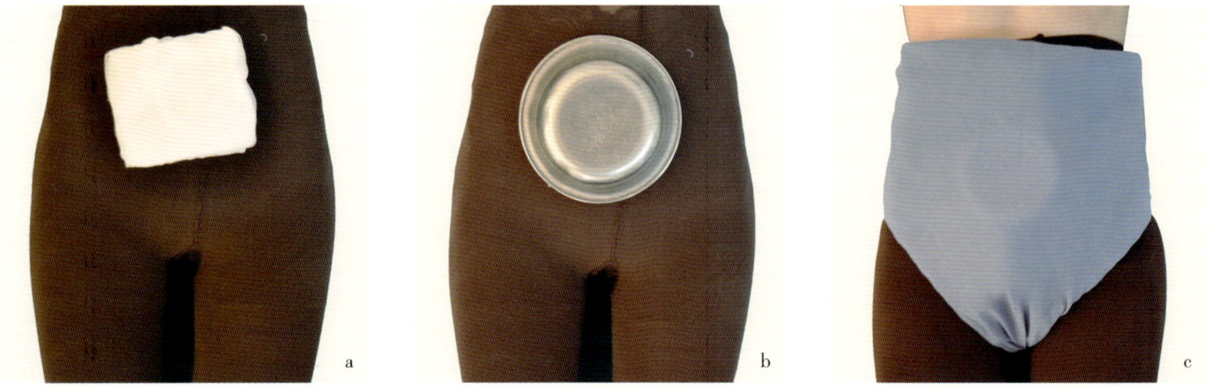

图 腹部脏器脱出包扎法

防止摩擦。

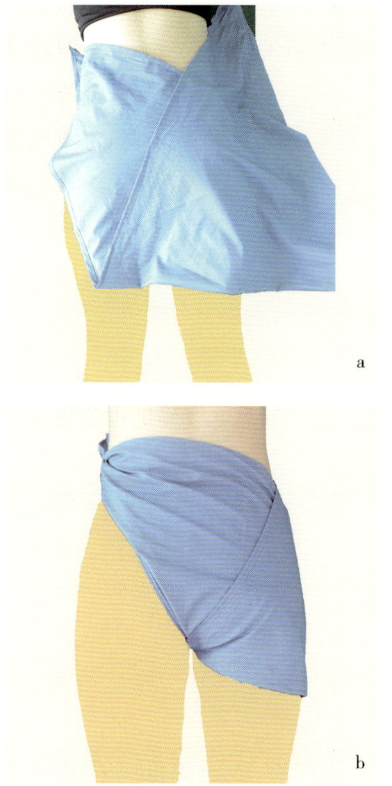

图 1　单侧臀部包扎法

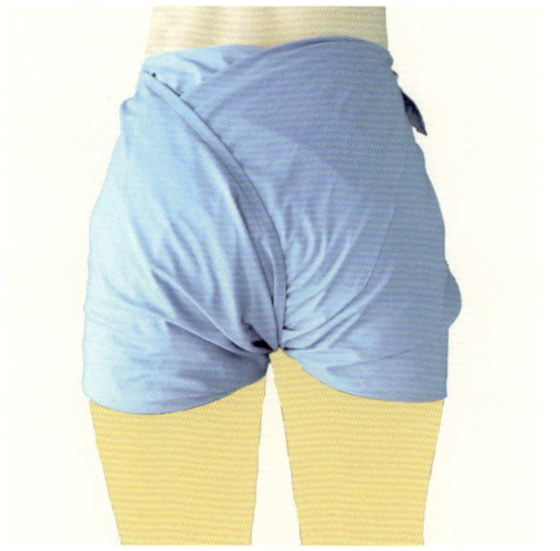

图 2　双侧臀部包扎法

（李葆华）

zhǒu-xī guānjié bāozāfǎ

肘膝关节包扎法（elbow or knee bandaging）　利用三角巾对肘部、膝部伤口进行覆盖或固定的方法。

目的、健康指导见绷带包扎法。用物、护理评价见三角巾包扎法。

操作方法　包括操作前准备和操作步骤。

操作前准备　见绷带包扎法。

操作步骤　将三角巾折成所需的宽度，放置于关节上，两端拉至关节后方交叉，一端在上，另一端在下，缠绕关节后打结（图）。

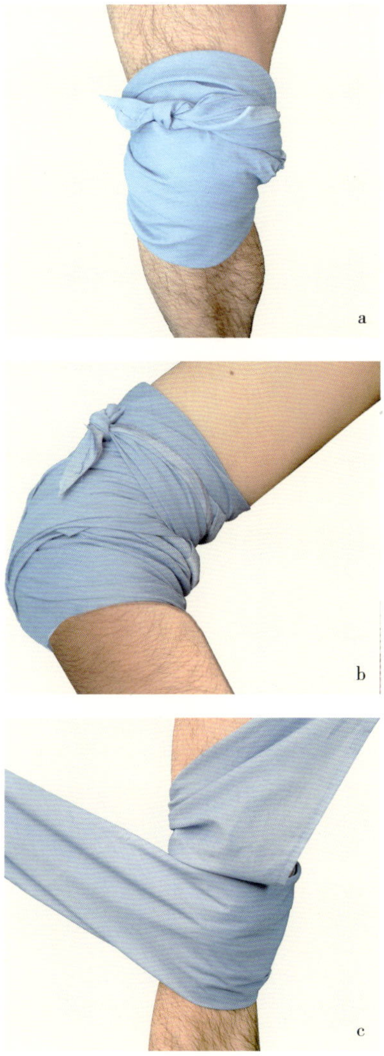

图　肘膝关节包扎法

注意事项　①在包扎的过程中应注意保持肘部、膝部处于功能位。②必要时给予适当的支托，以保护受伤部位的血管和神经。

（李葆华）

shǒu-zú bāozāfǎ

手足包扎法（hand or foot bandaging）　利用三角巾对手部或足部伤口进行覆盖或固定的方法。

目的、健康指导见绷带包扎法。用物、护理评价见三角巾包扎法。

操作方法　包括操作前准备和操作步骤。

操作前准备　见绷带包扎法。

操作步骤　将手（或足）放置于三角巾上，腕部（或足跟）位于三角巾的底边侧，将三角巾顶角向上反折，覆盖住手（或足），然后将三角巾的两个底角分别向对侧反折包裹，最后将两底角打结固定（图）。

注意事项　①包扎后应注意观察患者的反应，若患者主诉手指或脚趾有麻木感、刺痛感，提示包扎过紧。②若患者无不适主诉，但发现甲床颜色青紫、苍白、手指或脚趾冰冷、肿胀或患者的动脉搏动消失等，也提示包扎过紧，应拆开绷带重新包扎。

（李葆华）

duōtóudài bāozāfǎ

多头带包扎法（multiple tailed bandaging）　对体表各部位伤口（需要采用暴露疗法的伤口除外）采用多头带作为材料进行覆盖或固定的方法。多头带包扎法常用于头面部较小的伤口或胸部、腹部伤口的包扎，根据包扎的部位选择合适的多头带。包扎的松紧度应适宜，包扎部位要准确，动作要轻柔，避免加重伤口出血、疼痛，既要保证血运，又要注意牢固、不松脱。腹股沟及骨隆突处应用棉垫、纱布或海绵垫衬，以防止摩擦。注意包扎后患者的舒适度，胸部包扎时注意不可过紧，以免影响呼吸。包扎完毕带尾打结时，应在肢体的外侧面，避开伤口、骨隆突处、关节及易受压的部位。常用的多头带包扎法有四头带包扎法、腹带包扎法和胸带包扎法。

（李葆华）

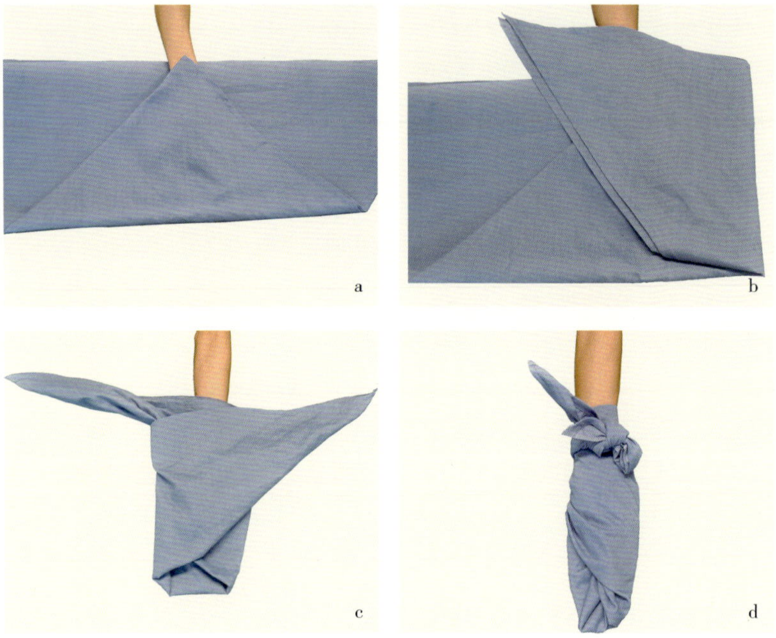

图 手足包扎法

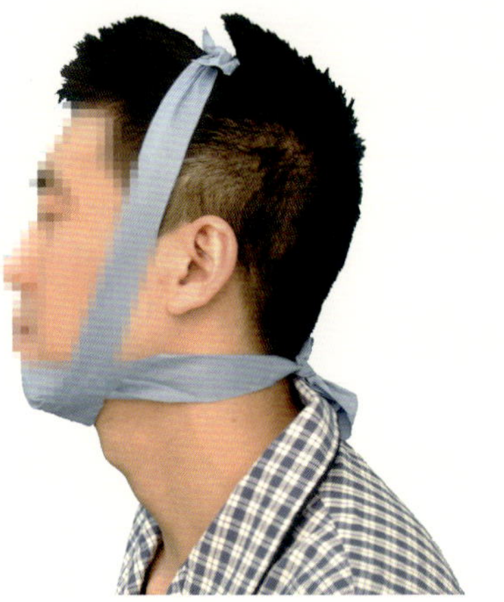

图 下颌包扎法

（李葆华）

tóubù bāozāfǎ

头部包扎法（head bandaging）

利用四头带对头部伤口进行覆盖或固定的方法。

目的、健康指导见绷带包扎法。用物、护理评价见四头带包扎法。

操作方法 包括操作前准备和操作步骤。

操作前准备 见绷带包扎法。

操作步骤 将四头带的中央部分放于头部伤口处，前面的两个头端经耳上向后拉，在枕骨结节下打结；下面的两个头端经耳后向下拉，在颌下打结（图）。

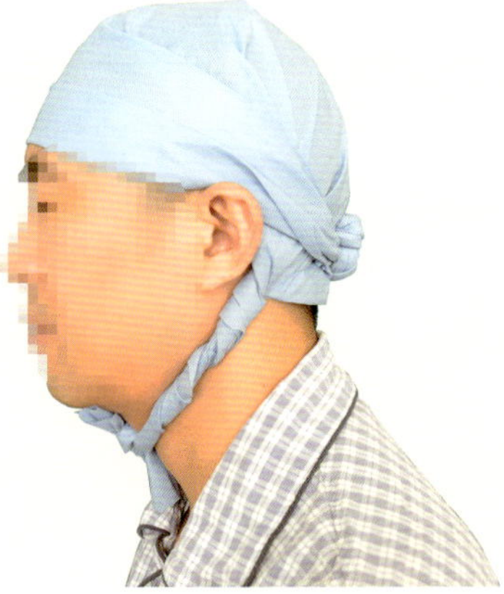

图 头部包扎法

sìtóudài bāozāfǎ

四头带包扎法（four-tailecl bandaging）

利用四头带对伤口进行覆盖或固定的方法。常用的四头带包扎法有下颌包扎法、头部包扎法、鼻部包扎法和眼部包扎法。

目的、健康指导参见绷带包扎法。

用物 四头带（两端剪开的一块长方形布）。

操作方法 包括操作前准备和操作步骤。

操作前准备 包括以下几方面准备。

评估与操作者准备 见绷带包扎法。

操作者准备 洗手，戴口罩、帽子、手套。

操作步骤 ①首先向患者解释包扎的目的和意义，取得患者的配合。②协助患者取合适的体位。③对伤口进行清洁，伤口内应无异物，在伤口表面覆盖无菌敷料。④将中间未剪开的部分置于伤口处，将上端两条带向下左右交叉打结，将下端两条带向上左右交叉打结。⑤在包扎的过程中应注意询问患者的感受并观察患者的反应。

护理评价 使用四头带包扎后，患者的伤口出血是否停止，受伤部位是否得到保护，敷料固定是否良好。

注意事项 ①包扎的松紧度适宜，既要保证血运，又要牢固、不松脱。②打结时避开伤口。

（李葆华）

xiàhé bāozāfǎ

下颌包扎法（mandibular bandaging）

利用四头带对下颌部伤口进行覆盖或固定的方法。

目的、健康指导见绷带包扎法。用物、护理评价、注意事项见四头带包扎法。

操作方法 包括操作前准备和操作步骤。

操作前准备 见绷带包扎法。

操作步骤 用四头带的中央部分托住下颌，上面的两个头端经口角下、耳下向后拉，在颈后打结；下面的两个头端经耳上向上拉，在头顶部打结（图）。

注意事项 注意在颌下打结时不宜过紧，以免影响患者呼吸。

（李葆华）

bíbù bāozāfǎ

鼻部包扎法（nose bandaging）

利用四头带对鼻部伤口进行覆盖或固定的方法。

目的、健康指导见绷带包扎法。用物、护理评价见四头带包扎法。

操作方法 包括操作前准备和操作步骤。

操作前准备 见绷带包扎法。

操作步骤 将四头带的中央部分放于鼻部，上面的两个头端经耳上向后拉，在枕骨结节上打结；下面的两个头端经耳后向后拉，然后在枕骨结节下打结（图）。

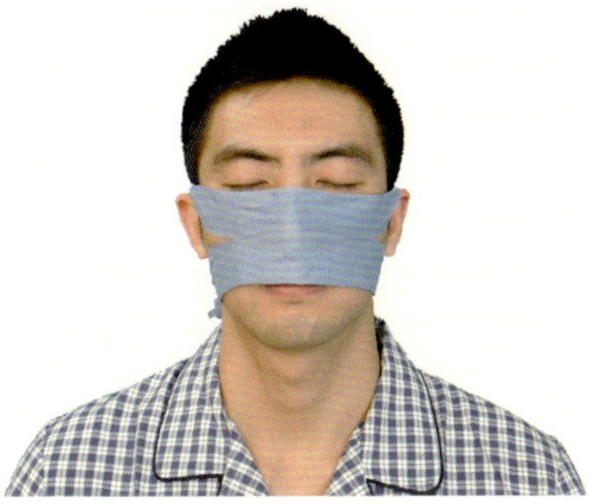

图 鼻部包扎法

注意事项 包扎时注意露出患者的双耳和口部。

（李葆华）

yǎnbù bāozāfǎ

眼部包扎法（eye bandaging）

利用四头带对眼部伤口进行覆盖或固定的方法。

目的、健康指导见绷带包扎法。用物、护理评价见四头带包扎法。

操作方法 包括操作前准备和操作步骤。

操作前准备 见绷带包扎法。

操作步骤 操作时，将四头带的中央部分放于覆盖伤眼的敷料处，将伤侧的上头端向后拉，经耳上与健侧的下头端打结；将伤侧的下头端向后拉，经耳下与健侧的上头端打结（图）。

注意事项 包扎时注意尽量不要影响患者健侧视线。

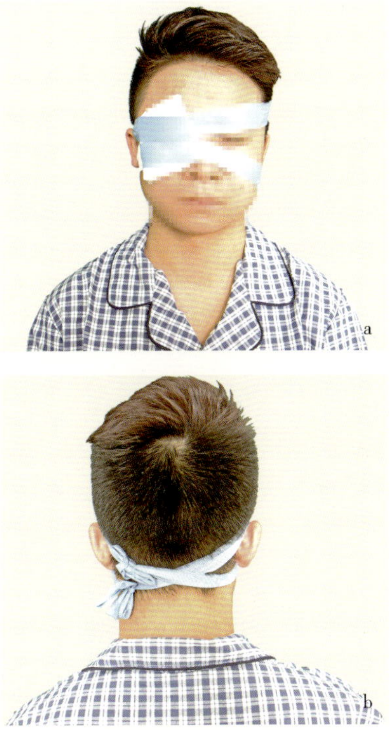

图 眼部包扎法

（李葆华）

fùdài bāozāfǎ

腹带包扎法（abdomen bandaging）

利用腹带对腹部伤口进行覆盖或固定的方法。

目的、健康指导参见绷带包扎法。

用物 腹带。

操作方法 包括操作前准备和操作步骤。

操作前准备 见绷带包扎法。

操作步骤 ①首先向患者解释包扎的目的和意义，取得患者的配合。②协助患者取合适的体位。③对伤口进行清洁，伤口内应无异物，表面覆盖无菌敷料。④将腹带放于患者的腰背部，展开两侧带脚，顺其重叠的顺序逐一用带脚包扎腹部，左右带脚交互覆盖，上侧的带脚覆盖下侧带脚的1/3～1/2，将最后的两条带脚打结固定（图）。⑤在包扎的过程中，应注意询问患者的感受并观察患者的反应。

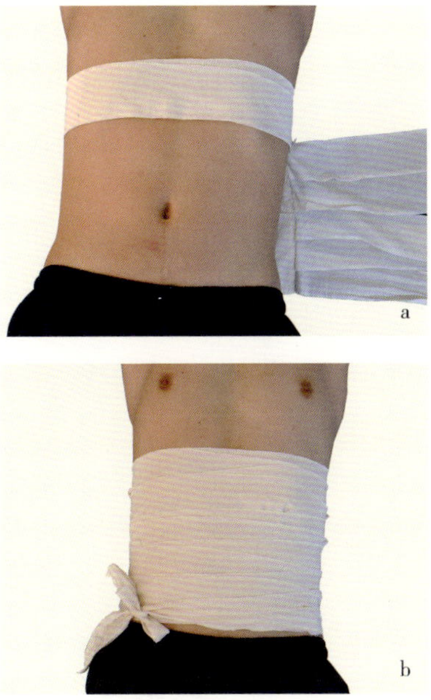

图 腹带包扎法

护理评价 ①包扎方法是否正确，包扎是否牢固，敷料是否固定良好。②患者伤口出血是否停止，受伤部位是否得到保护。

注意事项 ①包扎的松紧度应适宜，既要保证血运，又要牢固、不松脱。②打结时避开伤口及左右腰部。③应根据伤口在腹部的位置放置腹带，伤口在上腹部时应由上向下包扎，伤口在下腹部时应由下向上包扎。

（李葆华）

xiōngdài bāozāfǎ

胸带包扎法（chest bandaging）

利用胸带对胸部伤口进行覆盖或固定的方法。

目的、健康指导参见绷带包扎法。

用物 胸带。

操作方法 包括操作前准备和操作步骤。

操作前准备 见绷带包扎法。

操作步骤 ①首先向患者解释包扎的目的和意义，取得患者的配合。②协助患者取合适的体位。③对伤口进行清洁，伤口内应无异物，表面覆盖无菌敷料。④先将两竖带从颈旁两侧拉下置于胸前，然后依次交叉包扎横带，压住竖带，左右横带的带脚交互覆盖，上侧的带脚覆盖下侧带脚的1/3~1/2，将最后的两条带脚在胸前打结固定（图）。⑤在包扎的过程中，应注意询问患者的感受并观察患者的反应。

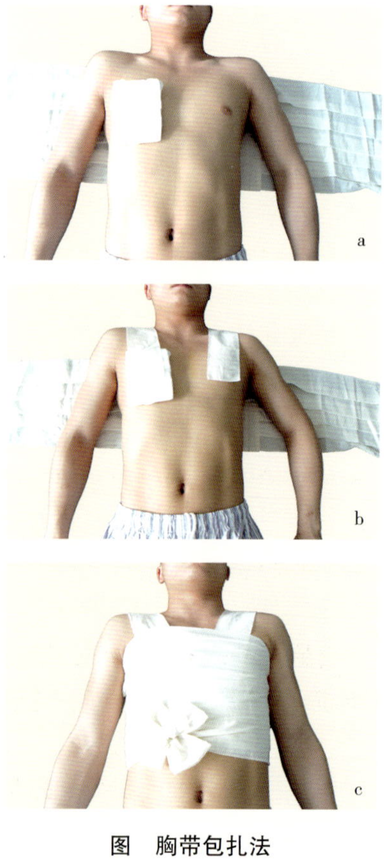

图 胸带包扎法

护理评价 见腹带包扎法。

注意事项 ①胸部包扎不宜过紧，以免影响患者呼吸。②腋窝处应用棉垫、纱布或海绵垫衬，以防止摩擦。③胸带应覆盖整个伤口及周围皮肤的5~10cm。

（李葆华）

gùdìng

固定（fixation）

骨折或骨关节损伤后，为限制患者受伤部位活动、避免疼痛及断端移位造成周围神经、血管损伤而采取的措施。骨折常分为开放性骨折和闭合性骨折，患者发生骨折后局部会出现疼痛、肿胀、功能障碍等表现，还会出现患肢缩短、成角或旋转畸形，以及肢体异常活动、骨擦音、骨擦感等特殊体征。及时采取固定措施可以减轻患者的疼痛、便于搬运，并避免在搬运过程中出现二次损伤。

常用固定材料 绷带、纱布、棉垫或毛巾、三角巾、夹板，或根据现场情况及受伤部位准备树枝、木棍、木板、硬纸板等材料。

护理评价 ①受伤后评估患者的一般情况，包括血压、脉搏、呼吸、面色、疼痛、意识等。②了解受伤的原因、受伤时周围的环境（是否为水泥地、有无碎玻璃等）。

注意事项 ①若有危及生命的症状应优先处理，待生命体征平稳后再实施固定。②有暴露的伤口时，应先将伤口处理干净后再固定，以免发生伤口感染。③应根据骨折部位选择长短合适的夹板，以免发生骨折端移位。④使用夹板固定时，要先用衬垫保护皮肤，避免局部受压。⑤固定时动作应轻柔、固定松紧度应适宜，以免影响患肢的血液循环。⑥紧急情况下使用的固定材料要耐用，避免在转运中患肢发生移位。⑦固定后，要指导患者随时观察患肢的血液循环情况，若出现患肢末端皮温发凉或末梢皮肤颜色改变、患肢动脉搏动减弱、肿胀等情况，应及时就诊。⑧指导患者观察患肢是否有神经压迫的表现，若出现患肢麻木、疼痛、感觉减退等情况，应及时就诊。⑨固定后，要保持患肢皮肤的清洁，每日可用湿毛巾擦拭患肢皮肤。⑩固定后，告知患者若患肢夹板发生移动、松动等情况要及时就诊，重新给予固定。⑪指导患者固定后适当抬高患肢以促进静脉回流，同时鼓励患者做力所能及的活动，并教会患者功能锻炼的方法。保持肌肉和关节的正常活动度，保持肢体的功能位，避免发生肌萎缩或关节僵硬。

常见固定方法 包括锁骨骨折固定法、肱骨骨折固定法、前臂骨折固定法、大腿骨折固定法、小腿骨折固定法、脊柱骨折固定法。

（张 霞）

suǒgǔ gǔzhé gùdìngfǎ

锁骨骨折固定法（clavicular fracture fixation）

锁骨骨折后骨折近端受胸锁乳突肌的牵拉向上、向后移位，骨折远端受上肢重力牵拉向下移位，同时因胸大肌、斜方肌、背阔肌的牵拉而向前向内移位，造成断端重叠。患者出现患侧肩下垂，向前向内倾斜，头偏向患侧，下颌偏向健侧，皮下出现淤血斑，骨折处异常隆起。有效的固定措施可以避免骨折断端移位，减轻患者痛苦。

目的 减轻患者疼痛，避免骨折断端移位，促进伤口愈合。

用物 绷带、纱布、棉垫、三角巾、前臂吊带。

操作方法 包括操作前准备和操作步骤。

操作前准备 包括以下几方面准备。

评估 ①患者的一般情况。

包括意识、生命体征、面色、疼痛等。②患者受伤的情况。了解受伤的原因以及伤后是否有危及生命的内出血、大出血，是否有血管、神经损伤等。③患者受伤部位的情况。包括是否有开放性伤口、伤口大小、是否被污染、患肢的活动情况等。④患者的合作状况。包括患者的心理状态、合作程度等。应向患者解释锁骨骨折固定的目的、方法，使其能积极配合操作。

操作者准备　洗手，戴口罩。

用物准备　检查所用物品是否清洁、牢固。

操作步骤　①“∞”字绷带固定法。操作者在患者腋下放棉垫保护，用绷带以“∞”字形缠绕于双侧肩部，使患者挺胸、两肩向后伸，将绷带固定好（图）。②三角巾或前臂吊带固定法。患者取坐位，上肢屈曲90°，用三角巾或前臂吊带将患侧上肢托起，在颈后调整其至患者舒适的高度。

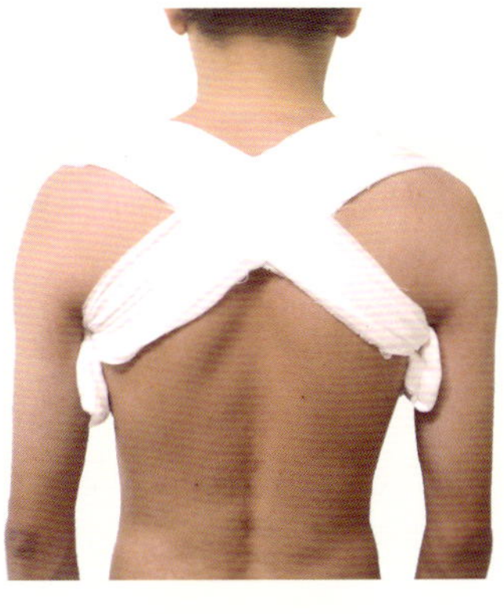

图　锁骨骨折固定法

健康指导　①固定后要指导患者注意其患肢末梢血运、皮肤温度及颜色的变化，避免因绷带缠绕过紧而出现异常现象。②指导患者在平卧位时要保持两肩后伸外展状。③指导患者进行功能锻炼，以促进康复。

护理评价　①患者锁骨骨折固定处的皮肤是否正常。②患者有无不适主诉。③操作是否规范。④是否发生并发症。

注意事项　①使用“∞”字绷带固定时绷带缠绕松紧度要适宜。②“∞”字绷带固定时患者禁忌做肩关节内收、前屈动作，以免压迫腋神经及血管。③固定后，要鼓励患者做力所能及的活动，避免肌萎缩。

（张　霞）

gōnggǔ gǔzhé gùdìngfǎ

肱骨骨折固定法（humerus fracture fixation）

肱骨骨折后患者可出现局部疼痛、肿胀、上臂短缩或畸形、活动受限。肱骨骨折还可能导致桡神经、正中神经、尺神经以及肱动脉、肱静脉的损伤。而有效的固定措施可减轻患者疼痛，预防骨折断端移位及肱动脉、肱静脉、桡神经、尺神经和正中神经的损伤。

目的　减轻患者疼痛，避免骨折断端移位，预防肱动脉、肱静脉、桡神经、尺神经及正中神经的损伤。

用物　小夹板、绷带、棉垫或纱布、三角巾或前臂吊带。

操作方法　包括操作前准备和操作步骤。

操作前准备　见锁骨骨折固定法。

操作步骤　①协助患者取坐位，将棉垫或纱布垫于肱骨骨折处。②用2块小夹板分别固定于上臂内侧和外侧，用绷带将夹板妥善固定。③使患者上肢屈曲90°，用三角巾或前臂吊带将患侧上肢托起，并在颈后调整至患者舒适的高度（图）。

健康指导　①固定后要指导患者注意患肢末梢血运的变化，警惕患侧出现手指关节活动障碍。②指导患者进行功能锻炼，以促进康复。

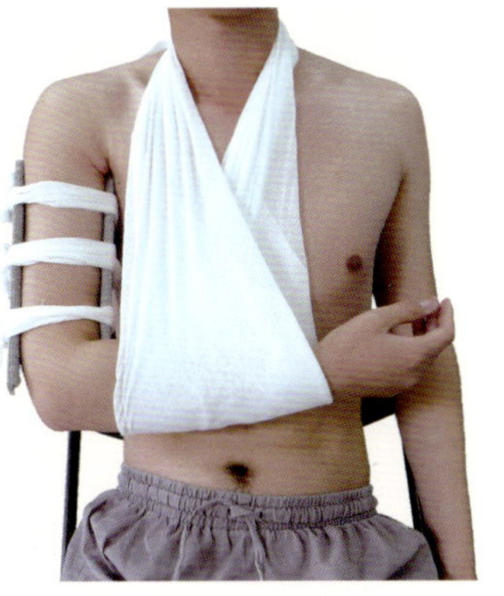

图　肱骨骨折固定法

护理评价　①患者肱骨骨折固定处的皮肤是否正常。②患者有无不适主诉。③操作是否规范。④是否发生并发症。

注意事项　①固定后注意患肢的位置，卧位时可在肱骨下方垫一软枕，以促进血液循环。②注意患肢的肿胀情况，肿胀消退后及时调整夹板的松紧度。

（张　霞）

qiánbì gǔzhé gùdìngfǎ

前臂骨折固定法（forearm fracture fixation）

前臂骨骼由尺骨和桡骨组成，直接暴力和间接暴力均可导致前臂骨折。伤后患者可出现前臂肿胀、疼痛、活动受限及成角畸形，被动活动后疼痛加剧。前臂骨折后采取必要的固定措施可减轻患者的疼痛、便于患者转运。

目的　减轻患者疼痛，避免骨折断端移位，预防血管、神经损伤。

用物　小夹板、绷带、棉垫或纱布、三角巾或前臂吊带。

操作方法　包括操作前准备和操作步骤。

操作前准备　见锁骨骨折固定法。

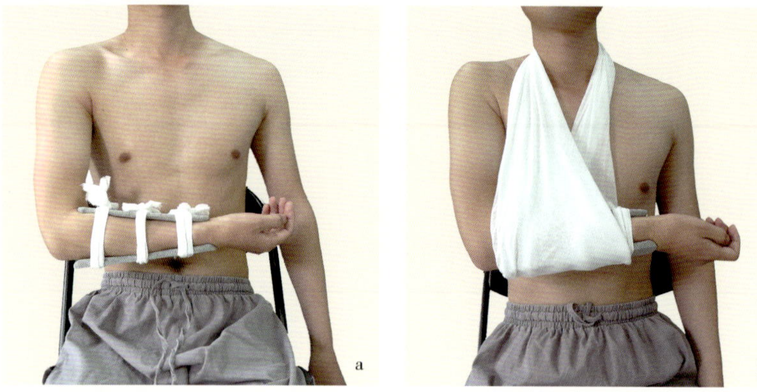

图　前臂骨折固定法

操作步骤　①协助患者取坐位，将棉垫或纱布垫于前臂骨折处。②用2 块小夹板分别固定于前臂掌侧及背侧，用绷带将夹板妥善固定（图 a）。③使患者上肢屈曲 90°，用三角巾或前臂吊带将患侧上肢托起，在颈后将其调整至患者舒适的高度（图 b）。

健康指导　①固定后指导患者注意患肢感觉、温度、颜色、脉搏搏动等情况，发现异常及时告知医务人员。②指导患者进行功能锻炼，以促进康复。

护理评价　①患者前臂骨折固定处的皮肤是否正常。②患者有无不适主诉。③操作是否规范。④是否发生并发症。

注意事项　①固定后注意适当抬高患肢，以促进血液循环。②注意缠绕患肢的绷带松紧度要适宜，严密观察是否有骨筋膜室综合征的发生。

（张　霞）

dàtuǐ gǔzhé gùdìngfǎ

大腿骨折固定法（fixation of femur fracture）

大腿骨折后患肢常有明显的旋转畸形、短缩、局部严重肿胀，髋膝关节活动受限，患者疼痛剧烈。常伴有损伤腘窝部动、静脉及神经的危险。采取有效的固定后可减轻患者的疼痛、预防骨折断端移位、便于患者的转运。

目的　减轻患者疼痛，避免骨折断端移位，预防神经、血管的损伤。

用物　夹板（或树枝、拐杖）、绷带、棉垫或纱布。

操作方法　包括操作前准备和操作步骤。

操作前准备　包括以下几方面准备。

评估　①患者的一般情况。包括意识、生命体征、面色等。②患者受伤的情况。了解受伤的原因、伤后是否有危及生命的内出血、大出血等。③患者受伤部位的情况。包括患肢是否肿胀、畸形，是否有开放性伤口以及伤口是否被污染等。④患者的合作状况。包括患者的心理状态、合作程度等。应向患者解释大腿骨折固定的目的、方法，使其能够积极配合操作。

操作者准备　洗手，戴口罩。

用物准备　检查所用物品是否清洁、牢固。

操作步骤　①保持患者平卧位，将棉垫或纱布垫于大腿骨突出处及关节空隙处。②将长夹板（或树枝、拐杖）放在大腿外侧，自腋下至足跟外侧；短夹板（或树枝、拐杖）放在大腿内侧，自大腿根部至足跟内侧。③先用绷带固定骨折处的上、下两端，然后固定患者的胸、腰、膝、踝等处（图）。

健康指导　固定后指导患者注意患肢末梢血运、皮肤温度、感觉的变化，发现异常及时告知医务人员。

护理评价　①患者的生命体征是否平稳。②大腿骨折固定处的皮肤是否正常，患者有无不适主诉。③操作是否规范。④是否发生骨折处血管、神经的损伤。

注意事项　①操作者应就地固定，不要移动患者。②先处理危及生命的损伤，后采取骨折固定措施。③先固定骨折近端，后固定骨折远端。④夹板的长度要超过骨折处上、下两端的关节。⑤固定时要使患肢的膝关节伸直。⑥注意患肢固定的松紧度，若有异常应及时松解。

（张　霞）

xiǎotuǐ gǔzhé gùdìngfǎ

小腿骨折固定法（fixation of shank fracture）

小腿骨折后患肢可出现肿胀、疼痛，还可有骨擦音、骨擦感和肢体的异常活动，损伤严重时会导致骨筋膜室综合征。另外，小腿骨折时还可伴有腘动、静脉及腓总神经的损伤。骨折后给予适当的固定可防止骨折断端移位、便于患者的转运。

目的　减轻患者疼痛，避免骨折断端移位，预防血管、神经的损伤。

用物　长夹板（或树枝、拐杖）、绷带、棉垫或纱布。

操作方法　包括操作前准备和操作步骤。

操作前准备　包括以下几方面准备。

评估　①患者的一般情况。包

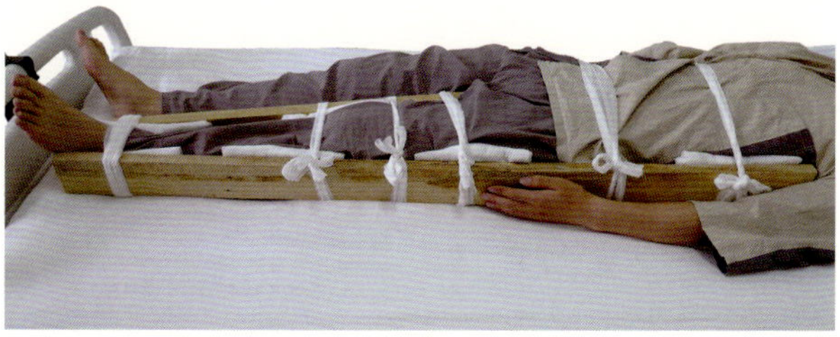

图　大腿骨折固定法

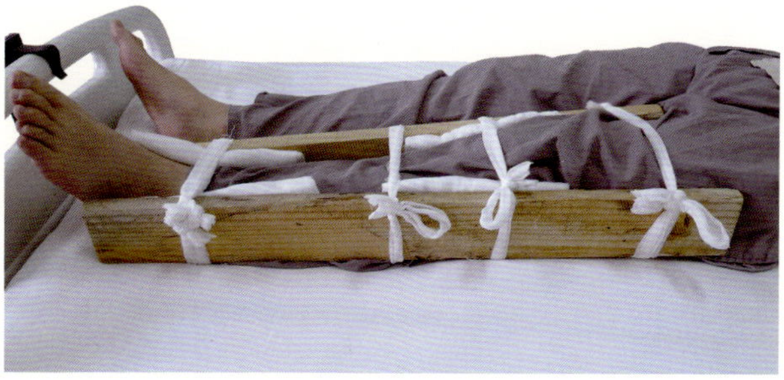

图　小腿骨折固定法

括意识、生命体征等。②患者受伤的情况。了解受伤的原因、伤后是否有危及生命的内出血、大出血等。③患者受伤部位的情况。包括患肢是否肿胀、畸形，是否有开放性伤口，伤口是否被污染等。④患者的合作状况。包括患者的心理状态、合作程度等。应向患者解释小腿骨折固定的目的、方法，使其能够积极地配合操作。

操作者准备　洗手，戴口罩。

用物准备　检查所用物品是否清洁、牢固。

操作步骤　①保持患者平卧位，将棉垫或纱布垫于小腿骨突出处及关节空隙处。②将2块夹板（或树枝、拐杖）分别放在小腿的内侧和外侧，长度自大腿至足跟。③用绷带先固定骨折处的上、下两端，然后固定患侧大腿及腘窝处（图）。

健康指导　固定后指导患者注意患肢末梢血运以及皮肤色泽、温度、感觉的变化，发现异常及时告知医务人员。

护理评价　①患者的生命体征是否平稳。②小腿骨折固定处的皮肤是否正常，患者有无不适主诉。③操作是否规范。④是否发生并发症。

注意事项　①操作者应就地固定，不要移动患者。②先处理危及生命的损伤，后采取骨折固定措施。③先固定骨折近端，后固定骨折远端。④夹板的长度要超过骨折处上、下两端的关节。⑤注意患肢固定的松紧度，若有异常应及时松解。

（张　霞）

jǐzhù gǔzhé gùdìngfǎ

脊柱骨折固定法（spine fracture fixation）　脊柱骨折是指脊椎的连续性中断，是临床较为常见的骨折，最严重的并发症是脊髓损伤。若脊髓损伤合并截瘫，可致患者终生残疾。因此在发生脊柱骨折后，为了防止患者骨折部位的异常活动造成或加重脊髓损伤，必须采取有效的固定方法。

目的　减轻患者疼痛，避免骨折断端移位，预防脊髓损伤。

用物　夹板（或硬板）、颈托、绷带、棉垫或纱布、软垫。

操作方法　包括操作前准备和操作步骤。

操作前准备　包括以下几方面准备。

评估　①患者的一般情况。包括意识、生命体征等。②患者受伤的情况。了解受伤的原因、伤后是否有危及生命的内出血、大出血等。③患者四肢有无感觉障碍、运动障碍。④患者的合作状况。包括患者的心理状态、合作程度等。应向患者解释脊柱骨折固定的目的、方法，使其能够积极配合操作。

操作者准备　洗手，戴口罩。

用物准备　检查所用物品是否清洁、牢固。

操作步骤　颈椎骨折固定：①颈椎骨折后，应尽快给患者取去枕仰卧位，用颈托固定颈部。②若无颈托时，可使用沙袋、衣服或厚毛巾等堵塞于患者头、颈部两侧，以防止其头部左右活动，然后用布带等固定。注意松紧适度，即要保证颈部制动，又要确保患者正常呼吸。胸腰椎骨折固定：患者处于俯卧位时：①将棉垫或纱布垫于脊柱上。②将第一块夹板竖放在垫好的脊柱上。③将第二块夹板横放在两肩上。④将第三块夹板横放在腰骶部，使三块夹板呈“工”字形。⑤用绷带将夹板妥善固定于患者的肩部及腰骶部。⑥若现场无夹板，可将患者俯卧于硬板上不予固定（在胸、腹部垫软垫），不得随意搬动患者，同时禁止患者翻身（图）。患者处于仰卧位时：①4人将患者平抬于硬质担架上。②将患者胸、腰部及下肢固定于担架上。

健康指导　固定后指导患者注意肢体肌力、感觉、皮肤温度和呼吸的变化，以及是否出现尿潴留或尿失禁的现象、肛门括约肌是否能够自主收缩等，发现异常及时告知医务人员。

护理评价　①患者的生命体征是否平稳。②骨折固定处的皮肤

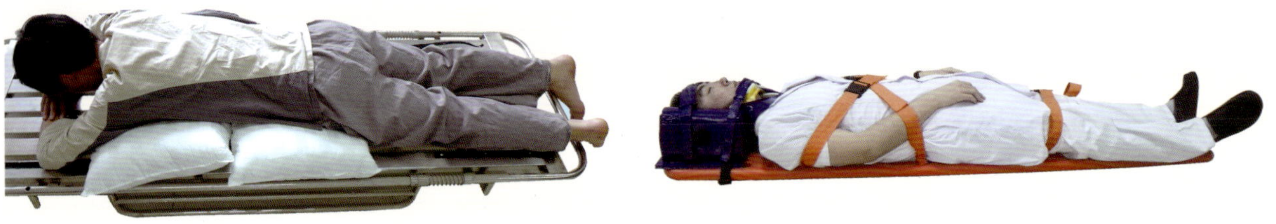

a. 胸腰椎骨折固定法　　b. 颈椎骨折固定法

图　脊柱骨折固定法

是否正常。③患者有无不适主诉。④操作是否规范。⑤是否发生并发症。

注意事项　①操作者不应随意搬动、拖拉患者，搬运时应保持患者头、颈、胸、腰段在同一水平。并保持脊柱的制动状态。②禁止患者翻身。③密切观察患者神志、呼吸及肢体活动的变化。④注意固定的松紧度，发现异常及时处理。⑤在进行胸、腰椎骨折固定时，要确认患者颈椎无骨折或颈椎骨折固定良好。

（张　霞）

wòwèi

卧位（clinostatism）

患者休息和适应医疗护理需要时所采取的卧床姿势。患者要采取各种卧位来满足休息、检查、治疗和护理的需要。护士根据患者的病情和生理需要将患者安置于正确、舒适的卧位，以减少患者的疲劳、增进其舒适度，利于症状的减轻、疾病的治疗和并发症的预防。在相关检查或手术时将患者安置于正确卧位，可以扩大视野，为检查和手术的顺利开展提供条件。

根据患者的活动能力和病情分为主动卧位、被动卧位、被迫卧位。根据卧位的平衡稳定性分为稳定卧位和不稳定卧位。前者支撑面积大、重心低、平衡稳定，患者感觉舒适、轻松；后者支撑面积小、重心较高、难以平衡，易造成肌肉紧张、疲劳，应尽量避免。

舒适卧位，即患者卧床时，身体各部位均处于合适的位置，患者感到轻松自如。为了指导或协助患者处于正确而舒适的卧位，护士必须了解舒适卧位的要求：①保持脊柱的正常生理弯曲，各关节处于正常的功能位，降低关节的压力，避免关节僵硬或肌肉过度牵拉造成肌肉挛缩。②符合人体力学的要求，充分扩大支撑面积，避免局部脏器及体表皮肤长期受压。

护士应熟知各种卧位的摆放要求和注意事项。常用卧位包括仰卧位（包括去枕仰卧位、仰卧屈膝位、仰卧中凹位）、侧卧位、半坐卧位、端坐卧位、俯卧位、头低脚高位、头高脚低位、膝胸卧位和截石位。

（周亚雯）

zhǔdòng wòwèi

主动卧位（active position）

患者根据自己的意愿和习惯采取的最舒适的、并能随意改变的卧床姿势。主动卧位常见于病情较轻、手术前和恢复期的患者。患者采取主动卧位时，护士要观察患者的卧位是否符合人体力学的要求，体重是否均匀分布于身体的各部位，患者是否舒适，肌肉是否被牵拉，身体的各部位是否都处于合适的位置，关节是否处于正常的功能位，能否达到完全放松的目的。患者自主采取的卧位要充分确保身体的支撑面积，没有压迫脏器和局部体表皮肤。患者的卧位要安全，确保身上的管路通畅、伤口敷料干燥等。要注意以下几点：①主动卧位不仅要舒适稳定，体重要均匀分布，还要能保持患者脊柱的正常生理弯曲，要使患者的各关节处于正常功能位，体内脏器在体腔内拥有最大的空间。②护士应指导患者根据病情需求及时变换卧位。

（周亚雯）

bèidòng wòwèi

被动卧位（passive position）

患者因自身无变换卧位的能力，躺卧于他人安置的卧床姿势。被动卧位通常见于昏迷、意识障碍、极度衰弱、瘫痪、肌无力、躯体活动障碍、各种原因造成疼痛的患者，由于体弱无力、肌张力减低、随意运动功能减弱或消失，或因病情限制不能自行移动、变换体位，而被动地躺卧于他人安置的卧位。

患者采取被动卧位时，护士要密切观察患者意识、呼吸、血压、脉搏、体温、血氧饱和度等变化。观察患者的面色、表情，与患者有效沟通，倾听患者主诉，满足患者所需，建立良好的护患关系。如发现患者不适，应及时给予处理。观察患者的卧位是否舒适、稳定、安全，是否符合人体力学要求，体重是否均匀分布于身体的各部位，是否充分确保支撑面积，没有压迫脏器和局部体表皮肤，观察受压部位皮肤的颜色，如发现患者皮肤有红肿、破溃时，应及时处理并缩短翻身间隔时间。检查患者的脊柱是否保持正常的生理弯曲，患者的各关节是否处于正常功能位。检查患者的被褥、床单、衣服是否清洁、干燥、平整。

要注意以下几点：①由于患者无力变换卧位，护士要掌握人体力学和人体解剖学知识，将患者安置于正确、舒适、稳定的卧位，要使患者的体重均匀分布于身体的各个部位，体内脏器在体腔内拥有最大的空间，防止局部压力过大或受压时间过长而发生呼吸受阻、血液循环不良和压疮等并发症。②要使关节处于正常功能位，避免肌肉酸痛、关节挛缩，甚至丧失关节功能。③制订翻身计划，定时变换患者卧位，改变肢体的位置和姿势，如发现患者皮肤颜色改变，应及时给予对症处理并酌情增加翻身次数，预防压疮发生。④尊重、关爱患者，注意保护其隐私，满足患者的自尊需求。

（周亚雯）

bèipò wòwèi

被迫卧位（forced position） 患者迫于疾病或治疗的原因而被动采取的卧床姿势。患者虽然有变换卧位的能力，但为了减轻疾病所致的痛苦或因治疗需要而被迫采取的卧位，如心源性呼吸困难和哮喘持续状态的患者因呼吸困难而被迫采取的端坐卧位。被迫卧位属于不稳定体位，此卧位身体的支撑面积小，重心较高，较难保持平衡。患者被迫保持特定的卧位时，易导致肌肉紧张，容易产生疲劳。

患者采取被迫卧位时，护士要密切观察患者呼吸、脉搏和血氧饱和度等变化，如发现异常，应立即报告医生给予对症处理。患者采取被迫卧位易造成肌肉酸痛和感到疲劳，护士应随时观察患者的面色、表情，定时帮助及指导患者按摩紧张的肌肉，防止肌肉挛缩。患者由于呼吸困难、肌肉酸痛、疲劳和对疾病的恐惧等原因极易烦躁、焦虑，护士应观察患者的心理反应，与患者有效沟通，倾听患者主诉，满足其所需，建立良好的护患关系，做好生活护理和心理护理，减轻患者的焦虑、紧张，提高患者的舒适度，利于疾病的恢复。另外，应观察受压部位皮肤的颜色，避免受压部位皮肤受损。

要注意以下几点：①被迫卧位时患者身体的支撑面积小、重心高，难以掌控平衡，护士要多巡视，为患者摆放卧位后要加床档，确保患者的安全，防止坠床。②如为治疗所需而采取的被迫卧位，护士要向患者解释摆放卧位的治疗目的、摆放要求和注意事项，做好宣教和心理护理，取得患者的配合。③病情允许情况下变换卧位，避免皮肤受压过久，导致局部血液循环不良；若病情不允许变换卧位，可用按摩垫、垫枕等降低局部皮肤的压力，帮助患者活动肢体，防止局部皮肤受压过久造成压疮和神经麻痹。④根据患者的需求和病情，协助患者进行主动或被动的肢体活动。

（周亚雯）

yǎng wòwèi

仰卧位（supine position） 患者仰卧于床上，头下垫一软枕，双上肢自然放于身体两侧，双下肢根据患者舒适情况自然摆放的卧床姿势。又称平卧位。是最常见的卧位。除适用于一般卧床休息外，还可用于头部（耳、眼、鼻）、颌面部、颈部、前胸部、躯干前面部位的手术。仰卧位对组织和神经的损伤少，体力消耗小，患者全身肌肉放松，能得到很好的休息，利于疾病的康复。

护理评估 包括以下几方面。

患者评估 ①一般情况。包括患者的病情、年龄、性别、生命体征、意识状态、合作程度、心理反应等。②与操作相关的情况。患者四肢的活动能力及局限性，有无躯体移动障碍，受压部位皮肤的颜色，有无约束、管路、牵引、石膏夹板固定，有无伤口及伤口敷料是否干燥，预计检查与手术的类型、时间等。

环境评估 宽敞、温度适宜。

操作方法 分为水平仰卧位摆放法和颈仰卧位摆放法两种。①水平仰卧位。协助患者面向上仰卧于床上，头下垫枕，两臂稍向外展并平放于身体两侧（外展不超过90°，以防因时间过长而发生臂丛神经损伤），两腿自然平伸（图）。行肝脏、胆囊、脾脏手术取仰卧位时，要在相应部位下垫软枕，将手术床抬高以充分暴露手术部位；前列腺切除术，在骶尾部下垫软枕，将臀部抬高，以利于手术操作。②颈仰卧位。适用于甲状腺手术、颈前路手术、腭裂修补术、全身麻醉下扁桃体切除术、气管异物取出术、食管异物取出术、气管切开术等手术。协助患者面向上仰卧于床上，双肩下垫颈枕（平肩峰），头向后仰，左右两侧用小沙袋固定，使颈部充分舒展，床头抬高15～20cm，以利于呼吸和静脉回流，减少渗血。

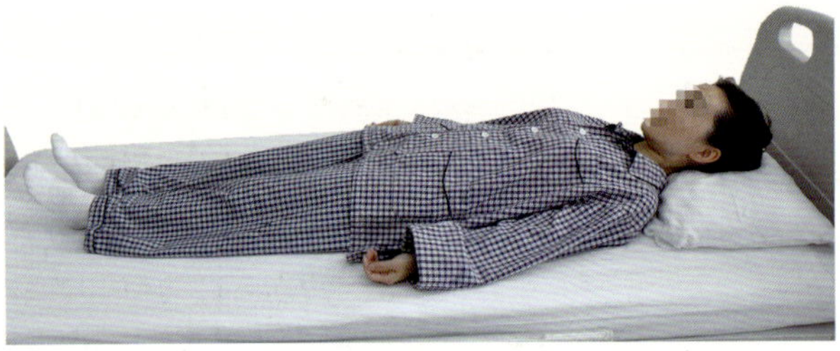

图　水平仰卧位

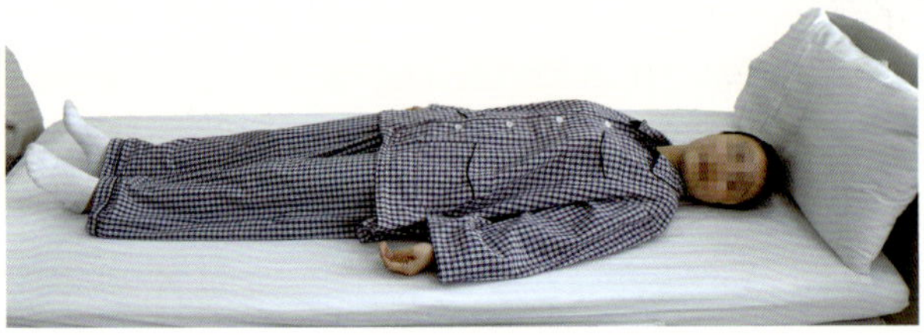

图　去枕仰卧位

观察内容　①观察患者休息时的卧位是否舒适，肌肉是否放松。②摆放手术卧位时要观察是否充分暴露手术部位，受压部位是否有保护。③根据患者病情、手术和治疗需求，决定是否需要调整仰卧位，如根据实际情况采用去枕仰卧位、中凹仰卧位、仰卧屈膝位。④观察患者身上的各种管路是否通畅，检查有无脱落和被牵拉的现象，伤口敷料有无渗血等。⑤仰卧位时最易受压的部位是枕后、耳郭、肩胛骨、脊柱、肘关节、骶尾部、内外踝关节、足跟等骨隆突处，观察受压部位皮肤的颜色，如发现有改变时，应及时处理并酌情增加变换卧位的次数，减少皮肤的受压程度，在变换卧位时，一定要观察有无神经麻痹现象。⑥观察患者的被褥、衣服是否平整、干燥。⑦观察颅脑手术后患者头部的稳定性和生命体征（因头部转动会引起脑疝）。

护理评价　①卧位是否正确，患者是否感觉舒适、全身肌肉放松，各关节是否处于正常功能位。②患者的生命体征有无变化，治疗、检查能否正常进行，手术卧位能否充分暴露手术视野，受压部位是否得到良好的保护。③各种管路是否通畅，伤口敷料是否干燥。④受压部位皮肤的颜色有无改变。⑤患者的被褥、衣服是否平整、干燥。⑥颅脑术后患者的头部是否稳定，生命体征是否平稳。

注意事项　①仰卧位是患者休息、诊断等的常用卧位，应对易受压的部位做好保护。②在患者变换体位时，需要观察患者有无神经麻痹症状。③护士巡视病房时，应注意观察患者的双手是否受压于腰、臀等部位的下方。

（周亚雯）

qùzhěn yǎngwòwèi

去枕仰卧位（supine position without pillow）

为防止患者头痛和误吸，除去枕头使患者仰卧于床上，头部偏向一侧的卧床姿势。去枕仰卧位主要适用于全身麻醉未清醒的患者、昏迷患者，通过采取去枕仰卧位、头偏向一侧，防止呕吐物进入气管而引起患者窒息或肺部并发症；对于椎管内麻醉或脊髓腔穿刺后的患者，采取去枕仰卧位6小时，可避免患者因颅内压降低而出现头痛或脑疝。

护理评估　包括以下几方面。

患者评估　①一般情况。包括患者的病情、年龄、性别、生命体征、意识状态、合作程度、心理反应等。②与操作相关的情况。包括患者的麻醉方式、术后（穿刺后）时间，有无呕吐及呕吐的次数，患者四肢的活动能力，受压部位皮肤的颜色，有无管路、牵引、石膏夹板固定，有无伤口及伤口敷料是否干燥等。

环境评估　宽敞、温度适宜。

操作方法　患者撤去枕头仰卧于床上，头部偏向一侧，两臂稍向外展并自然放于身体的两侧（外展不应超过90°，以防时间过长而发生臂丛神经损伤），两腿自然放平，枕头横立于床头，避免移动时碰伤患者的头部（图）。

观察内容　①患者采取去枕仰卧位时肺活量比坐位时减少9%（原因是吸气时膈下移受到肝脏等脏器的阻碍，导致换气量受到限制），所以要密切观察患者的病情变化，监测生命体征、氧供情况和血氧饱和度，如发现异常，及时通知医生给予对症处理；观察患者面色、表情有无异常，有无呕吐及呕吐物的颜色、性质、量，观察有无误吸征象。②观察各种管路是否通畅，有无脱落、扭曲、压迫和被牵拉的现象，伤口敷料有无渗血、渗液。③观察患者的卧位是否依照人体力学和各关节功能位正确摆放，是否适当制动或支撑患肢；与患者有效沟通，观察患者的神色，倾听患者主诉，观察有无体位不当引起的疼痛（如增加伤口的张力等）；询问清醒患者的需求，随时调整肢体的位置，使肌肉放松；定时变换头部的方向，防止颈部肌肉和胸锁乳突肌牵拉过久，造成肌肉酸痛和疲劳。④观察衣服和被褥等是否清洁、干燥、平整。⑤去枕仰卧位时最易受压的部位是枕后、耳郭、肩胛骨、脊柱、肘关节、骶尾部、内外踝关节、足跟等骨隆突处，观察受压部位皮肤颜色，如发现患者皮肤颜色有改变时，应及时处理并根据病情变换卧位，减少皮肤的再次受压，观察患者有无神经麻痹症状。

护理评价 ①患者的生命体征是否平稳。②各种管路是否通畅。③卧位是否舒适、安全、无误吸。④衣服、被褥等是否清洁、干燥、平整。⑤受压部位皮肤的颜色有无改变。

注意事项 ①当患者不能自主活动时，护士应将患者的上肢沿躯干自然摆放，两臂稍向外展，枕头横放固定于床头，防止患者移动体位时床栏碰伤患者头部，下肢取自然平衡伸展位，为防止足部皮肤受压过久，可在小腿部位放置软垫枕，使足跟抬起不受压。禁止使用圆圈坐垫，其原因是在足跟部使用圆圈坐垫会使接触部位出现供血不足现象，即使撤去圆圈坐垫，供血不足仍持续，很容易造成压疮。脚部盖被不可过紧，以免因压迫而使足尖向足底弯曲，必要时应放支架支撑，以保持正常功能位，防止足下垂。足下垂可致股三头肌和跟腱短缩，出现持续性牵拉感和麻木感。②偏向一侧的头下垫防水垫巾，患者呕吐后，护士应及时擦去患者口角的分泌物，给予漱口，更换垫巾，去除异味。③骶尾部放置靠垫或软枕，以减轻腰部的压力，提高患者舒适度。④根据患者病情，定时进行适当的下肢按摩，防止血栓性静脉炎等并发症。⑤定时翻身，更换卧位。变换卧位前后要检查氧饱和度；变换卧位时要避免推、拖、拉患者，避免摩擦力和剪切力对皮肤的损伤，预防压疮；定时变换头部的方向，防止颈部肌肉和胸锁乳突肌被牵拉过久，造成患者肌肉酸痛和疲劳；观察皮肤颜色，如出现皮肤发红和破溃，应对症处理；全身麻醉清醒和腰椎穿刺术 6 小时后，恢复患者舒适卧位，头下垫软枕（枕头的高度按照患者的意愿调整），提高患者的舒适度。⑥卧位要舒适、稳定，必要时加床档，保持患者脊柱的正常生理弯曲，使患者的各关节处于正常功能位。⑦尊重、关爱患者，建立良好的护患关系，做好生活护理和心理护理。⑧操作时适当遮挡患者，满足其自尊需求，并注意患者的保暖。

（周亚雯）

yǎngwò-qūxīwèi

仰卧屈膝位（supine position with knees flexed） 患者仰卧于床上，屈起双膝以便于检查、治疗和护理的卧床姿势。仰卧屈膝位主要适用于：①腹部检查时。采取仰卧屈膝位可使腹部肌肉放松，便于触摸腹部脏器。②行导尿术、会阴擦洗、会阴冲洗时。采取仰卧屈膝位可充分暴露会阴部，利于操作。③孕妇做产前检查时。采取仰卧屈膝位可便于腹部触诊、阴道内诊及肛诊，以检查骨性产道的情况、胎儿大小和胎位情况。④腹部手术后的患者。采取仰卧屈膝位时可使腹部肌肉张力降低、减轻伤口疼痛。⑤仰卧屈膝位是患者采取主动卧位休息时的方式之一。

护理评估 包括以下几方面。

患者评估 ①一般情况。包括患者的病情、年龄、性别、生命体征、意识状态、合作程度、心理反应等。②与操作相关的情况。包括患者四肢的活动能力及局限性，下肢的肌张力，有无躯体移动障碍，有无管路、牵引、石膏夹板固定，有无伤口及伤口敷料是否干燥，孕妇的孕周数等。

环境评估 宽敞、温度适宜，行导尿术、会阴擦洗、会阴冲洗时要拉上床幔或用屏风遮挡患者，保护患者的隐私。

操作方法 患者仰卧，头下垫软枕（枕头的高度按照患者的意愿调整），两臂稍向外展并自然放于身体两侧（外展不超过 90°，以防因时间过长而发生臂丛神经损伤），两膝屈起，稍向外分开约一拳（图）。如行导尿术和会阴护理时，脱去患者对侧的裤腿，盖在近侧腿上，对侧用盖被遮挡（注意患者的保暖和隐私的保护），双脚分开宽于肩部，两膝屈起后最大限度地向外展开，以充分暴露会阴部。

观察内容 ①仰卧屈膝卧位时，膈肌运动受限，造成肺组织换气量减少，所以要随时观察患者的生命体征，如脉搏、呼吸等。妊娠晚期的孕妇，仰卧屈膝位时胎儿有可能压迫下腔静脉，导致回心血量减少，引起血压下降，故要密切观察孕妇的面色并倾听其主诉，如出现面色苍白等应立即变换卧位。对于极度虚弱的患者和心肺功能不全的患者更应该密切观察其呼吸的节律和频率，如发现异常，应立即停止操作，通知医生给予相应处理。②仰卧屈膝位时最易受压的部位有枕后、耳郭、肩胛骨、脊柱、肘关节、骶尾部、内外踝关节、足跟等骨隆突处，要定时观察受压部位皮肤的颜色，发现异常应及时处理，并根据患者的病情、检查情况、操作情况及时变换卧位，减少皮肤的再次受压。对于极度消瘦、营养不良、肥胖的患者要做到勤翻身、勤观察，如出现皮肤颜色改变，应及时给予对症处理，防

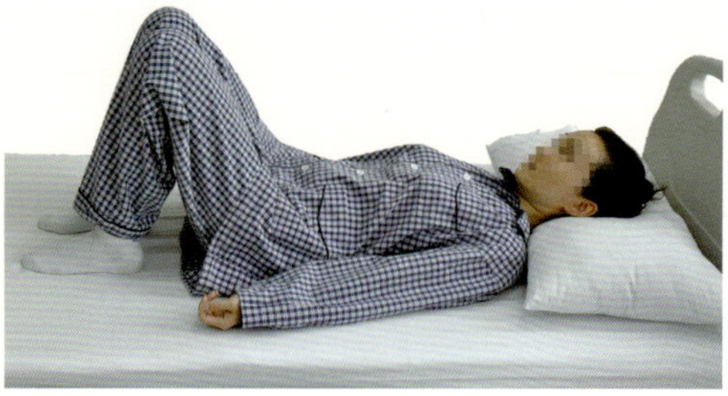

图　仰卧屈膝位

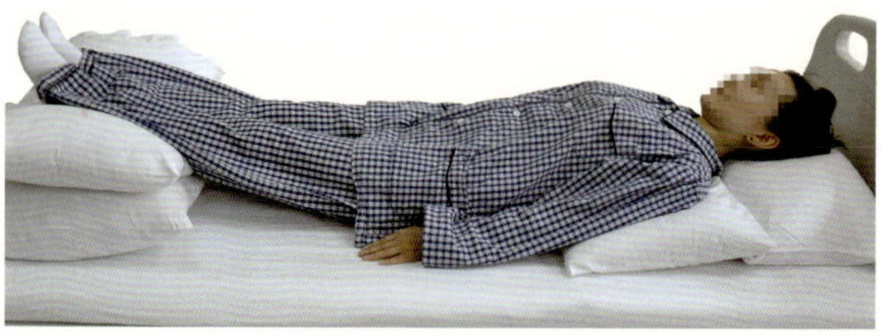

图　仰卧中凹位

止压疮发生。③行导尿术、会阴擦洗、会阴冲洗时要观察患者两腿的受力情况和神经麻痹征象，避免患者双腿过度牵拉。

护理评价　①患者生命体征是否正常。②护患沟通是否有效，生活护理是否到位，能否满足患者的需求。③受压部位皮肤的颜色是否正常。④有无神经麻痹的征象。

注意事项　①仰卧屈膝位时，腹壁肌肉放松，便于触摸腹部脏器和胎儿位置；触摸脏器时检查者的手要温暖，手法要准确、轻柔；注意患者保暖和保护患者隐私，避免引起患者疼痛和不适。为了进一步减轻腹部肌肉的紧张，可在检查的同时与患者交谈，转移其注意力。②在骶尾部放靠垫或置软枕，以减轻腰部的压力。③注意保护患者双腿和足跟部的皮肤，屈膝时要一手托起腘窝，一手抬起踝部，将患者双足立于床上，避免拖、拉患者双腿，防止足部皮肤受损。放平双腿时也要托住腘窝，抬起脚踝，协助患者摆放舒适卧位，并注意有无神经麻痹征象。④卧位要稳定舒适，必要时加床档，满足患者的安全需要。⑤行导尿术、产前检查、会阴护理等操作时必须用床幔或屏风遮挡，保护患者隐私，满足患者的自尊需求。如果操作时间较长，可在患者双腿外侧放置大靠垫，以支撑过度外展的双腿，避免因保持仰卧屈膝时间过长，患者大腿内侧肌肉过度牵拉和小腿肌肉挛缩，导致患者肌肉酸痛、不适和疲劳。⑥观察衣服和被褥是否平整、清洁、干燥，保证患者舒适，预防压疮。⑦检查、操作完毕后，要及时恢复患者自主卧位。

（周亚雯）

yǎngwò-zhōng'āowèi

仰卧中凹位（supine concave position）

患者仰卧于床上，将其头部、胸部及双下肢均抬高，腹部处于相对凹位的卧床姿势。是休克患者常采取的卧位姿势。抬高患者的头部和胸部，有利于保持气道通畅，增加肺活量，改善缺氧症状；抬高患者的下肢，可促进静脉血回流，增加心输出量而缓解休克症状。

护理评估　包括以下几方面。

患者评估　①一般情况。包括患者的病情、年龄、性别、生命体征、意识状态、合作程度、心理状态等。②与操作相关的情况。包括患者有无烦躁，患者的面色、口唇、末梢皮肤的颜色以及皮肤温度，患者的体重、平时习惯的卧床姿势、四肢的活动能力、有无躯体移动障碍，受压部位皮肤的颜色，有无管路、输液、引流、伤口、牵引、石膏或夹板固定等。

环境评估　宽敞、温度适宜。

操作方法　协助患者仰卧于床上，头下垫软枕（枕头的高度按照患者的意愿调整），将头部和胸部抬高 10°～20°，两臂稍向外展并自然放于身体两侧（不应超过 90°，以防时间过长引起臂丛神经损伤），两腿取自然平衡伸展位，将下肢抬高 20°～30°（图）。

观察内容　①密切观察患者的生命体征如体温、脉搏、呼吸、血压、意识状态、血氧饱和度、中心静脉压，以及口唇、颜面、末梢皮肤的颜色和皮肤温度等，发现异常立即通知医生给予对症处理。②观察患者身上的各种管路是否通畅。③随时观察床头和床尾抬起的高度是否符合要求，如发现有变化，应及时调整，保证患者的治疗需求。④观察患者的面色、表情和其他肢体语言，倾听患者的主诉，满足患者的需求，及时消除或减轻患者的焦虑、紧张情绪。⑤仰卧中凹位时最易受压的部位是枕后、耳郭、肩胛骨、脊柱、肘关节、骶尾部、内外踝关节、足跟等骨隆突处，应密切观察受压部位的皮肤颜色，如有变化可缩短变换卧位的间隔时间，并根据病情对症处理。⑥及时发现不安全因素，满足患者的安全需要。⑦观察患者颈部和下肢肌肉是否被牵拉，定时变换体位，病情允许时给予适当按摩，缓解颈部、胸锁乳突肌、大腿后侧肌肉的紧张，减轻患者肌肉酸痛和疲劳。

护理评价 ①患者的生命体征是否平稳。②患者身上的各种管路是否通畅。③抬起的床头和床尾高度是否符合要求。④护患沟通是否有效，患者有无焦虑、紧张情绪，生活护理是否到位，能否满足患者的生活需求。⑤患者受压部位皮肤的颜色是否正常，是否发生压疮。⑥患者卧位的摆放是否正确、安全。

注意事项 ①仰卧中凹位时患者身体的支撑面积小，重心较高，稳定性差，患者被迫保持该卧位，易造成肌肉紧张、疲劳，不安全的因素较多，因此不宜长时间采用此卧位。②护理过程中，要加床档防护，防止患者坠床，保证其卧位安全。③腰下垫软枕减轻腰部的压力、提高患者舒适度，同时预防压疮的发生，应在患者的骶尾部及小腿部位放靠垫或软枕来减压，以避免骶尾部及足跟压疮。禁止使用圆圈坐垫，避免出现供血不足现象。脚部盖被不可过紧，以免因压迫而使足尖向足底弯曲，必要时放支架支撑，保持正常功能位，防止足下垂。③抬高头部、胸部时要平稳托住患者的头颈部，抬高后再放置垫枕，抬高下肢时要双手抬起患者的下肢后再放入垫枕，不可强行插入，以免损伤患者皮肤。恢复和变换体位时，也要先抬高患者的头颈部和下肢后再撤去垫枕，不可强行拉出垫枕，以免损伤患者皮肤。④患者病情允许时可以适当给予下肢按摩，防止肌肉酸痛、神经麻痹和血栓性静脉炎等并发症。⑤保持患者衣物、床单位的清洁、干燥、平整，定时翻身，至少每 2 小时更换一次卧位（可以仰卧中凹位、侧卧中凹位交替变换），防止压疮和神经麻痹的发生，提高患者的舒适度。⑥尊重、关爱患者，与患者沟通，建立良好的护患关系，做好生活护理和心理护理。⑦适当遮挡患者，维护其自尊需求，并注意患者的保暖。

（周亚雯）

cèwòwèi

侧卧位（side-lying position）

患者主动采取的侧卧于床上的卧床姿势。是一种较常见的卧位。侧卧位主要适用于能自主采取舒适卧位的患者，休息、睡眠时由平卧位或其他卧位自行变换成侧卧位，可使肌肉放松，减轻疲劳。侧卧位与仰卧位交替变换，可减轻肩胛部、脊柱、骶尾部和足跟的压力。侧卧位可防止昏迷、上消化道出血和恶心、呕吐的患者发生分泌物、呕吐物误吸而造成窒息、吸入性肺炎等并发症。腹痛患者采取侧卧位时，可以使腹部肌肉放松，减轻疼痛，提高患者舒适度。肛门检查、灌肠、测肛温、臀部肌内注射、胃镜检查和肠镜检查时采取侧卧位，可充分暴露部位，利于检查、治疗和护理的顺利进行。

护理评估 包括以下几方面。

患者评估 ①一般情况。包括患者的病情、年龄、性别、生命体征、意识状态、合作程度、心理状态等。②与操作相关的情况。包括患者的体重、平时习惯的卧床姿势、四肢的活动能力、有无躯体移动障碍、偏瘫的部位、受压部位皮肤的颜色，有无约束、管路、牵引、石膏夹板固定，有无伤口及伤口敷料是否干燥等。

环境评估 宽敞、温度适宜。

操作方法 包括以下几方面。

普通患者 患者侧卧，头部枕在与肩同高的枕头上，两臂屈肘，一只手放在枕旁，另一只手放在胸前，大腿弯曲，小腿伸直，在患者的胸腹部、背部和两膝之间放置软枕，以扩大支撑面积。

偏瘫患者 ①健侧在下的侧卧位。偏瘫侧上肢在胸前屈曲，并在肘下垫软枕，在髋关节和膝关节下垫软枕，健侧取自由体位，髋关节和膝关节保持弯曲，足部用垫枕支撑（图 1）。②偏瘫侧在下的侧卧位。患者身体稍向后倾斜，在背部放置垫枕支撑，上身后倾，伸出偏瘫侧上肢，与肩关节成直角，肩胛骨要与胸廓保持平衡，足下垫软枕，健侧下肢前屈，在髋关节和膝关节下垫软枕（图 2）。

观察内容 ①采取左侧卧位时心排血量降低，出现血压下降、

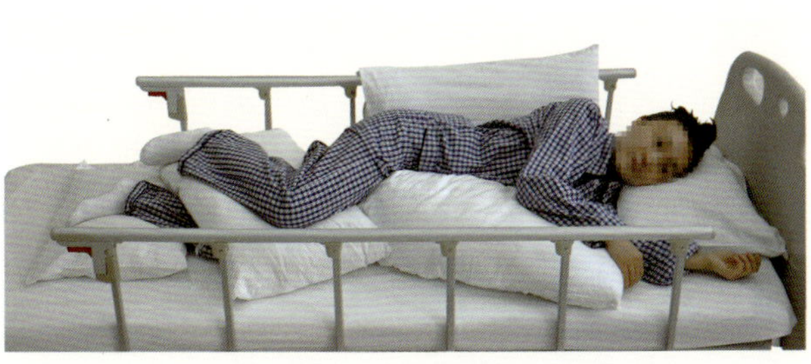

图 1 偏瘫患者健侧在下的侧卧位

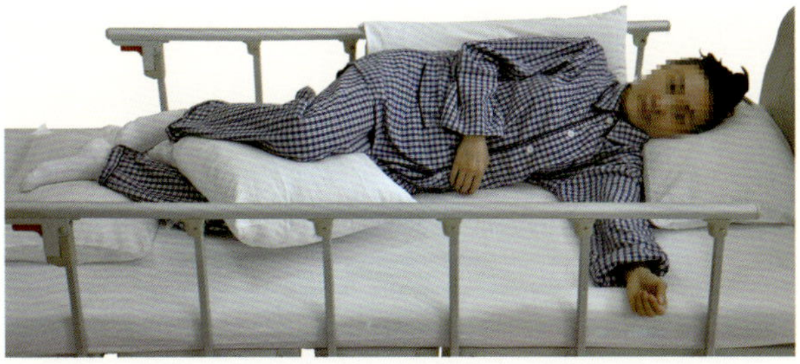

图 2 偏瘫患者偏瘫侧在下的侧卧位

脉搏加快等情况，因此要密切观察患者的病情变化和生命体征，如发现异常，立即报告医生给予处理。②观察患者管路是否通畅，检查有无脱落、扭曲、被挤压和被牵拉的现象，伤口敷料有无渗血、渗液等。③偏瘫患者采取偏瘫侧在下的侧卧位时，要观察患者肩关节和肩胛骨的位置，防止发生肩手综合征；观察偏瘫侧上下肢有无水肿或伴有热感和疼痛等症状和体征，防止发生静脉血栓形成和蜂窝织炎；观察有无神经麻痹，定时按摩患肢，变换体位。健侧在下的侧卧位时，要观察患肢的稳定性，防止患肢悬空，导致患者产生不安全感。④侧卧位时容易受压的部位是耳郭、脸颊、肩胛骨、肋骨、髂前上棘、髋骨、股骨隆突、外踝、内踝等骨隆突处，要随时观察患者受压部位皮肤颜色和头部、颈部肌肉受牵拉的情况。⑤观察患者有无腋神经、腕部神经丛和腓总神经的麻痹，定时予以变换体位（左右方向的变换）和按摩，避免发生神经麻痹。⑥观察患者的衣物、床单位是否平整、清洁、干燥，预防压疮。

护理评价 ①患者生命体征是否平稳。②管路是否通畅，伤口敷料有无渗血。③护患沟通是否有效，患者心理状态是否平稳，生活护理是否到位。④患者卧位是否安全、舒适，患者病情是否平稳。⑤受压部位皮肤颜色有无改变。⑥是否发生肩手综合征、静脉血栓形成、蜂窝织炎或神经麻痹。⑦患者的被褥、床单、衣服是否平整、干燥，患者是否感到清洁、舒适。

注意事项 ①因肺部疾病不能采取半坐卧位的患者，护士可以协助患者采取侧卧位，有利于肺部痰液的排出。一侧肺部病变的患者，可视病情和肺部病变的部位采取患侧卧位或健侧卧位。②偏瘫患者取侧卧位时有两种方法：健侧在下的侧卧位，可以防止患肢受压，减少神经麻痹；偏瘫侧在下的侧卧位，可以减少患肢在空间的悬浮，解除患者的不安感。再者健侧肢体在上，患者可自行调整枕头的位置、被子的长度等，使自己更舒适，增强患者的自信，利于疾病的康复。但这也可能存在由于健侧上肢的重量压在偏瘫侧，使偏瘫侧肌肉产生紧张，甚至发生感觉麻痹的问题。③摆放侧卧位时患者的头应枕在与肩同高的枕头上，防止头部和颈部肌肉受牵拉而造成紧张、酸痛、疲劳和神经麻痹。④定时进行左侧卧位、右侧卧位的变换，至少每 2 小时翻身一次，防止出现压疮等并发症。上侧的肩和肘要适度地弯曲，要符合人体力学原理和生理功能位，避免把处于侧卧位时的上侧肢体压在下侧肢体的肩和前臂上，产生上侧肢体的肩关节下垂。⑤当患者取向后倾斜的侧卧位姿势时，应将上肢放在枕头上，保护肢体，必要时加床档，注意患者的安全，防止坠床。⑥患者侧卧位时，上侧的髋关节、膝关节要前屈，下侧的髋关节和膝关节可适度前屈（避免强行直伸，以免造成关节僵硬）。在双腿间放入软枕，避免两膝关节和内踝直接接触。在下侧的髋骨和外踝处放薄垫枕，以保护骨隆突处，防止皮肤受压时间过长。⑦注意保暖，适当遮挡患者，尊重、关爱患者，保护患者隐私，以维护其自尊需求。⑧根据患者的需求和病情，协助患者每天进行主动或被动的肢体活动，防止发生关节失用综合征。⑨采用侧卧位测量肛温时，护士要叮嘱患者在测温的 3 分钟内尽量不要活动，护士必须在患者床旁守候，随时观察患者，防止体温表断裂而致水银进入患者体内。

（周亚雯）

bànzuò wòwèi

半坐卧位（fowler's position） 患者仰卧于床上，将头部和胸部抬高，双上肢自然下垂，膝关节屈曲的卧床姿势。常是患者休息、检查、治疗和缓解不适症状时所采取的卧位，应在双足下垫软枕，防止患者下滑。半坐卧位适用于：①某些面部及颈部手术后的患者。采取半坐卧位可减少手术部位出血。②胸腔手术后的患者。采取半坐卧位可使渗出物集中在肋膈隐窝，从而有利于引流和炎症的局限。③腹腔手术后的患者。采取半坐卧位可减小伤口缝合处的张力，缓解疼痛，提高患者的舒适度，且有利于伤口的愈合。④腹腔、盆腔有炎症的患者。由于盆腔腹膜抗感染能力较强而吸收能力较弱，采取半坐卧位可使腹腔内的炎性分泌物引流入盆腔，使感染局限，防止感染向上蔓延，从而限制炎症扩散和毒素吸收，减轻中毒反应，预防膈下脓肿的发生。⑤心、肺疾病引起呼吸困难的患者。采取半坐卧位时，重力作用使膈肌下降，胸腔容量扩大，利于呼吸运动。同时，腹腔脏器对心、肺的压力也减小，肺活量增加，有利于气体交换，使呼吸困难的症状得到改善。另外，半坐卧位可使部分血液滞留在下肢和盆腔内，减少回心血量，从而减轻肺部淤血和心脏的负担，也可由此改善呼吸困难的症状。⑥疾病恢复期体质虚弱的患者。采取半坐卧位可使其逐渐适应体位的改变，有利于向站立位过渡。

护理评估 包括以下几方面。

患者评估 ①一般情况。包括患者的病情、年龄、性别、生命体征、意识状态、合作程度、心理状态等。②与操作相关的情况。包括患者的体重，四肢的活动能力，有无躯体移动障碍，受压部位的皮肤颜色，有无约束、管路、牵引、石膏或夹板固定，有无伤口及伤口敷料是否干燥，床的种类（是否可摇起），背靠架的承受能力（针对不能摇起的床而言）等。

环境评估 宽敞、温度适宜。

操作方法 分为以下两种情况，即使用可摇起床和床不可摇起时使用靠背架。

使用可摇起床 患者仰卧于遥控或手摇的三截床上，两臂自然放于身体两侧；以髋关节为轴心，先摇起床头支架，使患者上半身抬高，与床呈 30°～50°，再摇起床尾膝下支架 15°～30°，以防患者下滑（臀部下滑可使胸部凹陷，影响患者呼吸）；头与肩部垫软枕，保持颈部处于自然位置；腰部垫软枕（腰部悬空可导致患者腰肌疲劳），保持脊柱的正常生理弯曲；双臂下方垫软枕，使患者感觉舒适；床尾放置一软枕，垫于患者足底，防止足部受凉和皮肤受压（图 1）。将床放平时，应先摇平床尾的膝下支架，再摇平床头支架，同时撤掉垫枕。

使用靠背架 如果病床是不可摇起的平床，可使用靠背架。从床头方向连同床褥一起将患者的上半身抬起，在床褥下放靠背架，支稳、固定支架；协助患者下肢屈膝，用中单或大浴巾包裹软枕或抱枕垫于膝下腘窝处，以支撑患者大腿的上端，中单或大浴巾两端用带子固定于两侧床缘，防止患者下滑，足底垫软枕（图 2）。当患者需要由半坐卧位改为主动卧位时，护士要先取下膝下垫枕，放平下肢后再取下靠背架，帮助患者取舒适卧位。

观察内容 ①倾听患者主诉，尤其是疾病恢复期体质虚弱的患者由平卧位变换成半坐卧位时，患者会感到头晕和其他不适，护士要密切观察患者的生命体征，如有变化应立即通知医生给予处理。②密切观察患者的伤口敷料及管路、石膏、牵引等是否因变换成半坐卧位而被挤压、移位，观察引流管是否通畅以及引流液的情况，如发现伤口敷料有渗血、渗液，应及时报告医生给予伤口换药或更换敷料，引流液的颜色、性质、量出现改变时，要立即通知医生给予处理并记录。③半坐卧位时如果没有很好地支撑和固定，很难保持肢体的固定，所以护士要观察患者肢体的稳定性，保障患者安全（如安装床档等）。④半坐卧位时易受压的部位是坐骨结节、骶尾部、足跟，要密切观察受压部位皮肤的颜色，若发现皮肤颜色改变，应及时给予处理，并缩短患者变换体位的间隔时间。⑤半坐卧位时易造成患者坐骨神经麻痹，护士应定时给予变换体位和按摩，注意观察患者是否发生神经麻痹。

护理评价 ①患者生命体征是否平稳，有无不适主诉。②管路是否通畅。③护患沟通是否有效，生活护理是否到位，患者心理状态是否平稳。④患者肢体的稳定性是否良好。⑤受压部位皮肤颜色是否正常。⑥是否发生神经麻痹。

注意事项 ①摇起床时，先摇起床头支架呈 30°～50°，再摇起膝下支架，以防患者身体下滑；放平时，先放平膝下支架，再放平床头支架。应注意观察患者反应和生命体征变化，防止卧位的改变引起患者不适。护士要注意保护患者的皮肤，摆放半坐卧位时应先协助患者抬起上半身后再摇高床头支架，摇到所需高度，固定后再慢慢放平患者，整理好衣服，避免患者背部皮肤与床垫摩擦，使摩擦力和剪切力增大，造成患者背部皮肤受损，形成压疮。摇起床尾支架时同样要先抬高患者的双腿，再摇到所需高度、固定后再轻轻放下，整理好患者的裤子；放平患者时要求同前，

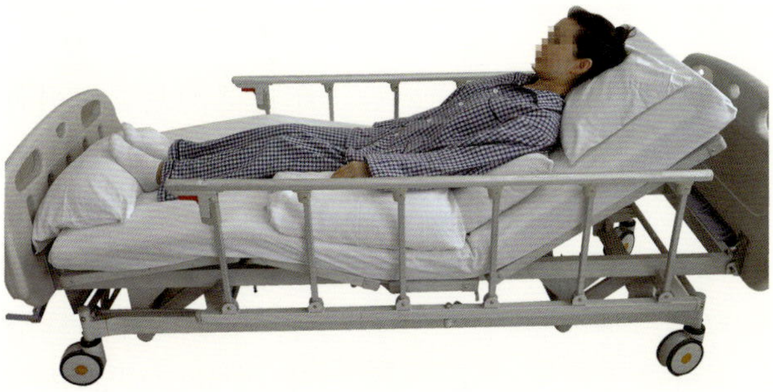

图 1 使用可摇起床半坐卧位

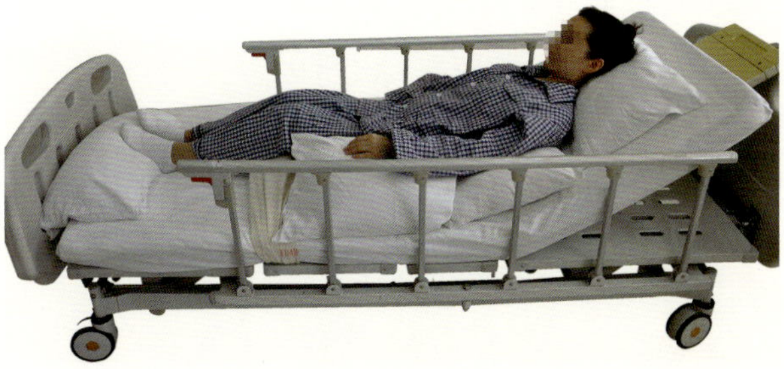

图 2 使用背靠架半坐卧位

以提高患者舒适度，防止患者皮肤损伤。②床尾放软枕，垫于患者足底，防止患者足底触及床档，提高患者舒适度，预防皮肤损伤。③取半坐卧位时，患者上身背部要与床接触以获得支撑，避免悬空，腰部垫软枕，以避免腰部悬空导致患者腰肌疲劳。④定时进行足跟部的减压。可在小腿部位放置软垫枕，防止足跟受压过久造成压疮。禁止使用圆圈坐垫，因为在足跟使用圆圈坐垫会使接触部位出现供血不足的现象，很容易造成压疮。脚部盖被不可过紧，以免压迫足尖向足底弯曲，必要时用床尾垫枕支撑，保持正常的功能位，防止足下垂。⑤半坐卧位时，患者膝关节屈曲15°可以减轻腹肌的紧张，同时注意患者的保暖，适当遮挡患者，维护其自尊需求。⑥根据患者的需求和病情，协助患者每日进行主动或被动的肢体活动，预防坐骨神经麻痹和关节失用综合征。

（周亚雯）

duānzuò wòwèi

端坐卧位（orthopneic position）

患者自觉极度呼吸困难，不能平卧，被迫端坐于床上的卧床姿势。端坐卧位是不稳定卧位，适用于：①心肺疾病（如心包积液、肺源性心脏病、支气管哮喘发作、急性肺水肿等）引起呼吸困难的患者。采取端坐卧位时，重力作用使膈肌位置下降，胸腔容量增大，胸腔内脏器对心、肺的压力也减轻，从而起到改善呼吸的作用。急性肺水肿患者采取端坐卧位时，部分血液滞留在下肢和盆腔，回心血量减少，肺部淤血和心脏负担减轻，从而改善呼吸困难的症状。②患者准备进行步行、移动、更衣等动作训练时，采取端坐卧位可刺激足部感受器，训练患者的感觉和运动系统，通过由背部有支撑到背部无支撑的过渡，为行走做准备。

护理评估 包括以下几方面。

患者评估 ①一般情况。包括患者的病情、年龄、性别、生命体征、意识状态、合作程度、心理反应等。②与操作相关的情况。包括患者的体重、呼吸困难的程度、用氧方式（单腔或双腔鼻导管、面罩）、氧流量、床的种类（是否可摇起）、背靠架的承受能力（针对不能摇起的床而言）、跨床小桌的承受力或升降支架的完好性、受压部位皮肤的颜色、有无管路等。

环境评估 宽敞、温度适宜。

操作方法 协助患者坐起，上身稍向前倾，桌上放一跨床小桌或升降支架，桌上放软枕，患者可伏在小桌（或升降支架）上休息；使用床头支架或靠背架将床头抬高呈70°~80°，背部放置软枕，使患者能够向后倚靠；双腿屈膝或伸直，抬高膝下支架15°~20°，防止身体下滑；足下垫软枕支撑；放好床档，以保证患者安全（图）。患者需要变换体位时，协助其双腿伸直，两臂置于躯干两侧，撤去靠背软枕，托稳患者的头颈部和背部，将抬高的床头摇至原来的位置，然后慢慢放平患者，并根据需要为其安置其他卧位。

观察内容 ①观察患者生命体征，监测心率、心律、血氧饱和度、呼吸频率、呼吸深度、呼吸节律、血压和意识状态，如发现异常，立即通知医生给予处理。②观察患者吸氧管的位置和长度，避免患者移动体位而造成氧气管脱落（最好给予患者双腔鼻导管吸氧），同时观察氧流量是否准确。③观察患者的卧位是否符合舒适卧位的要求，及时调整垫枕的位置，必要时给予按摩，以缓解肌肉酸痛，减轻疲劳，提高患者舒适度。④采取端坐卧位的患者因极度呼吸困难、憋喘，甚至有濒死感，患者精神紧张、焦虑、恐惧和沮丧，护士应密切观察患者的面色、表情等，与患者有效沟通，倾听其主诉，满足其需求，建立良好的护患关系，做好健康宣教、生活护理和心理护理，避免患者产生心理应激而加重病情。⑤端坐卧位时易受压的部位有坐骨结节、骶尾部、肘关节、腕关节、足跟，要密切观察患者受压部位皮肤颜色，定时变换卧位，防止出现压疮。如发现皮肤颜色异常，应酌情增加翻身次数并给予对症处理。⑥端坐卧位容易造成坐骨神经麻痹，要观察患者症状和倾听其主诉，根据患者病情和需要给予按摩，避免发生神经麻痹。⑦观察患者下肢有无水肿，若发现异常，立即通知医生给予处理。⑧端坐卧位时臀部承担上半身的重量，身体的压力集中在骶尾部和大腿后部，如果没有很好地支撑和固定，很难保持肢体的固定，所以要观察患者肢体的稳定性和安全性，加床档保护，防止患者坠床。

护理评价 ①患者生命体征是否平稳。②氧气吸入是否及时、准确。③卧位是否符合要求，患者是否感觉舒适。④护患沟通是否有效，生活护理是否到位，患者心理状态是否平稳，能否安心接受治疗。⑤受压部位皮肤颜色是否正常。⑥是否发生神经麻痹。⑦患者下肢有无水肿。⑧患者肢体是否稳定，有无床档保护。

注意事项 ①端坐卧位时患者背部要有支撑，不能只靠脊柱骨骼肌支撑头部，以免造成头部

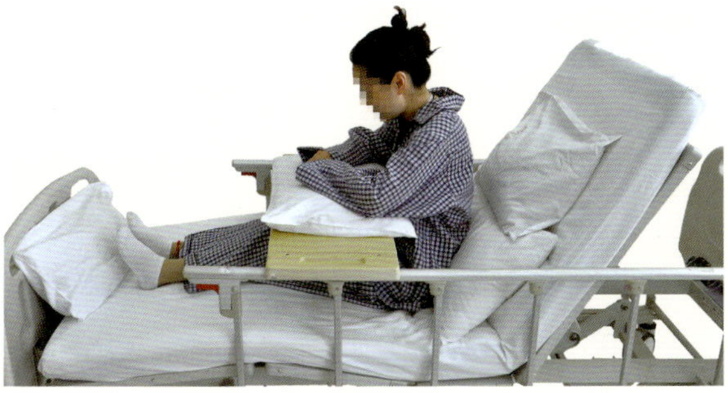

图　端坐卧位

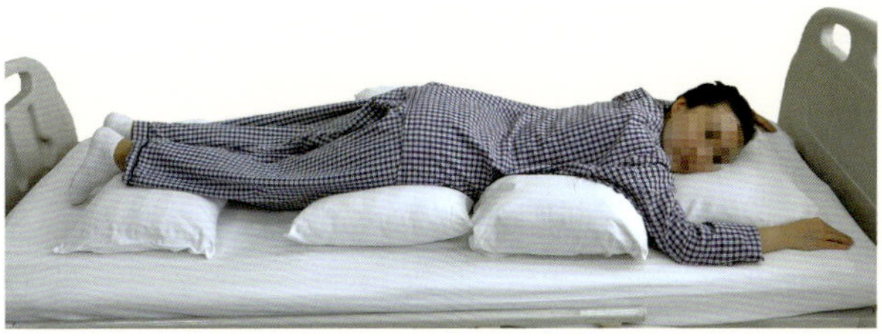

图　俯卧位

过度摇晃，如果发现有失去平衡的危险时，一定要重新摆放患者的卧位并加床档，以保证患者安全，防止坠床。②端坐卧位时下肢静脉回流受阻，易造成下肢水肿，故应定时给予按摩，促进血液循环。同时，要在足底垫上软枕进行支撑，以保持下肢呈屈曲姿势。③根据患者臀部皮下组织和肌肉的情况，酌情垫软垫以分散身体的压力，同时要在考虑卧位稳定性的基础上选择垫枕的厚度和硬度。④注意保护外踝和足跟部皮肤，因为端坐卧位时患者为了支撑身体，双腿垂直弯曲时足跟部受压，双腿向外弯曲时外踝受压，尤其是在患者调整坐姿时更易发生皮肤损伤。可以在小腿部位放置软垫枕，使足跟抬起而尽量不与床接触，防止足跟受压过久造成压疮。脚部盖被不可过紧，以免压迫足尖向足底弯曲，必要时用床尾垫枕支撑，以保持正常的功能位，防止足下垂。⑤要注意保护患者皮肤，预防压疮发生。在摆放卧位时应先放置跨床小桌，放好垫枕后协助患者双臂屈肘趴在小桌上，再摇高床头支架，摇到所需高度并固定后再慢慢放平患者，让患者倚靠，避免患者背部皮肤与床垫摩擦，使摩擦力和剪切力增大，造成患者背部皮肤受损，形成压疮。放平患者时同样要托稳患者的头颈部和背部，将抬高的床头摇至原来的位置，然后再慢慢放平患者，以提高患者的舒适度，防止患者皮肤损伤。⑥注意保暖，适当遮挡患者，尊重、关爱患者，维护其自尊需求。⑦根据患者的需求和病情，协助患者进行主动或被动的肢体活动，防止发生下肢水肿、坐骨神经麻痹、关节失用综合征和下肢血栓性静脉炎。⑧对于恢复期功能锻炼的患者要做好宣教，告知端坐卧位对下一步的下床行走和疾病的康复非常重要，取得患者的配合，同时要保证患者的安全。

（周亚雯）

fǔwòwèi

俯卧位（prone position）　患者背部手术、检查、有伤口或不能采取其他卧位时面部朝下卧在床上的卧床姿势。俯卧位主要适用于：①腰背部检查或配合胰胆管造影检查时。采取俯卧位可以充分暴露检查部位并有利于显影。②脊柱、背部、腰部手术时。采取俯卧位有利于充分暴露手术视野。③脊柱手术后或背部、腰部、臀部有伤口而不能平卧或侧卧的患者。采取俯卧位可防止背部伤口受压。④胃肠胀气所致的腹痛。其原因是俯卧位时腹腔容积增大。急性呼吸窘迫综合征患者通气治疗。其原因是持续俯卧位可以改善患者肺泡的通气功能和肺血流灌注，改善气体交换功能。

护理评估　包括以下几方面。

患者评估　①一般情况。包括患者的病情、年龄、性别、生命体征、意识状态、合作程度、心理反应等。②与操作相关的情况。包括患者体重、四肢活动能力及局限性，有无躯体移动障碍，受压部位皮肤颜色，有无管路、引流、牵引、石膏或夹板固定，有无伤口及伤口敷料是否干燥，检查、造影、手术的类型、部位和预计的时间等。

环境评估　宽敞、温度适宜。

操作方法　协助患者俯卧，头偏向一侧，双臂屈肘放于头的两侧或伸直放于身体的两侧，双腿伸直；胸下垫长软枕（女性患者避免压迫乳房），以保持呼吸道通畅、有利于呼吸；髋部下方垫软枕，以保持脊柱的正常生理弯曲，避免腰椎过度伸长；踝部下方垫软枕，可使足趾悬空、膝关节微屈，从而维持关节的功能位，防止足背和足跟部受压而影响局部血液循环或导致神经麻痹（图）。

观察内容　①密切观察患者的呼吸情况和生命体征，病情变化时应立即通知医生给予对症处理，出现呼吸不畅时应根据病情及时给予翻身和对症处理。②密切观察患者身上的伤口、管路、石膏、牵引等是否因变换卧位而受压、错位，引流管是否通畅，同时观察引流液的情况，如发现伤口敷料有渗血、渗液，应及时报告医生给予伤口换药或更换敷料，引流液颜色、性质、量有改变时，要立即通知医生给予处理并记录。③检查、治疗过程中要密切观察患者面色、表情和倾听其主诉，如患者面色改变或主诉不适，应报告医生，遵医嘱给予处理。④手术过程中要严密观察患者呼吸状况和血氧饱和度，避免因俯卧位影响呼吸而造成血氧饱和度下降。⑤随时观察患者卧位是否符合舒适卧位的要求，倾听患者主诉，及时调整垫枕位置，提高患者舒适度。⑥俯卧位时容易受压的部位有耳郭、脸颊、肋骨、肘关节、腕关节、髂前上棘、髌骨、股骨隆突、膝关节、足尖、外踝、内踝等骨隆突处，随时观察患者受压部位皮肤颜色和头部、颈部肌肉受牵拉的情况，定时更换卧位，至少每2小时翻身一次，防止出现压疮等并发症，定时变换头的方向，防止颈部肌肉牵拉过久，导致肌肉酸痛。如发现受压部位皮肤颜色有改变，应增加翻身次数并给予对应处理。

护理评价 ①患者呼吸情况和生命体征是否平稳。②卧位是否符合要求，各种管路、石膏、牵引等是否发生受压、移位。③检查、治疗、手术等是否顺利进行，有无意外情况发生。④护患沟通是否有效，护理措施是否到位，患者是否感觉舒适。⑤受压部位皮肤颜色是否正常，头部和颈部的位置是否适宜、肌肉是否放松。⑥患者是否出现神经麻痹症状。

注意事项 ①气管内插管（或气管切开）、充血性心力衰竭、呼吸困难者不宜采用俯卧位；不稳定骨折、近期脊柱手术、颈部损伤或有颈部脱位的患者必须使用工具翻身。②采用俯卧位测量肛温时，护士必须在床旁守候，防止体温表断裂而导致水银进入患者体内。③俯卧位时患者胸腹部受压，患者头偏向一侧，颈部肌肉受牵拉，易出现酸痛等不适，加之俯卧位会影响患者的呼吸，所以此种卧位不宜长时间采用。在采取俯卧位的过程中，护士要与患者进行有效的沟通，倾听患者主诉，满足患者需求，建立良好的护患关系，做好生活护理和心理护理，促进患者身心舒适。④采取俯卧位时要与患者及家属充分沟通，告知采取俯卧位的原因、目的、摆放方法和注意事项，以取得患者和家属配合。⑤每1~2小时改变一次头部的方向，防止颈部扭曲时间过长而造成颈部肌肉损伤和神经麻痹。⑥采用俯卧位时要维护患者正常的呼吸功能，确保循环系统功能完好。在患者胸部两侧各放一个大海绵垫可减少胸部受压，避免抑制呼吸运动，同时应鼓励和指导患者做深呼吸和有效咳嗽。⑦俯卧位时要保护肌肉、神经不受损伤，避免压迫时间过长、过度牵拉。肢体必须保持稳定，避免悬空，保持小腿呈微屈状，以防足背和足胫部受压而影响局部血液循环和导致神经麻痹。定时改变患者上肢位置，防止臂丛神经和腋神经麻痹。⑧尊重、关爱患者，保护患者隐私，维护其自尊需求，并注意患者保暖。⑨要定时变换卧位，防止骨隆突处皮肤受压过久而造成压疮，根据病情酌情给予下肢按摩，防止血栓性静脉炎等并发症的发生。根据患者需求和病情，协助患者进行主动或被动的肢体活动，预防关节失用综合征。⑩如果患者身高较高，应在患者头上方放置软枕，避免护士协助患者上移卧位时损伤头部。

（周亚雯）

tóudī-jiǎogāo wèi

头低脚高位（trendelenburg position）

患者接受检查或治疗时仰卧于床上，头部低于脚部的卧床姿势。头低脚高位主要适用于：①肺脓肿、支气管扩张的患者行体位引流时。采取头低脚高位可以将肺部炎性分泌物引出。②十二指肠引流术时。采取右侧头低脚高卧位有利于胆汁引流。③胎膜早破孕妇。采取头低脚高位可以预防脐带脱垂。④跟骨或胫骨结节牵引时。通过采取头低脚高位，利用人体的重力作为反牵引力，从而达到平衡牵引的作用。

护理评估 包括以下几方面。

患者评估 ①一般情况。包括患者病情、年龄、性别、生命体征、意识状态、合作程度、心理反应等。②与操作相关的情况。包括患者肺部病变部位、耐受程度、体重和身高、平时习惯的卧床姿势、四肢活动能力，孕妇孕周以及流出羊水的颜色、性质、量，受压部位皮肤颜色，有无管路、石膏或夹板固定，有无牵引、牵引的力量，手术的性质、部位，有无伤口以及伤口敷料是否干燥等情况。

环境评估 宽敞、光线充足、温度适宜。

操作方法 分为以下情况。

用支托物垫高的方法 协助患者去枕仰卧，头偏向一侧，两臂稍向外展并平放于身体两侧，双腿自然平伸；将枕头横立于床头，支托物垫于床尾的床垫下，使床尾床垫抬高20~30cm（图1）。变换体位时应先放平床尾，根据患者病情和需要安置相应的体位。

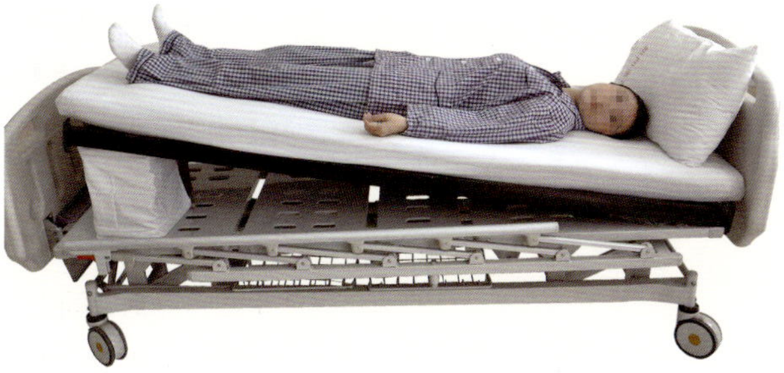
图1　支托物垫高床尾的头低脚高位

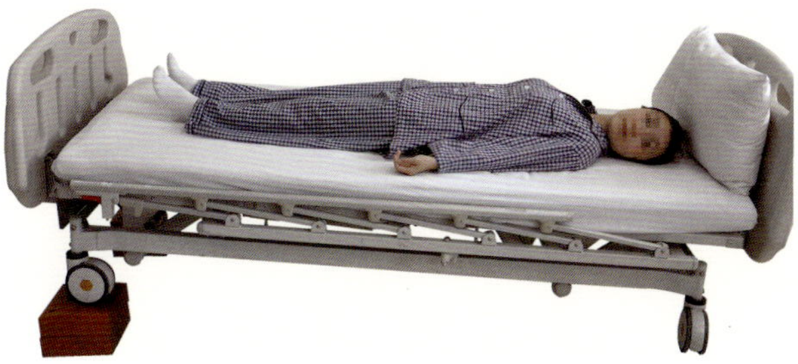
图2　床尾床轮垫高的头低脚高位

将床尾床轮垫高的方法　协助患者去枕仰卧，头偏向一侧，两臂稍向外展并平放于身体两侧，双腿自然平伸；将枕头横立于床头，带凹槽的垫板放于床尾，将床轮放于凹槽中，妥善固定，使床尾抬高20~30cm（图2）。变换体位时先放平床尾，根据患者病情和需要安置相应的体位。

观察内容　①密切观察患者生命体征，如呼吸、血压、脉搏等，注意倾听患者主诉，若发现异常，立即停止头低脚高位的摆放，通知医生给予对症处理。②密切观察患者心理反应，与患者有效沟通，倾听患者主诉，满足其需求，建立良好的护患关系，做好宣教、生活护理和心理护理，稳定患者情绪，防止患者因紧张、焦虑而加重病情。③观察体液引流是否有效，记录痰液的颜色、性质和量，如果痰液排出困难，给予拍背排痰。④观察患者的卧位是否符合舒适卧位的要求，是否稳定、安全。随时观察抬高床尾的支撑物的稳定性，观察床轮是否在垫板的凹槽内，充分保证床的稳定性和安全性，防止床轮移动而使患者的安全性降低。⑤头低脚高位时容易受压的部位有枕后、耳郭、肩胛、脊柱、肘关节、腕关节、髋骨、骶尾部、股骨隆突等骨隆突处，观察患者受压部位皮肤颜色以及头部、颈部肌肉受牵拉的情况，定时更换卧位，至少每2小时翻身一次，防止出现压疮等并发症。定时变换头的方向，防止颈部肌肉牵拉过久而导致肌肉酸痛。如发现受压部位皮肤颜色改变，应增加变换卧位的次数并给予对症处理。

护理评价　①患者生命体征是否平稳。②护患沟通是否有效，生活护理是否到位，患者是否感到清洁、舒适，患者心理状态是否平稳，能否安心接受治疗。③体位引流是否有效，护士拍背排痰的方法是否正确，痰液的性状和量是否正常。④患者的体位是否符合舒适卧位的要求。⑤受压部位皮肤颜色是否正常，是否出现神经麻痹或肌肉酸痛。

注意事项　①颅内压增高者禁用头低脚高位。②与患者及家属充分沟通，告知采取此卧位的原因、目的、摆放方法、注意事项和使用时间，以取得患者和家属的同意和配合，合理安排采取头低脚高位的时间。③头低脚高位时，由于人体的重力作用可使腹部脏器压迫胸部，影响患者的呼吸和其他生命体征，而且患者为保持此卧位易出现肌肉疲劳，甚至肌肉酸痛，故使用时间不宜过长。除需密切监测患者生命体征外，还应在病情允许的情况下给予肢体按摩，以缓解肌肉酸痛。④行体位引流时，要指导患者在头低脚高位时如何做深呼吸及有效咳嗽，以充分扩张肺部，利于引流。⑤防止局部皮肤受压，影响血液循环和造成神经麻痹，肢体不可悬空放置，必须保持稳定，保证患者安全。⑥尊重、关爱患者，保护患者隐私，维护其自尊需求。⑦胎膜早破孕妇，臀下垫无菌垫巾或使用无菌卫生巾，并要及时更换，防止上行感染的发生。⑧跟骨或胫骨结节牵引时，牵引处要垫棉纱垫，保护牵引部位的皮肤，预防皮肤破损，造成压疮。⑨头低脚高位时可引起患者头面部充血、眼压及颅内压增高，还可引起消化液反流，所以护士要通过良好的沟通技巧做好患者的心理护理，用熟练的技术做好患者的身体护理、眼部护理等，随时倾听患者主诉，了解其耐受程度，观察其生命体征，满足患者需求，提高患者舒适度。

（周亚雯）

tóugāo-jiǎodīwèi

头高脚低位（dorsal elevated position）　患者接受检查或治疗时采取的仰卧于床上、头部高于脚部的卧床姿势。头高脚低位主要适用于：①颈椎骨折患者颅骨牵引时，利用人体重力作为反牵引力。②颅脑疾病（如脑水肿、颅内出血、颅外伤等）和颅脑手术后的患者。采取头高脚低位可以降低颅内压，预防脑水肿。

护理评估 包括以下几方面。

患者评估 ①一般情况。包括患者病情、年龄、性别、生命体征、意识状态、合作程度、心理反应等。②与操作相关的情况。包括患者身高、体重、四肢活动能力、有无躯体移动障碍、受压部位皮肤颜色、变换卧位的间隔时间，有无牵引、牵引的部位和种类，有无管路、石膏或夹板固定，有无伤口、伤口敷料是否干燥，以及是否使用冰帽、约束等。

环境评估 宽敞、光线充足、温度适宜。

操作方法 协助患者取仰卧位，头下垫枕，双臂稍向外展并平放于身体两侧（外展不超过90°，以防因时间过长而发生臂丛神经损伤），双腿自然平伸；将床头抬高15~30cm，或根据患者病情使头部高于身体的任何部位；枕头横立于患者足下，以防止人体的重力作用使患者身体下滑而损伤患者足部皮肤。将床头抬高的方法有两种：一种是用支托物垫于床头的床垫下，使床头的床垫抬高15~30cm（图1）；另一种是将带凹槽的垫板放于床头，将床轮放于凹槽中并妥善固定，使床头抬高15~30cm（图2）。

观察内容 ①严密观察患者生命体征（尤其注意颈椎骨折和颅脑疾病的危重患者），观察面色、口唇、末梢皮肤的颜色和温度及意识状态等，监测脉搏、呼吸、血压，定时测量体温等，如发现异常，立即通知医生给予对症处理。②观察颈椎牵引患者的牵引力量（床头抬高的高度与牵引力量是否匹配）；观察牵引部位保护皮肤的棉垫是否牢固、皮肤颜色，如发现棉垫脱落或皮肤颜色改变，应立即给予相应处理；观察患者有无烦躁、焦虑、恐惧等情绪变化。③观察患者的卧位是否符合舒适卧位的要求，随时观察抬高床头的支撑物的稳定性，观察床轮是否在垫板的凹槽内，充分保证床的稳定性和安全性，防止床轮移动，使患者的安全性降低。④头高脚低位时易受压的部位有枕骨、耳郭、肩胛、脊柱、膝关节、足内踝、足外踝、足跟、肘部、坐骨结节、骶尾部等骨隆突处，应密切观察患者受压部位皮肤颜色，定时更换卧位，至少每2小时翻身一次。如发现皮肤颜色有改变，应给予对症处理并缩短变换卧位的时间。

护理评价 ①患者生命体征是否平稳。②对于颈椎牵引的患者，牵引的力量是否适宜，牵引部位皮肤颜色有无改变。③护患沟通是否有效，生活护理是否到位，患者是否感到舒适、安全，患者有无紧张、焦虑情绪。④卧位是否符合要求，床垫及床脚是否固定牢固。⑤受压部位皮肤颜色是否正常。⑥患者是否发生神经麻痹。

注意事项 ①交替采用头高脚低位和侧卧位（左侧卧位或右侧卧位），防止患者疲劳，提高患者舒适度，预防压疮和神经麻痹。②摆放头高脚低位前应向患者及家属解释采取这种卧位的目的、方法、使用时间和注意事项，以取得患者和家属同意与配合。③颈椎牵引的患者要注意在变换卧位时不可放松牵引。④保持患者床单平整、清洁、干燥，定时按摩下肢和受压部位，以防造成压疮和神经麻痹。⑤头下的垫枕要与肩同高，避免牵拉颈部肌肉造成肌肉酸痛和疲劳，要减小各关节的压力和活动限制，维持其正常的功能位，避免关节及肌肉挛缩，提高患者舒适度。⑥床尾放软枕，垫于患者足底，防止因重力作用患者身体下滑时足底触及床档导致皮肤损伤。要对足跟部的皮肤进行减压，可在患者小腿部位放置软垫枕，使足跟抬起而尽量不与床接触，防止足跟受压过久造成压疮。禁止使用圆圈坐垫，因为在足跟使用圆圈坐垫会使接触部位出现供血不足现象，即使撤去圆圈坐垫，供血不足还会持续，很容易造成压疮。脚部

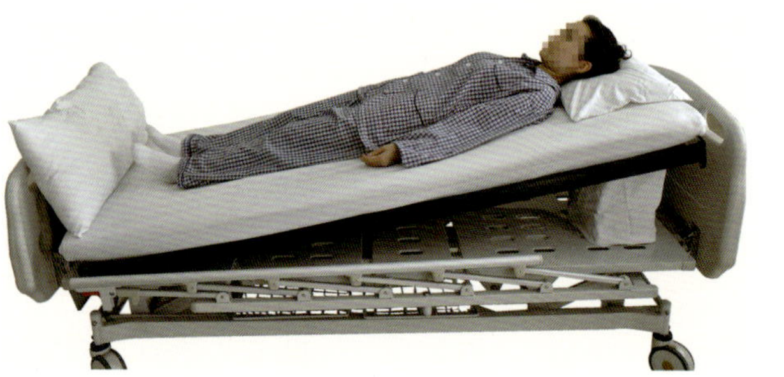

图1 支托物垫高床头的头高脚低位

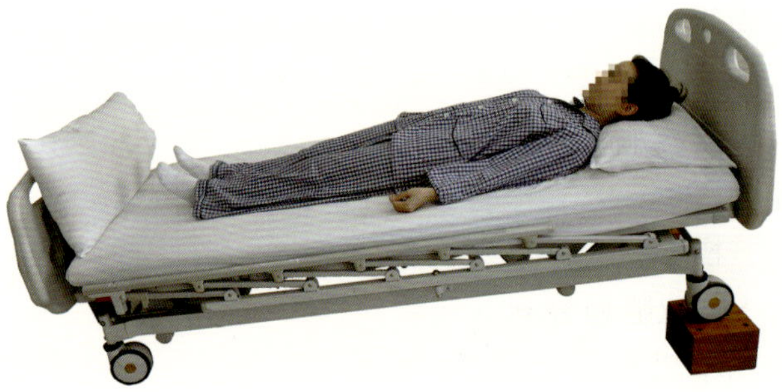

图2 床尾床轮垫高的头高脚低位

盖被不可过紧，以免压迫足尖向足底弯曲，必要时放支架支撑，保持足部正常的功能位，防止足下垂。⑦应注意保暖，尊重、关爱患者，操作时适当遮挡患者，维护其自尊需求。⑧根据患者需求和病情，协助患者进行主动或被动的肢体活动，预防关节失用综合征的发生。

（周亚雯）

xī-xiōng wòwèi

膝胸卧位（knee-chest position）

患者接受检查、治疗时采取的双膝跪于床上、胸部紧贴于床的卧床姿势。膝胸卧位主要适用于：①对肛门、直肠、乙状结肠进行检查或治疗时。②胎位不正的孕妇进行胎位矫正。采取膝胸卧位可以使胎头顶到母体的横膈处，借重心的改变使胎儿由臀位或横位转变为头位。③子宫后倾的患者。通过采取膝胸卧位，可借助重力作用使后倾的子宫前屈。④产后妇女。采取膝胸卧位可以纠正子宫后倾，促使子宫复旧。

护理评估 包括以下几方面。

患者评估 ①一般情况。包括患者病情、年龄、性别、生命体征、意识状态、合作程度、心理反应等。②与操作相关的情况。包括患者体重、耐受情况，孕妇的孕周及胎位情况，产妇的分娩时间及恶露情况，患者四肢活动能力，受压部位皮肤颜色，有无管路、伤口，以及伤口敷料是否干燥等。

环境评估 应宽敞、隐蔽（有床幔或屏风遮挡）、光线充足、温度适宜。

操作方法 协助患者跪卧于床上，双腿稍分开（与肩同宽），双侧小腿平放于床上，大腿与床面垂直，胸部及膝部紧贴于床面上，腹部悬空，臀部抬高，头偏向一侧，双臂屈肘置于头的两侧（图）。孕妇采用膝胸卧位矫正胎位时要在医生的指导下进行，在餐前、进食后2小时或晨起、睡前进行。

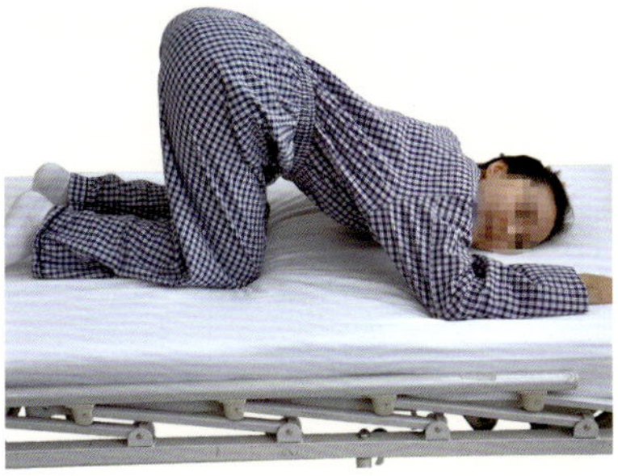

图 膝胸卧位

观察内容 ①密切观察患者生命体征、面色、表情和倾听其主诉，如发现病情变化或难以承受此卧位时，应立即放平患者，嘱其休息片刻再行检查，并通知医生给予对症处理。②观察胎儿的胎动有无增加和减少，如发现胎动频繁或明显减少，应立即停止膝胸卧位，并告知医生密切监测胎心并给予对症处理。③密切观察患者身上的各种管路是否受压、移位、扭曲和被牵拉。④观察卧位是否符合舒适卧位的要求，有无脏器被挤压而造成患者呼吸、循环受阻的现象。⑤膝胸卧位时容易受压的部位有耳郭、脸颊、肋骨、肘关节、腕关节、膝关节、足尖等处，观察受压部位皮肤颜色，尤其是肘关节和膝关节处的皮肤，如发现皮肤颜色改变，应给予变换卧位，定时变换头部方向，防止颈部肌肉牵拉过久而导致肌肉酸痛，造成患者不适和疲劳等情况。

护理评价 ①患者生命体征是否平稳，有无不适主诉。②胎动有无异常。③患者身上管路是否通畅。④卧位是否符合要求，患者是否感到舒适。⑤受压部位皮肤颜色有无改变。⑥是否发生神经麻痹。

注意事项 ①膝胸卧位时患者易于疲劳，故体质虚弱、耐受程度差的患者不能维持很长时间。而且膝胸卧位时患者胸部受压，头部要偏向一侧，颈部肌肉会因受牵拉产生酸痛，这些都易造成患者不适。加之膝胸卧位会影响患者呼吸，所以此种卧位不宜长时间采用，尤其是孕妇，每次10~15分钟为宜。②采用膝胸卧位时要与患者和家属充分沟通，告知采取这种卧位的原因、目的、摆放方法、使用时间和注意事项，以取得患者和家属的理解和配合。③采用膝胸卧位时胸部两侧要各放一个大的软垫，以减少胸部受压造成呼吸抑制，维护患者正常的呼吸功能，保证良好的循环功能状态。④膝胸卧位时要保护肌肉、神经不受损伤，避免压迫和过度牵拉，要定时更换头部方向，防止颈部肌肉酸痛和神经麻痹，提高患者舒适度。⑤尊重、关爱患者，与患者进行有效的沟通，倾听患者主诉，满足患者需求，建立良好的护患关系，做好患者的生活护理和心理护理。保护患者的隐私，环境要隐蔽（用床幔或屏风遮挡）。同时，要注意患者保暖。⑥采用膝胸卧位做直肠、肛门、乙状结肠检查和治疗的患者，操作前要先排空膀胱；操作过程中，因为保持该卧位的时间不确定，所以护士要密切观察患者的生命体征，发现病情变化立即通知医生给予对症处理。⑦采用膝胸卧位矫正胎位不正，适用于妊娠30周后胎位仍为臀位或横位的孕妇。护士要做好宣教，告知孕妇矫正胎位要在医生的指导下进行，不可自行采用。

（周亚雯）

jiéshíwèi

截石位（lithotomy position） 患者仰卧于检查椅上，双下肢分开并分别置于检查椅的支架上，双手放在身体两侧或胸前的卧位。是患者进行普通外科、泌尿外科、妇科等手术、检查、治疗及自然分娩时采取的卧位。进行直肠癌根治手术时，患者采取截石位可扩大手术视野，避免术中污染，有利于手术的进行。对于接受膀胱镜检查和膀胱取石术的患者，采取截石位可充分暴露尿道口，便于医生操作。对于经阴道子宫切除术或刮宫术的患者、阴道灌洗的患者、正常分娩的产妇以及接受胎臀牵引术或产钳牵引术的产妇，采取截石位可以充分暴露会阴部，便于观察和操作，有利于会阴部消毒、手术进行和胎儿娩出。

护理评估 包括以下几方面。

患者评估 ①一般情况。包括患者病情、年龄、性别、生命体征、意识状态、合作程度、心理反应等。②与操作相关的情况。包括患者的耐受程度、四肢活动能力、手术方式、麻醉方式、分娩方式，手术、检查、治疗的预计时间，受压部位皮肤颜色，有无约束、管路、伤口等。

环境评估 是否宽敞、光线充足、隐蔽（有床幔或屏风遮挡患者）、温度适宜。

操作方法 协助患者仰卧于检查台或手术台上（图），双腿分开置于支腿架上（支腿架上包裹软垫，防止损伤腘神经）；臀部向前尽量靠近检查台或手术台的边缘，坐骨结节处高于手术台约60cm，骶下垫铺好无菌治疗巾的软枕，小腿完全贴合在腿托上，双腿保持平行，腘窝与腿托的折面紧密贴合。支架的高度与患者仰卧屈髋时大腿的高度相平行，即腿托的折曲处与腘窝的高度一致。双腿之间的角度在90°左右，角度过大易使腓骨小头压在腿托上，造成下肢缺血和髋关节过度外展、外旋，从而过度牵拉股神经造成损伤；角度过小有碍术者操作。双脚尽量外展，以防腓骨小头与腿托贴合过紧，压迫腓总神经。双手放在身体的两侧或胸前，分娩台上有把手，产妇可双手抓紧把手，子宫收缩时借助把手向下用力。患者取截石位时应由两名护士协助操作。手术、检查、分娩结束后恢复体位时护士应先将患者的双下肢分别放平，待血压平稳后再协助患者坐起。

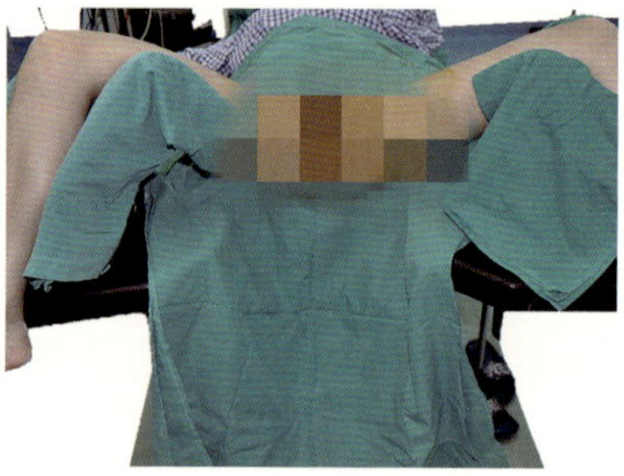

图　截石位

观察内容 ①密切观察卧位的摆放是否正确，是否符合舒适卧位的要求。截石位手术一般时间都较长，时间越长对卧位准确性的要求就越严格。从解剖结构上来说，因腓总神经绕过腓骨颈的部位距离体表最近，其内侧有腓骨，此处一旦受压，腓总神经极易受损，会造成小腿肌前群和外侧群瘫痪、萎缩，严重者可导致足不能背屈外翻、足下垂、走路时足跟不能着地等并发症。所以，护士要密切观察患者的卧位有无改变、固定是否牢固等。②观察腿支架的两个关节（支架高度调节关节和腿托角度倾斜度调节关节）在摆好卧位后是否牢固，手术过程中随时观察患者的体位是否有变化，一旦发现有变化应及时纠正。③严密观察患者生命体征，如发现异常，立即通知医生给予处理。④截石位时患者过度低头会减少功能残气量，从而导致术后动脉血氧饱和度降低。术中护士应严密监测患者体位，必要时监测动脉血氧饱和度，如有异常，及时报告手术医生。⑤采取截石位时易受压部位包括枕后、耳郭、肩胛、脊柱、骶尾部、腘窝等，要注意密切观察和保护受压部位皮肤（如放置垫枕和棉垫等）。⑥观察面色、表情，倾听患者或产妇主诉，了解其需求和不适的原因，与其进行有效的沟通，尊重、关爱患者或产妇，满足其需求，建立良好的护患关系，做好宣教和心理护理。可根据病情及时调整肢体位置，促进患者或产妇身心舒适。⑦截石位时易造成坐骨结节、骶尾部、腘窝受压，尤其对于产妇，宫缩时用力会造成骶尾部皮肤破损，且羊水溢出造成局部潮湿，因而易发生压疮。护士要指导患者正确的用力方法，给予其心理支持，随时观察骶尾部皮肤颜色，防止出现压疮等并发症。⑧手术患者因为麻醉躯体无法活动，加之手术时间长，局部皮肤受压，护士应密切观察骶尾部和腘窝处皮肤颜色，受压部位垫软垫，防止手术中发生压疮。如受压部位皮肤颜色改变，应根据病情和手术要求给予对症处理。⑨密切观察患者身上的管路是否通畅。⑩手术完毕后，密切观察血压情况，并根据血压情况恢复体位。

护理评价 ①患者或产妇生

命体征是否平稳。②卧位是否正确，支架固定是否牢固。③护患沟通是否有效，生活护理是否到位，患者或产妇情绪是否平稳。④各种身上的管路是否通畅。⑤恢复体位的方法是否正确，是否造成患者血压下降。⑥受压部位皮肤颜色是否正常，是否发生压疮或神经麻痹。

注意事项 ①护士应掌握正确摆放截石位的方法，安放患者前要检查手术台或检查台的安全性，防止小腿肌肉前群和外侧群出现瘫痪、萎缩等并发症。②采取截石位时，患者腿部的肌肉长时间受牵拉，容易出现肌肉酸痛和疲劳而导致患者不适。所以，在采取截石位前要与患者及家属充分沟通，告知采取截石位的原因、目的、摆放方法、预计时间和注意事项，以取得患者和家属的理解和配合。③清醒患者在采取截石位时易感到羞涩，因此要充分尊重患者，保护患者隐私，环境要隐蔽，可用屏风或床幔遮挡，触及患者会阴部时（如脱裤、铺单、消毒时），要告知患者操作的目的和方法，维护其自尊需求，同时护士要熟练掌握操作方法，尽量减少暴露时间。④为避免腿部肌肉、神经由于压迫和过度牵拉而受到损伤，防止足背和足胫部受压而影响局部血液循环和导致神经麻痹。护士应密切观察，并根据患者的主诉及时给予调整和按摩。⑤在病情允许的情况下，对于手术时间长的患者，要加强下肢按摩，防止血栓性静脉炎等并发症的发生。⑥采取截石位时，双下肢的血液逐渐分布到躯干。手术、检查、治疗结束后，若迅速将抬高的下肢放平，可使体内部分血液迅速分布到下肢，从而导致心悸、胸闷、烦躁、血压急剧下降等休克早期表现。因此在恢复体位时，应先将一侧下肢放平并观察血压情况，如血压平稳，再将另一侧下肢放平，以免引起血压下降。

（周亚雯）

qīngjié wèishēng

清洁卫生（sanitation and hygiene）

使用恰当的清洁用品，采用适宜的护理手段，为患者进行个人卫生护理的方法。

良好的清洁卫生是人类的基本生理需求之一，是保证患者舒适的基础，对预防疾病、促进患者康复有着重要意义。在日常生活中，健康的个体都能满足自身清洁方面的需求。但对患者而言，汗液和分泌物会使身体污浊，对清洁的需要会更加明显；同时，因为疾病影响，患者自我照顾能力降低，往往无法满足自身清洁的需求，致使机体卫生情况较差，这对患者的生理和心理方面都会产生不良影响。因此，为使患者身心处于最佳状态，要及时评估患者的清洁状况，判断患者完成自我护理的能力，并根据患者病情、需要和个人习惯采用不同方式，给予或协助患者完成清洁卫生护理，确保患者清洁和舒适。

清洁卫生护理不仅可以使患者感到舒适，还可以通过清洁的过程和适度的按摩，刺激血液循环，清除皮肤坏死组织、微生物、分泌物和其他污垢，防止感染等并发症。清洁卫生护理不仅可以满足患者生理方面的需求，还可以满足患者心理方面的需求，使患者感到安全、舒适，自我形象和自尊的需求得到满足，促进患者身心舒适，利于疾病康复。在为患者提供清洁卫生护理的过程中，护士与患者有密切的接触，可以有效地与患者进行沟通，了解患者身体、心理需求，倾听患者主诉，满足患者需求，做好卫生知识的宣教。在护理过程中，尽可能地确保患者的独立性，尊重、关爱患者，保护患者隐私，满足患者自尊需求，建立良好的护患关系。通过清洁卫生护理，护士还可以观察患者病情，为诊断、治疗、护理提供依据，促进患者康复。

清洁卫生护理项目主要包括口腔护理、头发护理、眼耳鼻护理、皮肤护理等。临床工作中，将患者的清洁卫生分为晨间护理和晚间护理。病情较轻、能自理的患者，护士根据其病情和需求予以协助；病情较重、长期卧床、活动受限、不能自理的患者，护士应为其完成各项清洁卫生的护理操作。①床上排便护理。为不能自行如厕患者提供的协助排泄的护理措施。②洗手。为自行洗手受限患者提供的清洁双手的护理措施。③眼、耳、鼻护理。指导和协助患者清洁眼、耳和鼻，达到预防感染和维持这些器官正常功能目的的护理措施。④口腔护理。可以指导患者掌握口腔卫生保健知识，协助患者保持口腔清洁，预防并发症发生。包括口腔卫生指导、义齿的清洁和护理、正常口腔护理和特殊口腔护理等。⑤背部护理。为病情危重、昏迷、长期卧床、身体虚弱或因为病情、治疗需长期卧床患者按摩背部肌肉，以减轻因长期卧床而造成的劳累和肌肉酸痛、促进皮肤血液循环、预防压疮等的护理措施。⑥压疮的预防和护理。为长期卧床的患者经常变换体位，定期温水擦浴和按摩，保持患者皮肤清洁、干燥，保持病床床单、被褥清洁、干燥、平整，预防压疮的发生。

（周亚雯）

kǒuqiāng hùlǐ

口腔护理（oral care） 指导或运用恰当的口腔清洁用品，采用适宜的护理手段，为患者清洁口腔或帮助患者建立正确口腔卫生习惯的方法。良好的口腔卫生可以提高其机体舒适度，对维护个体自尊、保证人与人之间的正常沟通、预防疾病、促进健康都有重要的意义。

口腔是个体摄取、咀嚼、吞咽、消化食物以及辅助发声、辅助呼吸的重要器官，口腔中经常存有大量正常和致病菌群。机体功能正常时，每日通过饮水、进食、刷牙、漱口等活动可以减少和清除致病菌。口腔唾液中的溶菌酶也有杀菌作用，可以使口腔内微生物保持平衡状态。患病时机体防御功能降低，同时，由于疾病原因，患者食欲缺乏、进食和饮水减少、唾液分泌量相应减少，导致口腔自净作用减弱，为口腔内细菌的繁殖创造了条件，患者易出现口腔溃疡、感染和口腔异味等。口腔溃疡、感染又会导致患者食欲进一步缺乏、局部疼痛，甚至导致全身疾病。因此，做好口腔护理对保持患者健康、提高患者舒适度十分重要。

口腔护理包括口腔卫生指导、义齿的清洁和护理、正常口腔护理、特殊口腔护理。①口腔卫生指导。指导患者树立正确的口腔卫生概念，掌握口腔卫生的保健知识，建立良好的生活方式和口腔卫生习惯。②义齿的清洁和护理。指导患者合理佩戴义齿，维护面部外观形象和维持正常的口腔功能。对于有活动性义齿的患者，应嘱其晚上取下义齿并按摩受压牙床，使牙床得到保养和休息；取下的义齿应放于冷的清水中，严禁浸泡于热水和酒精等消毒液中，避免义齿变色、变形和老化。由于义齿容易积有食物残渣和碎屑，指导患者餐后要取下义齿，用温水漱口，按照正确的刷牙方法清洗义齿后再带上。

（周亚雯）

zhèngcháng kǒuqiāng hùlǐ

正常口腔护理（normal oral care） 指导或协助患者使用恰当的口腔清洁用品，按照正确的方法步骤，为患者清洁口腔的方法。

目的 指导患者树立正确的口腔卫生概念，加强口腔卫生保健的意识，养成餐后漱口和早晚刷牙的习惯，掌握正确的刷牙方法，以减少牙菌斑及食物残渣残留，起到预防口腔异味和口腔感染、使患者清洁舒适的作用。

用物 治疗车、治疗盘（盘内备37~39℃的漱口液、吸水管、弯盘、牙膏、毛巾等），患者自备牙刷。

操作方法 包括操作前准备、操作步骤和操作后处理。

操作前准备 包括以下几方面准备。

评估 ①患者病情、年龄、性别、生命体征、意识状态、合作程度、心理反应、自理能力等。②患者清洁口腔的要求和习惯，如刷牙、漱口或清洁义齿等，对保持口腔卫生重要性及预防口腔疾病知识的了解程度、口腔清洁用具的选择和喜好，口唇的色泽、湿润度，有无干裂、出血及疱疹等，有无牙、牙龈疾病，有无活动性义齿，口腔黏膜有无感染、溃疡、出血，舌苔是否厚腻，咽喉部有无红肿等，口腔有无异味。

操作者准备 洗手，修剪指甲，戴口罩。

操作步骤 ①携用物至患者床旁，核对患者姓名，向患者解释操作目的和方法，取得患者同意后协助其取坐位或半坐卧位。②观察患者口唇的色泽、湿润度，嘱患者张口，用压舌板轻轻撑开颊部，观察口腔黏膜情况和舌苔有无异常，佩戴义齿的患者取下活动性义齿，置于冷水杯中。③取用患者自备的牙刷，将弯盘置于患者口角旁或适宜的位置。④协助患者漱口。⑤告知患者正确的刷牙方法并给予协助。正确的刷牙方法是：将牙刷刷毛面倾斜45°压于牙面与牙龈之间，毛刷尽量进入龈沟和牙缝间，然后顺着牙缝竖刷并轻轻旋转刷头，用力不要过大，按顺序每个牙都要刷到，每次刷3分钟左右；刷牙的外侧面时，上牙从上往下刷，下牙从下往上刷，每个部位重复刷6~8次；刷牙的内侧面时，仍顺着牙缝竖刷并轻轻旋转地进行咬合面刷牙方法；最后嘱患者握紧牙刷，使牙刷与舌面成直角，轻轻地刷洗舌面。⑥漱口后协助患者擦干面部和口角的水渍。⑦指导患者用牙线剔牙，如患者不能自行剔牙时，由护士操作。可在患者面前放一面镜子，帮助患者调整牙线的位置，以正确地握住牙线和清洁牙，以免损伤牙龈。⑧撤去用物，协助患者取舒适卧位，呼叫系统放于患者手边易取处，整理床单位和用物，确认患者无其他需要后离开。

操作后处理 ①垃圾进行分类处理。②护士洗手。③记录患者病情和操作过程。

健康指导 ①指导患者了解保持口腔卫生和定期检查口腔卫生情况的重要性。为减少龋齿及牙周病的发生，应养成保持口腔清洁卫生的好习惯，掌握正确的刷牙方法和刷牙时间。正确的刷牙时间是三餐后的半小时进行口腔清洁，这样不仅可以使口气清新，还可防止食物残渣为牙表面的细菌提供营养，致使细菌滋生，同时还能促进牙龈部位的血液循环，保持牙龈的健康、稳固。每次刷牙时间在3分钟左右。做到餐后漱口、早晚刷牙、定期更换牙刷（至少每3个月更换一次），使用牙线彻底清除牙缝隙中的食物残渣。②指导患者正确选择口腔护理用具。应选择外形较小且刷毛质软、表面光滑、长度一致的牙刷。因为外形较小的牙刷在刷牙时能刷到牙的各个部位，柔软的牙刷可刺激牙龈组织，且不会损伤牙龈。不可使用已磨损或硬毛的牙刷，因为已磨损或硬毛的牙刷不仅清洁效果欠佳，而且容易导致牙磨损及牙龈损伤。牙刷在使用间隔时间内应保持清洁、干燥。避免选择有腐蚀性的牙膏，以免损伤牙和牙龈，建议使用含氟牙膏，因为含氟牙膏具有抗菌和保护牙的作用。③指导患者养成良好的饮食习惯，睡前不应进食对牙有刺激性和腐蚀性的食物，减少含糖食物的摄入次数，因为含糖食物摄入过多会使积聚在牙及牙龈边缘的细菌利用糖，分解产生酸性物质侵蚀牙，导致牙及牙周疾病。当口腔过度干燥时，应鼓励患者多饮水。④佩戴活动性义齿的患者义齿的清洁与护理见口腔护理。⑤牙缝间的食物残渣通过刷牙很难清除，会导致有害物质在牙缝深层积存和腐败，产生口臭，因此，指导患者在刷牙后正确使用牙线。使用牙线不仅可以彻底清洁牙，还可以清除牙间的牙菌斑，预防牙周病发生。牙线的正确使用方法是：直接将牙线嵌入两齿之间，用力弹出即可。如无牙线器，可将牙线缠绕两手中指第一关节处，示指和拇指以拉锯式将牙线嵌入两齿间，然后用力弹出，每个牙缝反复数次，直至清洁为止。使用牙线后要彻底漱口，以清除口腔内碎屑。⑥指导患者使用特殊的舌苔刷清洁舌苔，不能过度刷洗舌苔，因为经常用力刮舌苔会损伤舌乳头、刺激味蕾，造成舌背部麻木、味觉减退、食欲缺乏。⑦告知患者晚上睡觉前刷牙的重要性。因为白天口腔经常处于活动状态，唾液分泌量多，对细菌的稀释和冲洗作用强，同时由于白天说话、咀嚼和饮水等生理活动都可抑制细菌的繁殖，而晚上睡觉时，口腔处于相对静止状态，以上生理活动减少，细菌就会很快繁殖，造成龋齿和牙龈炎。⑧指导患者咀嚼无糖口香糖（但不可过多），以促进唾液分泌和清洁牙齿。

护理评价 ①患者是否感觉清洁、舒适，患者口唇是否湿润，口腔有无异味。②指导方法是否正确，患者是否了解口腔卫生的保健知识并掌握了正确的刷牙方法和保护牙的方法。③护患沟通是否有效，能否及时发现患者口腔异常和病情变化。

注意事项 ①漱口液温度不可过高（37~39℃），以免损伤口腔黏膜。②口腔护理时用物放置位置要适宜，避免因用物放置过高或过远，造成患者疲劳或损伤等不良后果。③牙膏用量要适宜，过少达不到清洁作用，过多会使患者因反复漱口而造成误吸、误吞和易于疲劳。④舌面清洁时力量要小，且不要过深，以免引起患者恶心、呕吐等不适。⑤传递漱口杯和移开弯盘时要注意患者安全，杯子、弯盘要拿稳，避免倾斜造成漱口水溢出、弄湿患者衣服。⑥在使用牙线时，尽管在操作中需要对牙的侧面稍微施加压力，但动作要准确、轻柔，避免损伤牙龈。

（周亚雯）

tèshū kǒuqiāng hùlǐ

特殊口腔护理（special oral care）

采用恰当的口腔护理溶液，运用特殊的口腔护理手段为患者清洁口腔的方法。护理对象包括高热、昏迷、危重、禁食、鼻饲、患有口腔疾病、术后、生活不能自理的患者。

目的 ①预防或减轻口腔异味、清除牙垢，使患者口腔清洁、湿润，提高患者舒适度。②增进患者食欲，保持其口腔正常功能，预防口腔感染等并发症。③观察患者口腔黏膜、舌苔及口腔特殊气味变化，为诊断、治疗、护理提供依据。

用物 治疗车、治疗盘内放一次性口腔护理包（内有弯盘、镊子、弯止血钳、压舌板、棉球、液状石蜡包、一次性垫巾），根据患者病情或遵医嘱选择适宜的漱口液、吸管、棉签、纱布数块、漱口杯（内放漱口液或温开水）、手电筒，必要时备开口器、舌钳、吸痰器等。

操作方法 包括操作前准备、操作步骤和操作后处理。

操作前准备 包括以下几方面准备。

评估 包括患者病情、年龄、性别、生命体征、意识状态、合作程度、心理反应，口唇色泽、湿润度，有无干裂、出血、疱疹及颜色改变，口腔黏膜有无感染、溃疡、出血，舌苔是否厚腻，有无牙疾病，牙龈湿度、颜色、质地，是否有食物碎屑和感染，有无活动性义齿等，口腔有无异味，口腔感染等情况。

操作者准备 洗手，戴口罩，了解各种口腔护理常用溶液的作用及适用范围（表）。

表　口腔护理常用溶液的作用及适用范围

溶液名称	作用及适用范围
生理盐水	清洁口腔、预防感染，适用于对一般患者进行口腔护理
朵贝尔溶液	轻度抑菌、除口臭，适用于轻度口腔感染的患者
2%～3%硼酸溶液	酸性防腐剂，轻度抑菌，适用于轻度口腔感染的患者
0.02%呋喃西林溶液	广谱抗菌、清洁口腔、除口臭，适用于口腔感染的患者
1%～3%过氧化氢溶液	抗菌、除口臭，适用于口腔感染、口腔出血的患者
1%～4%碳酸氢钠溶液	碱性药液，适用于口腔真菌感染的患者
0.1%醋酸溶液	抗菌作用，适用于口腔铜绿假单胞菌感染的患者
0.01%氯己定溶液	广谱抗菌、清洁口腔、除口臭，适用于口腔感染的患者
0.08%甲硝唑溶液	抗菌作用，适用于口腔革兰阴性杆菌感染的患者

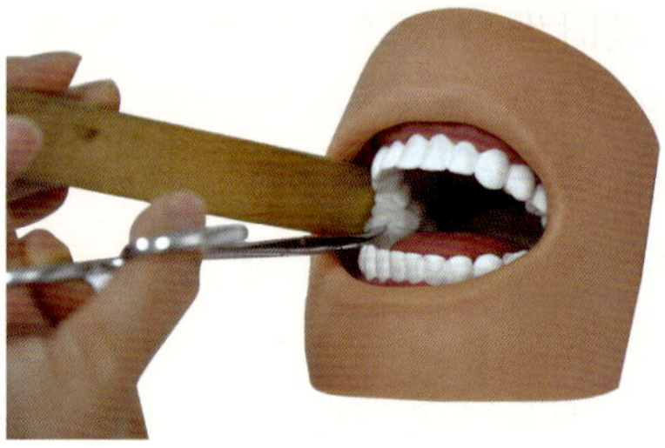

图　特殊口腔护理图

操作步骤　①将备齐的用物携至患者床旁，核对患者姓名，向患者解释操作的目的、配合方法和预计的操作时间，协助其取半坐卧位、侧卧位或平卧位（平卧位时患者的头偏向护士，以避免误吸而造成患者呛咳甚至窒息）。②打开口腔护理包，将一次性垫巾铺于患者颌下，弯盘置于口角旁；观察患者口唇的颜色、湿润度，注意有无口角炎、疱疹、干裂等，协助患者用吸水管吸水漱口（昏迷患者禁止漱口），用颌下的垫巾擦干患者口角的水渍。③评估口腔情况。如果有口唇干裂，应先湿润口唇后再检查。嘱患者张口，一手持手电筒，一手拿压舌板轻轻撑开颊部，观察其口腔污垢、黏膜、舌苔和咽部情况。昏迷患者用开口器协助张口，有活动性义齿应取下，护士予以清洗后浸泡于冷清水中待用。如果患者清醒且自己能装卸义齿，护士应递上纱布，鼓励患者自己取下义齿，因为患者自己熟悉义齿的装卸，可避免护士取下时导致疼痛和对牙龈的损伤。④清点棉球数量后用漱口液（遵医嘱或护士根据患者口腔黏膜情况选择）充分浸湿棉球，湿润患者口唇、口角。如果棉球过湿，用镊子和血管钳挤出棉球中多余的水分，以保证棉球湿度适宜。⑤嘱患者咬合上下齿，用压舌板轻轻撑开颊部，用清洁棉球纵向从磨牙到门齿擦洗牙的外侧面，同法擦洗对侧。⑥嘱患者张口，分开上、下牙，依次擦洗牙的上内侧面、上咬合面、下内侧面、下咬合面，再以弧形方法擦洗颊部；同法擦洗对侧（图）。⑦由内向外“Z”字形方法擦洗患者的上腭、舌面、舌底及口腔底部，最后擦洗口唇。⑧清点棉球数量后协助患者再次漱口，不能完全吐出口腔内漱口水的患者，可用纱布吸掉口腔内残余水分，用垫巾拭去患者面部及口角的水渍。⑨用手电筒再次检查患者口腔清洁情况，如仍有污垢，用剩余清洁棉球重新擦拭；如有口腔黏膜溃疡，可遵医嘱使用治疗溃疡的药物或药膜，撒于或贴于溃疡处；口唇干燥患者，可涂抹唇膏或液状石蜡。⑩撤去用物，协助患者取舒适卧位，整理床单位，将呼叫系统置于患者手边，确认患者无其他需要后离开病室。

操作后处理　①垃圾进行分类处理。②护士洗手。③记录患者的病情、口腔黏膜情况和操作过程。

健康指导　①指导并鼓励意识清楚的患者表达自己需求。②向患者和家属讲明口腔护理的重要性，即去除口腔内食物残渣以及牙垢不仅可以使患者清洁、舒适，减轻口腔异味，预防口腔感染，还可以促进唾液分泌、改善味觉、增进食欲，对提高患者生活质量有很大帮助，所以，在每次餐后协助患者漱口，每日晨起和睡前行特殊口腔护理非常重要；如果不做口腔护理或做得不彻底，会增加口腔感染发生的风险，吞咽困难的患者可能因误吸而导致细菌进入肺部而并发吸入性肺炎，心脏病患者可能因牙垢中的细菌进入血液而产生菌血症；另外，如果口腔护理不充分，还会引起腮腺炎和中耳炎。③指导患者和家属正确选择口腔清洁用具及掌握正确的使用方法。④年老体弱以及意识障碍的患者，口腔护理可以预防口腔内细菌滋生而诱发的呼吸道感染。⑤口腔常见外用药物有锡类散、新霉素、口腔薄膜、制霉菌素、甘油、西瓜霜、金霉素甘油等。

护理评价　①选择的口腔护理溶液是否正确。②操作方法是否正确，患者是否感觉舒适，口腔是否清洁、无异味，口唇是否润泽。③操作过程中动作是否轻柔，是否因为操作不当而造成口腔黏膜出血或导致患者不适。

④护患沟通是否有效，能否观察并及时发现患者口腔异常情况和病情变化。

注意事项 ①擦洗口腔时动作要轻柔，选择使用弯血管钳，且用棉球包裹血管钳前端，特别是对于有凝血功能障碍和口腔黏膜有溃疡的患者，要防止钳尖损伤口腔黏膜，造成口腔出血。②指导和协助患者漱口，避免呛咳和误吸漱口液，防止误吸造成窒息或吸入性肺炎，意识障碍患者禁止漱口。③对于昏迷、不合作及牙关紧闭的患者，需使用开口器、舌钳，开口器应从前磨牙处放入，动作要轻柔；对于牙关紧闭的患者，不可用暴力助其开口，以免造成损伤。④口腔必须彻底清洁干净，如昏迷患者口腔分泌物较多时，可先抽吸分泌物后再行口腔护理操作。⑤操作中血管钳要夹紧棉球，每次只夹取一个棉球，操作前、后均要清点棉球数量，以免将棉球遗留在患者口腔内或导致患者误吞。⑥每次使用的棉球干湿度要适宜，棉球过干擦洗时易刮挂于牙缝隙处，棉球过湿易造成患者误吸，导致患者呛咳，严重者甚至导致吸入性肺炎或窒息的发生。⑦评估口腔情况时，对长期使用抗生素的患者，应注意观察其口腔内有无真菌感染。⑧佩戴活动性义齿的患者义齿的清洁与护理见口腔护理。⑨气管内插管的患者，需要两个护士协作进行口腔护理，动作要快速、轻柔，由协助者观察患者生命体征变化及各项指标情况，如有异常征象，应立即停止操作。

（周亚雯）

tóufà hùlǐ

头发护理（hair care） 根据患者病情及头发情况，采用恰当的护理措施，去除头发及头皮的污垢以保持其清洁、整齐的方法。毛发是人体体表系统的一部分，起到保护机体、发挥触觉感受器的作用。多数毛囊与皮脂腺相连接，有些汗腺管开口于毛囊。温度改变刺激毛发时，会使立毛肌收缩，立毛肌紧靠皮脂腺以帮助排出皮脂腺的分泌物。油脂、汗液伴灰尘常黏附于毛发、头皮，形成污垢，散发难闻的气味，还可诱发脱发。头发护理是患者清洁卫生的重要内容，经常梳理和清洁头发，可以清除头皮屑、灰尘及脱落的头发，促进头部血液循环，预防并发症的发生，还可以更全面地观察病情。护理过程中与患者进行有效的沟通，倾听患者主诉，了解患者需求，可建立良好的护患关系。头发护理包括以下几方面。

指导和协助患者 帮助患者准备梳头用物，指导患者正确梳理头发。观察患者头发脱落和油脂分泌情况，如患者头发油脂分泌过多引发皮肤炎症，可根据医嘱用酒精或药物处理。

洗头 分为淋浴时洗头、取坐位洗头和平卧于床上洗头3种方法：①淋浴时洗头。若患者能够离床活动，在淋浴时可以进行头发清洗。考虑到淋浴增加了洗头时间，易导致患者疲劳，护士应将洗发用物放置在患者容易取到的地方，必要时可让患者坐在淋浴椅上洗头。②取坐位洗头。护士应将洗发用物放在患者容易取到的地方。③平卧于床上洗头。对于不能离床的患者，护士给予其平卧于床上洗头。根据洗发用物的不同，分为全自动洗头车洗头、洗头器洗头、马蹄形垫洗头、扣杯式洗头4种（见床上洗头）。

床上梳头 护士协助不能离床和自行梳理头发困难的患者在床上梳理头发，以保持其整洁、美观（见床上梳头）。

头发按摩 包括刷发和头部按摩两方面：①刷发。用宽齿梳子或刷子从发根到发梢反复刷患者的头发，动作要轻柔，防止造成患者不适。②头部按摩。

（周亚雯）

chuángshàng xǐtóu

床上洗头（shampooing in bed）

为自我完成清洗头发受限的患者去除头皮屑及污垢的护理措施。适用于长期卧床、昏迷、生活不能自理、关节活动受限、肌张力减低或共济失调的患者。

目的 ①清除患者头皮屑和污垢，保持头发清洁；预防头皮细菌感染、头虱和皮肤病的发生。②按摩头皮，促进血液循环，促进头发生长和新陈代谢。③使患者舒适，促进患者身心健康，建立良好的护患关系。④观察患者头皮和头发情况，为护理、治疗提供依据。

用物 橡胶单、水桶、温度适宜的热水、量杯或水杯、洗面盆、防水垫巾、小方巾、毛巾、洗发液、眼罩或纱布、脱脂棉球或耳塞、梳子、镜子、护肤霜（患者可自备）、吹风机，以及全自动洗头车，或洗头器，或马蹄形垫。

操作方法 包括操作前准备、操作步骤和操作后处理。

操作前准备 包括以下几方面准备。

评估 包括患者病情、年龄、性别、意识状态、合作程度、心理反应；患者耐受能力、耐受时间、可以耐受的体位，卫生习惯、洗头习惯和要求，头发的颜色、光泽度，头发的分布、浓密度、长度、脆性及韧性、卫生状况，头皮有无损伤等。

操作者准备 洗手，戴口罩。

操作步骤 ①携用物至患者床旁，核对患者床号、姓名，向患者解释洗头的目的、操作方法和预计洗头时间，取得患者同意，与患者沟通，了解患者的洗头习惯和要求。②测量患者生命体征，调整病床高度到容易操作的位置（先加床档再调高床的高度，以保证患者安全），移开床旁桌椅，撤去洗头侧的床头栏，拉上床幔，松开被尾，询问患者是否有排便需求。③将防水垫巾垫于枕头上，松开患者的衣领并向内反折，将毛巾固定于颈部。④观察患者状态，将枕头移至患者肩下，协助患者屈膝，以避免身体过度牵拉而造成肌肉酸痛及患者不适。为保证患者的安全、舒适，可将软枕垫于患者膝下及背部。⑤洗头方法有以下几种。扣杯式洗头法：在洗面盆内倒扣水杯，水杯上垫棉垫或小方毛巾，协助患者仰卧，使患者上半身移向床头或床沿，将患者头部枕于小方巾上。马蹄形垫洗头法：协助患者仰卧，使患者上半身移向床头或床沿，将马蹄形垫置于患者头颈部下，头部置于马蹄形垫中央，马蹄形垫下端放污水桶。全自动洗头车洗头法：协助患者仰卧，使患者上半身移向床边，头部枕于洗头车的头托上，调节好洗头车水温。洗头器洗头法：协助患者仰卧，使患者上半身移向床头或床沿，将头部置于洗头器中间的凸起处。干洗洗发：协助患者取坐位、半坐卧位或平卧位。取坐位、半坐卧位时将毛巾垫于患者肩上；取平卧位时毛巾垫于枕上，颈部再围毛巾；用免冲洗洗发剂为患者洗头，适当按摩头皮，然后用肩上或枕上的毛巾将头发擦干，撤去颈部毛巾。⑥用耳塞或棉球塞住患者双耳，用眼罩或纱布遮盖双眼。⑦先梳通头发，确认水温适宜后，用热水缓慢湿润患者头发。⑧待患者确认水温适宜后再将患者头发完全湿透，均匀涂抹洗发液，由发际至脑后部反复揉搓，同时用指腹部轻轻按摩头皮，一手抬起头部；另一只手洗净脑后部头发，用温水冲洗头发，直至干净为止，然后擦干头发。⑨撤去洗头用物。⑩将枕头从患者肩下移向床头，协助患者枕于枕头上，用毛巾将患者头发上的水分充分擦干，将头发梳理整齐，用吹风机吹干，把头发梳成患者喜欢的发型。⑪将脱落的头发缠绕成团，置于纸袋内。⑫协助患者取舒适卧位并整理衣裤，整理床单位，如有需要给予更换。⑬整理用物，确认患者无其他需要后离开病室。

操作后处理 ①垃圾进行分类处理。②护士洗手。③记录患者病情和操作情况。

健康指导 ①告知患者经常清洁头发可保持头发卫生、防止产生异味、维持良好的外观形象，同时，经常洗头还可促进头部血液循环、增进上皮细胞营养、促进头发生长、预防头皮细菌感染和皮肤病的发生。②指导患者及其家属正确选择中性洗发液，防止碱性洗发液对头皮的刺激，造成头皮瘙痒。③指导、鼓励意识清楚的患者表达自己的需求。④指导家属掌握为卧床患者洗头的正确知识和技能。

护理评价 ①操作方法是否正确，动作是否轻柔。②患者是否感到清洁、舒适，患者的自尊需求是否得到满足。③是否因操作不当而导致患者受凉、头皮损伤等并发症。④护患沟通是否有效，护士观察病情是否及时。

注意事项 ①洗头前要调节室温，洗头时要注意水温，随时添加热水，操作中勿浸湿患者的衣服、被单，涂抹洗发液后用温水反复冲洗直至干净为止，操作后要及时擦干头发，注意保暖，防止患者受凉。②注意患者的卧位和坐位是否稳定、安全，必要时加床档，防止患者坠床、摔伤；洗头时间不宜过久，防止患者头部充血和疲劳。③洗头过程中，应随时观察患者病情变化，如面色、呼吸的改变，随时与患者沟通，了解患者需求，倾听患者主诉，如有异常应立即停止操作，报告医生给予对症处理。④洗发时护士要用指腹部揉搓患者的头发和头皮，力量要适中，切勿牵拉患者头发，避免造成疼痛和头皮损伤。⑤注意洗面盆内的水要随时倒掉，防止溢出、浸湿床单，倒水时要托稳患者头部，防止患者颈部肌肉牵拉过度，造成疲劳和酸痛不适。⑥洗发后及时用毛巾擦干患者头发，用吹风机吹干头发时，吹风机切不可离患者头皮太近，防止造成患者不适，甚至烫伤。⑦洗发时要随时注意水的流向，防止水流入患者耳内或眼内。⑧要注意保护患者的伤口、管路等，操作后及时整理患者床单位，使患者感到清洁、舒适。⑨护士为患者洗头时，要调节病床的高度，以适应自己的身高；应运用人体力学原理，身体尽量靠近床旁或站在患者头顶上方，保持良好的姿势，避免疲劳和腰肌损伤。

（周亚雯）

chuángshàng shūtóu

床上梳头（combing in bed）

由于疾病原因不能行走，需卧床或自行梳理头发困难的患者，使用梳子梳理患者头发的方法。

目的 ①使头发整齐、清洁，去除头皮屑，预防并发症发生。②满足患者清洁、舒适、美观的需求，维护患者自尊，增加患者自信，建立良好的护患关系。③按摩头皮，促进头部血液循环，促进头发的生长和代谢。

用物 毛巾、梳子、橡胶圈或发夹、30%酒精和纸巾、纸袋等，必要时备吹风机。

操作方法 包括操作前准备、操作步骤和操作后处理。

操作前准备 包括以下几方面准备。

评估 患者病情、年龄、性别、意识状态、合作程度、心理反应、自理能力、生活习惯、卫生习惯、卫生状况，头发的颜色、光泽度、清洁程度、梳头习惯和要求，头发的分布、浓密程度、长度、脆性、韧性及有无卷曲，头皮有无损伤等。

操作者准备 洗手，戴口罩。

操作步骤 ①将准备好的用物携至患者床旁，核对患者床号和姓名，向患者解释梳头的目的，使患者了解操作方法和预计时间，取得患者的配合和信任，与患者沟通，询问并了解患者的卫生需求。②病情允许的情况下，可协助患者取坐位或半坐卧位，病情较重的患者可取侧卧位或平卧位，头偏向一侧。③患者取坐位或半坐卧位时将毛巾铺于患者肩部；取平卧位时，抬起患者肩颈部，将毛巾铺在枕头上，使患者头偏向一侧。④梳理头发。将患者的头发从中间分成两股，由发梢向发根梳理，对长发患者应将头发绕在手指上，用拇指扶住进行梳理。⑤遇到打结的头发，可先用30%酒精湿润后再小心梳理。⑥同法梳理另一侧头发。⑦头部按摩。头发疏通后，根据患者病情酌情给予头部按摩。⑧按摩后，根据患者意愿将长发松松地编成辫子、扎成束或梳理成其他发型。⑨将脱落的头发缠绕成团，置于纸袋内，撤去患者肩部或颈下的毛巾，清扫床单、被褥和患者的衣裤，如有需要给予更换。⑩协助患者取舒适卧位，将呼叫装置置于患者手边易取处，整理用物。

操作后处理 ①垃圾进行分类处理。②护士洗手。③记录患者病情、头发情况、操作情况和护理效果。

健康指导 ①指导患者了解经常梳理头发的重要性和梳理头发的方法。②鼓励意识清楚的患者表达自己的需求（护士梳理的轻重、时间、对梳理的要求和发型需求等）。③指导患者及家属正确选择梳头器具，掌握正确的梳头方法和头部按摩技巧，卷曲的头发要选择宽齿梳，以防止损伤头发。

护理评价 ①操作方法是否正确，动作是否轻柔。②患者是否感到清洁、舒适、外观整洁、心情愉快，其自尊需求是否得到满足。③有无操作不当而导致患者头皮损伤等情况。④操作过程中，护患沟通是否有效，护士能否密切观察并及时发现患者病情变化。

注意事项 ①在为患者进行梳头过程中，应特别注意患者个人喜好，尊重患者生活习惯。②注意勿用铁齿梳子，尽量使用圆钝齿梳子，以防头皮损伤；如发质较粗、头发较多或烫成卷发的患者可选用齿间较宽的梳子。③床上梳头时应每次梳理一小束，先梳散发梢，再逐渐由发梢梳向发根，梳理时动作要轻柔，发辫不要扎得太紧，避免过度牵拉发根造成患者疼痛或脱发。④对于将头发编成辫的患者，每天至少将发辫松开一次，重新梳理后再编好。⑤头部按摩前护士要剪短指甲，用指腹按摩头皮，防止损伤患者皮肤；要随时与患者沟通，向患者确认按摩力度，按摩时间应该为5~10分钟。⑥观察头皮及头发情况，发现头皮感染、头皮屑过多、有寄生虫时，应报告医生给予处理。⑦要注意保护患者自尊心，操作中要与患者沟通，随时观察患者病情变化及皮肤有无异常。⑧操作后要恢复患者的舒适卧位，整理好床单位，清扫脱落的头发，妥善固定患者身上的各种管路，确认管路通畅。

（周亚雯）

yǎn-ěr-bí hùlǐ

眼耳鼻护理（care of eyes, ears and nose） 根据患者眼、耳、鼻情况，采用恰当的护理措施，去除眼、耳、鼻污垢以保持其清洁的方法。

眼是人类直接了解客观世界的视觉器官，眼的生理功能有视觉、形觉、色觉、屈光作用。眼的卫生护理能起到维持眼的正常生理功能、预防眼部感染和损伤及改善患者精神面貌、满足患者自尊需求的作用。耳不仅有接收外界一切声音的功能，还能帮助平衡身体以防摔倒。在识别外界环境和方向上，耳起着重要的作用。耳不卫生会积存耵聍，不仅会妨碍听力，日久还会引起溃疡和感染，造成听觉丧失。耳部护理可以维持耳的正常生理功能，防止并发症发生。鼻除了嗅觉功能外，鼻中分泌的黏液、鼻毛及特殊组织还可以防止异物进入呼吸道，起到预防感染的作用。鼻腔分泌物积存过多会影响人们的嗅觉和呼吸，造成嗅觉失灵和呼吸不畅，严重者还可引起上呼吸道感染。鼻部护理能维持鼻的正常功能，预防感染的发生。其护理包括正常眼耳鼻护理和特殊眼耳鼻护理。

正常眼、耳、鼻护理 包括正常眼部护理、正常耳部护理、正常鼻部护理。

正常眼部护理 包括以下几方面。

注意眼部卫生 ①不用手揉眼睛，不用脏手帕或脏毛巾擦眼睛。②不与他人共用毛巾、脸盆等浴具。③注意防止眼外伤，异物入眼要用正确的方法处理。④患眼病要及时治疗，同时注意不要将致病菌传染给他人。

预防近视 ①近距离用眼姿势要正确，时间不宜过长，光线要适中。②合理饮食，保证营养均衡。③加强体育锻炼，增强体质。④每日坚持做眼保健操。

角膜接触镜（隐形眼镜）护理 ①接触隐形眼镜前要彻底洗手。②用推荐的消毒液清洗隐形眼镜。③为了防止摩擦角膜，建议使用推荐的溶液湿润隐形眼镜。④取下不用时，用干净的、标识左眼和右眼的容器分别存储放置。⑤睡前摘下隐形眼镜。⑥随时检查隐形眼镜是否破损。⑦避免使用有刺激性的眼部化妆品。⑧避免在隐形眼镜附近使用化学用品，如肥皂、清洗液、面霜等，因为它们可能会损坏隐形眼镜。⑨定期进行眼部体检。

正常耳部护理 ①合理饮食。多食含锌、铁、钙丰富的食物，可补充微量元素、改善微循环、增加内耳血液供应、防止听力减退的作用。②慎用对听神经有损害的药物，氨基糖苷类抗生素是引发耳蜗损害最多的耳毒性药物，因此避免滥用这类抗生素是降低药物性耳聋的重要措施。③避免长时间接触高分贝噪声，其原因是长时间接触高分贝的噪声会损害毛细胞，损伤内耳，从而导致噪声性聋；避免长时间使用耳塞，因为长时间使用耳塞也会损害毛细胞，引起听力减退，时间越长、分贝越高，损伤越大，甚至会损伤内耳，造成耳聋。④经常按摩耳朵，可促进内耳血液循环。⑤不要用尖锐器具掏耳朵，防止造成鼓膜穿孔，影响听力。⑥积极治疗可能会引起耳部病变的疾病，如高血压、高脂血症、脑动脉硬化及糖尿病等。

正常鼻部护理 ①养成良好的卫生习惯，不挖鼻孔、不过分修剪鼻毛。②养成用冷水洗鼻的良好习惯，有利于预防冬季感冒。

特殊眼耳鼻护理 包括特殊眼部护理、特殊耳部护理、特殊鼻部护理。

特殊眼部护理 包括以下几方面。

一般患者 ①宣教。对于视力损伤严重或失明的患者，需向其讲明住院环境、所住病室与卫生间的距离及有无障碍物等，协助患者了解其生活用品在病室内的位置，如床旁小桌、呼叫器等；护士在做护理操作时要告知患者怎样为其服务，以减少患者因环境、人员的陌生而发生意外的风险，减轻患者紧张、焦虑的情绪。②眼部卫生。做好卫生宣教，告知患者清洁眼部时要从内眦向外眦清除分泌物和鳞屑，用毛巾的不同部位分别清洁双眼，防止相互感染；勿用肥皂清洁眼部，避免对眼部刺激；对于分泌物已经结痂的患者，可将温暖的湿毛巾或棉球覆盖在眼上，直至结痂变软、容易去掉后再进行清洗，以免伤及眼部黏膜。

昏迷患者 预防结膜炎、角膜炎的发生，对眼睑不能闭合者，可涂抗生素眼膏并加盖湿纱布；密切观察患者瞳孔的变化，如脑血管疾病或昏迷患者，需要每4小时进行一次眼部护理，护理次数通常根据患者眼的一般情况及环境湿度而定，护士在给予患者清洁眼部时，可用温水浸湿毛巾轻柔地擦洗患者的内眦、外眦，动作要轻柔，不要用力拉扯眼部的肌肤。

使用角膜接触镜（隐形眼镜）或义眼的患者 ①使用隐形眼镜的患者，告知患者勿长期佩戴隐形眼镜，指导患者晚上睡觉前摘下或间隔适当的时间，为不能自己操作的患者摘下隐形眼镜，取出的镜片应分别存放，并标识左眼和右眼；指导患者检查隐形眼镜是否有损坏的方法。②有义眼的患者，不可自行取出义眼，如要取出需经外科医生处理，取出的义眼应用温水清洗。

特殊耳部护理 ①可用毛巾擦洗患者的双耳，同时观察耳郭有无皮肤颜色的改变，防止长期卧床的患者耳郭受压过久造成压疮。②告知患者切勿用牙签、发卡等尖锐的物品清除耳垢，防止损伤外耳道及中耳，造成感染或听力损害。③对于佩戴助听器的患者，要协助患者检查助听器的工作状态是否正常，帮助其清洁外耳片，去除粘在耳塞上的耵聍后再协助患者戴好。

特殊鼻部护理 ①做好健康指导，告知患者不要剪鼻毛、挖鼻孔，当鼻腔分泌物干燥结痂时，可用蒸汽湿化后再清除，防止发生鼻黏膜出血。②对于眼部术后的患者要嘱患者不要用力擤鼻子，因为用力擤鼻子会增加压力造成眼部伤口出血；血液病、门静脉高压的肝硬化、长期服用阿司匹林和注射肝素类药物的患者更应该注意，切不可挖鼻孔、用力擤鼻子、防止鼻出血。③对不能自行去除鼻腔分泌物的患者，要给予协助清洁鼻腔，动作要轻柔，防止损伤鼻黏膜，鼻孔外的硬痂可用毛巾或棉球湿敷至柔软后再清除。

（周亚雯）

pífū hùlǐ

皮肤护理（skin care） 根据患者皮肤情况，采用恰当的护理措施，去除皮肤污垢以保持其清洁的方法。皮肤新陈代谢迅速，其代谢产物如皮脂、汗液及脱落的表皮碎屑等能与外界微生物及尘埃结合形成污垢，黏附于皮肤表面，如不及时清除，可刺激皮肤致皮肤瘙痒，降低皮肤的抵抗力，以致破坏其屏障作用，使破损处成为细菌入侵的门户，导致各种感染。皮肤是机体防御系统的第一道防线，皮肤过干会使皮肤干裂，细菌容易侵入而导致感染；床单质地粗糙、不平整会磨损皮肤；盖被过于厚重可压迫敏感、脆弱的皮肤，使血液循环不良，致皮肤营养不良，易造成压疮；另外，部分皮肤用药也会造成皮肤干燥，甚至破损。

定期进行皮肤护理能够清洁皮肤，促进皮肤血液循环，增强皮肤排泄功能，保持其正常功能，维持机体皮肤的完整性，满足患者清洁、舒适的需求，达到预防感染、压疮及其他并发症的目的，同时，还可以维护患者的自尊和外在形象，保持良好的护患关系，促进患者康复。

在进行皮肤护理前及护理中，要对患者的皮肤情况进行评估，以便采取有效的护理措施。评估内容包括以下几方面：①皮肤完整性。皮肤有无破损、水疱、硬结等。②皮肤清洁度。皮肤污浊情况（特别是耳后、皮肤皱褶处）、出汗情况及身体散发的气味。③皮肤颜色。皮肤有无黄疸、发绀、苍白等异常情况。④皮肤温湿度。皮肤有无发红、发热、发凉、四肢湿冷等情况。⑤皮肤弹性。提起患者前臂内侧皮肤，如果松开后很快复原，说明弹性良好。⑥皮肤柔软度。柔软度与皮肤含水量、皮下脂肪、饱满度、皮层纤维弹性及某些疾病有关，如水肿患者皮肤柔软度下降。⑦皮肤厚度。根据患者性别、年龄、部位、疾病来判断是否正常，如手掌、足底部皮肤较厚，男性较女性皮肤厚等。⑧感觉。皮肤是人体最大的器官，皮肤的功能之一是感觉，在进行皮肤护理时，要询问患者对冷、热、触觉的反应，若不敏感要格外注意，避免在护理中发生意外。

皮肤护理包括背部护理（见清洁卫生）、床上擦浴、淋浴、盆浴、会阴护理、足部护理等。病情较轻、能离床的患者可采用淋浴或盆浴等方式，护士根据患者病情和需求予以协助；病情较重、不能离床的患者，如昏迷、长期卧床、活动受限、不能自理的患者，护士要给予其床上擦浴、背部护理、会阴护理、足部护理等。

（周亚雯）

chuángshàng cāyù

床上擦浴（bath in bed） 在病床上使用浸湿的小方巾为患者进行全身擦拭的方法。适用于病情较重、昏迷、长期卧床、制动、活动受限以及身体过于衰弱、自行沐浴受限的患者。

目的 ①去除患者皮肤污垢，保持皮肤清洁，促进卧床患者舒适，满足其身心需要，建立良好的护患关系，促进患者康复。②促进皮肤血液循环，增强皮肤的排泄功能，预防感染和压疮等并发症。③观察患者的病情，活动肢体，防止肌肉挛缩和关节僵硬等并发症。

用物 水桶、热水（准备时为50～55℃，使用时为40～45℃，并根据患者的年龄、季节和个人习惯增减热水的温度）、污水桶、清洁衣裤和被服、洗面盆、浴巾、毛巾（2条）、指甲钳、梳子、棉签、液状石蜡、胶布、中性香皂、润肤剂（患者可自备）、屏风、温度计、便器、防水垫巾。

操作方法 包括操作前准备、操作步骤和操作后处理。

操作前准备 包括以下几方面准备。

评估 患者的病情、年龄、性别、意识状态、合作程度、心理反应、生活习惯、清洁习惯和清洁需求，皮肤的清洁状况、受压时间，有无管路、引流、石膏、牵引及夹板固定，患者的衣裤、床单位的清洁程度以及患者是否有排便需求等。

操作者准备 洗手，戴口罩。

操作步骤 ①备齐用物并携至患者床旁，核对姓名，向患者解释操作目的、方法和预计的操作时间，征得患者同意，与患者沟通，倾听患者主诉，了解其清洁的需求，用床幔或屏风遮挡患者，将用物放于易取处，移开床旁小桌，松开被尾，按需要协助患者排便。②病情允许的情况下，摇平床头、床尾，调整病床的高度，以适应护士身高的要求（先加床档再调节病床高度，保证患者安全）。患者取平卧位，协助患者移近护士，松开患者的衣领。③擦洗方法。先用微湿的小毛巾

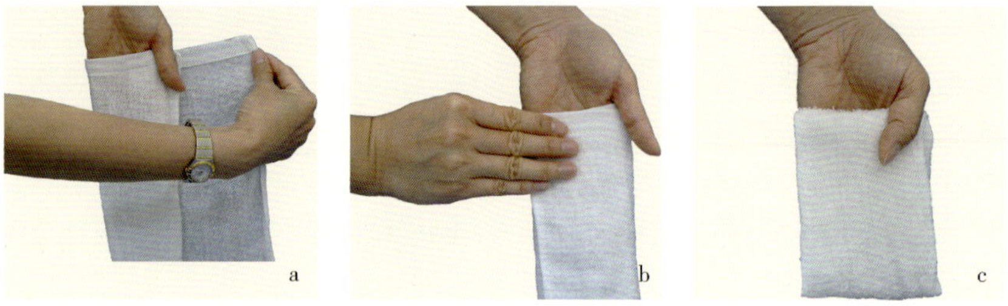

图1　毛巾缠手法

擦拭，使用前最好将毛巾浸泡在50~55℃的热水中，浸泡后拧干，这样可以使毛巾在使用时温度保持在40~45℃，因为毛巾边缘的温度下降得快，擦浴时要将毛巾缠在手上（图1）；尽量使接触到患者皮肤的部分厚一些，防止患者受凉；然后用涂好中性香皂或低泡沫浴液的小毛巾擦洗身体的各个部位（注意脸部尽量不用香皂），再用湿毛巾擦去皂液，清洗毛巾后再次擦洗，直至擦净皂液；最后用浴巾边按摩边擦干。④面部、颈部擦洗。将微湿的小毛巾包在一只手上，为患者洗脸及颈部，先用毛巾的不同部位擦洗患者眼（顺序是由内眦向外眦擦拭，禁用香皂），然后擦洗额部、颊部、鼻翼、人中、耳后、下颌、颈部，用较干的毛巾再依次擦拭一遍。⑤上肢、躯干擦洗。协助患者脱去上衣（如患者肢体疼痛、有伤口或偏瘫，应先脱去健侧上衣，再脱去患侧上衣），将浴巾（或大毛巾）半铺半盖在擦洗部位，从手掌向腋窝方向擦洗双侧上肢（注意腋窝皱褶处的污垢）、胸部（注意女性患者乳房下面的皱褶处）、腹部（注意肥胖患者的脐部）。⑥洗手。协助患者侧卧，面向护士，将洗面盆放于床侧的浴巾上或床旁椅子上，为患者洗净双手（注意指缝处的污垢）。⑦背部擦洗。协助患者侧卧、背向护士（病情不允许侧卧者，可抬起患者的躯干），依次擦洗后颈部、背部、臀部，擦洗后进行背部按摩，方法是用毛巾包裹操作者的手进行按摩（图2），并观察受压部位皮肤颜色，必要时叩击患者背部，指导、鼓励患者进行有效咳嗽排痰。擦洗完毕，涂抹润肤剂后为患者更换干净的上衣。⑧下肢擦洗。更换热水和毛巾，协助患者平卧，脱去裤子，床上垫浴巾，从踝部向大腿方向擦洗双下肢（注意腹股沟、臀部等皱褶处的污垢），冲洗会阴（注意肛周皮肤皱褶处的污垢），重新更换热水后将洗面盆移至足下，盆下垫防水垫巾，洗净双足（注意趾缝的污垢），擦干后涂抹润肤剂并更换干净的裤子。⑨梳头（见床上梳头）。⑩剪指（趾）甲。⑪清扫、整理床单、被褥，观察病情和患者身上的管路安放是否合理，帮助患者摆放舒适卧位。⑫整理用物。

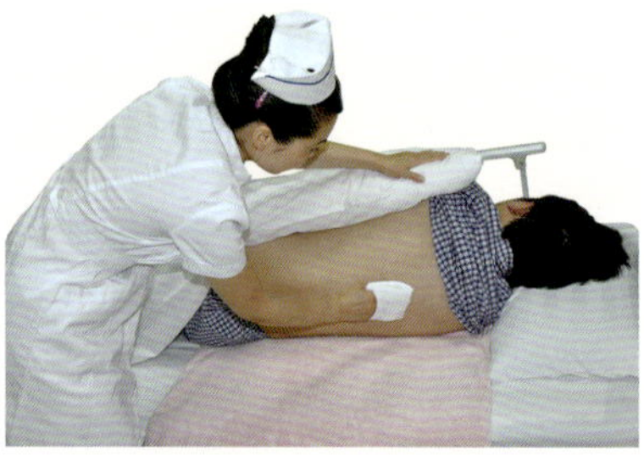

图2　床上背部擦浴法

操作后处理　①对垃圾进行分类处理。②护士洗手。③记录操作前、后患者病情、生命体征和操作情况。

健康指导　①向患者及家属讲明床上擦浴的意义、操作方法等，以取得患者和家属的理解和配合。②鼓励意识清楚的患者表达自己的需求。③指导患者和家属正确选择皮肤清洁剂（中性香皂或低泡沫的浴液）。④指导患者和家属正确选择擦浴用的毛巾。适宜擦浴的毛巾宜柔软，防止损伤患者皮肤，毛巾宜稍大、稍厚，因为毛巾越小、越薄，浸水后温度下降得越快，会使患者感到寒冷。⑤告知患者和家属擦浴时对皮肤的按摩可以促进血液循环、增加局部血流量，使受压部位皮肤的缺血状态得到改善，预防压疮。⑥指导和协助患者进行肢体关节活动范围的练习，以维持关节的活动性和肌肉张力，促进血液循环和静脉回流，预防肢体功能性失用和血栓性静脉炎的发生。⑦指导患者及家属经常观察皮肤，警惕感染和压疮等并发症的发生。

护理评价　①操作方法是否正确，过程是否顺利，患者是否感到清洁、舒适。②患者身上的管路是否通畅，被单、衣裤是否干燥、平整。③患者受压部位皮肤颜色是否正常。④操作过程中能否与患者进行有效的沟通，并表现出对患者的关爱。

注意事项　①操作前要调节室温，操作过程中要注意水温，随时添加热水，要注意患者的保暖，只暴露正在擦洗的部位，防止患者受凉；熟练掌握擦浴时毛巾的使用方法和擦浴手法，避免因为护士手法生疏使患者暴露过久、体表温度降得过低而感到寒冷不适，一般擦浴应在15~30分钟内完成，防止患者疲劳和受凉。②擦洗时用大浴巾半铺半盖于需要擦洗的部位，避免患者受凉和床单位被浸湿，擦洗过程中要注意维护患者的自尊，征得患者同意后才能做护理操作，注意保护患者隐私，并尽可能减少暴露时间。③操作中随时观察患者面色、表情及倾听其主诉，与患者有效沟通，了解其需求，如患者出现寒战、面色苍白、脉搏增快等征象，应立即停止擦洗，通知医生给予相应处理。④密切观察患者受压部位皮肤颜色，如发现有改变，应对症处理。⑤擦洗用的毛巾要柔软，擦洗皮肤的力量要足以刺激肌肉组织，以刺激皮肤血液循环；擦洗过程中应重点擦拭耳后、颈部、女性乳房下、脐部、腹股沟、臀部和肛门等部位的皮肤皱褶处和指缝、趾缝的污垢，因为皮肤皱褶处潮湿、分泌物聚集，容易刺激皮肤，肛周、臀部周围的皮肤处常有粪便残留，细菌易于繁殖，这些因素都易导致皮肤破损和皮肤感染，污垢较多时可用浸有橄榄油或婴儿油的棉签去除；眼部避免使用香皂，以免引起眼部的刺激症状，擦洗眼部时要从内眦到外眦，防止眼部分泌物进入鼻泪管；擦洗后必须用大浴巾擦干患者皮肤，因为皮肤过湿可使皮肤变软，容易引起皮肤破损；擦洗肢体时均要从远心端向近心端擦拭，可以促进静脉回流。⑥擦洗过程中要注意保护患者身上的伤口和各种管路，防止导致患者疼痛和造成管路扭曲、甚至脱出，操作结束后妥善固定各种管路；有牵引的患者翻身时不可放松牵引，不能翻身的患者可抬起患者的躯干擦洗其背部和骶尾部。⑦操作前，护士要调节病床的高度，以适应自己的身高，遵循节力原则，尽量将患者移至靠近护士侧，护士两脚稍分开，重心在身体中央或稍低处，拿盛满水的洗面盆时，将盆尽量靠近身体，避免身体过度伸展，以减少因肌肉紧张和体力消耗而感到疲劳。⑧擦拭、按摩时要随时与患者沟通，确认按摩力度，防止用力过大造成患者皮肤损伤；做背部按摩时护士应站在能够垂直用力的地方，防止按摩时受力不均造成患者皮肤损伤和不适。⑨给患者翻身和护士离开患者床单位时一定要加床档（特别是对不能自理或意识丧失的患者尤为重要），以保护患者安全、防止坠床。⑩修剪患者指甲的过程中要与患者沟通，避免损伤甲床及指甲修剪过短，造成患者不适。

（周亚雯）

línyù

淋浴（shower） 患者在浴室将水淋遍全身的洗澡方法。适用于病情较轻、能离床的患者。

目的 ①保持皮肤清洁，放松肌肉，减轻疼痛，维持患者良好的形象和精神状态，使患者感到舒适，满足其身心需要。②促进皮肤血液循环，增强皮肤排泄功能，预防皮肤感染和压疮。③观察患者病情，为诊断、治疗、护理提供依据，并与其建立良好的护患关系。

用物 安全设施齐全的浴室、清洁衣裤、防滑拖鞋、浴巾、毛巾、指甲钳、梳子、中性香皂或洗发液、浴液、润肤剂（可患者自备）、温度适宜的流动温水。

操作方法 包括操作前准备、操作步骤和操作后处理。

操作前准备 包括以下几方面准备。

评估 患者病情、年龄、性别、意识状态、合作程度、心理反应、生活习惯、自理能力和清洁需求，皮肤清洁状况，肢体活动能力，感觉功能是否有异常，有无皮肤破损、水肿、水疱，有无管路、伤口，患者衣裤的清洁程度。

环境准备 浴室是否宽敞、隐蔽。是否光线充足、温度适宜。关闭门窗，调节浴室温度至24~26℃。

操作步骤 ①向患者解释操作目的和操作方法，征得患者同意，倾听患者主诉，了解其清洁需求，嘱患者排便。②测量患者生命体征并记录。③协助患者准备用物，送患者入浴室。④告知淋浴中的注意事项及呼叫铃的使用，根据患者的需求摆放椅子，并请患者确认椅子的高度是否合适。⑤嘱患者淋浴时浴室勿锁门，并在浴室外挂牌示意。⑥调节好水温，让患者用手测试水温，调到适宜温度。⑦淋浴时随时询问患者需求，注意患者淋浴中的反应，保证其安全，如患者需要帮助，护士应先敲门后再进入浴室予以协助。⑧观察患者淋浴后的反应，协助患者穿好清洁衣裤，更换干燥拖鞋，测量患者生命体征。⑨搀扶患者回病室，将用物放置妥当，协助其取舒适卧位。

操作后处理 ①整理用物，垃圾分类放置，整理浴室，擦干地面水渍。②护士洗手。③记录淋浴后患者生命体征和淋浴情况。

健康指导 ①向患者及家属讲明淋浴的意义、浴室设施和淋浴时的注意事项等。②指导患者检查皮肤卫生状况的方法，根据皮肤情况，选择淋浴的次数。③指导患者正确选择沐浴用物。适宜的沐浴用物有中性洗发液、浴液或中性香皂，避免碱性皂液对皮肤的刺激，造成淋浴后皮肤瘙痒。④指导患者根据个人的耐受能力选择淋浴的时间，避免淋浴时间过长，造成疲劳或病情变化。⑤指导患者调节淋浴水温，告知患者淋浴水温不可过高或过低，其原因是水温过高会使脑部血管扩张而造成头晕、甚至晕厥，水温过低会刺激皮肤，使人感觉不舒适，甚至受凉、诱发呼吸道感染等并发症。⑥指导患者淋浴后及时擦干头发，不要吹冷空气，防止扩张的血管骤然收缩而导致受凉。

护理评价 ①指导方法是否正确，患者淋浴后皮肤是否清洁，有无受凉。②淋浴过程是否安全，时间、方法是否适宜，患者是否感到疲劳或出现意外损伤。③淋浴后患者生命体征是否平稳。④能否与患者进行有效沟通。

注意事项 ①淋浴前要调节好浴室温度，注意患者保暖，防止受凉。②浴室要放防滑垫、安全扶手、呼叫系统，指导患者备防滑拖鞋，防止摔倒，淋浴后应搀扶患者，防止因温差造成头晕而摔倒。③有创伤和心脏病需卧床休息的患者不宜淋浴。④有静脉穿刺留置针的患者，针刺部位应保持干燥，淋浴前应用防水敷料包裹（如果没有防水敷料，可在透明贴膜外包裹保鲜膜，用胶布封口代替），淋浴结束后摘掉敷料，用酒精消毒穿刺点周围皮肤，安尔碘消毒穿刺点后更换敷料。⑤中心静脉营养的患者若持续性高能量输注突然停止，易引起低血糖，该症状常在中心静脉营养停止1小时后发生，故其淋浴时间不宜过长，可选择盆浴，将输液的手臂放在浴盆外，实现中心静脉营养持续输入。⑥留置导尿管的患者淋浴时，要使用导管塞将尿管尾端封住，外敷防水敷料，如果正值更换尿管之日，应先拔出尿管，淋浴后再重新留置尿管。⑦为防止消化不良和发生意外，应避免进食后1小时内淋浴。⑧淋浴后可涂抹润肤剂，防止皮肤瘙痒。⑨若遇到患者发生晕厥，护士应迅速用大浴巾包裹患者，立即将患者抬出、平卧、保暖，并立即通知医生给予处理。

（周亚变）

pényù

盆浴（tub bath）

将患者身体安置于浴盆内，用水清除患者皮肤污垢的方法。适用于身体状况稳定、在护理人员帮助下可以盆浴的患者。

目的 ①清除皮肤污垢，使患者清洁、感觉舒适、肌肉放松，精神状态得到良好的维护，身体和心理的需求得到满足。②刺激皮肤血液循环，以增强皮肤排泄功能、预防皮肤感染和压疮等并发症。

用物 安全设施齐全的浴室（带浴盆）、40~45℃温水、清洁衣裤、防滑拖鞋、浴巾、毛巾、指甲钳、梳子、棉签、中性香皂或洗发液、浴液、润肤剂（患者可自备）。

操作方法 包括操作前准备、操作步骤和操作后处理。

操作前准备 包括以下几方面准备。

评估 ①患者病情、年龄、性别、意识状态、合作程度、心理反应、自理能力、卫生习惯、沐浴习惯和清洁需求，皮肤清洁状况，肢体活动能力，感觉功能是否有异常，皮肤有无破损、水肿、水疱，有无管路、引流、伤口，患者衣裤清洁程度。②环境准备。浴室是否宽敞、隐蔽，是否光线充足、温度适宜。关闭门窗，调节浴室温度至24~26℃。

操作者准备 洗手，穿防水围裙。

操作步骤 ①向患者解释操作目的和操作方法，征得患者同意后方可准备协助患者入浴。②入浴前测量患者生命体征并记录；与患者沟通，倾听患者主诉，了解其对清洁的需求，嘱患者排便，协助患者准备盆浴用物。③清洁、消毒浴盆，准备好50~55℃热水（患者使用时为40~45℃），放好脚踏板。④送患者到更衣室，嘱患者坐在椅子上，协助患者脱去衣裤，告知盆浴过程中注意事项及呼叫器的使用方法，站在患者背后予以协助，如有备用的毛巾，可以放在患者的会阴部遮挡，以免患者不安；护士搀扶患者进入浴室。⑤盆浴。把防滑垫放于浴盆底部，脚垫巾靠近浴盆铺于脚踏板上和地上，让患者用手测试水温，调到患者适宜的温度，告知患者不要自行调节水温，避免患者因皮肤感觉功能减弱或不熟悉水龙头开关而烫伤；协助患者踏上脚踏板，利用扶手小心而缓慢地进入浴盆进行盆浴；告知患者入浴时间不宜过长，随时询问患者需求，注意患者盆浴时反应，保证患者安全，如患者需要帮助，护士应先敲门后再进入浴室予以协助。⑥清洗。盆浴后，护士搀扶患者从浴盆出来，坐在淋浴椅上进行身体和头发的清洗，清洗过程中护士应予以协助，并注意水温的调节和患者保暖。⑦盆浴后，护士搀扶患者到更衣室，擦干其身上、头发上水渍，协助患者穿好清洁衣裤，更换干燥拖鞋。⑧观察患者盆浴后的反应，测量其生命体征。⑨搀扶患者回病室，将用物放置妥当，协助患者取舒适卧位。

操作后处理 ①护士整理用物，垃圾分类放置，整理浴室，擦干地面水渍。②护士洗手。③记录盆浴前后患者生命体征和盆浴情况。

健康指导 ①向患者及家属讲明盆浴的意义和注意事项等。②指导患者检查皮肤卫生状况的方法，根据自身皮肤的清洁情况，选择盆浴次数。③指导患者正确选择盆浴用物，勿使用碱性皂液，避免刺激皮肤，造成盆浴后皮肤瘙痒。④指导患者根据个人的耐受能力选择盆浴时间，避免盆浴时间过长，导致疲劳或病情变化。⑤协助患者调节适宜的盆浴水温，告知患者盆浴水温不可过高或过低，水温过高会使脑部血管扩张而造成头晕、甚至晕厥，水温过低会刺激皮肤，使患者感觉不适，甚至受凉、诱发呼吸道感染等并发症。⑥指导患者进、出浴盆时要扶住扶手，防止站立不稳而跌倒，嘱患者动作要缓慢，防止因脑部供血不足而造成体位性眩晕。⑦盆浴后要及时擦干头发，不要吹冷风，防止扩张的血管骤然收缩导致受凉。

护理评价 ①指导方法是否正确，盆浴后患者皮肤是否清洁，患者是否感觉舒适、愉快，患者身心需求是否得到满足。②盆浴过程是否安全，时间、方法是否适宜，患者是否感觉疲劳，有无意外发生。③盆浴后患者生命体征是否平稳，是否发生并发症。④能否与患者进行有效的沟通。

注意事项 ①盆浴前要调节好更衣室和浴室温度，注意患者保暖，防止受凉。②浴室放防滑垫、安全扶手、呼叫系统，指导患者备防滑拖鞋，防止患者摔倒。③患者进入浴盆和出浴盆时要把持住扶手，且动作要缓慢，防止跌倒和眩晕。④盆浴后，护士应搀扶患者到更衣室，迅速擦干患者的身体和头发，避免因患者身上的水分蒸发带走体表的热量，导致受凉。⑤妊娠7个月以上的孕妇禁止盆浴，防止宫内感染；身体衰弱、创伤、有心脏病需卧床休息的患者不宜盆浴，传染病患者亦不宜盆浴，应根据病种、病情并按照传染病隔离种类和原则选择沐浴方式。⑥有静脉穿刺留置针的患者，针刺部位应保持干燥，盆浴前应使用防水敷料包裹，盆浴结束后摘掉敷料，用酒精消毒穿刺点周围皮肤、安尔碘消毒穿刺点后更换敷料。⑦中心静脉营养的患者若持续性高能量输注突然停止，易引起低血糖，盆浴时可将输液侧手臂用防水敷料包裹后放在浴盆外，以保证中心静脉营养持续输入。⑧为防止消化不良和发生意外，应避免进食后1小时内盆浴。⑨盆浴后可涂抹润肤剂，防止皮肤瘙痒。⑩若患者发生晕厥，护士应迅速用大浴巾包裹患者，立即将患者抬出、平卧、保暖，并立即通知医生给予处理。

（周亚雯）

huìyīn hùlǐ

会阴护理（perineal care）

用温水为患者冲洗并擦拭会阴部及其周围皮肤的方法。适用于不能充分保持会阴部清洁的患者以及分娩后产妇、会阴部手术及留置尿管的患者。

目的 ①保持会阴部清洁，使会阴部免受尿液、粪便等排泄物和分泌物的污染，提高患者舒适度。②促进伤口愈合，预防感染和去除异味，保证患者清洁、舒适，满足其生理需求。③观察病情，为护理、诊断、治疗提供依据。

用物 清洁的衣裤和被服、防水尿垫、便器、冲洗壶、冲洗液、温水、卵圆钳、弯盘、纱布（4~6块）、脱脂大棉球（若干）。

操作方法 包括操作前准备、操作步骤和操作后处理。

操作前准备 包括以下几方面准备。

评估 患者病情、年龄、性别、意识状态、合作程度、心理反应、生活习惯、卫生习惯和卫生观念，会阴部清洁程度、分泌物情况、皮肤黏膜情况，会阴部有无伤口，有无阴道出血、阴道流液，有无尿失禁及留置导尿管，有无排便需求。

环境准备 宽敞、隐蔽、温度适宜。关闭门窗，用床幔或屏风遮挡患者，调节室温至24~26℃。

操作者准备 洗手，戴口罩、手套。

操作步骤 ①携用物至患者床旁，核对患者，向患者解释会阴冲洗的目的、操作方法和预计的操作时间，取得患者的同意和配合，拉上床幔或用屏风遮挡患者，根据患者需求协助其排空膀胱。②脱去对侧的裤腿，盖在近侧腿上，对侧用棉被遮盖，协助患者取仰卧屈膝位，两腿分开，暴露出会阴部。③臀下垫防水尿垫，放入便器。④女性患者。充分分开大阴唇，用冲洗液以自上向下、自内向外的顺序擦洗，再用温水以自上向下、自外向内的顺序用棉球冲洗干净，最后用干纱布擦拭干净。⑤男性患者。用棉球清洗龟头、包皮内侧、阴茎和阴囊，仔细擦拭阴囊背面接触会阴部的皮肤，然后用干纱布擦拭干净，将包皮恢复原状。⑥留置导尿管的患者。应每天定时清洗会阴部，留在尿道外的导尿管应擦拭从尿道口处开始至外露8cm以上的距离，由尿道口处向远端消毒，一次用一个棉球擦洗，棉球不可重复使用。如果是换管日，应在拔出尿管后进行会阴清洗，然后再重新留置尿管。⑦撤去尿垫和便器，协助患者放平双腿、穿好裤子、恢复舒适体位，为患者盖好被子，注意保暖。⑧整理床单位。

操作后处理　①整理用物，垃圾进行分类处理。②护士洗手。③记录患者病情和操作情况。

健康指导　①会阴部结构复杂，由阴毛、皮肤、黏膜等组成，是人体最容易被污染的部位。女性患者外阴部皮脂腺分泌较多，皱褶部位容易藏有污垢；女性尿道口与肛门距离很近，外阴部又常处于潮湿状态，为微生物提供了适宜生长的环境，若不注意会阴部清洁，容易发生外阴阴道炎和泌尿系感染。对女性患者，护士应告知其观察阴道分泌物的方法，指导其随时观察阴道分泌物的颜色、性质和气味。②男性患者因为龟头和冠状沟处被包皮覆盖，容易藏垢，也易感染泌尿系统疾病；擦拭男性患者会阴部时要仔细清洗阴囊皱褶和大腿两边接触皮肤的部位，因为此处潮湿易发生皮炎，清洗后要用干纱布或毛巾擦干。③留置尿管的患者因为外置尿管与膀胱相通，护理不当极易造成泌尿系感染，故应每日进行会阴部清洁。④嘱患者多饮水，尤其是留置尿管的患者，每日饮水量在2500ml以上，每日尿量在1500ml以上，以起到冲洗尿路、促进细菌及炎症分泌物的排出、预防泌尿系感染的作用。⑤会阴部有伤口的患者，为保证伤口清洁和预防伤口感染，应遵医嘱每日用无菌冲洗液冲洗会阴部。⑥分娩后妇女，由于产后恶露造成会阴部潮湿，同时恶露本身就是细菌良好的培养基，因此易患阴道炎、子宫内膜炎和泌尿系感染，故应每日用冲洗液或流动水清洗会阴部，不用盆浴，防止上行感染。

护理评价　①操作方法是否正确，动作是否轻柔，患者会阴部皮肤、黏膜是否正常，床单、衣服是否被浸湿，患者是否清洁、舒适。②与患者沟通是否有效，患者自尊需求是否得到满足，患者隐私是否得到保护。

注意事项　①操作前要向患者说明会阴冲洗的目的、操作方法和预计的操作时间，取得患者同意后才可进行。②要调节好室温，操作过程中要注意患者保暖，防止受凉。③擦洗力度要适中，不可用力揉擦，以免损伤会阴部黏膜。④使用搪瓷便器时要适当加温，防止因便器过凉而让患者感到不适；放入和取出便器时要抬高患者臀部，避免损伤患者皮肤，同时应用腰枕或大毛巾卷成卷状置于患者腰部，提高患者舒适度。⑤擦洗过程中要与患者沟通，不仅要倾听患者主诉，还要注意观察其表情、动作等非语言行为，在实施会阴护理的过程中要时刻意识到患者的羞耻感，要保护患者隐私，注意遮挡。⑥为男性患者擦洗时应捏住龟头的下侧，同时还应分散患者注意力，避免其将注意力集中到清洗行为上。⑦操作中要随时观察患者病情变化。⑧当患者会阴部皮肤黏膜出现红肿、破溃或分泌物异常时，应遵医嘱及时给予处理。⑩操作后要妥善固定患者身上的各种管路，确认管路通畅，必要时更换伤口敷料。

（周亚雯）

zúbù hùlǐ

足部护理（foot and nail care）

用温水为生活不能自理的患者清洗足部皮肤的方法。

目的　①保持足部清洁干燥，防止足部异味，使患者清洁、感觉舒适，满足其生理需求。②保证足部血液循环和足部皮肤滋润，防止并发症发生。③观察、了解病情，为护理、诊断、治疗提供依据。

用物　温水、洗脚盆、冲洗壶、浴巾、毛巾、中性香皂、指（趾）甲刀。

操作方法　包括操作前准备、操作步骤和操作后处理。

操作前准备　包括以下几方面准备。

评估　患者病情、年龄、性别、意识状态、合作程度、心理反应、生活习惯、清洁习惯和清洁需求、自理能力、肢体活动能力、感觉功能是否异常，足部清洁状况、受压情况、皮肤颜色，有无足部皮肤发红、裂伤、破溃、水肿、水疱，患者的鞋是否合脚、舒适，有无管路、伤口，有无牵引、石膏及夹板固定。

环境准备　宽敞、温度适宜。关闭门窗，调节室温。

操作者准备　洗手，戴口罩、手套。

操作步骤　①携用物至患者床旁，向患者解释操作目的和方法，取得患者的同意和配合。②协助患者取仰卧屈膝位，将裤子卷至膝上，上身用被子遮盖，注意患者的保暖。③将浴巾垫于床尾，洗脚盆内盛适宜的温水，将洗脚盆置于浴巾上，尽量贴近患者。④泡脚。先将患者一只脚的脚跟慢慢置于温水中（让患者确定水温是否适宜），患者确认水温适宜后，护士再慢慢将患者的双足全部浸泡在温水中，持续5~10分钟。⑤洗脚。用中性香皂清洗患者的双脚（要注意趾缝间的污垢），用冲洗壶内的温水缓缓地冲洗双脚上的皂液。⑥用浴巾将双脚擦拭干净（特别注意擦拭患者的脚趾间，以保证脚趾间的干燥），根据患者的喜好使用植物油剂润滑双脚（脚趾之间不擦油剂）并进行适当按摩。⑦患者趾甲过长时应进行修剪。⑧整理患者衣服，协助患者取舒适卧位，盖好被子，注意保暖，整理床单位。⑨将患者的洗脚盆和毛巾冲洗干净后放回原处。

操作后处理　①整理用物，将垃圾分类放置。②护士洗手。③记录患者病情和操作情况。

健康指导　①告知患者和家属足部护理的重要性，足部护理时的温热刺激可使血管扩张、血流量增加，同时，适宜的温度还有助于全身放松，所以每晚进行足部护理对促进足部血液循环、预防下肢血栓性静脉炎的形成有很好的作用。②指导患者足部的日常护理方法，告知患者足部按摩的重要性，适当的足部按摩可以缓解足部疲劳、减轻水肿，还可以促使血流量增加，使患者肢体的末端感到温暖，提高患者的舒适度。

护理评价　①操作方法是否正确，水温是否适宜，患者是否清洁、舒适。②患者足部皮肤颜色、温度是否正常，有无甲周皮肤损伤。③与患者沟通是否有效。

注意事项　①操作前要调节室温，操作过程中要注意水温，注意患者保暖，防止受凉。②足部皮肤是全身温度最低的部位，若水温过高，会导致水温与皮肤温差过大，使患者感到不适，甚至有烫伤的危险。大多数糖尿病患者都存在不同程度的足部神经病变，对温度的感觉能力下降，不能正确感知温度，尤其在冲洗时，水直接浇在患者小腿和足部的皮肤上，更易造成患者烫伤，所以护士应该先用手或温度计感知水温，切忌用高于40℃的热水烫脚。③泡脚时间以10分钟为宜，尤其当足部有裂口时，细菌容易由裂口侵入组织内引起足部感染；泡脚时水量不要过多，以免患者双脚放入盆中时水溢出、浸湿床单以及无法进行冲洗。④用中性香皂清洗足部，防止碱性肥皂对皮肤刺激；清洗后，用柔软、吸水性好的干毛巾轻轻擦拭足部，最好用白色毛巾擦脚，以便及时发现足部是否有血迹或脓液；擦拭时应使趾尖向下，尤其要注意脚趾缝间的水分一定要擦干，足部皮肤擦干后应使用润滑乳液或营养霜充分按摩，以保持足部皮肤的湿润度和柔软性；由于脚趾透气性较差，潮湿环境易并发真菌感染，因此脚趾间不能用润滑乳；当患者存在下肢静脉曲张时，应轻轻按摩足部，切忌按摩小腿，以防血栓栓子脱落，造成严重后果。⑤观察患者足部皮肤是否有色泽和温度变化等异常情况，以便对症处理。⑥足部护理时血液循环加快、皮肤散热增加，患者会感到口渴，因此，护理后要询问患者需求，协助其多饮水。⑦泡脚后趾甲柔软时才可以修剪指甲；修剪时光线要充足，趾甲应直剪，不要斜剪，以免损伤甲沟；趾甲不要修剪得过短，防止尖锐的趾甲边缘损伤皮肤；如发现甲周皮肤红肿，应遵医嘱给予对症处理。⑧操作中应与患者沟通，随时观察患者病情变化，要保护患者隐私，注意适当遮挡。⑨对于患者进行的自我足部护理给予正向反馈，及时指导。⑩要观察患者行走的步态和足部重量的分配情况，检查患者的鞋和袜子的舒适度、清洁程度，检查鞋内是否平整，防止损伤患者足部皮肤。

（周亚雯）

chénjiān hùlǐ

晨间护理（morning care）　每日清晨根据患者病情及自理能力，采用恰当的护理措施，保持其个人清洁及床单位整洁的方法。

目的　①使患者感觉清洁、舒适。②促进睡眠过程中身体受压部位的血液循环，预防压疮、坠积性肺炎、血栓性静脉炎等并发症。③保持病床、病室清洁、整齐。④观察患者病情，为诊断、治疗、护理提供依据。⑤了解患者心理状态，有针对地进行心理护理和卫生宣教。

用物　漱口杯、牙刷、牙膏（重症患者备特殊口腔护理用物）、洗面盆、40～45℃温水、毛巾、梳子、大浴巾、指甲钳、扫床刷、扫床套（略湿润）、便器。

操作方法　包括操作前准备、操作步骤和操作后处理。

操作前准备　包括以下几方面准备。

评估　患者病情、年龄、性别、意识状态、合作程度、心理反应、自理能力、卫生习惯和清洁需要、肢体活动能力，是否存在感觉功能异常，皮肤清洁状况、受压程度，有无破损、水肿，有无伤口、管路、石膏、牵引及夹板固定，患者衣裤及床单位的清洁程度，是否有排便需求。

环境准备　宽敞、隐蔽、温度适宜。关闭门窗，拉上床幔或用屏风遮挡患者，调节室温至24~26℃。

操作者准备　洗手，戴口罩。

操作步骤　分为以下两种情况操作。

能离床活动的患者　①鼓励患者自行洗漱，包括刷牙、漱口、洗脸、梳头，这些活动可以使患者全身肌肉、关节得到运动，增强患者恢复健康的信心。②护士进行床单位的整理。

不能离床活动的患者　①携用物至患者床旁，核对患者，向患者解释晨间护理的目的、操作方法和预计的操作时间，取得患者的同意和配合；关闭门窗，拉上床幔或用屏风遮挡患者，了解饮食情况和夜间睡眠情况，根据需求协助排便。②协助患者刷牙（见正常口腔护理），对重症患者进行特殊口腔护理。③移开床旁桌，如患者病情允许，将床摇平，调节床的高度至护士便于操作的位置；用清水擦洗患者眼、脸、耳后（注意观察耳郭皮肤的颜色）、颈部、腋下。④将枕头移至对侧，协助患者翻身背向护士，对面加床档，防止患者坠床，并注意患者保暖；检查皮肤受压情况，用温水擦洗背部（见床上擦浴相关内容），擦洗后叩击患者背部以减轻肌肉的紧张、缓解疲劳及协助排痰。⑤协助患者侧卧面向护士，将洗面盆放于床侧的浴巾上或床旁椅子上，用中性香皂清洗患者双手并按摩肘关节。⑥更换温水和毛巾，擦拭并按摩患者双侧膝关节、内外踝关节、足跟部，同时观察受压部位皮肤颜色。⑦枕上垫毛巾为患者梳头（见床上梳头）、剪指甲。⑧松开床单，逐层清扫床单、中单上的渣屑后拉平铺好，使之平整，整理患者盖被；整理患者衣裤，如有需要给予更换；取下枕头，拍松后放回患者头下，根据患者需求调整高度，避免因枕头高度不适宜而造成患者颈部肌肉受牵拉。⑨观察患者病情和患者身上的管路安放是否合理、通畅，帮助患者取舒适卧位，检查各关节是否处于功能位，身下的衣服、被褥是否平整，将呼叫装置置于患者手边易取处。⑩将患者的洗面盆和毛巾冲洗干净后放回原处，移回床旁桌，根据患者病情恢复操作前的卧位，拉开床幔或撤去屏风，酌情开窗通风。

操作后处理　①整理用物，垃圾进行分类处理。②护士洗手。③记录患者病情和操作情况。

健康指导　①鼓励意识清楚的患者表达自己的需求。②鼓励患者在病情允许的情况下定期变换体位，勤翻身，勤活动和抬高下肢，避免局部皮肤长期受压。间歇性解除压力是预防压疮的首要措施，翻身是最简单而有效地解除压力的方法。移动身体时要避免拖、拉、推等动作，防止损伤皮肤；要注意身上的管路、伤口、石膏固定和牵引等，有伤口的患者翻身时要轻轻按压伤口，防止牵拉造成伤口疼痛；有牵引的患者翻身时不可放松牵引，可采用左侧卧位、平卧位、右侧卧位交替变换的方式减少局部皮肤的受压时间；可使用预防压疮的工具。③向患者和家属宣教晨间护理的重要性。④患者的内衣要干燥、清洁、柔软，保证其舒适的同时还可避免衣服摩擦力大而引起的皮肤损伤。⑤指导和协助患者进行肢体关节活动练习，维持关节的活动性和肌张力，促进血液循环和静脉回流，预防肢体失用综合征和血栓性静脉炎。⑥适当开窗通风可保持病室空气清新、提高患者舒适感。

护理评价　①操作方法是否正确，过程是否顺利。②患者是否清洁、舒适，患者体位是否适宜，患者身上的管路是否通畅，病情是否平稳。③患者的床铺、衣裤是否平整、无渣、无垢。④为患者拍背是否有效，患者能否顺利咳出痰液。⑤患者受压部位皮肤颜色是否正常。⑥与患者的沟通是否有效。

注意事项　①操作前要调节室温，操作过程中要注意水温，擦洗时大浴巾要半铺半盖，防止床单被浸湿，注意为患者保暖，防止其受凉，如发现受压部位皮肤颜色改变，应对症处理。②操作过程中要注意保护患者身上的伤口和各种管路，防止导致患者疼痛和造成管路扭曲、甚至脱出，有牵引的患者翻身时不可放松牵引。③护理人员要随时观察患者皮肤颜色，协助患者定时变换体位，长期卧床和昏迷的患者要定时翻身，翻身时切忌拖、拉、推等动作，防止皮肤擦伤；要加床档，保护患者安全，防止坠床；翻身后护士要叩击患者背部和双下肢，以放松肌肉、减轻患者疲劳和肌肉酸痛、预防压疮和血栓性静脉炎。④随时观察患者病情变化，注意监测患者心率和呼吸情况，观察患者面色和表情，如发现异常，应立即停止操作，通知医生给予对症处理。⑤操作中要与患者沟通，倾听患者主诉，满足患者需求，建立良好的护患关系；要注意保护患者自尊心，征得患者同意后才能做护理操作，并注意保护患者隐私。⑥操作后要妥善固定患者身上的各种管路，确认管路通畅，必要时更换伤口敷料。⑦确保患者采取的卧位舒适，脊柱保持正常的生理弯曲，各关节处于正常功能位；患者被单、盖被、枕头和衣服要平整、干燥、无渣、无垢；枕头高度要适宜，避免枕头过高或过低造成患者颈部肌肉受牵拉；患者的床尾要用支架支撑起盖被，以减轻被褥对足部的压迫，防止足跟皮肤出现压疮和足下垂，用棉褥或软枕在床垫上留出空隙，使患者骨隆突处悬空，减轻骨隆突处皮肤压力。⑧为患者修剪指甲的过程中要与患者沟通，避免损伤甲床及指甲修剪过短造成患者不适，对于指甲过硬的患者，可先在温水中浸泡后再行修剪。⑨护士要调节病床的高度（注意患者安全），以适宜自己身高，同时要符合人体力学原则，注意节时省力，以免护士疲劳。

（周亚雯）

wǎnjiān hùlǐ

晚间护理（evening care）

每日夜间根据患者病情及自理能力，采用恰当的护理措施，保持其个人清洁及床单位整洁的方法。

目的 ①使患者感觉清洁、舒适，易于入睡。②预防坠积性肺炎、血栓性静脉炎和压疮等并发症。③观察病情，了解患者心理状态，有针对地进行心理护理和卫生宣教。

用物 漱口杯、牙刷、牙膏（重症患者备特殊口腔护理用物）、洗面盆、洗脚盆、温水、毛巾（2条）、梳子、大浴巾、指甲钳、扫床刷、便器，重症患者准备会阴护理用物（冲洗壶、弯盘、纱布或大棉球、冲洗液），必要时备热水袋、毛毯。

操作方法 包括操作前准备、操作步骤和操作后处理。

操作前准备 包括以下几方面准备。

评估 患者病情、年龄、性别、意识状态、合作程度、心理反应、自理能力、卫生习惯、清洁需要和睡眠习惯、睡眠状况、肢体活动能力，是否存在感觉功能异常，皮肤清洁状况、受压时间、受压程度及有无破损、水肿、水疱，有无伤口、管路、引流、石膏、牵引及夹板固定，患者衣裤及床单位的清洁程度，是否有排便需求。

环境准备 宽敞、安静、隐蔽、温度适宜，有利于患者入睡。关闭门窗，用床幔或屏风遮挡患者，调节室温至24~26℃；拉上窗帘，关闭顶灯。

操作者准备 洗手，戴口罩。

操作步骤 分为以下两种情况操作。

能离床活动的患者 ①鼓励患者自行洗漱，包括刷牙、漱口、洗脸、梳头、洗脚、清洗会阴部等，这些活动可以使患者全身肌肉、关节得到运动，增强患者恢复健康的信心。②护士进行床单位的整理。③拉窗帘，关顶灯，开地灯。

不能离床活动的患者 ①携用物至患者床旁，核对患者，向患者解释晚间护理的目的、操作方法和预计的操作时间，取得患者同意和配合；询问患者主诉，了解饮食情况和夜间睡眠情况，根据需求协助患者排便。②协助患者刷牙（见正常口腔护理），对重症患者进行特殊口腔护理。③移开床旁桌，如患者病情允许将床摇平，调节床的高度至护士便于操作的位置；用清水擦洗患者眼、脸、耳后（注意观察耳郭皮肤颜色）、颈部、腋下。④将枕头移至对侧，协助患者翻身背向护士，对面加床档，防止患者坠床，并注意患者保暖；检查皮肤受压情况，用温水擦洗背部。⑤协助患者侧卧并面向护士，清洗患者双手并按摩肘关节。⑥更换温水和毛巾，擦拭并按摩患者双侧膝关节、内外踝关节、足跟部，同时观察受压部位皮肤颜色。⑦温水泡脚、洗脚（见足部护理），剪趾甲。⑧枕上垫毛巾为患者梳头（见床上梳头）；整理床单位，必要时给予更换。⑨观察患者病情，询问患者睡眠习惯和要求并予以满足，帮助患者采取舒适卧位，将呼叫装置置于患者手边易取处，检查患者身上管路的安放是否合理，身下衣服、被褥是否平整。⑩移回床旁桌，根据患者病情恢复操作前的卧位，拉开床幔或撤去屏风；将患者的洗面盆、洗脚盆和毛巾冲洗干净后放回原处，拉开窗帘，关闭顶灯，开地灯，必要时给予患者毛毯和热水袋。

操作后处理 ①整理用物，垃圾进行分类处理。②护士洗手。③记录患者病情、操作情况和睡眠情况。

健康指导 ①指导、鼓励患者在病情允许的情况下定期变换体位，可进行骨隆突处及背部的按摩，避免局部皮肤长时间受压，并嘱患者移动身体时要避免拖、拉、推等动作，以免损伤皮肤。②做好管路的护理，避免出现管路打折、弯曲、受压的情况，保持管路通畅。③保持病室安静，督促探视家属离院。④及时调节室温，指导或协助患者增减盖被。⑤若患者病情允许，可以协助其睡前饮一杯温牛奶，并告知患者睡前勿饮浓茶或咖啡，以免影响睡眠。⑥嘱患者出现疼痛等不适时应及时告知医务人员。

护理评价 ①操作方法是否正确，过程是否顺利。②患者是否清洁、舒适，患者体位是否适宜，病情是否平稳，患者身上的管路是否通畅。③患者身下衣服、被褥是否平整、干燥、无渣、无垢。④为患者拍背是否有效，患者能否顺利咳出痰液。⑤患者受压部位皮肤的颜色是否正常。⑥与患者沟通是否有效。⑦患者能否安静入睡。

注意事项 ①泡脚时要遵从患者习惯，与其沟通，泡脚水的温度不宜过高，防止烫伤，泡脚时间不宜过长，防止造成患者疲劳；使用热水袋时应避免烫伤。②为患者营造安静、舒适、易于入睡的睡眠环境，避免环境的不良刺激影响睡眠；要加强巡视，了解患者睡眠情况，随时观察病情；询问患者有无睡眠习惯方面的需求，护士应尽量给予满足；注意患者床褥、床单要平整，棉被要薄厚适中，枕头的高度要适宜，避免枕头过高或过低造成患者颈部肌肉受牵拉；注意调节病室内的温度和光线，关闭病室内的顶灯，但要留壁灯或地灯，防止患者坠床；采取一切有效的措施，解除影响患者入睡的不良因素以帮助患者入睡，如姿势不当影响睡眠时，可帮助患者更换卧位；疼痛时可遵医嘱酌情给予镇痛药；若有咳嗽、腹胀、尿潴留等原因影响睡眠时，应遵医嘱给予对症处理；若有绷带、导管等因素造成睡眠障碍时，应遵医嘱给予重新调整；服用晚间催眠药时，一定要在护士做完护理、整理完床单位后再协助患者服下，避免服用过早。其余注意事项见晨间护理。

（周亚雯）

wújūn jìshù

无菌技术（aseptic technique）

在医疗和护理操作过程中，防止一切微生物侵入人体和防止无菌物品、无菌区域被污染的技术。其中，无菌物品（aseptic supplies）是经物理或化学方法灭菌后未被污染的物品。无菌区域（aseptic area）是经物理或化学方法灭菌后未被污染的区域，简称无菌区。灭菌（sterilization）是用物理或化学方法杀灭或者消除传播媒介上的一切微生物（包括致病微生物和非致病微生物）的过程。无菌技术是预防医院内感染的一项基本而重要的技术，无菌技术操作依据科学原则制订，每位医护人员都必须熟练掌握并严格遵守。

形成过程 无菌技术起源于19世纪。1847年学者提出，在为产妇进行检查前要用漂白粉水溶液将手洗净，以预防手不洁导致的产妇感染。为此，将产妇的死亡率由10%降至1%，这是无菌技术的开端。1867年采用石炭酸溶液冲洗手术器械，并用石炭酸溶液浸湿的纱布覆盖伤口，使截肢手术的死亡率由46%降至15%。1877年采用了蒸汽灭菌，并研究了布单、敷料、手术器械等的灭菌措施，创立了无菌技术。1889年提出了手臂消毒法。1890年开始倡议戴橡胶手套。

无菌操作基本原则 ①操作环境。操作室保持清洁、宽敞且应定期消毒，无菌操作前半小时停止清扫、减少走动，避免尘埃飞扬；操作台应清洁、干燥、平坦、物品布局合理。②操作人员。操作人员应着装整洁、修剪指甲、洗手、戴口罩，必要时穿无菌衣、戴无菌手套。③物品管理。无菌物品必须与非无菌物品分开放置，并有明显标志。无菌物品应存放于无菌包或无菌容器内；无菌包外需标明物品名称、灭菌日期，并按失效期先后顺序摆放、取用。若无菌包材质为纺织品，有效期是7~14天；若为医用一次性纸袋，有效期是1个月；若为医用无纺布、一次性医用皱纹纸、一次性纸塑袋或硬质容器，有效期是6个月。一套无菌物品只供一位患者使用一次。④操作过程。应明确无菌区、非无菌区；非无菌物品应远离无菌区；操作者身体应与无菌区保持一定的距离，手臂应保持在腰部或治疗台面以上，不可跨越无菌区，手不可接触无菌物品；取、放无菌物品时，应面向无菌区；取用无菌物品时应使用无菌持物钳；无菌物品一经取出，即使未用，也不可放回无菌容器内；避免面对无菌区谈笑、咳嗽、打喷嚏；如怀疑无菌物品被污染或已被污染，即不可使用，应予以更换并重新灭菌。

无菌技术操作 在临床护理工作中主要包括六步洗手法、戴口罩法、无菌持物钳（镊）使用、无菌容器使用、无菌溶液取用、无菌包使用、铺无菌盘以及无菌手套使用等操作技能。

（钱晓路）

liùbù xǐshǒufǎ

六步洗手法（six-steps of hand washing）

通过六个步骤对手进行清洁，以有效预防和控制病原体传播的洗手方法。是医疗机构工作人员的标准洗手法。

目的 清除医务人员手部皮肤污垢、碎屑及部分致病微生物，切断通过手传播感染性疾病的途径，从而达到避免感染和交叉感染的目的。

用物 洗手池、流动水、水龙头（以非手触式水龙头为最佳）、清洁剂、干手物品（擦手纸、干毛巾或干手机）、盛放擦手纸或干毛巾的容器、速干手消毒剂。清洁剂通常为肥皂、皂液或含杀菌成分的洗手液，肥皂应保持清洁、干燥，皂液或洗手液出现混浊或变色时应立即更换。盛放皂液的容器宜为一次性使用物品，重复使用的容器需每周清洁与消毒。速干手消毒剂为含有醇类和护肤成分的手消毒剂，包括水剂、凝胶和泡沫型。

操作方法 包括操作前准备和操作步骤。

操作前准备 包括以下几方面准备。

评估 双手污染的程度，有无洗手指征。

环境准备 应整洁、宽敞、明亮。

操作者准备 取下手表、饰物等，修剪指甲。

用物准备 ①备齐用物并合理放置。②打开水龙头，调节到合适的水流和水温。

操作步骤 ①湿手。使用流动的水充分淋湿双手。②取液。取适量肥皂或皂液，均匀涂抹于整个手掌、手背、手指和指缝。③揉搓。认真揉搓双手至少15秒，应注意清洗手部所有的皮肤，包括指背、指尖和指缝，具体揉搓步骤即六步洗手法。第一步：掌心相对，手指并拢，相互揉搓（图a）；第二步：掌心对手背，沿指缝相互揉搓，交换进行（图b）；第三步：掌心相对，双手交叉，指缝相互揉搓（图c）；第四步：弯曲手指，使指间关节在另一掌心内旋转揉搓，交换进行（图d）；第五步：一手握住另一手的拇指旋转揉搓，交换进行（图e）；第六步：五个手指尖并拢，放在另一手掌心内旋转揉搓，交换进行（图f）。必要时增加手腕的清洗。④冲洗。流动水下彻底冲洗双手。⑤干燥。以擦手纸或干毛巾擦干双手，或在干手机下烘干双手。⑥护肤。取护手液护肤。

护理评价 操作过程是否规范、准确、步骤有序。

注意事项 ①当手部有血液或其他体液等肉眼可见的污染时，宜使用肥皂（皂液）和流动水洗手。手部没有肉眼可见的污染时，可用速干手消毒剂消毒双手代替洗手。②洗手方法应正确，注意清洗手部所有皮肤，尤其要认真清洗指背、指尖、指缝和指关节等易污染的部位。③注意调节合适的水温、水流，避免污染周围环境。④洗手指征。直接接触每个患者前后；从同一患者身体的污染部位移到清洁部位时；接触患者黏膜、破损的皮肤或伤口前后；接触患者的血液、体液、分泌物、排泄物、伤口敷料等之后；穿脱隔离衣前后；脱手套后；接触患者周围的环境及物品后；进行无菌操作以及接触清洁、无菌物品之前；处理药物或配餐前。

（钱晓路）

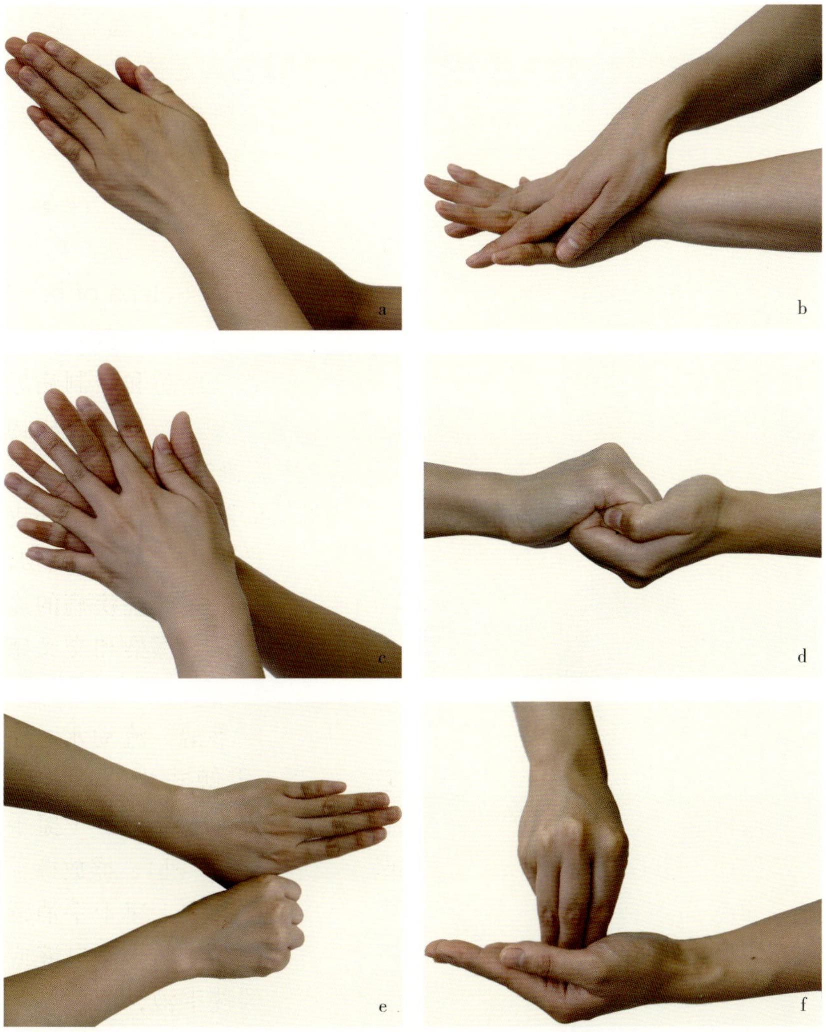

图 六步洗手法

dàikǒuzhàofǎ

戴口罩法（wearing mask） 为了预防和控制医院内感染，根据不同的工作要求需要采取不同的口罩佩戴方法。

目的 通过正确佩戴口罩预防和控制病原体的传播。

用物 口罩分为三类：①普通口罩。为普通脱脂纱布口罩，应不少于12层，是可以保护呼吸道免受有害粉尘、气溶胶、微生物及灰尘伤害的防护用品。适用于一般性医疗活动，如护士配液、清扫床单位等。②外科口罩。通常为一次性使用的无纺布口罩，配有可弯折鼻夹，能阻止血液、体液和飞溅物传播，是医护人员在有创操作过程中佩戴的口罩。其对细菌的过滤效率>95.0%，对非油性颗粒的过滤效率>30.0%。适用于手术室工作、进行无菌操作或护理免疫功能低下的患者时，防止医护人员将病原体传播给患者；进行体腔穿刺以及可能有血液、体液、分泌物等喷溅的有创操作时，用于医务人员的防护；人员相对密集的场所，如门诊导医或咨询处、电梯、急诊等，用于工作人员的防护；也适用于呼吸道传染病患者。③医用防护口罩。通常为N95口罩、活性炭医用口罩，具有良好的面部密合性及可调节性，能阻止经空气传播、直径≤5μm的感染因子或因近距离（<1m）接触、经飞沫传播而发生的感染。口罩过滤效率分为1级≥95%，2级≥99%，3级≥99.97%。适用于接触经空气传播或因近距离接触而经飞沫传播的呼吸道传染病患者，或在呼吸道传染病传播的高危区域工作的医护人员，如发热门诊、呼吸科门诊的医护人员。

操作方法 包括操作前准备及操作步骤。

操作前准备 包括以下几方面准备。

评估 根据操作要求选择口罩类型。

操作者准备 洗手。

用物准备 ①备齐用物并合理放置。②检查并核对名称、有效期。

操作步骤 分为戴口罩和脱口罩。

戴口罩 ①佩戴普通口罩。将口罩罩住鼻、口及下颏，口罩下方系带系于颈后，上方系带系于头顶中部。②佩戴外科口罩。先将口罩罩住鼻、口及下颏，口罩下方系带系于颈后，上方系带系于头顶中部；再将双手指尖放在鼻夹上，从中间位置开始用手指向内按压，分别向两侧移动和按压，根据鼻梁的形状塑造鼻夹；最后调整系带的松紧度。③佩戴医用防护口罩。一手托住口罩，有鼻夹的一面朝向外；将口罩罩住鼻、口及下颏，鼻夹部位向上紧贴面部；口罩上方和下方的系带分别系于头顶中部及颈后；将双手指尖放在金属鼻夹上，从中间位置开始用手指向内按压鼻夹，分别向两侧移动和按压，根据鼻梁的形状塑造鼻夹（图）。

脱口罩 ①不要接触口罩前面（污染面）。②先解开下方的系带，再解开上方的系带。③用手捏住口罩的系带，将口罩丢弃至医疗废物容器内。

护理评价 操作过程是否规范、准确、步骤有序。

注意事项 ①根据不同的操作要求选用不同种类口罩。②保持口罩清洁、干燥；口罩潮湿或受到患者血液、体液污染后，应及时更换。③普通口罩应每日更换、清洁与消毒，如被污染，应及时更换；医用外科口罩和医用防护口罩只能一次性使用。④佩戴口罩时不应只用一只手捏鼻夹；戴上口罩后不可用污染的手触摸口罩，不可将口罩悬挂于颈前。

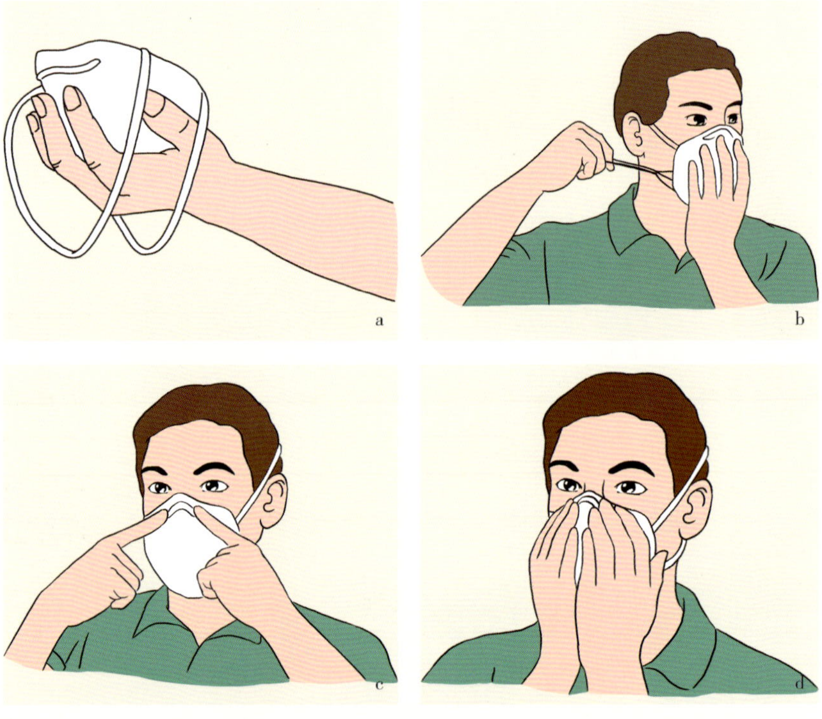

图 戴口罩法

注：a. 按面型选择普通/细码型号，拉松头带。金属软条向上，将手穿过头带。b. 戴上口罩，头带分别置于头顶后及头后。c. 将双手的示指及中指由中央顶部向两旁同时按压金属软条。d. 检查妥当：①正压检查是以双手轻按口罩，然后刻意呼吸，空气应该不会从口罩边缘泄漏。②负压检查是以双手轻按口罩，然后刻意呼吸，口罩应会稍凹陷。

⑤每次佩戴医用防护口罩进入工作区域之前，应检查其密合性。检查方法是将双手完全盖住防护口罩，快速地呼气，若鼻夹附近有漏气应调整鼻夹，若漏气位于四周，应调整至不漏气为止。⑥脱口罩前后应洗手，一次性使用的口罩放入医疗垃圾袋内，以便于集中处理。

（钱晓路）

wújūn chíwùqián (niè) shǐyòng

无菌持物钳（镊）使用（usage of sterile forceps）

对取放、传递无菌物品的器械的使用方法。

目的 取放和传递无菌物品，保持无菌物品不被污染。

用物 无菌持物钳（镊）、盛放无菌持物钳（镊）的容器。

无菌持物钳（镊） 临床上常用的无菌持物钳（镊）有卵圆钳、三叉钳和镊子。①卵圆钳。钳的柄部有两环，使用时手指套入环内，钳的下端有两个卵圆形小环，常用于夹取刀、剪、钳、镊、治疗碗、弯盘等无菌物品。由于两环平行紧贴，不能持重物。②三叉钳。结构和卵圆钳相似，不同之处是钳的下端较粗，呈三叉形并以一定弧度向内弯曲，常用于夹取瓶、罐、盒、盆、骨科器械等较大或较重的无菌物品。③镊子。分为长、短两种，其尖端细小，使用时轻巧、方便，常用于夹取针头、棉球、纱布等无菌物品。

盛放无菌持物钳的容器 每个容器内只放一把无菌持物钳（镊），容器口上加盖。临床上有两种存放方法。①干式存放法。将盛有无菌持物钳（镊）的无菌干罐保存在无菌包内，使用前开包，开包后每4小时更换一次。②湿式存放法。将无菌持物钳（镊）经高压蒸汽灭菌后浸泡于盛有消毒液的无菌带盖容器内，容器深度与钳（镊）的长度比例适合，打开轴节，消毒液液面浸没无菌持物钳（镊）轴节以上2cm或镊子长度的1/2。临床上主要使用干式存放法。

操作方法 包括操作前准备和操作步骤。

操作前准备 包括以下几方面准备。

环境准备 应整洁、宽敞、明亮，定期消毒。

操作者准备 洗手，戴口罩。

用物准备 ①备齐用物并合理放置。②检查并核对名称、有效期。

操作步骤 ①开盖。打开盛放无菌持物钳（镊）的容器盖。②取钳（镊）。手持无菌持物钳（镊）上1/3处，闭合钳（镊）端，将钳移至容器中央，垂直取出，关闭容器盖。③使用。保持钳（镊）端前端向下并在腰部以上的水平，不可倒转向上。④放钳（镊）。使用后闭合钳（镊）端，打开容器盖，快速、垂直放回容器内（图），关闭容器盖。

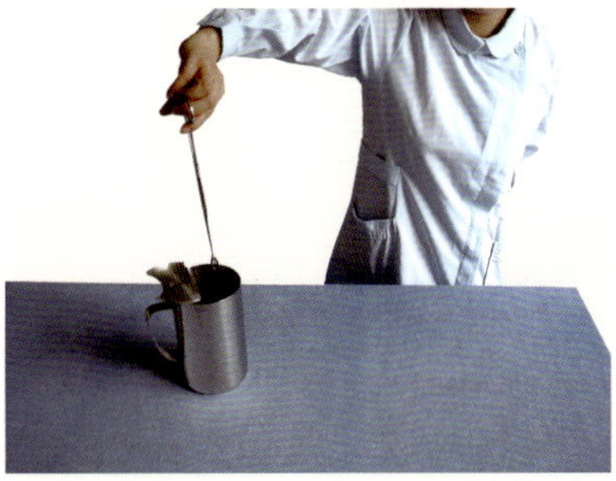

图 无菌持物钳使用

护理评价 是否遵循无菌操作原则，操作过程是否规范、准确、无污染。

注意事项 ①取、放无菌持物钳（镊）时钳（镊）端闭合，不可触及容器口边缘；容器盖闭合时不可从盖孔中取、放无菌持物钳（镊）。②使用无菌持物钳（镊）的过程中始终保持钳（镊）端向下，不可触及非无菌区，不可低于腰部。③到距离较远处取物时，应将持物钳（镊）和容器一起移至操作处，就地使用。④不可用无菌持物钳（镊）夹取非无菌物品、油纱布；不可用无菌持物钳（镊）换药或消毒皮肤，以防被污染。⑤无菌持物钳（镊）一经污染或可疑被污染，应重新消毒、灭菌。

（钱晓路）

wújūn róngqì shǐyòng

无菌容器使用（usage of sterile container）

在操作过程中防止盛放在容器内的无菌物品被污染的方法。

目的 盛放无菌物品，保持无菌物品不被污染。

用物 无菌持物钳（镊）、无菌容器。常用的无菌容器有无菌盒、无菌罐、无菌碗、无菌贮槽等，无菌容器内可盛放无菌器械、无菌棉球、无菌纱布等。

操作方法 包括操作前准备和操作步骤。

操作前准备 包括以下几方面准备。

环境准备 应整洁、宽敞、明亮，定期消毒。

操作者准备 洗手，戴口罩。

用物准备 ①备齐用物、合理放置。②检查并核对名称、有效期。

操作步骤 ①开盖。取物时，打开无菌容器盖，将容器盖平移离开容器，内面向上置于稳妥处（图1）或拿在手中，开、关盖时，手不可触及盖的边缘及内面，以防污染。②取物。用无菌持物钳（镊）从容器中取出无菌物品并放妥，注意无菌持物钳（镊）

及物品不可触及容器边缘。③盖盖。取毕无菌物品，应立即将容器盖盖严，避免容器内的物品在空气中暴露过久而被污染。④手持容器。手持无菌容器（如治疗碗）时，应托住容器底部（图2）。

护理评价 是否遵循无菌操作原则，操作过程是否规范、准确、无污染。

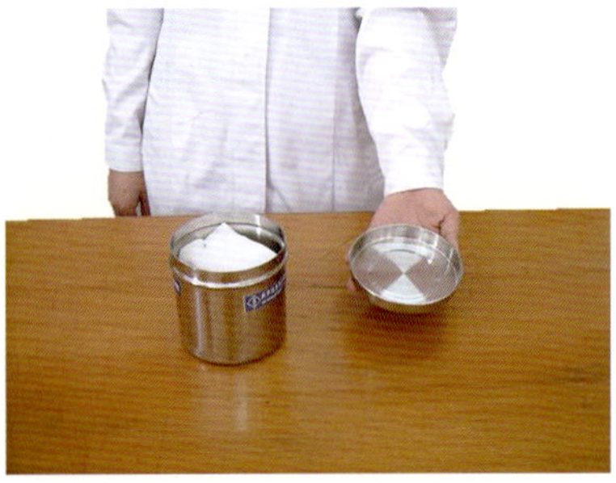

图1 无菌容器开盖

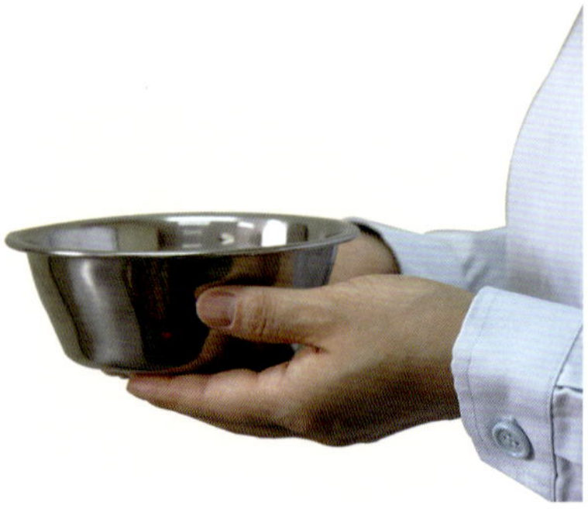

图2 手持无菌容器

注意事项 ①移动无菌容器时，应托住容器底部，手指不可触及无菌容器的内面和边缘。②无菌容器应定期消毒、灭菌，一般有效期为7~14日。一经打开，使用时间不得超过24小时。③从无菌容器内取出的无菌物品，即使未使用，也不得再放回。

（钱晓路）

wújūn róngyè qǔyòng

无菌溶液取用（pouring sterile solution）

在取用过程中防止经灭菌处理后的溶液被污染的方法。

目的 保持无菌溶液在取用过程中不被污染。

用物 无菌溶液、弯盘、盛装无菌溶液的容器、棉签、消毒液、笔等。

操作方法 包括操作前准备和操作步骤。

操作前准备 包括以下几方面准备。

环境准备 应整洁、宽敞、明亮，定期消毒。

操作者准备 洗手，戴口罩。

用物准备 ①备齐用物并合理放置。②取盛有无菌溶液的密封瓶，擦除瓶外的灰尘。③检查并核对无菌溶液的名称、有效期，检查瓶盖有无松动、瓶体和瓶底有无裂痕以及溶液有无沉淀、混浊、变色等。

操作步骤 ①开启瓶塞。消毒瓶塞后打开瓶塞，手不可触及瓶口及瓶塞内面，防止污染。②倒取溶液。手持溶液瓶，瓶签朝向掌心，倒出少量溶液旋转冲洗瓶口，再由原处倒出溶液至无菌容器内。③盖妥瓶塞。倒取完毕，塞进瓶塞盖好，并注明开瓶日期及时间。

护理评价 是否遵循无菌操作原则，操作过程是否规范、准确、无污染。

注意事项 ①检查溶液质量时要倒转瓶体，对光检查。②不可将物品伸入无菌溶液瓶内蘸取溶液；倾倒液体时不可直接接触无菌溶液瓶瓶口；已倒出的溶液不可再倒回瓶内，以免污染剩余的溶液。③已开启的无菌溶液瓶内的溶液，24小时内有效。

（钱晓路）

wújūnbāo shǐyòng

无菌包使用（usage of sterile package）

在操作过程中防止包裹在包布中的经灭菌处理的物品被污染的方法。

目的 用无菌包布包裹无菌物品，使无菌物品保持无菌状态。

用物 无菌持物钳（镊）、无菌包、治疗盘、笔等。无菌包准备（图）：将需要灭菌的物品（如治疗巾、敷料、器械等），放于包布中央，用包布的下角盖住物品，左、右两角先后盖上并将角尖向外翻折，盖上最后一角后用化学指示胶带粘贴封包，包外贴上标签，并注明封仓内物品名称及灭菌日期，然后进行灭菌，灭菌合格后外贴的化学指示胶带将变为深色。

操作方法 包括操作前准备和操作步骤。

操作前准备 包括以下几方面准备。

环境准备 应整洁、宽敞、明亮，定期消毒。

操作者准备 洗手，戴口罩。

用物准备 ①备齐用物并合理放置。②检查并核对无菌包的名称、有效期、灭菌化学指示胶带以及无菌包有无破损或潮湿。

操作步骤 根据包内物品取出方式的不同，选择打开无菌包的方式。

取出包内部分物品 ①放置。将无菌包置于清洁、干燥、平坦处。②开包。手只能接触包布四角外面，按先外角，再左、右角，最后内角的顺序逐层打开。③取物。用无菌持物钳（镊）夹取所需物品，放在已备妥的无菌区域内。④回包。包内物品未用完，按原折痕包好。⑤记录。注明开包日期及时间。

取出包内全部物品 ①开包。将无菌包托在手上，另一手依次捏起四角打开包布。②放物。将包内的物品稳妥地放在已备妥的无菌区域内，操作者的手不能触

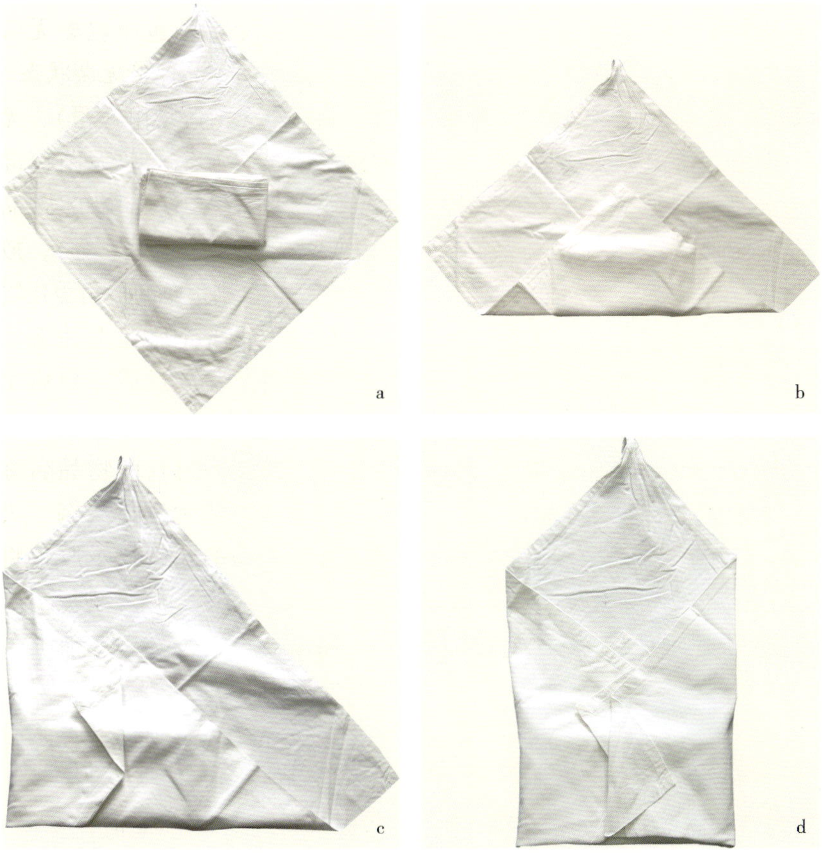

图　无菌包准备

及无菌包内的无菌物品。③整理。将包布折叠并放妥。

护理评价　是否遵循无菌操作原则，操作过程是否规范、准确、无污染。

注意事项　①注意无菌物品储存有效期。见无菌技术。②包内物品超过有效期、被污染或包布受潮，需重新灭菌。③应选择清洁、干燥处打开无菌包，防止潮湿环境因毛细现象而造成污染。④打开无菌包时手只能接触包布四角外面，不可触及内面，不可跨越无菌区。⑤包内物品未用完，应按原折痕包好，注明开包日期及时间。在未受潮湿、未被污染的情况下有效期为24小时。

（钱晓路）

pū wújūn pán

铺无菌盘（sterile tray preparation）

将无菌巾铺在洁净、干燥的治疗盘内，形成一片无菌区域，放置无菌物品，供治疗和护理时使用的方法。

目的　放置无菌物品，供治疗、护理时使用。

用物　治疗盘、无菌持物钳（镊）及无菌罐、无菌物品、签字笔、清洁的抹布。

操作方法　包括操作前准备和操作步骤。

操作前准备　包括以下几方面准备。

环境准备　应整洁、宽敞、明亮，定期消毒。

操作者准备　洗手，戴口罩。

用物准备　①备齐用物并合理放置。②检查无菌治疗巾的包装、有效期及是否潮湿。

操作步骤　包括以下两种方法操作。

单层底铺盘法　①打开无菌包，用无菌持物钳（镊）取出一块治疗巾并放于治疗盘内。②双手捏住无菌治疗巾折叠（横折法）中线两端的外面，轻轻抖开，使之呈双层，铺于清洁、干燥治疗盘上，将上层治疗巾扇形折叠，边缘向外，无菌面向上，治疗巾内构成无菌区。③在治疗盘外标注铺盘完毕的日期和时间。

双层底铺盘法　①打开无菌包，用无菌持物钳（镊）取出一块治疗巾并放于治疗盘内。②双手捏住无菌治疗巾一条边上两个角的外面，轻轻抖开，从远到近三折成双层底，铺于清洁、干燥的治疗盘上，上层呈扇形折叠，开口边缘向外，无菌面向上。③在治疗盘外标注铺盘完毕的日期和时间。

护理评价　是否遵循无菌操作原则，操作过程是否规范、准确、无污染。

注意事项　①应严格执行无菌操作原则。②铺无菌盘的区域必须清洁、干燥，无菌治疗巾避免潮湿、污染。③手和有菌物品不可触及无菌治疗巾的内面。④在治疗盘外注明铺无菌盘的日期和时间，无菌盘的有效期不超过4小时。

（张志云）

wújūn shǒutào shǐyòng

无菌手套使用（donning and doffing sterile gloves）

医护人员使用经灭菌处理后的手套的方法。正确使用无菌手套既可保护患者，同时也可保护操作者。

目的　进行无菌技术操作或接触无菌物品时，保证医疗与护理操作的无菌效果，防止通过医务人员的手传播疾病和污染环境。

用物　无菌手套。

操作方法　包括操作前准备和操作步骤。

操作前准备 包括以下几方面准备。

环境准备 应整洁、宽敞、明亮，定期消毒。

操作者准备 洗手，戴口罩。

用物准备 ①备齐用物并合理放置。②检查并核对无菌手套的规格（型号）、有效期以及是否包装完好、干燥、无破损。③打开手套袋，平放于清洁、干燥的桌面。

操作步骤 ①取、戴手套（图）。可采用两种方法，第一种为分次取戴法，方法是一手掀开手套袋开口处，另一手捏住一只手套的翻折部分（手套内面）取出手套，对准五指戴上；然后未戴手套的手掀起另一只袋口，再用戴好手套的手指插入另一只手套的反褶内面（手套外面），取出手套，同法戴好（图a，图b）；第二种为一次取戴法，方法是两手同时掀开手套袋开口处，用一手拇指和示指同时捏住两只手套的翻折部分（手套内面）取出手套，手套掌心相对，先戴一只手，再以戴好手套的手指插入另一只手套的翻折内面，同法戴好（图c）。②调整。将手套的翻边扣套在工作服的衣袖外面（图d），双手对合交叉调整手套的位置。③脱下手套。操作完毕，一手捏住另一只手的手套腕部外面翻转脱下，再将脱下手套的手，伸入另一只手套的内口将其翻转脱下（图e，图f）。④处理。手套放入医用垃圾袋内，按要求处理，操作者洗手。

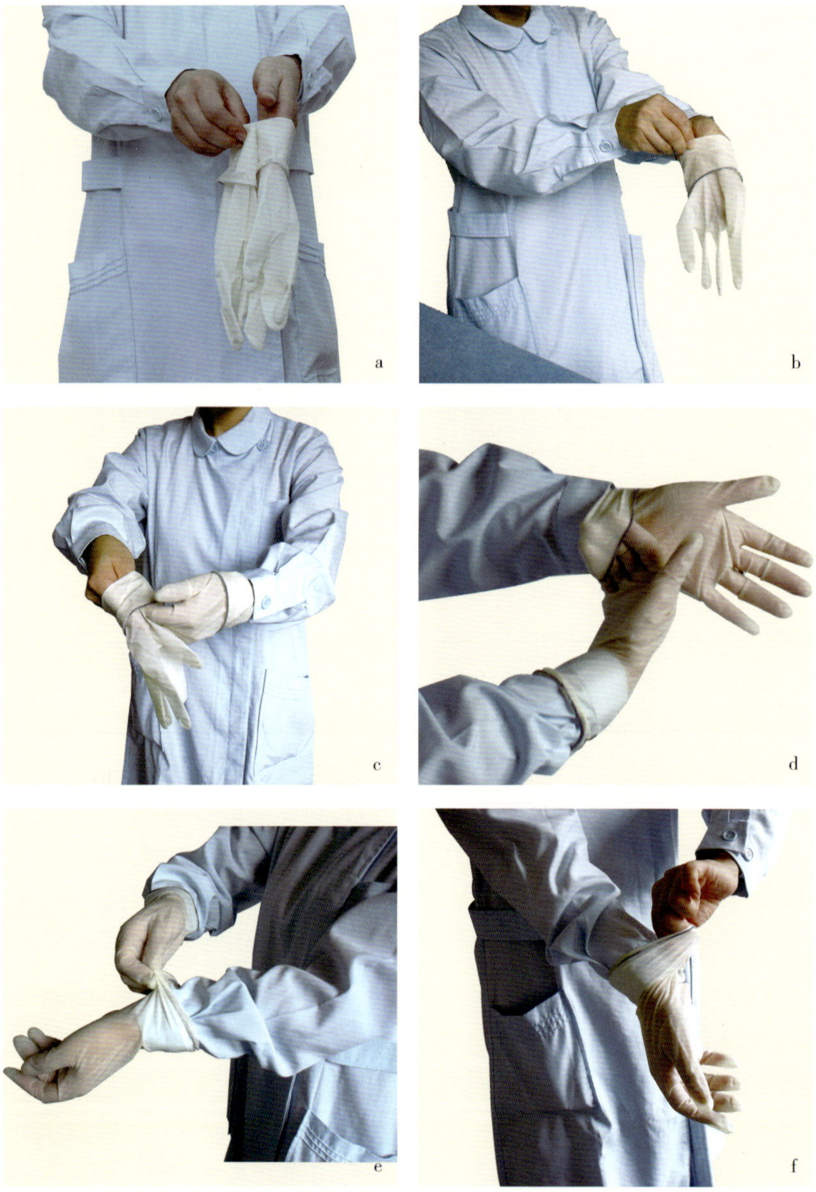

图 取、戴、脱无菌手套

护理评价 是否遵循无菌操作原则，操作过程是否规范、准确、无污染。

注意事项 ①选择型号合适的手套并修剪指甲，以防刺破手套。②戴手套时手套外面（无菌面）不可触及任何非无菌物品；已戴手套的手不可触及未戴手套的手及另一手套的内面；未戴手套的手不可触及手套的外面。③戴手套后，手臂不可下垂，双手应始终保持在腰部或操作台面以上视线范围内的水平；如发现手套有破损或可疑被污染，应立即更换。④脱手套时，应翻转脱下，避免强拉，并勿使手套外面（污染面）接触到皮肤。

（钱晓路）

gélí jìshù

隔离技术（isolation technique）

防止病原体由患者及携带者传播给他人的方法和措施。

形成过程 1877年，美国医疗和护理教材中首先记载了传染病患者的隔离策略和程序。最初，各类传染病患者被集中在共同的简易隔离室内，不久就发生了交叉感染，主要是由于对各类传染病患者未按其所患疾病的性质分别实施隔离。1889年，医疗机构改变了上述做法，采用将同一类患者隔离在同一楼层或同一间病室的措施，并在1890～1900年出版的护理教材中介绍了无菌护理技术操作程序和隔离方法。从此，对传染病患者的隔离技术逐步走向完善。20世纪以来，由于人们对传染病理解更加深入以及防治技术的发展，不少隔离措施很快变为具有特定性的医疗行为要求。标准预防（standard precaution）是针对医院所有患者和医务人员所采取的一组预防感染的措施，于20世纪90年代中期由美国疾病控制与预防中心首先提出。根据预期可能的暴露情况选用手套、隔离衣、口罩、护目镜或防护面罩，也包括穿戴合适的防护用品以处理患者环境中污染的物品与医疗器械。

隔离区域划分 ①清洁区。进行传染病诊治的病区中不易受到患者血液、体液和病原微生物等污染以及传染病患者不应进入的区域。包括医务人员的值班室、卫生间、更衣室、浴室以及储物间、配餐间等。②潜在污染区。进行传染病诊治的病区中位于清洁区与污染区之间、有可能被患者血液、体液和病原微生物等污染的区域。包括医务人员的办公室、治疗室、护士站、内走廊以及患者使用后的物品、医疗器械等的处理室等。③污染区。进行传染病诊治的病区中传染病患者和疑似传染病患者接受诊疗的区域，包括被其血液、体液、分泌物、排泄物污染的物品暂存和处理的场所，如病室、处置室、污物间以及患者入院处理室、出院处理室等。

隔离原则 ①在标准预防的基础上，医院应根据疾病的传播途径（接触传播、飞沫传播、空气传播和其他途径传播），结合实际情况，制订相应的隔离与预防措施。②一种疾病可能有多种传播途径时，应在标准预防的基础上，采取相应传播途径的隔离与预防。③隔离病室应有隔离标志，并限制人员的出入。黄色为空气传播的隔离，粉色为飞沫传播的隔离，蓝色为接触传播的隔离。④传染病患者或可疑传染病患者应安置在单人隔离房间内。⑤受条件限制的医院，同种病原体感染的患者可安置于同一病室。⑥建筑布局应符合相应规定。

基本方法 为保护医务人员和患者、避免交叉感染，应根据实际情况选用帽子、口罩、手套、鞋套、护目镜、防护面罩、防水围裙、隔离衣、防护服等防护用品并规范使用。

穿戴防护用品流程 ①从清洁区进入潜在污染区。洗手→戴帽子→戴医用防护口罩→穿工作衣裤→换工作鞋→进入潜在污染区。手部皮肤破损者戴手套。②从潜在污染区进入污染区。穿隔离衣或防护服→戴护目镜（防护面罩）→戴手套→穿鞋套→进入污染区。③在为患者进行吸痰、气管切开术、气管内插管等可能被患者的分泌物或体内物质喷溅的诊疗护理工作前，应戴防护面罩或全面型呼吸防护器。

脱防护用品流程 ①医务人员离开污染区进入潜在污染区。摘手套、消毒双手→摘护目镜（防护面罩）→脱隔离衣或防护服→脱鞋套→手消毒→进入潜在污染区。使用后的物品分别放置于专用的污物容器内。②医务人员从潜在污染区进入清洁区。手消毒→脱工作服→摘医用防护口罩→摘帽子→手消毒→进入清洁区。③医务人员离开清洁区。沐浴、更衣→离开清洁区。

穿脱防护用品注意事项 ①医用防护口罩可持续应用6～8小时，遇污染或潮湿应及时更换。②离开隔离区域前应对佩戴的眼镜进行消毒。③医务人员接触多个同类传染病患者时，防护服可连续使用。④接触疑似患者时，防护服应在接触每个患者之间进行更换。⑤防护服被患者的血液、体液、污物污染时，应及时更换。⑥戴医用防护口罩或全面型呼吸防护器时应进行面部密合性试验。⑦隔离区域内工作的医务人员应每日监测2次体温，体温超过37.5℃时及时就诊。⑧医务人员应严格执行区域划分的相应流程，根据流程做好个人防护方可进入病区，下班前应沐浴、更衣后，方可离开隔离区域。⑨空气与物体表面的消毒应遵循《医疗机构消毒技术规范》。

（钱晓路）

gélíyī chuān-tuōfǎ

隔离衣穿脱法（wearing and taking off isolation gown）

为保护医务人员避免受到体液和其他感染性物质的污染，保护易患人群，正确穿、脱防护衣的方法。

目的 ①保护医务工作人员和患者。②防止病原微生物播散，减少感染和交叉感染。

用物 隔离衣、挂衣架、消毒及刷手用物、污衣袋。

操作方法 包括操作前准备和操作步骤。

操作前准备 包括以下几方面准备。

评估 ①病情、治疗、护理情况。②隔离种类及隔离措施。

环境准备 应整洁、宽敞、明亮。

操作者准备 取下手表、饰物等，修剪指甲；卷袖过肘，洗手，戴口罩及帽子。

用物准备 ①备齐用物并合

理放置。②检查隔离衣。隔离衣应大小、长短合适，以能遮住全部衣服和外露的皮肤为宜（图a）；隔离衣向后开口，且干燥、完好；确定隔离衣的清洁面和污染面。

操作步骤　包括以下几方面。

穿隔离衣　①手持衣。持衣领取下隔离衣，清洁面面向操作者（图b）。②穿衣袖。一手持衣领，另一手伸入袖内（图c），举起手臂，将衣袖穿上；换手持衣领，同法穿上另一衣袖；双手臂高举将衣袖穿好，勿触及面部和帽子。③系领扣。两手持衣领，由前（领子中央）向后理顺领边（图d），扣上领扣。④系袖口。系好或扎好袖口。⑤捏衣边。将隔离衣一侧（约在腰部下方5cm处）逐渐向前拉，见到边缘捏住，同法捏住另一侧隔离衣的边缘（图e）。⑥系腰带。两手在背后将隔离衣的边缘对齐，向一侧折叠，按住折叠处，将腰带在背后交叉，并绕回到前面打一活结，结头向上（图f）。

脱隔离衣　①解腰带。松开腰带，在前面打一活结（结头向上）。②解袖口。解开袖口，在肘部将部分衣袖塞入工作衣的衣袖内，并卷袖过肘（图g）。③手消毒。充分暴露双手并消毒。④解衣领。解开领扣。⑤脱衣袖。一手伸入另一侧袖口内，拉下衣袖过手（遮住手），再用衣袖遮住的手经隔离衣内面握住另一衣袖的外面并拉下袖子（图h），两手在衣袖内使袖子对齐，双臂逐渐退出（图i）。⑦挂隔离衣。双手持

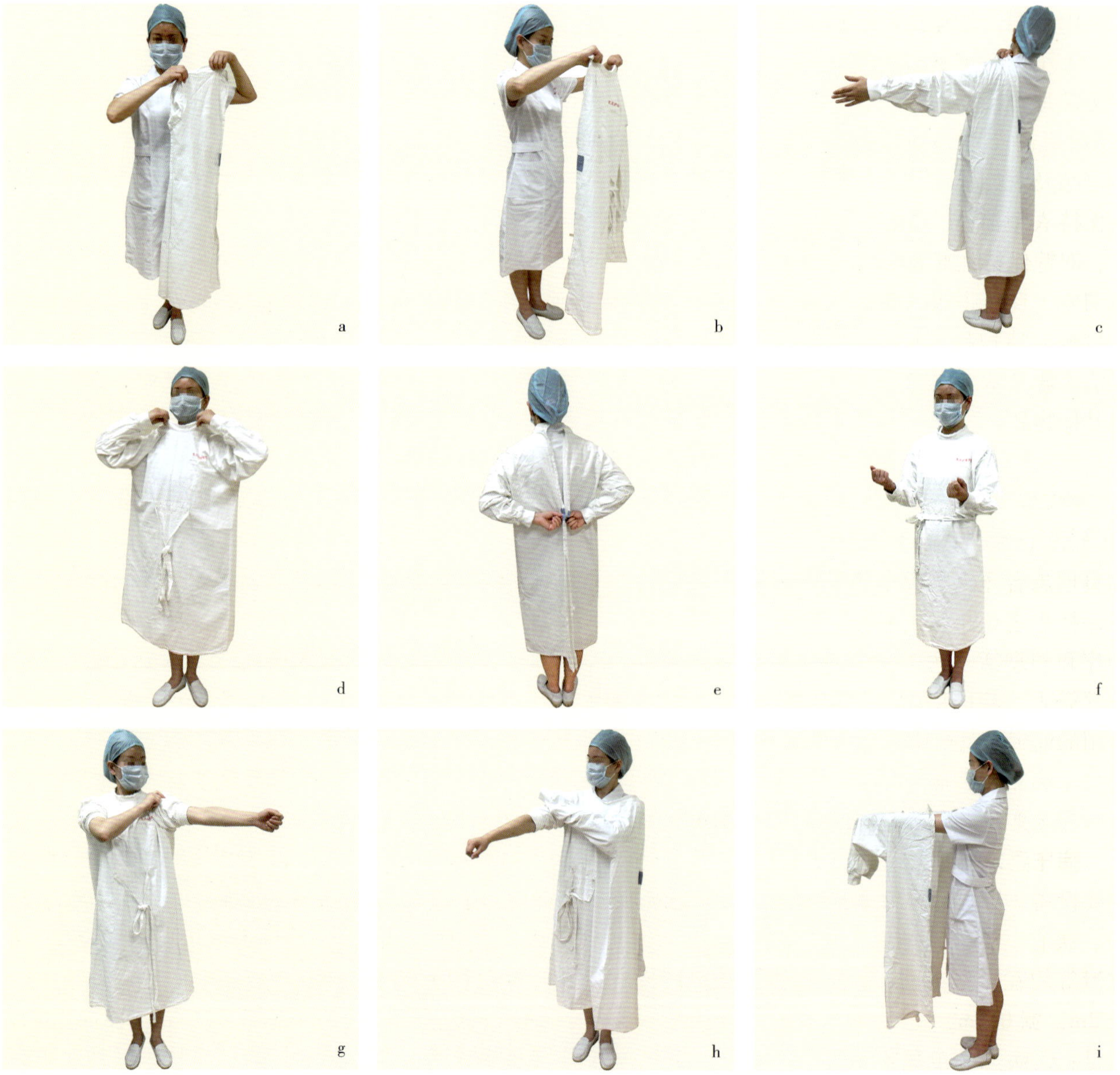

图　隔离衣穿脱法

衣领，将隔离衣两边对齐，挂在衣钩上。若挂在潜在污染区则清洁面向外，若挂在污染区则污染面向外。不再穿的隔离衣，脱下后清洁面向外，卷成包裹状放入医疗污物袋或回收袋内。

护理评价 操作过程是否规范、准确、无污染。

注意事项 ①掌握穿隔离衣适应证。接触患经接触传播疾病的患者时；对患者实行保护性隔离时，如对大面积烧伤、骨髓移植等患者进行诊疗、护理时；可能受到患者体液、分泌物、排泄物喷溅时。②隔离衣只限在规定区域内穿脱。③穿隔离衣前应检查其大小、长短是否合适，以及有无破损。④穿隔离衣时注意避免污染，如系领子时，污染袖口不可触及衣领、面部和帽子，始终保持衣领清洁。⑤穿好隔离衣后，双臂保持在腰部以上、视线范围内，且不得进入清洁区，避免接触清洁物品。⑥消毒手时不能沾湿隔离衣，隔离衣也不可触及其他物品。

（钱晓路）

pūchuángfǎ

铺床法（bedmaking）

正确更换和整理患者床上用物的方法。为了保持患者床单位的整洁、满足治疗和护理活动的需要、使患者感觉舒适，床上用物需定期更换。常用的铺床法包括备用床铺床法、暂空床铺床法、麻醉床铺床法及卧床患者更换床单法。

病床要求 病床是病室中的主要设备，卧床患者的休息、睡眠、饮食、活动、治疗、护理、排泄等均在床上完成。病床一般长 2m，宽 0.9m，高 0.6m。其要求是：①病床高度能调节。一方面能满足医护人员的操作需要，防止操作时身体过度伸展或弯曲，避免腰背部肌肉过度疲劳或发生损伤，另一方面能方便患者上床、下床，保证患者安全。②床头、床尾能调节。可分别摇起床头、床尾，能根据患者舒适度及病情需要调节体位。③便于移动。病床四脚应安装脚轮，以方便移动、节省体力；同时，脚轮应装有固定器，根据需要可随时固定。④加设床档。病床两侧加设活动床档，可预防老人、小孩、意识不清者发生坠床，保证患者安全。患者床单位包括床、床上用品（床垫、床褥、枕芯、棉胎或毛毯、大单、被套、枕套，必要时备橡胶单和中单或一次性中单）、床旁桌、床旁椅及床上桌，另外床头墙壁上应有照明灯、呼叫装置、供氧和负压吸引管道等设施。患者床单位的设备及管理要以患者的舒适、安全和有利于患者康复为前提。

注意事项 ①保证患者舒适和安全。大单应平整、中线居中、四角包紧；被套应平坦、内外无皱褶、头端不虚边；枕头应四角充实，开口处背门放置。②避免交叉感染。铺床前，护士应洗手，将清洁用物放在床尾椅上。撤大单时，应尽量减少尘土飞扬，减少空气污染，先轻轻取出枕芯和棉胎并放在床尾椅上，再逐步松开底层大单，就地放下，不要抖动污大单，避免附着在污大单的微生物脱落到别处，最后将污大单围包污枕套、被套等物后，直接放于污衣袋内，污大单勿接触护士服。铺床后护士应洗手。③注意节力。铺床前，用物应准备齐全，按使用顺序放置于床尾椅上，以减少取物时往返费时。铺床时身体靠近床边，上身保持直立，两腿左右分开、稍屈膝，以扩大支撑面，且可以使身体重心随时降低，增加稳定度。折叠床单时，手不要举得过高，上身尽可能保持直立从而以最小的力量完成较重的工作任务。

（钱晓路）

bèiyòngchuáng pūchuángfǎ

备用床铺床法（making a preparation bed）

备用床是为准备接收新入院患者使用的病床。

目的 ①保持病室清洁、整齐、美观。②为接收新患者做好准备。

用物 治疗车、床、床垫、大单、被套、棉胎或毛毯（“S”形折叠）、枕套、枕芯。

操作方法 包括操作前准备和操作步骤。

操作前准备 包括以下几方面准备。

评估 ①病床完好、安全、舒适。②床上用物洁净、齐全、配套，符合季节要求。③床旁设施（如呼叫装置、照明灯）完好，供氧和负压吸引管道等通畅。

环境准备 应安静、整洁，病室内无患者接受治疗、进餐或休息。

操作者准备 洗手，戴口罩。

用物准备 ①备齐用物，并将用物按正确的方法折叠、按操作顺序放置于治疗车上。②将用物推至床旁并放于床尾。

操作步骤 包括以下几方面。

移桌椅 ①移开床旁桌，使其距离床沿约 20cm。②将床旁椅移至床尾正中，距离床沿约 15cm。③将用物移至床尾椅上。

翻床垫 使床垫紧靠床头。

铺大单 ①展开大单。护士站在床右侧，将大单置于床垫上，依次展开大单，正面向上，大单中线与床中线对齐。②铺床头角。右手托起床垫一角，左手过床头中线将大单包折于床垫下，在距离床头约30cm处，向上提起大单边缘，使其与床沿垂直，呈等边三角形，以床沿为界，先将下半三角平整地塞于床垫下，再将上半三角翻下塞于床垫下（图）。③铺床尾角。左手托起床垫一角，右手过床头中线将大单包折于床垫下；包折床尾角（同铺床头角法）。④铺床中部。两手将大单中部边缘拉紧，平塞于床垫下。⑤铺好对侧。转至对侧，同法铺好对侧大单。

套被套　①展开被套。被套置于大单上，依次展开，被套封口端平床头，正面向上，中线对齐。②铺展棉胎。打开被套尾端开口端上层约1/3，将棉胎放入开口处，棉胎底边与被套开口边缘平齐，捏住棉胎上缘中点，拉至被套头端，对好被套与棉胎上角，向两侧展开棉胎，平铺于被套内，至床尾逐层拉平被套和棉胎。③折成被筒。盖被上端与床头平齐，边缘向内反折与床沿平齐，被尾向内折叠、平齐床尾，转至对侧，同法铺好另一侧盖被。

套枕套　在床尾椅上将枕芯塞入枕套内，使枕套四角充实，拍松枕头。枕头平放于床头盖被上，枕套开口侧背门。

移桌椅　依次将床旁桌、床旁椅放回原处，保持病室整齐。

护理评价　①是否符合实用、耐用、舒适、安全的铺床原则。②病室及患者床单位的环境是否整洁、美观。③操作过程是否规范、准确、步骤有序。要求是大单应中线对齐、四角包紧、平整、紧扎；被套应中线对齐、头端充实、内外平整、两侧平床沿；枕头应平整、充实、开口背门。

注意事项　①病室内有患者进餐、治疗或休息时应暂停铺床。②操作时动作轻稳，避免尘埃飞扬。③正确运用节力原则。用物放置合理，避免多次走动；使用肘部力量，动作平稳、有序、连续进行；铺床时保持上身直立、两腿左右分开、两膝关节稍弯曲，确保身体平稳。

（钱晓路）

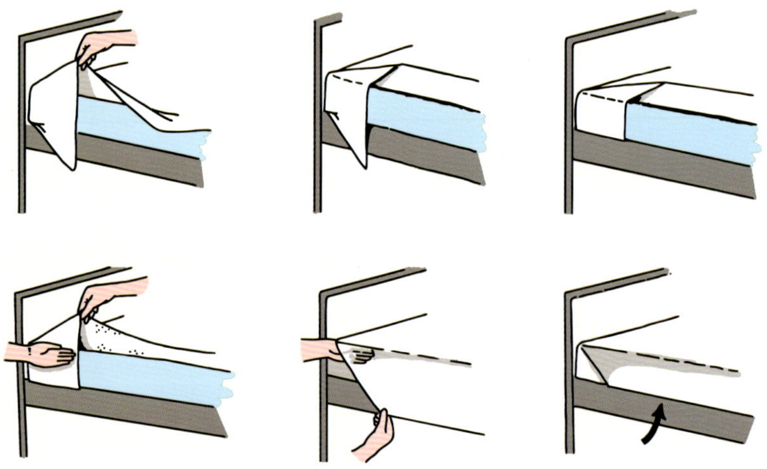

图　铺床头角示意

zànkōngchuáng pūchuángfǎ

暂空床铺床法（making an unoccupied bed）

暂空床是为接收新入院患者或暂时离床活动患者使用的病床。

目的　保持病室整洁，供新入院患者或暂时离床活动的患者使用。

用物　见备用床铺床法，必要时备橡胶单和中单（或一次性中单）。

操作方法　包括操作前准备和操作步骤。

操作前准备　包括以下几方面准备。

评估　①新入院患者病情、意识、诊断、自理能力。②患者离床活动能力。

环境准备　应安静、整洁，病室内无患者接受治疗、进餐或休息。

操作者准备　洗手，戴口罩。

用物准备　备齐用物并合理放置。

操作步骤　包括以下几方面。

改备用床为暂空床　①移开椅子。将床旁椅移至床尾处。②移开枕头。将枕头放于床旁椅上。③整理盖被。将盖被上端向内折1/4，然后“S”形折叠于床尾。④移回枕头。将枕头放回原处，开口背门。⑤移回床旁椅。将床旁椅放回原处。

铺暂空床　①移桌椅、翻床垫、铺大单、套被套，同备用床铺床法。②整理盖被。将盖被上端向内折1/4，然后“S”形折叠于床尾。③套枕套、移回桌椅，同备用床铺床法。

护理评价　①同备用床铺床法。②是否便于患者上床、下床活动。

注意事项　见备用床铺床法。

（钱晓路）

mázuìchuáng pūchuángfǎ

麻醉床铺床法（making an anesthesia bed）

麻醉床是为便于接收和护理麻醉手术后的患者，并避免床上用物被污染而使用的病床。

目的 ①便于接收和护理麻醉手术后的患者。②避免床上用物被污染，便于更换。③使患者安全、舒适，预防并发症。

用物 ①床上用物。床垫、大单、橡胶单和中单各2条（或一次性中单2条）、被套、棉胎或毛毯（“S”形折叠）、枕套、枕芯。用物折叠正确，按使用顺序放置。②麻醉护理盘。无菌治疗巾内放置开口器、拉舌钳、牙垫、通气导管、治疗碗、氧气导管或鼻塞、吸痰导管、棉签、压舌板、短镊子、纱布；备好心电监护仪（或血压计和听诊器）、治疗巾、弯盘、胶布、护理记录单、笔。③其他。包括输液架，必要时备负压吸引装置、吸痰装置、热水袋等。

操作方法 包括操作前准备和操作步骤。

操作前准备 包括以下几方面准备。

评估 ①患者病情、诊断、手术名称及麻醉方式。②床单位设施、呼叫系统、氧气装置、负压装置完好。

环境准备 应安静、整洁，病室内无患者接受治疗、进餐或休息。

操作者准备 洗手，戴口罩。

用物准备 ①备齐用物，并将用物按正确方法折叠、按操作顺序放置于治疗车上。②将用物推至床旁，并放于床尾。

操作步骤 ①移桌椅、翻床垫、铺近侧大单，同备用床铺床法。②铺近侧橡胶单和中单。距床头45～50cm处铺第一条橡胶单，使其中线与床中线对齐，同法将中单铺于橡胶单上，然后将两者边缘下垂部分一起平整地塞入床垫下。将第二条橡胶单和中单的上缘与床头对齐，下端压住前一条橡胶单和中单，再将两者边缘平整地塞于床垫下（下肢手术者可将头端橡胶单和中单或一次性中单铺于床尾）。③铺对侧大单、橡胶单和中单。转至对侧，依次铺好大单、橡胶单和中单（或一次性中单）。④套被套。见备用床铺床法；被套头端距离床头15cm，被尾整齐地内折于床垫上，与床尾平齐，再将盖被纵向“S”形折叠于一侧床边，开口处向门。⑤套枕套。见备用床铺床法；将枕头横立于床头，开口侧背门。⑥将床旁桌、床旁椅移回原处。⑦放盘置架。将麻醉护理盘放于床旁桌上，输液架放于床尾处或三折被的同侧。

护理评价 ①是否符合实用、耐用、舒适、安全的铺床原则。②病室及床单位的环境是否整洁、美观。③操作过程是否规范、准确、步骤有序。

注意事项 ①病室内有患者进餐、治疗或休息时应暂停铺床。②操作时动作轻稳，避免尘埃飞扬。③正确运用节力原则。④物品准备齐全，保证术后患者能够得到妥善护理和必要的抢救。⑤铺橡胶单和中单的位置根据患者的麻醉方式和手术部位而定。⑥注意床旁椅的位置，避免妨碍将患者移至病床上。

（钱晓路）

wòchuáng huànzhě gènghuàn chuángdānfǎ

卧床患者更换床单法（changing an occupied bed） 当患者卧于床上时，正确更换床上用品的方法。病情较重患者需要长期卧床，为卧床患者更换床单可保持病室及床单位整洁、使患者感觉舒适，并预防并发症的发生。

目的 ①保持床单位清洁，使患者感觉舒适。②观察病情，协助患者变换卧位，预防压疮等并发症发生。③保持病室整洁、美观。

用物 大单、中单、被套、枕套、床刷和床刷套（或微湿小毛巾），必要时备清洁衣裤和便盆。

操作方法 包括操作前准备和操作步骤。

操作前准备 包括以下几方面准备。

评估 ①床单位清洁程度、病室环境温度。②患者病情、意识状态、活动能力及配合程度，以及有无其他需要。

环境准备 环境安静、整洁，调节室温，酌情关闭门窗。病室内应无患者接受治疗、进餐或休息。必要时围帘或用屏风遮挡。

操作者准备 洗手，戴口罩。

用物准备 ①备齐用物，将用物按正确方法折叠，并按操作顺序放置于治疗车上。②将用物推至床旁。

操作步骤 包括以下几方面。

解释 核对患者姓名、床号，并向其解释操作的目的。

移开桌椅 移开床旁桌，使其距离床沿20cm，将床旁椅移至床尾处。

放置用物 将用物按顺序放置于床尾椅上。

更换床单 ①移枕侧卧。将患者枕头移向对侧，协助患者翻身侧卧、背向护士，盖好盖被。②松单扫单。自上而下松开各层床单；将中单卷于患者身下，用床刷自上而下扫净橡胶单上的碎屑，将橡胶单搭在患者身上；将污大单卷于患者身下，自上而下扫净床垫上的碎屑。③铺好各单。打开近侧大单，将对侧大单的清洁面向内卷入患者身下，铺好近侧大单；放下橡胶单，将清洁中单铺于橡胶单上，对侧中单正面向内卷入患者身下，将近侧中单、橡胶单一并铺好。④移动枕头，协助患者翻身。将枕头移向铺好的一侧，然后协助患者翻身侧卧于铺好的一侧。⑤换对侧单。护士转至对侧，松开各层床单，撤出污中单，清扫橡胶单后将其搭在患者身上，撤出污大单，扫净床垫；依次铺好清洁大单、橡胶单、中单。协助患者平卧。

更换被套　自盖被内取出棉胎平铺于污被套上；将清洁被套（内面向外）铺于棉胎上，一手伸入清洁被套内，抓住被套和棉胎的一角，翻转清洁被套，同法翻转另一角，整理盖被头端，使之充实、平整，向下拉平棉胎和被套，同时撤污被套；被套边缘向内折成被筒，被尾向内折叠，同法铺好另一侧盖被。

更换枕套　取出枕头，更换枕套并将枕头拍松，然后置于患者头下。

移回桌椅　移回床旁桌、床旁椅，酌情开窗通风。

安置患者　协助患者取舒适卧位，根据病情适当调节床头或床尾的高度。

健康指导　①嘱患者若换单过程中有不适，应及时告知医务人员。②保持床铺清洁、干燥，被服一旦被污染，应及时更换。

护理评价　①操作过程是否规范、准确、步骤有序且符合节力原则。②患者是否感觉舒适、安全，床单位是否整洁、美观。③护患沟通是否有效。

注意事项　①病室内有患者进餐、治疗或休息时应暂停铺床。②操作时动作轻稳，避免尘埃飞扬。③正确运用节力原则。④注意患者安全、舒适、保暖，必要时使用床栏，防止患者坠床。⑤加强与患者的沟通和交流以及对患者的病情观察，一旦发生病情变化，立即停止操作。

（钱晓路）

biāoběn cǎijí

标本采集（specimen collection）

通过适宜的方法采集患者少量排泄物、分泌物、呕吐物、体液和脱落细胞等样本的过程。采集的样本可通过实验室技术和方法进行检验，从而作为判断机体状态有无异常的依据。标本检验在一定程度上反映了机体的正常生理现象和病理改变，对于观察病情、明确疾病诊断、确定治疗方案、推测病程进展等都有重要意义。标本检验结果的正确与否直接影响到患者疾病的诊断、治疗和抢救，而高质量的检验标本是获得准确、可靠检验结果的关键。因此，正确的标本采集方法、标本的及时送检是保证检验质量的重要环节，也是护士必须掌握的基本知识和技能。

基本原则：①遵照医嘱。由医生填写检验申请单，签全名；护士应及时核对后方可执行；如对检验申请单有疑问，应及时核实、澄清。②充分准备。标本采集前应明确检验项目、检验目的、采集标本量、采集方法及注意事项；采集前应向患者做好充分解释，取得其配合，同时根据标本采集的项目准备好所需物品和合适标本容器。③严格查对。采集前应认真查对医嘱，核对申请项目以及患者姓名、床号、住院号等；采集完毕及送检前应重复查对，以保证标本采集无误。④正确采集。采集方法、采集标本量和采集时间要正确，以保证标本质量；细菌培养标本应放入无菌容器内，采集时严格执行无菌操作技术，并在使用抗生素前采集。若已使用抗生素，应按抗生素的半衰期计算，在血药浓度最低时采集标本，并在检验单上注明。⑤及时送检。标本采集后应及时送检，不应放置过久，以避免标本污染或变质而影响检验结果；特殊标本还应注明采集时间。

常见的标本采集包括血标本采集、尿标本采集、便标本采集、痰标本采集和咽拭子标本采集。

（尚少梅）

xuè biāoběn cǎijí

血标本采集（blood specimen collection）

根据检验目的不同，通过适宜方法经毛细血管、静脉或动脉采集少量血液的过程。血液由血浆和血细胞两部分组成，在体内通过循环系统与机体所有组织、器官发生联系，参与机体的每一项功能活动，对维持机体的新陈代谢、功能调节和维持机体内、外环境的平衡起着重要的作用。血液系统发生病变时，可以影响全身组织、器官，组织和器官的病变又可直接或间接地引起血液成分或性质改变。因此，血液检查是临床最常用的检验项目之一，可反映机体各种功能及异常变化，为判断病情进展程度以及治疗疾病提供参考。

分类　临床收集的血标本分为三类：全血标本、血清标本和血培养标本。①全血标本。用于血沉、血常规检查和测定血液中某些物质的含量，如肌酐、尿素氮、尿酸、肌酸、血氨、血糖等。②血清标本。用于测定血清酶、脂类、电解质、肝功能等。③血培养标本。用于查找血液中的病原微生物。

常见的标本容器　①血培养瓶。包括标准厌氧瓶、标准需氧瓶、树脂厌氧瓶、树脂需氧瓶、儿童树脂瓶、含溶血素厌氧瓶等。②抗凝管。黑色头盖的抗凝管内含枸橼酸钠，用于血沉检测；浅蓝色头盖的抗凝管内含枸橼酸钠，用于血凝试验（如凝血酶原时间、活化的部分凝血活酶时间）；深蓝色头盖的抗凝管内含肝素钠或乙二胺四乙酸二钠，用于血液微量元素的测定；紫色头盖的抗凝管内含乙二胺四乙酸二钾，用于血常规检查（血细胞分析）；绿色头盖的抗凝管内含肝素锂，用于大部分生化测定和血氨测定；灰色头盖的抗凝管内含血糖降解抑制剂和乙二胺四乙酸二钠，用于血糖测定；棕色头盖的抗凝管内含肝素钠或乙二胺四乙酸二钾，用于血铅检测；浅黄色头盖的枸橼酸钠葡萄糖溶液（ACD）抗凝管内含葡萄糖、抗凝剂，用于血库试验；浅黄色SPS管内含SPS液、氯化钠溶液，用于血液培养。③非抗凝管。包括红色的普通管、红色或橙色的促凝管、橙色的分离胶促凝管等，均可作为生化、免疫检测使用。

（尚少梅）

quánxuè biāoběn cǎijí

全血标本采集（whole blood specimen collection）

通过适宜方法采集患者少量血液用于测定血沉、血常规及血液中的某些物质，以判断机体状态的过程。

目的 ①血常规检查。②测定血沉。③测定血液中某些物质（如血糖、尿素氮、肌酐、尿酸、肌酸等）含量。

用物 注射盘、一次性注射器（规格视采血量而定）、针头或头皮针及标本容器（试管、密封瓶）或双向采血针及真空采血管、止血带、治疗巾或避污纸、胶布、检验单（标明科室、姓名、标本类型、标本采集时间）、手消毒液等。

操作方法 包括操作前准备和操作步骤。

操作前准备 包括以下几方面准备。

评估 ①患者病情、治疗情况、意识状态、肢体活动能力、心理状态及合作程度等。②患者静脉充盈程度及管壁弹性、穿刺部位皮肤情况。

操作者准备 洗手，戴口罩。

用物准备 ①根据检验目的选择适当容器。②检查容器是否完好，并在容器外贴标签，注明科室、姓名、性别、检验目的及送检日期。③检查安尔碘、无菌棉签等是否在有效期内。

操作步骤 ①携用物至患者旁，核对患者。②核对检验单、标本容器。③向患者解释全血标本采集目的、操作方法及配合要点。④协助患者取舒适体位。⑤选择合适静脉，铺治疗巾或避污纸于穿刺部位下。⑥在穿刺处上方5~10cm扎止血带，常规消毒皮肤。⑦再次核对。⑧采血。⑨待血液注入标本容器内，轻轻摇动，使血液与抗凝剂充分混匀。⑩操作者洗手、记录后，应将标本立即送检。

健康指导 ①向患者及家属解释全血标本采集目的，使其能够积极配合。②指导患者掌握静脉全血标本采集时的配合方法，并向其解释在标本采集过程中可能出现的感受、问题及解决方法。③因检查目的而要求空腹采血的项目，向患者解释空腹采血的意义，嘱其在采血前禁食8小时。④采血后，嘱患者压迫止血的时间5~10分钟，服用抗凝药物者延长按压时间。

护理评价 ①是否正确采集全血标本，患者有无不适反应。②操作是否规范，全血标本是否被污染。

注意事项 ①严格执行查对制度和无菌操作原则。②采集标本的方法、采血量和时间要准确。③肘部采血时不要拍打患者前臂，系止血带时间不宜过长，以免影响检验结果。④采集的全血标本注意抗凝。⑤严禁在输液、输血的针头处抽取血标本。⑥使用真空采血管采血时，不可先将真空采血管与采血针头相连，以免采血管内的负压消失而影响采血。

（尚少梅）

xuè péiyǎng biāoběn cǎijí

血培养标本采集（blood culture specimen collection）

按照一定的规程采集适量的全血标本置于专用培养容器的过程。血培养是临床诊断病原菌的重要方法之一。血培养是将血液标本接种于营养培养基上，在一定温度、湿度等条件下，使对营养要求较高的细菌生长、繁殖并对其进行鉴别，从而确定病原菌的人工培养法。血培养标本的采血量一般婴幼儿和儿童为2~4ml，成人为10ml。

目的 培养、检测血液中的病原菌。

用物 注射盘、一次性注射器（规格视采血量而定）、采血针、标本容器（需氧瓶、厌氧瓶）、止血带、治疗巾或避污纸、检验单（标明科室、床号、姓名、标本类型、标本采集时间）。

操作方法 包括操作前准备和操作步骤。

操作前准备 包括以下几方面准备。

评估 ①患者病情、治疗情况、意识状态、肢体活动能力、心理状态及合作程度等。②患者静脉充盈程度及管壁弹性、穿刺部位皮肤状况，如有无水肿、结节、瘢痕、伤口等。

环境准备 保证室内环境安

静、光线充足、温度适宜。

操作者准备 衣帽整洁，洗手，戴口罩。

用物准备 检查化验单或检验条码、血培养瓶有无破损并贴上附联或检验条码，注明科室、床号、姓名、性别、检验目的及送检日期。

操作步骤 ①携用物至患者旁，核对患者姓名、检验单、标本容器。②向患者解释血培养标本采集的目的、操作方法及配合要点。③协助患者取舒适体位。④选择合适静脉，将治疗巾铺于穿刺部位下。⑤在穿刺点上方5~10cm处扎止血带，常规消毒皮肤。⑥再次核对。⑦采血。⑧将血液注入标本容器。先除去密封瓶铝盖中心部分，常规消毒瓶塞，更换针头后将血液注入瓶内，轻轻摇匀。⑨操作者洗手、记录后，将标本立即送检。

健康指导 ①向患者及家属解释静脉血培养标本采集目的，使其能够积极配合。②指导患者掌握静脉血培养标本采集时的配合方法，并向其解释在标本采集过程中可能出现的感受、问题及解决方法。③采血后，嘱患者压迫止血的时间5~10分钟，服用抗凝药物延长按压时间。④告知患者或家属若在采集标本前患者已使用抗生素，应向医护人员说明情况。

护理评价 ①是否正确采集血培养标本，患者有无不适反应。②操作是否规范，血培养标本是否被污染。

注意事项 ①采血前检查培养基是否符合要求、瓶塞是否干燥，培养液不宜过少。②严格执行查对制度和无菌操作原则。③肘部采血时不要拍打患者前臂，结扎止血带的时间以1分钟为宜，时间过长可导致血液成分改变而影响检验结果。④在对静脉进行选择定位时，如果需要使用止血带，再次使用前应至少间隔2分钟。⑤使用止血带时，嘱患者不要进行松紧拳头的动作。⑥血培养标本应注入无菌容器内，不可混入消毒剂、防腐剂及药物，以免影响检验结果。⑦严禁在输液、输血的针头处抽取血标本。⑧若24小时内采血培养标本3次，应在不同部位采集，可提高血培养阳性检出率。

（尚少梅）

dòngmàixuè biāoběn cǎijí

动脉血标本采集

动脉血标本采集（arterial blood specimen collection） 自动脉抽取动脉血液的过程。常用的动脉有股动脉、桡动脉。

目的 采集动脉血标本，进行动脉血气分析。

用物 注射盘、一次性注射器（2ml或5ml）或动脉血气针、肝素适量、治疗巾、无菌纱布、无菌手套、无菌软木塞或橡胶塞、小沙袋、检验单或检验条码、手消毒液。

操作方法 包括操作前准备和操作步骤。

操作前准备 包括以下几方面准备。

评估 ①患者病情、治疗情况、意识状态、肢体活动能力等。②患者对动脉血标本采集的认知和合作程度。③穿刺部位皮肤及血管情况。④用氧或呼吸机的使用情况。

环境准备 保证室内环境安静、光线充足、温度适宜。

操作者准备 衣帽整洁，洗手，戴口罩。

用物准备 检查化验单或检验条码，检查动脉血气针外包装有无破损、是否在有效期内，针头有无钩或弯曲，以及一次性棉签和安尔碘是否在有效期内。

操作步骤 ①核对检验单或检验条码，按要求在一次性注射器或动脉血气针外贴标签。②携用物至患者床旁，核对患者姓名及用物。③向患者解释动脉血标本采集的目的、操作方法及配合要点。④协助患者取舒适体位。⑤选择合适动脉，将治疗巾铺于穿刺部位下。⑥常规消毒皮肤，消毒范围大于5cm；常规消毒操作者左手示指和中指或戴无菌手套。⑦再次核对。⑧采血。⑨采血完毕后迅速拔出针头，局部用无菌纱布加压止血5~10分钟，必要时用沙袋压迫止血。⑩针头拔出后立即刺入软木塞或橡胶塞，以隔绝空气，并轻轻搓动注射器使血液与肝素混匀，然后在检验条码或化验单上标注患者的吸氧浓度。⑪操作者洗手、记录后，将标本立即送检。

健康指导 ①向患者及家属解释动脉血标本采集目的，使其能够积极配合。②指导患者掌握动脉血标本采集时的配合方法。③告知患者在标本采集过程中可能出现的感受、问题及解决方法。

护理评价 ①是否正确采集动脉血标本，患者有无不适反应。②操作是否规范，动脉血标本是否被污染。

注意事项 ①严格执行查对制度和无菌操作原则。②桡动脉穿刺点为前臂掌侧腕关节上2cm、动脉搏动明显处；股动脉穿刺点在腹股沟股动脉搏动明显处。穿刺时，患者取仰卧位，下肢伸直略外展、外旋，以充分暴露穿刺部位。新生儿宜选择桡动脉穿刺，因为股动脉穿刺垂直进针时易伤及髋关节。③拔针后局部用无菌纱布或沙袋加压止血，以免出血或形成血肿。④血气分析标本必须与空气隔绝，并立即送检。⑤有出血倾向者慎用动脉穿刺法采集动脉血标本。

（尚少梅）

niàobiāoběn cǎijí

尿标本采集（urine specimen collection）

根据检查目的，通过适宜方法正确收集尿液标本的过程。尿液是体内血液经肾小球滤过、肾小管和集合管重吸收、分泌产生的终末代谢产物。尿液的组成和性状不仅与泌尿系统疾病直接相关，还受机体各个系统功能状态的影响，反映了机体代谢状况。临床上常采集尿标本进行物理、化学、细菌学等检查，以了解病情、协助诊断或观察疗效。尿标本包括：①尿常规标本。用于检查尿液的色泽、透明度、比密、蛋白、糖、细胞和管型等。②尿培养标本。用于尿液的细菌学检查。③12小时尿标本或24小时尿标本。用于各种尿生化检查或尿浓缩查结核分枝杆菌等。常见的标本容器包括：①一次性尿常规标本容器。②无菌标本试管。③集尿瓶（3000～5000ml），用于收集12小时或24小时尿标本。

（尚少梅）

niàochángguī biāoběn cǎijí

尿常规标本采集（urine routine specimen collection）

为进行尿液常规项目检验，按照一定的方法和要求留取尿液标本的过程。

目的 ①检查尿液的颜色、透明度。②测定尿比密。③检查有无细胞和管型。④进行尿蛋白和尿糖定性检测等。

用物 检验单、手消毒液、一次性尿常规标本容器，必要时备便盆或尿壶。

操作方法 包括操作前准备和操作步骤。

操作前准备 包括以下几方面准备。

评估 患者病情、临床诊断、意识状态、合作程度及心理状况等评估。

环境准备 应宽敞、安静、安全、隐蔽。

操作者准备 衣帽整洁，洗手，戴口罩。

用物准备 准备检验单或检验条码，检查标本容器有无破损。

操作步骤 ①查对医嘱，在检验单附联上注明科别、病室、姓名；根据检验目的选择适当的容器，然后将附联或检验条码贴于容器上。②携用物至患者床旁，核对患者床号、姓名。③向患者及家属解释留取尿常规标本的目的、方法和配合要点。④收集尿液标本。对能自理的患者，给予标本容器，嘱其将晨起的第一次尿留取于容器内，除测定尿比密需留取100ml外，其余检验留取30～50ml即可；对于行动不便患者，协助其在床上使用便器，然后收集尿液于标本容器内；对于留置导尿的患者，于集尿袋下方引流孔处打开橡胶塞收集尿液。⑤操作者洗手、记录后，将标本及时送检。

健康指导 ①向患者及家属解释尿常规标本采集目的，使其能够积极配合；同时向患者说明正确留取尿常规标本对于检验结果的重要性。②指导患者掌握尿常规标本采集时的配合方法，以确保检验结果的准确性。

护理评价 患者能否正确留取尿常规标本，操作是否规范。

注意事项 ①女性患者月经期不宜留取尿常规标本。②会阴部分泌物过多时，应先清洁或冲洗会阴后再留取。③为进行早孕诊断试验应留取晨尿。

（尚少梅）

niàopéiyǎng biāoběn cǎijí

尿培养标本采集（urine culture specimen collection）

为进行尿液细菌培养或药物敏感试验，按照一定的方法和要求留取尿液标本置于无菌试管的过程。

目的 进行尿液细菌培养或药物敏感试验，以了解病情，协助临床诊断和治疗。

用物 检验单、手消毒液、无菌标本试管、无菌手套、无菌棉球、消毒液、长柄试管夹、火柴、酒精灯、便器、屏风，必要时备导尿包。

操作方法 包括操作前准备和操作步骤。

操作前准备 包括以下几方面准备。

评估 患者病情、临床诊断、意识状态、合作程度及心理状况。

环境准备 应安静、安全、隐蔽。

操作者准备 衣帽整洁，洗手，戴口罩。

用物准备 准备检验单或检验条码，检查标本容器有无破损。

操作步骤 ①查对医嘱，在检验单附联上注明科别、病室、姓名；根据检验目的，选择适当容器，将附联或检验条码贴于容器上。②携用物至患者床旁，核对患者姓名。③向患者及家属解释留取标本的目的、方法和配合要点。④收集尿液标本。协助患者取适宜卧位；清洁、消毒外阴；嘱患者排尿，弃去前段尿，用试管夹夹住试管于酒精灯上消毒试管口后，接取中段尿5～10ml；再次消毒试管口和盖子，快速盖紧试管；清洁外阴，协助患者穿好裤子，整理床单位，清理用物。或按照导尿术置入导尿管将尿液引出，留取尿标本。⑤操作者洗手、记录后，将标本及时送检。

健康指导 ①向患者及家属解释尿培养标本采集目的，使其能够积极配合；同时向患者说明正确留取尿标本对检验结果的重要性。②指导患者在采集尿培养标本时的配合方法，以确保检验结果的准确性。

护理评价 ①患者能否正确留取尿培养标本。②操作是否规范，标本是否被污染。

注意事项 ①女性患者月经期不宜留取尿标本。②会阴部分泌物过多时，应先清洁或冲洗再收集。③留取尿培养标本时，应严格执行无菌操作，防止标本污染，影响检验结果。

（尚少梅）

12 xiǎoshí niàobiāoběn cǎijí

12小时尿标本采集（12 hours urine specimen collection）

按照一定的方法和要求连续留取12小时内全部尿液标本的过程。

目的 用于各种尿生化检查和尿浓缩查结核分枝杆菌等。

用物 检验单或检验条码、手消毒液、有盖集尿瓶（容量3000~5000ml）、防腐剂。

操作方法 包括操作前准备和操作步骤。

操作前准备 包括以下几方面准备。

评估 患者病情、临床诊断、意识状态、合作程度及心理状况。

环境准备 应宽敞、安静、安全、隐蔽。

操作者准备 应衣帽整洁，洗手，戴口罩。

用物准备 准备检验单，检查标本容器有无破损。

操作步骤 ①查对医嘱，在检验单附联上注明科别、病室、姓名；根据检验目的，选择适当容器；将检验单附联或检验条码贴于集尿瓶上，注明留取尿液的起止时间。②携用物至患者床旁，核对患者床号、姓名。③向患者及家属解释留取标本目的、方法和配合要点。④收集尿液标本。嘱患者于19时排空膀胱后开始留取尿液，至次日7时留取最后一次尿液；嘱其将尿液先排在便器或尿壶内，然后再倒入集尿瓶内。⑤测量收集于集尿瓶内的尿液总量，记录于检验单或检验条码上。⑥洗手、记录后将标本及时送检。

健康指导 ①向患者及家属解释12小时尿标本采集目的，使其能够积极配合；同时向患者说明正确留取尿标本对检验结果的重要性。②指导患者在采集12小时尿标本时的配合方法，确保检验结果的准确性。

护理评价 ①患者能否正确留取12小时尿标本。②操作是否规范。

注意事项 ①女性患者月经期不宜留取尿标本。②会阴部分泌物过多时，应先清洁或冲洗再收集。③集尿瓶应放在阴凉处，根据检验项目的要求在瓶内加防腐剂，防腐剂应在患者留取尿液后加入，不可将便纸等物混入。

（尚少梅）

24 xiǎoshí niàobiāoběn cǎijí

24小时尿标本采集（24 hours urine specimen collection）

按照一定的方法和要求连续留取24小时内全部尿液标本的过程。

目的 用于各种尿生化检查和尿浓缩查结核分枝杆菌等。

用物 见12小时尿标本采集。

操作方法 包括操作前准备和操作步骤。

操作前准备 评估、环境准备、操作者准备、用物准备，同12小时尿标本采集。

操作步骤 步骤①~③见12小时尿标本采集。④收集尿液标本。嘱患者于晨7时排空膀胱后，开始留取尿液，至次日晨7时留取最后一次尿液。嘱其留取尿液时，先将尿液排在便器或尿壶内，然后再倒入集尿瓶内。⑤与⑥见12小时尿标本采集。

护理评价 ①患者能否正确留取24小时尿标本。②操作是否规范。

健康指导、注意事项 见12小时尿标本采集。

（尚少梅）

biànbiāoběn cǎijí

便标本采集（stool specimen collection）

根据检查目的，通过适宜的方法正确收集大便标本的过程。正常粪便由已消化和未消化的食物残渣、消化道分泌物、大量细菌和水分组成。粪便标本的检验结果有助于评估患者的消化系统功能，协助诊断、治疗疾病。根据检验目的的不同，标本留取的方法也不同，且留取方法与检验结果密切相关。便标本采集包括便常规标本采集、便培养标本采集、便隐血标本采集和便寄生虫标本采集等。①便常规标本。用于检查粪便的性状、颜色、细胞等。②便培养标本。用于检查粪便中的致病菌。③便隐血标本。用于检查粪便内肉眼不能察见的微量血液。④便寄生虫标本。用于检查粪便中的寄生虫。常见的标本容器包括：①一次性便盆。用于便常规、便隐血、便寄生虫标本采集。②一次性无菌便盆。用于便培养标本采集。

（尚少梅）

biànchángguī biāoběn cǎijí

便常规标本采集（stool routine specimen collection）

为进行粪便常规项目检验，按照一定的方

法和要求留取粪便标本的过程。

目的 检查粪便的性状、颜色、细胞等。

用物 检验单、手套、手消毒液、检验盒（内附棉签或检便匙）、清洁的便盆。

操作方法 包括操作前准备和操作步骤。

操作前准备 包括以下几方面准备。

评估 患者的病情、临床诊断、意识状态、合作程度、心理状况。

环境准备 应安静、安全、隐蔽。

操作者准备 应衣帽整洁，洗手，戴口罩。

用物准备 准备检验单，检查容器有无破损。

操作步骤 ①查对医嘱，将检验单附联或检验条码贴于检便盒上，注明科别、病室、姓名。②携用物至患者床旁，核对患者床号、姓名。③向患者解释便常规标本采集目的、操作方法及配合要点。④用屏风遮挡患者，嘱患者排空膀胱。⑤嘱患者排便于清洁便盆内。⑥用检便匙取适量（约5g）粪便中央的部分或黏液、脓血部分，置于检便盒内送检。⑦用物常规消毒处理。⑧操作者洗手、记录后，将便常规标本及时送检。

健康指导 ①向患者及家属解释便常规标本采集目的，使其能够积极配合。②向患者介绍留取粪便标本的正确方法及注意事项，以确保检验结果的准确性。③向患者说明正确留取标本对检验结果的重要性。

护理评价 患者能否正确留取便常规标本，操作是否规范。

注意事项 ①留取便常规标本前嘱患者先排空膀胱，避免排便时尿液排出，粪便与尿液混合，影响检验结果。②患者腹泻时的水样便应盛于容器中送检。

（尚少梅）

biànpéiyǎng biāoběn cǎijí

便培养标本采集（stool culture specimen collection）

为进行粪便细菌培养及药物敏感性试验，按照一定的方法和要求留取粪便标本的过程。

目的 检查粪便中的致病菌。

用物 检验单、手套、手消毒液、无菌培养瓶、无菌棉签、消毒便盆等。

操作方法 包括操作前准备和操作步骤。

操作前准备 包括以下几方面准备。

评估 患者病情、临床诊断、意识状态、合作程度、心理状况。

环境准备 应安静、安全、隐蔽。

操作者准备 衣帽整洁，洗手，戴口罩。

用物准备 准备检验单，检查标本容器有无破损。

操作步骤 ①查对医嘱，将检验单附联或检验条码贴于培养瓶上，注明科别、病室、姓名。②携用物至患者床旁，核对患者床号、姓名。③向患者解释便培养标本采集目的、操作方法及配合要点。④用屏风遮挡患者，嘱患者排空膀胱。⑤嘱患者排便于消毒便盆内。⑥用无菌棉签取适量（2~5g）粪便中央的部分或黏液、脓血部分，置于培养瓶内，盖紧瓶塞送检。⑦用物常规消毒处理。⑧操作者洗手、记录后，将标本及时送检。

健康指导 ①向患者及家属解释便培养标本采集的目的，使其能够积极配合。②向患者介绍便培养标本留取的正确方法及注意事项，以确保检验结果的准确性。③向患者说明正确留取标本对检验结果的重要性。

护理评价 ①患者能否正确留取便培养标本。②操作是否规范，标本是否被污染。

注意事项 ①留取便培养标本前请患者先排空膀胱，避免排便时尿液排出，粪便与尿液混合，影响检验结果。②使用消毒便盆，以保证检验结果的准确性；尽量多处取标本，以提高检验的阳性率。③如患者无便意，用长棉签蘸0.9%氯化钠溶液，由肛门插入6~7cm，向一个方向轻轻旋转后退出，将棉签置于培养瓶内，盖紧瓶盖。④患者腹泻时的水样便应盛于容器中送检。

（尚少梅）

biànyǐnxuè biāoběn cǎijí

便隐血标本采集（fecal occult blood specimen collection）

为检验胃肠道有无出血，按照一定的方法和要求留取患者粪便标本的过程。

目的 检查粪便内肉眼不能察见的微量血液。

用物 检验单、手套、手消毒液、生活垃圾桶、医用垃圾桶、检验盒（内附棉签或检便匙）、清洁的便盆。

操作方法 包括操作前准备和操作步骤。

操作前准备 包括以下几方面准备。

评估 患者的病情、临床诊断、意识状态、合作程度、心理状况。

环境准备 应安静、安全、隐蔽。

操作者准备 衣帽整洁，洗手，戴口罩。

用物准备 准备检验单，检查容器有无破损。

操作步骤　参见便常规标本采集。

健康指导　①向患者及家属解释隐血标本采集目的，使其能够积极配合。②向患者介绍隐血标本留取的正确方法及注意事项，以确保检验结果的准确性。③向患者说明正确留取标本对检验结果的重要性。

护理评价　患者能否正确留取隐血标本，操作是否规范。

注意事项　①嘱患者检查前三日禁食肉类、动物肝、动物血和含铁丰富的药物、食物，以免造成假阳性。②留取隐血标本前请患者先排空膀胱，避免排便时尿液排出，粪便与尿液混合，影响检验结果。③患者腹泻时的水样便应盛于容器中送检。

（尚少梅）

biànjìshēngchóng biāoběn cǎijí

便寄生虫标本采集

（fecal parasite specimen collection）　为进行粪便寄生虫检验，按照一定的方法和要求留取粪便标本的过程。

目的　检查粪便中的寄生虫、幼虫以及虫卵计数。

用物　检验单、手套、手消毒液、检验盒（内附棉签或检便匙）、清洁的便盆。

操作方法　包括操作前准备和操作步骤。

操作前准备　包括以下几方面准备。

评估　患者的病情、临床诊断、意识状态、合作程度、心理状况。

环境准备　应安静、安全、隐蔽。

操作者准备　应衣帽整洁，洗手，戴口罩。

用物准备　准备检验单，检查容器有无破损。

操作步骤　①查对医嘱，将检验单附联或检验条码贴于检便盒上，注明科别、病室、姓名。②携用物至患者床旁，核对患者床号、姓名。③向患者解释便寄生虫标本采集的目的、操作方法及配合要点。④用屏风遮挡患者，嘱患者排空膀胱。⑤嘱患者排便于清洁便盆内。⑥用检便匙取粪便不同部位带血或黏液部分（5～10g），置于检便盒内送检。⑦用物常规消毒处理。⑧操作者洗手、记录后，将标本及时送检。

健康指导　①向患者及家属解释便寄生虫标本采集的目的，使其能够积极配合。②向患者介绍留取粪便标本的正确方法及注意事项，以确保检验结果的准确性。③向患者说明正确留取标本对检验结果的重要性。

护理评价　患者能正确留取便寄生虫标本，操作规范。

注意事项　①留取便寄生虫标本前嘱患者先排空膀胱，避免排便时尿液排出，粪便与尿液混合，影响检验结果。②患者腹泻时的水样便应盛于容器中送检。③检查阿米巴原虫应将便器加温至接近人体的体温，排便后连同便盆立即送检。

（张志云）

tánbiāoběn cǎijí

痰标本采集

（sputum specimen collection）　根据检查目的，通过适宜的方法正确收集痰标本的过程。痰液是气管、支气管和肺泡产生的分泌物，正常情况下分泌量很少。痰液的主要成分是黏液和炎性渗出物。虽然唾液和鼻咽分泌物可混入痰内，却不是痰的组成成分。当呼吸道黏膜受到刺激时，分泌物增多，痰量也增多，但大多呈清亮、水样。当肺部有炎症、肿瘤时，痰量增多，痰呈不透明状且伴有性状改变。痰标本采集包括痰常规标本采集、痰培养标本采集、24小时痰标本采集。常见的标本容器包括：①一次性痰盆。用于痰常规标本收集。②一次性无菌痰盒。用于痰培养标本收集。③广口大容量痰盒。用于24小时痰标本收集。

（尚少梅）

tánchángguī biāoběn cǎijí

痰常规标本采集

（conventional sputum specimen collection）　为进行痰液常规项目的检验，按照一定的方法和要求留取痰标本的过程。

目的　检查痰液中的细菌、虫卵或癌细胞等。

用物　①检验单、手消毒液、痰盒。②对于无力咳痰者或不合作者还需准备集痰器、吸痰用物（吸引器、吸痰管）、一次性手套。

操作方法　包括操作前准备和操作步骤。

操作前准备　包括以下几方面准备。

评估　患者的年龄、病情、治疗情况、心理状态及合作程度。

环境准备　应温度适宜、光线充足、环境安静。

操作者准备　应衣帽整洁，洗手，戴口罩。

用物准备　准备检验单，检查容器有无破损。

操作步骤　①查对医嘱，将检验单附联或检验条码贴于痰盒上，注明科别、病室、姓名；携用物至患者床旁，核对患者床号、姓名。②向患者解释痰常规标本采集目的、操作方法及配合要点。③能自行留痰者嘱其晨起漱口时，深呼吸数次后用力咳出气管深处的痰液，并置于痰盒中；无力咳痰或不合作者，协助其取合适的体位，叩击其胸背部，将集痰器分别连接吸引器和吸痰管进行吸痰，收集痰液于集痰器中。④操作者洗手后，观察并记录，将标本立即送检。

健康指导 ①向患者及家属解释痰标本采集的重要性。②对于能自行留痰者，指导患者收集痰标本的方法及注意事项。

护理评价 ①自行留痰的患者能否正确留取痰常规标本。②患者有无不适反应。③操作是否规范。

注意事项 ①若查癌细胞，应用10%甲醛溶液或95%酒精溶液固定痰液后立即送检。②不可将唾液、漱口水、鼻涕等混入痰液中。③收集痰液的时间宜选择在清晨，因为此时痰量较多，痰内细菌也较多，可提高阳性率。

（尚少梅）

tánpéiyǎng biāoběn cǎijí

痰培养标本采集（sputum culture specimen collection）

为进行痰液细菌培养及药物敏感性试验，按照一定的方法和要求留取痰标本的过程。

目的 检查痰液中的致病菌，为选择抗生素提供依据。

用物 ①检验单、检验条码、手消毒液、无菌痰盒、漱口溶液。②无力咳痰或不能配合的患者还需准备吸痰用物（吸引器、吸痰管）、一次性手套。

操作方法 包括操作前准备和操作步骤。

操作前准备 包括以下几方面准备。

评估 患者的年龄、病情、治疗情况、心理状态及合作程度。

环境准备 应安静、温度适宜、光线充足。

操作者准备 应衣帽整洁，洗手，戴口罩。

用物准备 准备检验单，检查容器有无破损。

操作步骤 ①查对医嘱，将检验单附联或检验条码贴于无菌痰盒上，注明科别、病室、姓名；携用物至患者床旁，核对患者床号、姓名。②向患者解释痰培养标本采集目的、操作方法及配合要点。③能自行留痰者嘱其晨起并漱口时，深呼吸数次后用力咳出气管深处的痰液，并置于无菌痰盒内；无力咳痰或不合作者，协助其取合适体位，叩击其胸背部，将集痰器分别连接吸引器和吸痰管进行吸痰，收集痰液于无菌痰盒中。④操作者洗手后，观察痰液并记录，将痰培养标本立即送检。

健康指导 ①向患者及家属解释痰培养标本采集的重要性。②指导患者采集痰培养标本的方法及注意事项。

护理评价 ①患者能否正确留取痰培养标本，有无不适反应。②操作是否规范，痰培养标本是否被污染。

注意事项 ①不可将唾液、漱口水、鼻涕等混入痰液中。②收集痰液的时间宜选择在清晨，因为此时痰量较多，痰内细菌也较多，可提高阳性率。

（尚少梅）

24 xiǎoshí tánbiāoběn cǎijí

24小时痰标本采集（24 hours sputum samples collection）

按照一定的方法和要求，连续留取24小时内全部痰标本的过程。

目的 ①检查24小时的痰量，并观察痰液的性状，协助诊断。②做浓集结核分枝杆菌检查。

用物 检验单、检验条码、手消毒液、广口大容量痰盒。

操作方法 包括操作前准备和操作步骤。

操作前准备 包括以下几方面准备。

评估 患者的年龄、病情、治疗情况、心理状态及合作程度。

环境准备 应安静、温度适宜、光线充足。

操作者准备 应衣帽整洁，洗手，戴口罩。

用物准备 准备检验单，检查容器有无破损。

操作步骤 ①查对医嘱，将检验单附联或检验条码贴于痰盒上，注明科别、病室、姓名；携用物至患者床旁，核对患者床号、姓名。②向患者解释24小时痰标本采集目的、操作方法及配合要点。③嘱患者自晨起漱口后（晨7时）第一口痰起、至次日晨漱口后（晨7时）最后一口痰止，将24小时内的全部痰液收集在痰盒内。④护士收集痰液后将标本及时送检。

健康指导 ①向患者及家属解释24小时痰标本采集的重要性。②指导患者采集24小时痰标本的方法及注意事项。

护理评价 患者能否正确留取24小时痰标本，操作是否规范。

注意事项 ①不可将唾液、漱口水、鼻涕等混入痰液中。②24小时痰量和分层检查时，应嘱患者将痰吐在无色的加盖广口瓶内，必要时可加少许石炭酸以防腐。

（尚少梅）

yānshìzǐ biāoběn cǎijí

咽拭子标本采集（throat swab specimen collection）

从患者咽部及扁桃体取少量分泌物，接种于特制的培养皿中，拟进行细菌培养的过程。

目的 取咽部及扁桃体分泌物做细菌培养能分离出致病菌，以协助白喉、化脓性扁桃体炎、急性咽喉炎等疾病的诊断。

用物 无菌咽拭子培养管、压舌板。

操作方法 包括操作前准备和操作步骤。

操作前准备 包括以下几方面准备。

评估 患者年龄、病情、意识、口腔情况、咽部或扁桃体情况、心理状态及合作程度等。

环境准备 应安静、光线充足、室温适宜。

操作者准备 应衣帽整洁，洗手，戴口罩。

用物准备 准备检验单或检验条码，检查容器有无破损。

操作步骤 ①通常于患者进食 2 小时后再留取标本。②查对医嘱，将检验单附联或检验条码贴于试管上，注明科别、病室、姓名，向患者解释咽拭子标本采集目的、操作方法及配合要点。③协助患者取舒适体位。④嘱患者张口，发“啊”的音，必要时用压舌板轻压患者舌部。⑤取无菌的医用长棉签快速擦拭患者两侧腭弓、咽部及扁桃体上的分泌物。⑥操作者将带有患者分泌物的医用长棉签插入试管中，塞紧。⑦操作者洗手后，将咽拭子标本立即送检。

健康指导 ①向患者及家属解释取咽拭子标本的目的，使其能够积极配合。②指导患者在采集咽拭子标本时的配合方法。③向患者解释在标本采集过程中可能出现的感受、问题及解决方法。

护理评价 ①患者咽部及扁桃体的分泌物能否被快速采集，患者有无不适反应。②操作是否规范，标本是否被污染。

注意事项 ①如果做分泌物的真菌培养，需在患者的口腔溃疡面上采集分泌物。②医用长棉签不要触及其他部位，防止污染标本，影响检验结果。③避免在患者进食 2 小时内采集标本，以防患者出现呕吐等不适。④避免交叉感染。

（尚少梅）

lěngliáofǎ

冷疗法（cold therapy and care）

利用低于人体温度的物体作用于体表皮肤，通过引起皮肤和内脏器官的血管收缩，改变机体各系统的体液循环和新陈代谢，从而达到治疗目的的方法。冷疗法有助于减轻局部充血或出血、减轻疼痛、控制炎症扩散、降低体温。有下列情况者则禁忌采用冷疗法：血液循环障碍，慢性炎症或深部化脓性病灶，组织损伤、破裂或有开放性伤口的部位，对冷过敏，昏迷、感觉异常、关节疼痛、心脏病的患者以及年老体弱者、婴幼儿、哺乳期产妇胀奶的情况等应慎用冷疗法。冷疗法的禁忌部位包括枕后、耳郭、阴囊、心前区、腹部、足底。

（尚少梅）

júbù lěngliáo

局部冷疗（local cryotherapy）

在患者局部皮肤或黏膜应用冷的物体进行治疗的方法。是临床中常用的护理技术。常用的方法包括*冰袋局部冷疗*、*冰帽局部冷疗*、*冷湿敷法局部冷疗*。

（尚少梅）

bīngdài júbù lěngliáo

冰袋局部冷疗（local cryotherapy of ice pack）

应用冰袋作用于患者局部皮肤或黏膜方法。

目的 降温、止血、镇痛、抗炎等。

用物 冰袋、布袋、毛巾、冰块、脸盆及冷水。

操作方法 包括操作前准备和操作步骤。

操作前准备 包括以下几方面准备。

评估 包括年龄、病情、意识、体温、治疗情况、局部皮肤状况、活动能力和合作程度等。

患者准备 向患者及家属解释使用冰袋目的、方法、注意事项及配合要点，使其愿意合作，并协助患者采取舒适体位。

环境准备 保证室温适宜，酌情关闭门窗，避免对流风直吹患者。

操作者准备 应衣帽整洁，修剪指甲，洗手，戴口罩。

操作步骤 ①准备冰袋。包括备冰、装袋、排气、检查、加套几个步骤。②携用物至患者床旁，核对患者床号、姓名。③高热降温时将冰袋置于患者的前额、头顶部和体表大血管流经处（如颈部两侧、腋窝、腹股沟等）；对于扁桃体摘除术后的患者，则将冰袋置于颈前、颌下。④放置时间不超过 30 分钟。⑤观察效果与反应。⑥撤去治疗用物，协助患者取舒适体位，整理床单位，对用物进行处理。⑦操作者洗手后，记录使用冰袋的部位、时间、效果和反应。

健康指导 ①向患者及家属介绍使用冰袋目的、作用及正确的使用方法。②向患者及家属说明使用冰袋的注意事项及预期达到的治疗效果。

护理评价 ①是否达到局部冷疗的治疗效果。②患者有无发生冻伤或意外。

注意事项 ①随时观察、检查冰袋有无漏水、是否夹紧。冰块融化后应及时更换，保持布袋干燥。②观察使用冰袋部位的局部情况，如皮肤色泽等，防止冻伤。注意倾听患者主诉，出现异常立即停止局部冷疗。③若进行降温治疗，使用冰袋 30 分钟后需测量体温，当体温降至 39℃以下，应取下冰袋，并在体温单上做好记录。

（尚少梅）

bīngmào júbù lěngliáo

冰帽局部冷疗

（local cryotherapy of icecap） 应用冰帽作用于患者头部，从而降温、预防脑水肿的治疗方法。

目的 ①头部降温。②预防脑水肿。

用物 冰帽、冰块、盆及冷水、水桶、肛表、手消毒液；若使用冰槽降温，还需准备不脱脂棉球及凡士林纱布。

操作方法 包括操作前准备和操作步骤。

操作前准备 包括以下几方面准备。

评估 包括年龄、病情、意识、治疗情况、头部状况、心理状态及合作程度等。

患者准备 向患者及家属解释使用冰帽的目的、方法、注意事项及配合要点，使其愿意合作，并协助患者采取舒适体位。

环境准备 保证室温适宜，酌情关闭门窗，避免对流风直吹患者。

操作者准备 操作者应衣帽整洁，修剪指甲，然后洗手、戴口罩。

操作步骤 ①备冰。②携用物至患者床旁，核对患者床号、姓名。③降温。使用冰帽降温时，将患侧头部置于冰帽中，后颈部、双耳郭垫海绵，排水管放入水桶内；使用冰槽降温时，将患者头部置于冰槽中，双耳塞不脱脂棉球，双眼覆盖凡士林纱布。④观察效果和反应。⑤撤去治疗用物，协助患者取舒适体位，整理床单位，对用物进行处理。⑥操作者洗手后，记录使用冰帽的部位、时间、效果和反应。

健康指导 ①向患者及家属解释使用冰帽的目的、作用及方法。②向患者及家属解释、说明使用冰帽或冰槽的注意事项及预期达到的治疗效果。

护理评价 ①是否达到局部冷疗的治疗效果。②患者有无发生冻伤或意外。

注意事项 ①观察冰帽有无破损、漏水。冰帽内的冰块融化后，应及时更换或添加。②使用冰帽的时间不得超过30分钟，以防产生继发效应。③密切观察使用冰帽部位的局部情况及患者反应，如皮肤色泽等。④注意监测肛温，肛温不得低于30℃。

（尚少梅）

lěng-shīfūfǎ júbù lěngliáo

冷湿敷法局部冷疗

（local cryotherapy of cold wet compress） 应用浸入冰水的敷布作用于患者患处皮肤的治疗方法。

目的 止血、抗炎、消肿、镇痛。

用物 ①治疗盘内备卵圆钳2把、敷布2块、凡士林、纱布、棉签、一次性治疗巾。②治疗盘外备盛放冰水的容器、手消毒液、医疗垃圾桶、治疗车；必要时备屏风、换药用物。

操作方法 包括操作前准备和操作步骤。

操作前准备 包括以下几方面准备。

评估 包括年龄、病情、意识、体温、治疗情况、局部皮肤状况、活动能力、心理状态和合作程度等。

患者准备 向患者及家属解释使用冷湿敷法的目的、方法、注意事项及配合要点，使其愿意合作，并协助患者采取舒适体位。

环境准备 保证室温适宜，酌情关闭门窗，必要时用屏风或床帘遮挡。

操作者准备 应衣帽整洁，修剪指甲，洗手，戴口罩。

操作步骤 ①携用物至患者床旁，核对患者床号、姓名。②协助患者取舒适卧位，暴露患处，垫一次性治疗巾于受敷部位下，受敷部位涂凡士林，其上盖一层纱布。③冷湿敷。将敷布浸入冰水中，用卵圆钳夹起并拧至半干；抖开敷布并敷于患处；每3~5分钟更换一次敷布，持续15~20分钟。④观察局部皮肤变化及患者反应。⑤操作后擦干冷湿敷部位，擦除凡士林，协助患者取舒适体位，整理床单位，处理用物。⑥操作者洗手后，记录冷湿敷的部位、时间、效果及患者反应等。

健康指导 ①向患者及家属解释使用冷湿敷法的目的、作用、方法。②向患者及家属说明使用冷湿敷法的注意事项及预期达到的治疗效果。

护理评价 ①是否达到局部冷疗的治疗效果。②患者有无发生冻伤或意外。

注意事项 ①注意观察局部皮肤情况及患者反应。②敷布湿度适宜，以不滴水为宜。③若治疗目的是降温，则使用冷湿敷法30分钟后应测量体温，并将体温记录在体温单上。

（尚少梅）

quánshēn lěngliáo

全身冷疗

（whole body cryotherapy） 针对高热患者，采用酒精擦浴、温水擦浴、降温毯使用等方式降低患者体温的方法。

（尚少梅）

jiǔjīng cāyù

酒精擦浴

（ethanol bath） 利用酒精擦拭身体皮肤，通过酒精或温水的蒸发和传导作用来增加机体的散热、达到降温目的的治疗方法。

目的 为高热患者降温。

用物 ①治疗盘内备大毛巾、小毛巾、热水袋及热水袋套、冰袋及冰袋套。②治疗盘外备脸盆（内盛30℃、25%~35%酒精200~300ml）、手消毒液、治疗车；必要时备干净衣裤、屏风、便器。

操作方法 包括操作前准备和操作步骤。

操作前准备 包括以下几方面准备。

评估 包括年龄、病情、体温、意识、治疗情况、有无酒精过敏史、皮肤状况、活动能力、合作程度及心理反应等。

患者准备 向患者及家属解释酒精擦浴目的、方法、注意事项及配合要点，使其愿意合作，并协助患者采取舒适体位。

环境准备 调节室温，关闭门窗，必要时用床帘或屏风遮挡。

操作者准备 应衣帽整洁，修剪指甲，洗手，戴口罩。

操作步骤 ①携用物至患者床旁，核对患者床号、姓名。②松开床尾盖被，协助患者脱去衣裤。③将冰袋置于头部，将热水袋置于足底。④将大毛巾垫于擦拭部位下方；将小毛巾浸入酒精中，然后拧至半干，缠于手上呈手套状，以离心方向擦浴；擦浴完毕后用大毛巾擦干皮肤。⑤观察患者是否出现寒战、面色苍白、脉搏及呼吸异常。⑥擦浴完毕后，取下热水袋，根据需要为患者更换干净衣裤，并协助患者取舒适体位；整理床单位，开窗，拉开床帘或撤去屏风；处理用物。⑦操作者洗手后，记录时间、效果和患者反应等。

健康指导 ①向患者及家属解释酒精擦浴的目的、作用、方法。②向患者及家属解释、说明酒精擦浴预期达到的治疗效果。

护理评价 ①是否达到全身冷疗的治疗效果。②患者有无发生冻伤或意外。

注意事项 ①擦浴过程中，注意观察局部皮肤情况及患者反应。②胸前区、腹部、颈后、足底为擦浴的禁忌部位，新生儿及血液病所致的高热患者禁用酒精擦浴。③擦浴时，以拍拭（轻拍）方式进行，避免用摩擦方式，以免摩擦生热。

（尚少梅）

wēnshuǐ cāyù

温水擦浴（warm water bath）

利用温水擦拭身体皮肤，通过温水的蒸发和传导作用来增加患者机体的散热、达到降温目的的治疗方法。

目的 见酒精擦浴。

用物 ①治疗盘内备大毛巾、小毛巾、热水袋及热水袋套、冰袋及冰袋套。②治疗盘外备脸盆（内盛32~34℃温水、2/3满）、手消毒液、治疗车；必要时备干净衣裤、屏风、便器。

操作方法 包括以下几方面。

操作前准备 见酒精擦浴。

操作步骤 ①携用物至患者床旁，核对患者的床号、姓名。②松开床尾的盖被，协助患者脱去衣裤。③将冰袋置于头部，将热水袋置于足底。④将大毛巾垫于擦拭部位下方；将小毛巾浸入温水中，然后拧至半干，缠于手上呈手套状，以离心方向擦浴；擦浴完毕后用大毛巾擦干皮肤。⑤观察患者是否出现寒战、面色苍白、脉搏及呼吸异常。⑥擦浴完毕后，取下热水袋，根据需要为患者更换干净衣裤，并协助患者取舒适体位；整理床单位，开窗，拉开床帘或撤去屏风；处理用物。⑦操作者洗手后，记录时间、效果和患者反应等。

健康指导、护理评价、注意事项 见酒精擦浴。

（尚少梅）

jiàngwēntǎn shǐyòng

降温毯使用（usage of hypothermic blanket）

利用降温毯与身体皮肤的接触、散热，从而达到降温目的的治疗方法。降温毯是利用半导体制冷原理，将水箱内的蒸馏水冷却后，通过主机与毯内的水进行循环交流，从而起到持续的接触散热作用。

目的 为高热患者降温。

用物 降温毯。

操作方法 包括操作前准备和操作步骤。

操作前准备 包括以下几方面准备。

评估 包括年龄、病情、意识、治疗情况、皮肤状况、心理状态及合作程度等。

患者准备 向患者及家属解释使用降温毯目的、方法、注意事项及配合要点，使其愿意合作，并协助患者采取舒适体位。

环境准备 保证室温适宜，酌情关闭门窗，避免对流风直吹患者。

操作者准备 应衣帽整洁，修剪指甲，然后洗手、戴口罩。

操作步骤 ①携用物至患者床旁，核对患者床号、姓名。②向主机的蓄水器内注入蒸馏水，将降温毯平整地铺在床单下，使其长轴与床缘平行，顶边置于患者头顶部，再将降温毯与主机连接好。③降温。将体温探测器插入患者肛门或固定于腋下，降温速度一般以每小时1℃为宜。④观察效果和反应。高热患者体温下降至37.5℃后，继续观察4~6小时，待病情稳定、体温维持在

37.0~37.5℃后停机；心肺复苏患者体温降至35℃后，一般维持7~10日（视意识的恢复情况而定）。⑤撤去用物，协助患者取舒适体位，整理床单位，对用物进行处理。⑥操作者洗手后，记录使用降温毯的部位、时间、效果以及反应。

健康指导 ①向患者及家属解释使用降温毯的目的、作用及方法。②应向患者及家属解释、说明使用降温毯预期达到的治疗效果。

护理评价 ①是否达到全身冷疗的治疗效果。②患者有无发生冻伤或意外。

注意事项 ①注意保护患者受压部位皮肤。应定时翻身、更换体位和进行局部按摩，保持床单位干燥、平整，注意皮肤温度、颜色，避免发生皮肤冻伤或压疮。②密切观察患者生命体征变化。密切观察患者呼吸、血压、心率变化，及时翻身、叩背、吸痰，保持呼吸道通畅，预防肺部感染。③使用降温毯过程中，应避免降温毯与锐利物品相接触；传感器线应避免拉拽和打死折；定时观察水箱内水位变化，及时添加，保证机器正常工作；务必注意患者安全，以防触电。

（尚少梅）

rèliáofǎ

热疗法（heat therapy）

利用高于人体温度的物体作用于体表皮肤，通过引起皮肤和内脏器官的血管舒张，改变机体各系统的体液循环和新陈代谢，从而达到治疗目的的方法。热疗法的目的：促进炎症的消散和局限，减轻疼痛，减轻深部组织的充血，保暖和提高患者的舒适度。热疗法禁忌证包括诊断尚未明确的急性腹痛，面部“危险三角区”的感染，各种脏器出血、出血性疾病，软组织损伤或扭伤的初期（48小时内），心、肝、肾功能不全，皮肤湿疹，急性炎症。热疗法禁忌部位包括睾丸，金属移植物、人工关节对应的部位，恶性病变部位。孕妇，感觉麻痹、感觉异常者及婴幼儿、老年人慎用。

（尚少梅）

gān-rèliáofǎ

干热疗法（dry heat therapy）

使用干热的治疗用具作用于患者体表皮肤，改变机体各系统的体液循环和新陈代谢，从而达到治疗目的的方法。常用的干热疗法包括使用热水袋、红外线灯及烤灯（见热水袋使用、红外线灯使用、烤灯使用）。

（尚少梅）

rèshuǐdài shǐyòng

热水袋使用（usage of hot-water bottle）

应用热水袋作用于患者体表皮肤，从而达到保暖、解痉、镇痛目的的治疗方法。

目的 ①保暖。②解痉。③镇痛。④提高患者舒适度。

用物 ①治疗盘内备热水袋及热水袋套、水温计、毛巾。②治疗盘外备盛水容器、热水、手消毒液。

操作方法 包括操作前准备和操作步骤。

操作前准备 包括以下几方面准备。

评估 包括年龄、病情、体温、意识、治疗情况、局部皮肤状况、活动能力、心理状态及合作程度等。

患者准备 向患者及家属解释使用热水袋的目的、方法、注意事项及配合要点，使其愿意合作，并协助患者采取舒适体位。

环境准备 调节室温，酌情关闭门窗，避免对流风直吹患者。

操作者准备 应衣帽整洁，修剪指甲，洗手，戴口罩。

操作步骤 ①测量、调节水温。②备热水袋。分为灌水、排气、检查、加套几个步骤。③携用物至患者床旁，核对患者床号、姓名。④将热水袋放至所需部位，袋口朝向身体外侧。⑤使用时间不超过30分钟。⑥观察效果和反应、热水袋温度等。⑦使用后撤去治疗用物，协助患者取舒适体位，整理床单位，对用物进行处理。⑧操作者洗手后，记录部位、时间、效果和患者反应。

健康指导 ①向患者及家属解释使用热水袋的目的、作用和方法。②向患者及家属说明使用热水袋的注意事项及预期达到的治疗效果。

护理评价 ①是否达到热疗的治疗效果。②患者有无发生烫伤或意外。

注意事项 ①经常检查热水袋有无破损、热水袋与塞子是否配套，以防漏水。②炎症部位热敷时，热水袋灌水至1/3满，以免压力过大引起疼痛。③特殊患者使用热水袋时，应再包裹一块大毛巾或将热水袋放在两层毯子之间，以防烫伤。④加强巡视，定期检查局部皮肤情况，必要时应床旁交班。

（尚少梅）

hóngwàixiàndēng shǐyòng

红外线灯使用（usage of infrared lamp）

使用红外线灯或普通灯泡提供辐射，对婴儿红臀、会阴部伤口及植皮（供皮区）等进行照射的治疗方法。

目的 ①抗炎。②镇痛。③解痉。④促进创面干燥、结痂。⑤保护肉芽组织生长。

用物 红外线灯、手消毒液；必要时备有色眼镜、屏风。

操作方法 包括操作前准备和操作步骤。

操作前准备 包括以下几方面准备。

评估 包括年龄、病情、意识、治疗情况、局部皮肤状况、活动能力、心理状态以及合作程度等。

患者准备 向患者及家属解释使用目的、方法、注意事项及配合要点，使其愿意合作，并协助患者采取舒适体位。

环境准备 调节室温，酌情关闭门窗，必要时用屏风或床帘遮挡。

操作者准备 应衣帽整洁，修剪指甲，洗手，戴口罩。

操作步骤 ①携用物至患者床旁，核对患者床号、姓名。②暴露患处，使患者体位舒适，清洁局部治疗部位。③通过用手试温，调节灯距、温度，一般以温热为宜。④照射时间为20～30分钟，注意恰当保护受照射部位。⑤每5分钟观察一次治疗效果和反应。⑥操作后将灯擦拭、整理后备用。⑦操作者洗手后，记录照射部位、时间、效果以及患者反应。

健康指导 ①向患者及家属解释目的、作用及方法。②向患者及家属说明注意事项以及治疗效果。

护理评价 ①是否达到热疗的治疗效果。②患者有无发生烫伤或意外。

注意事项 ①根据治疗部位的不同，选择不同功率的灯泡。②胸部、面颈部照射时，应戴有色眼镜或用纱布遮盖。③对于意识不清、局部感觉障碍、血液循环障碍、有瘢痕的患者，治疗时应加大灯距，以防烫伤。④多次治疗后，治疗部位的皮肤可出现网状红斑、色素沉着。⑤使用时避免触摸灯泡或用布覆盖烤灯，以免发生烫伤及火灾。

（尚少梅）

kǎodēng shǐyòng

烤灯使用（usage of heat lamp）

使用烤灯提供辐射，对婴儿红臀、会阴部伤口及植皮供皮区等进行照射的治疗方法。

目的 见红外线灯使用。

用物 烤灯、手消毒液；必要时备有色眼镜、屏风。

操作方法、健康指导、护理评价、注意事项 参见红外线灯使用。

（尚少梅）

shī-rèliáofǎ

湿热疗法（moist heat therapy）

使用湿热的治疗用具作用于患者的体表皮肤，改变机体各系统的体液循环和新陈代谢，从而达到治疗目的的方法。常用的湿热疗法包括热湿敷、热水坐浴、温水浸泡。

（尚少梅）

rèshīfū

热湿敷（moist-heat compress）

应用浸入热水的敷布作用于患处皮肤，从而达到解痉、抗炎、消肿、镇痛目的的治疗方法。

目的 ①解痉。②抗炎。③消肿。④镇痛。

用物 ①治疗盘内备卵圆钳2把、敷布2块、凡士林、纱布、棉签、一次性治疗巾、棉垫、水温计。②治疗盘外备热水瓶、脸盆（内盛放热水，水温50～60℃）、手消毒液、医疗垃圾桶、治疗车；必要时准备大毛巾、热水袋、屏风、换药用物。

操作方法 包括操作前准备和操作步骤。

操作前准备 包括以下几方面准备。

评估 包括年龄、病情、意识、治疗情况、局部皮肤、伤口状况、活动能力、心理状态及合作程度等。

患者准备 向患者及家属解释热湿敷的目的、方法、注意事项及配合要点，使其愿意合作，并协助患者采取舒适体位。

环境准备 调节室温，酌情关闭门窗，必要时用屏风或床帘遮挡。

操作者准备 应衣帽整洁，修剪指甲，洗手，戴口罩。

操作步骤 ①携用物至患者床旁，核对患者床号、姓名。②暴露患处，将治疗巾垫在受敷部位下，受敷部位涂凡士林，其上盖一层纱布。③将敷布浸入热水中，用卵圆钳夹起，将其拧至半干。④将敷布抖开、折叠后敷于患处，其上盖棉垫。⑤每3～5分钟更换一次敷布，持续15～20分钟。⑥观察效果及反应。⑦敷毕，轻轻拭干热敷部位，协助患者取舒适体位，整理床单位，处理用物。⑧操作者洗手后，记录热湿敷的部位、时间、效果和患者反应。

健康指导 ①向患者及家属解释使用热湿敷的目的、作用及方法。②向患者及家属说明使用热湿敷的注意事项及治疗效果。

护理评价 ①是否达到热疗的治疗效果。②患者有无发生烫伤或意外。

注意事项 ①若患者热湿敷的部位非禁忌受压，可将热水袋放置在敷布上，再盖以大毛巾，以维持温度。②面部热敷者，热敷结束后应间隔30分钟方可外出，以防感冒。

（尚少梅）

rèshuǐ zuòyù

热水坐浴（warm site bath）

使用装有热水的消毒坐浴盆，作用

于患者会阴、肛门处的皮肤的治疗方法。

目的 适用于会阴部或肛门疾病的治疗及手术后，可抗炎、消肿、镇痛、促进引流。

用物 坐浴椅、消毒坐浴盆、热水瓶、水温计、药液（遵医嘱配制）、毛巾、无菌纱布、手消毒液、医疗垃圾桶、治疗车；必要时备屏风、换药用物。

操作方法 包括操作前准备和操作步骤。

操作前准备 包括以下几方面准备。

评估 包括年龄、病情、意识、治疗情况、局部皮肤情况、伤口状况、活动能力、心理状态及合作程度等。

患者准备 向患者及家属解释热水坐浴的目的、方法、注意事项及配合要点；嘱患者热水坐浴前排尿、排便，并清洗局部的皮肤。

环境准备 调节室温，关闭门窗，必要时用床帘或屏风遮挡。

操作者准备 应衣帽整洁，修剪指甲，洗手，戴口罩。

操作步骤 ①遵医嘱配制药液并将药液倒入浴盆内，使浴盆1/2满，调节水温。②携用物至患者床旁，核对患者床号、姓名。③将浴盆置于坐浴椅上。④用床帘或屏风遮挡患者，暴露患处。⑤协助患者将裤子脱至膝盖处，然后协助其取坐位；协助患者或嘱患者自行用纱布蘸取药液清洗外阴部皮肤，待适应水温后，坐入浴盆中。⑥观察效果和反应。⑦坐浴完毕，协助患者或嘱患者自行用纱布擦干臀部，协助患者穿好裤子，并嘱其卧床休息；开窗，拉开床帘或撤去屏风，整理床单位，处理用物。⑧操作者洗手后，记录坐浴时间、药液、效果和患者反应。

健康指导 ①向患者及家属解释热水坐浴的目的、作用及方法。②向患者及家属说明热水坐浴的注意事项及治疗效果。

护理评价 ①是否达到热疗的治疗效果。②患者有无发生烫伤或意外。

注意事项 ①因为热水可刺激肛门、会阴部，易引起排尿反射和排便反射，热水坐浴前先嘱患者排尿、排便。②若坐浴部位有伤口，坐浴盆、药液及用物必须无菌；坐浴后应用无菌技术处理伤口。③女性患者经期、妊娠后期、产后2周内、有阴道出血或盆腔急性炎症时不宜坐浴，以免引起感染。④坐浴过程中，注意观察患者面色、脉搏、呼吸，并倾听患者的主诉，若出现异常应立即停止坐浴，协助患者上床休息。

（尚少梅）

wēnshuǐ jìnpào

温水浸泡

温水浸泡（warm water immersion） 用温水浸泡患者感染部位的治疗方法。

目的 适用于手、足、前臂、小腿部的感染，可抗炎、镇痛及清洁、消毒创口。

用物 ①治疗盘内备长镊子、纱布。②治疗盘外备热水瓶、药液（遵医嘱）、浸泡盆（根据浸泡部位选用）、手消毒液、医疗垃圾桶、治疗车；必要时应备换药用物。

操作方法 包括操作前准备和操作步骤。

操作前准备 包括以下几方面准备。

评估 包括年龄、病情、意识、治疗情况、局部皮肤、伤口状况、活动能力、心理状态及合作程度等。

患者准备 向患者及家属解释温水浸泡目的、方法、注意事项及配合要点，使其愿意合作，并协助患者采取舒适坐位。

环境准备 调节室温，酌情关闭门窗。

操作者准备 应衣帽整洁，修剪指甲，洗手，戴口罩。

操作步骤 ①携用物至患者床旁，核对患者床号、姓名、腕带。②遵医嘱配制药液并将药液倒入浸泡盆内，使浸泡盆1/2满，调节水温。③协助患者取舒适体位，暴露患处。④将患者肢体缓慢放入浸泡盆内，必要时用长镊子夹持纱布轻擦创面，使之清洁。⑤观察效果和反应。⑥浸泡完毕，擦干浸泡部位，撤去治疗用物，协助患者取舒适体位，整理床单位，对用物进行处理。⑦操作者洗手后，记录浸泡时间、药液、效果和患者反应。

健康指导 ①向患者及家属解释温水浸泡的目的、作用及方法。②向患者及家属说明温水浸泡的注意事项及治疗效果。

护理评价 ①是否达到热疗的治疗效果。②患者有无发生烫伤或意外。

注意事项 ①若浸泡部位有伤口，浸泡盆、药液及用物必须无菌，浸泡后应用无菌技术处理伤口。②浸泡过程中，注意观察局部皮肤情况，倾听患者主诉，随时调节水温。

（尚少梅）

gěiyào

给药

给药（medication） 通过肠内、肠外或局部等多种途径和方式将药物作用于身体各组织和器官的方法。给药是疾病诊断、治疗及预防过程中最常用的一种手段，通过给药可以预防或治疗疾病、缓解症状、协助诊断及维持机体正常的生理功能。不同的给药方法可以影响药物在人体内的吸收速度、药效出现时间及维持时间，因此应根据药物特性和人体生理或病理状况等，选择不同的给药方法。

给药途径 通常根据药物的性质、剂型、机体组织对药物的吸收情况和治疗需要而定。常用的给药途径有：①肠内给药。包括口服、舌下含服、直肠给药。②肠外给药。包括皮内注射、皮下注射、肌内注射、静脉注射。③局部给药。包括皮肤给药、黏膜给药，如吸入和外敷等。不同的给药途径可以影响药物的吸收速度和生物利用度。不同给药途径的药物吸收速度由快至慢依次为静脉、吸入、肌内、皮下、直肠黏膜、口服、皮肤。

给药次数与时间 给药次数与时间取决于药物半衰期，以能维持药物在血液中的有效浓度为最佳选择。合理安排用药时间对药物治疗有重要影响。

安全用药原则 ①严格按照医嘱准确给药。在用药前必须严格查对医嘱，当对医嘱有疑问时，应及时与医生沟通，不要盲目执行，也不要擅自修改医嘱。②给药过程中要严格执行查对制度。必须做好“三查七对”，“三查”是指操作前、操作中、操作后查，“七对”是指核对姓名、床号、药名、浓度、剂量、用法、时间。③在给药时要注意配伍禁忌，药物现用现配，药物准备好后应及时使用，避免放置过久引起药物污染或药效降低，严禁使用变质和超过有效期的药物。对易引起过敏反应的药物，使用前询问过敏史，正确做好药物的过敏反应试验，结果阴性方可使用。④用药后要注意观察药物疗效及不良反应，监测患者用药后病情变化。⑤指导患者了解有关的用药知识，用药前后向患者或家属做好解释，取得其合作，提高患者合理用药和自我管理的能力。

药物保管原则 ①分类放置、妥善保管、便于使用。药柜摆放位置应避开阳光直射，药品按照内服、外用、注射、高危等分类放置，贵重药品、麻醉药品、精神类药品、放射性药品、医疗用毒性药品及药品类易制毒化学品等特殊药品应标识清楚、加锁保管，由专人负责、登记使用并班班交接；对高浓度电解质、化疗药物等特殊药品要有醒目标识；对包装相似、看似相同的药品，以及多规格或多剂型药品的存放要有明晰的警示标识。②注意药物的质量并在有效期内使用，避免过期。③易挥发、易潮解的药物，应装在瓶内并将瓶盖盖紧；易氧化或遇光易变质的口服药，应装在有色瓶内并将瓶盖盖紧，放于阴凉处；易受热破坏的某些生物制品和抗生素等，要根据其性质或储存条件进行冷藏保存。④易燃的药品，应远离明火，如酒精、乙醚、环氧乙烷等。

影响药物作用的机体因素 ①药物的用量一般与体重成正比，但儿童和老年人对药物的反应与成人不同，另外还与生长发育情况有关。②性别。男性与女性对药物的反应一般无明显的差异，但是女性在月经期、妊娠期、哺乳期用药要特别谨慎，某些药物可能引起畸胎，有些药物可通过胎盘进入胎儿，或者经乳腺哺乳进入婴儿体内，引起中毒。③机体的功能状态。当身体发生疾病或处于病理状态时，机体的功能状态可影响机体对药物的敏感性，也可改变药物的体内代谢过程，影响药物作用。④心理行为因素。患者的情绪、对医疗和药物的信任程度、对药物治疗的配合程度、语言暗示等在一定程度上均会影响药物的作用。

（张晓静）

kǒufú gěiyào

口服给药（oral administration）

药物经口服后，被胃肠道吸收、利用，进入血液循环，作用于身体各个器官以达到药效的方法。是最常用的给药方法，不适合急救、意识不清、呕吐不止及禁食的患者。

目的 协助患者遵照医嘱，安全、正确地服用药物，以达到减轻症状、治疗疾病、维持正常生理功能、协助诊断和预防疾病的目的。

用物 发药盘或药车、药物（用药杯或药袋盛放）、服药卡、医嘱执行单（本）、水壶（内盛温开水）、药匙（需要时）、量杯、滴管、研钵、包药纸、吸水管等。

操作方法 包括操作前准备和操作步骤。

操作前准备 包括以下几方面准备。

评估 ①患者病情、年龄及治疗情况、用药史、过敏史、不良反应史，是否适合口服给药，有无口腔、食管疾病，有无吞咽困难及呕吐，是否留置鼻饲管。②患者的意识、身体状况、服药的自理能力、对服药的认识、对给药计划的了解程度、心理反应和合作程度。

操作者准备 应衣帽整洁，洗手，戴口罩。

用物准备 ①中心药房根据医嘱负责摆药、核对，由相关人员将药车送到病房。②对于鼻饲患者，使用研钵将口服药研碎。

③准备液体药。摇匀液体，一手持量杯，拇指置于所需刻度，并使刻度与视线平齐；另一手将药瓶有瓶签的一面朝上，倾倒药液至所需刻度，然后将药液倒入药杯。④油剂、按滴计算的药液或药量不足1ml时，在药杯内倒入少许温开水，用滴管吸取药液。

操作步骤　①在服药时间携药物至床旁，核对患者。②向患者做好解释。③协助患者取舒适体位，再次核对药物后，待患者服用后离开。④对不能自行服药的患者，要将药物用水喂服。⑤鼻饲患者给药时，应将药物研碎后从胃管注入，再用温水冲净胃管。⑥婴儿用滴管或注射器给药，给药速度应缓慢，直至其咽下药物。当婴儿哭闹时不可生硬喂药，以免将药物呛入气管或者引起呕吐。⑦给幼儿服药时可直接使用药杯或者汤匙喂药；对于年长儿，应耐心训练和说服其自行服药，不要恐吓和强迫，可采取措施改善药物苦味，以利于儿童服用。⑧患者服药后处理用物，洗手，记录。⑨随时观察患者服药后反应及情况，发现问题及时与医生联系和处理。

健康指导　①向患者及家属解释服药目的，告知其配合要点、服药的特殊要求及注意事项，帮助其了解服药相关知识。②指导患者遵医嘱按时、安全、正确服药，如有不适反应及时告知医护人员。③告知患儿家长不宜将药物和乳汁混合喂给婴儿，对于幼儿不要捏着双侧鼻孔喂药，以免将药液吸入呼吸道，造成幼儿气管内异物，甚至发生窒息，发生危险。

护理评价　①服药过程是否顺利。②护患沟通是否有效，患者服药的依从性是否良好，能否按时、正确服药。③患者服药期间有无异常反应。

注意事项　①严格执行医嘱，遵守查对制度，确保用药安全。②了解药物性质、服药方法、注意事项、药物之间的相互作用，用药后观察用药效果及不良反应。③口服药一般不要用茶水送服，尤其是铁剂，以免形成铁盐，妨碍铁剂吸收；对牙有腐蚀作用或使牙染色的药物，应用吸水管吸服，避免药液与牙接触，服用后漱口，以保护牙；缓释片、肠溶片及胶囊吞服时不可嚼碎。④一般情况下，健胃药宜在餐前服用，助消化药及对胃黏膜有刺激性的药物宜在餐后服用，催眠药在睡前服用；驱虫药宜在空腹或半空腹时服用。⑤抗生素需要在血液内保持有效的血药浓度，应准时服用。⑥服用对呼吸道黏膜起安抚作用的药物后不宜立即饮水，若同时服用多种药物，应最后服用镇咳糖浆；发汗类药物服用后应多饮水。⑦服用强心苷类药物需要加强对心率、心律、脉率的监测，心率低于60次/分或心律不齐时应暂停服用，并通知医生及时处理。⑧婴儿喂药应在喂奶前或2次喂奶间进行；婴儿哭闹时不要喂药，防止呛入气管造成危险；服药后不宜立即平卧，防止呕吐、窒息。

（张晓静）

zhùshè gěiyào

注射给药（injection administration）　将无菌药液或生物制剂注入体内的方法。注射给药分为皮内注射、皮下注射、肌内注射、静脉注射等。注射给药适用于由于各种原因不宜口服给药的患者。注射给药需要注意以下几方面：①用药前需向患者宣教注射用药的方法、目的、配合方法。②严格执行医嘱，遵守“三查七对”的查对制度，保证患者安全用药；仔细检查药物质量，发现药液变质、变色、出现沉淀、过期、药瓶有裂痕等现象时不可使用；药物在规定时间内使用，现用现配；使用多种药物时注意药物的配伍要求和配伍禁忌。③严格执行无菌操作和消毒隔离制度。按照要求进行注射部位的皮肤消毒，消毒范围在5cm以上；治疗时做到一人一针一巾；一次性无菌锐器使用后放置在锐器桶内统一销毁，输液器放置在医用垃圾袋中，按感染性废弃物处理。④正确采用注射技术，保障患者安全。根据药液的量、黏稠度、刺激性强弱选择合适的注射器和针头；根据治疗需要和不同注射方法的要求选择合适的注射部位，避免损伤神经和血管；选择的注射部位皮肤应无炎症、感染、硬结、瘢痕及皮肤病等；长期需要注射治疗的患者应经常更换注射部位；注射前必须排空注射器内的空气，以防气体进入血管形成栓塞；根据不同注射方法的要求，采取合适的进针角度和深度；肌内注射时不可将针梗全部刺入注射部位，以防断针造成危险；注入药物前要回吸注射器活塞，检查有无回血；动脉注射或静脉注射时必须见有回血方可注入药物；皮下注射或肌内注射时如有回血，须拔出针头重新进针，不可将药液注入血管内。⑤注射治疗时尽量减轻患者的疼痛。采取分散其注意力，协助其采取合适体位；注射时做到进针、拔针快，推药速度均匀、缓慢；注射刺激性较强的药物时，如硫酸镁，应选用细长针头，进针要深；注射多种药物时，一般先注射刺激性较弱的药物，再注射刺激性较强的药物。

⑥用药后观察患者注射部位有无异常。

（张晓静）

pínèi zhùshè

皮内注射（intradermic injection）

将少量药液或生物制品注射于表皮与真皮之间的方法。

目的 ①进行药物过敏试验。②预防接种。③局部麻醉的起始步骤。

用物 注射盘、1ml 一次性无菌注射器、4～4.5 号针头（以上物品按医嘱备好药液后放置在无菌盘内）、治疗车、医嘱执行单。

操作方法 包括操作前准备和操作步骤。

操作前准备 包括以下几方面准备。

评估 ①患者一般情况。包括年龄、营养状况、自理能力及合作程度、沟通能力等。②患者病情。包括疾病诊断、意识、身体状况等。③注射部位。包括局部皮肤状况、注射侧肢体活动度等。④患者的过敏史、用药史及不良反应史。

环境准备 应整洁、宽敞、明亮。

操作者准备 应衣帽整洁，洗手，戴口罩。

用物准备 ①检查所用注射器是否在有效期内、其外包装是否完好。②核对医嘱，检查药物，做到“三查七对”。③消毒药液瓶瓶口，取出注射器，抽吸药液后，将注射器放置在无菌盘内。

操作步骤 ①将用物推至床旁，核对姓名，向患者解释用药目的、方法及注意事项。②如做过敏试验，首先询问患者有无过敏史。③选择注射部位。预防接种常选择上臂三角肌下缘；过敏试验在前臂掌侧下 1/3 处，该部位皮肤较薄、易于进针；协助患者采取合适体位，暴露注射部位。④消毒皮肤，待干；核对药物，注射器排气；左手绷紧注射部位皮肤，右手持注射器，将注射器针头斜面向上、与皮肤呈 5°角刺入皮内，待针尖斜面全部进入皮内后以左手拇指固定针栓，右手推注药液 0.1ml，局部可见隆起的皮丘，并显露毛孔。⑤注射完毕迅速拔出针头，切勿按压注射部位；向患者交代注意事项。对做过敏试验的患者，与其核对时间，并嘱其不要离开病室，20 分钟后观察皮试反应结果，如有不适及时呼叫护士。⑥放置呼叫器于患者可及处，嘱患者有需求时呼叫医务人员。⑦清理用物，洗手，记录。⑧按规定时间观察结果，并做好记录。

健康指导 ①告知患者皮内注射的目的、方法及配合要点。②告知患者出现任何不适症状时，要立即通知医护人员。

护理评价 ①护患沟通是否有效。②注射部位有无异常反应。③患者是否了解相关的注意事项。

注意事项 ①做皮试消毒皮肤时，避免反复、用力涂擦局部皮肤；忌用含碘消毒剂消毒皮肤，以防影响局部反应的判断，酒精过敏者可用生理盐水替代；同时嘱患者勿揉擦局部皮肤。②操作过程中不应抽回血；把握进针角度，避免将药液注入皮下。③药液要新鲜，剂量要准确。④行皮试前必须询问病史，有过敏史者不可做药物过敏试验；对做皮试的患者，按照规定由 2 名护士观察、判断结果，并做好皮试结果记录，告知医生、家属及患者，并做好标注；特殊药物的皮试要按照要求观察结果。⑤当皮试结果不能确认或怀疑假阳性时，必要时需做对照试验，即在患者另一侧前臂的掌侧下段注入 0.1ml 生理盐水，待 20 分钟后，对照观察反应。⑥备好相应抢救药物及设备，如发生过敏反应，做到及时、有效处理。

（张晓静）

píxià zhùshè

皮下注射（subcutaneous injection）

将少量药液或生物制剂注入皮下组织的方法。

目的 ①需迅速达到药效和不能或不宜经口服给药时采用此法。②预防接种。③局部给药，如局部麻醉用药。

用物 注射盘、1～5ml 一次性无菌注射器、5.5～6 号针头（以上物品按医嘱备好药液后放置在无菌盘内）、治疗车、医嘱执行单。

操作方法 包括操作前准备和操作步骤。

操作前准备 包括以下几方面准备。

评估 ①患者一般情况。包括年龄、自理能力、营养状况、合作程度及沟通能力等。②患者病情。包括疾病诊断、身体状况、意识状态等。③注射部位。包括局部皮肤和皮下组织状况、注射侧肢体活动度情况等。④患者的过敏史、用药史。

环境准备 应整洁、安静、宽敞。

操作者准备 应衣帽整洁，洗手，戴口罩。

用物准备 ①检查所用注射器是否在有效期内、其外包装是否完好。②核对医嘱，检查药物，做到“三查七对”。③消毒药液瓶瓶口，取出注射器，抽吸药液后，将注射器放置在无菌盘内。

操作步骤 ①将用物推至床旁，核对床号、姓名，向患者解释用药的目的、配合要点及注意事项。②选择注射部位。常用部位有上臂三角肌下缘、上臂外侧、大腿外侧、腹部等；协助患者采取合适的体位，暴露注射部位。③用消毒液消毒皮肤，待干。④核对药物，注射器排气；左手绷紧皮肤，右手持注射器，以示指固定针栓，使针头与皮肤成30°~40°角，对于过瘦的患者可捏起注射部位局部组织，同时减小穿刺角度；迅速刺入针头的2/3或1/3，固定针栓，抽吸活塞，如无回血即可缓慢推注药物。⑤注射完毕，以干棉签或干棉球轻压针刺处，快速拔针并按压进针处片刻。⑥放置呼叫器于患者可及处，嘱患者有需求时呼叫医务人员。⑦向患者交代注意事项，协助患者采取舒适体位。⑧处理用物，洗手，记录。

健康指导 ①告知患者及家属药物的作用、注意事项及配合要点。②嘱患者勿揉捏注射部位，如有不适反应及时呼叫护士。③对长期注射者，指导患者或家属了解并建立轮换注射部位的长期计划。

护理评价 ①操作过程是否规范。②护患沟通是否有效。③患者注射部位有无异常。

注意事项 ①严格执行医嘱，遵守“三查七对”，严格执行无菌操作。②在注射前详细询问患者用药史；需要长期注射者，应有计划地更换注射部位，以防局部产生硬结，保证药物吸收。③注射少于1ml药液时必须使用1ml注射器，以保证药液剂量准确。④持针时，以右手示指固定针栓，但不可接触针梗，以免污染。⑤针头刺入角度不宜超过45°，以免刺入肌层。⑥尽量避免应用对皮肤有刺激作用的药物进行皮下注射。⑦注意了解用药效果及不良反应。

（张晓静）

jīnèi zhùshè

肌内注射（intramuscular injection）

将一定量的药液注入肌肉组织的方法。

适应证 下列情况时采用肌内注射给药：①需迅速发挥药效或不能经口服用的药物。②不宜或不能做静脉注射的药物，且要求比皮下注射更迅速产生药效。③注射刺激性较强或药量较大的药物。

用物 注射盘、5ml一次性无菌注射器、6~7号针头（以上物品按医嘱备好药后放在无菌盘内）、治疗车、医嘱执行单。

操作方法 包括操作前准备和操作步骤。

操作前准备 包括以下几方面准备。

评估 ①患者一般情况。包括年龄、营养状况、自理能力、合作程度及沟通交流的能力等。②患者病情。包括疾病诊断、身体状况、意识状态、过敏史及用药史等。③注射部位。包括局部皮肤及肌肉组织状况、肢体活动度等情况。

环境准备 整洁、安静、宽敞、光线充足，必要时用屏风或拉帘遮挡。

操作者准备 应衣帽整洁，洗手，戴口罩。

用物准备 ①检查所用注射器是否在有效期内、其外包装是否完好。②核对医嘱，检查药物，做到“三查七对”。③根据医嘱准备药液，消毒药液瓶瓶口，取出注射器，抽吸药液后，将注射器放置在无菌盘内。

操作步骤 ①将用品推至床旁，核对床号、姓名，向患者解释用药物目的、方法及配合要点。②选择注射部位。一般选择肌肉丰厚并距离大血管及神经较远处，常用部位有臀大肌，其次为臀中肌、臀小肌、股外侧肌及上臂三角肌。臀大肌注射时，可使用十字法定位，即从臀裂顶点向左或右划一水平线，从髂嵴最高点做一竖直线，将臀部分为四个象限，避开内下角，其外上象限为注射区；或者用连线法定位：取髂前上棘与尾骨连线的外上1/3处为注射部位。臀中肌注射时可选择三横指定位，即取髂前上棘外侧三横指处（以患者的手指宽度为准）；或选择示指－中指定位法，将操作者的示指、中指指尖分别放于髂前上棘与髂嵴的下缘处，两指和髂嵴构成的三角区，示指和中指形成的角内为注射部位。股外侧肌注射定位时，取大腿中段外侧，位于膝上10cm、髋关节下10cm，约7.5cm宽的区域为注射部位。上臂三角肌注射定位时，取上臂外侧，肩峰下2~3横指。③帮助患者取合适的体位，暴露注射部位，注意保护患者隐私。臀部注射时，患者可取侧卧位，下腿屈曲，上腿伸直，肌肉放松；或取俯卧位，双足尖相对；仰卧位用于危重及不能翻身的患者，并限于臀中肌、臀小肌注射。上臂三角肌注射时，嘱患者单手叉腰使三角肌暴露。股外侧肌注射时，患者可采取自然坐位。④消毒皮肤，消毒范围直径至少5cm，消毒液消毒后待干。⑤核对药物，驱尽注射器内空气，左手拇指、示指绷紧皮肤，右手以握笔式姿势持针，中指固定针栓，将针头与皮肤呈90°垂直，以手腕带动手臂迅速刺入肌肉内2.5~3cm（针长度的2/3，消瘦者及小儿酌减），松开左手并用左手抽动活塞，若无回血，缓慢注入药液。⑥注射完毕，以无菌干棉签或干棉球轻压进针处，快速拔针并按压片刻。⑦放置呼叫器于患者可及处，嘱患者有需求时呼叫医务人员。⑧向患者交代注意事项，协助其整理衣物及床单位，安置患者于舒适体位。⑨处理用物，洗手，记录。

健康指导 ①告知患者肌内注射的目的、方法、注意事项和配合要点、药物作用和副作用。②对于因长期多次注射出现局部硬结的患者，指导其局部热敷的方法。

护理评价 ①护患沟通是否有效。②患者能否配合注射治疗。③注射后患者有无异常反应。

注意事项 ①严格执行医嘱，遵守“三查七对”，严格执行无菌操作。②选择合适的注射部位，以免刺伤神经及血管，不能在有炎症、硬结、瘢痕等部位注射；2岁以下婴幼儿不宜选臀大肌注射，以免损伤坐骨神经，最好选择臀中肌、臀小肌注射。③需要同时注射两种以上药液时，应注意配伍禁忌。④同时注射多种药液时，应先注射刺激性较弱的药液，后注射刺激性较强的药液；对于刺激性强的药物选用长针头进行深注射。⑤注射时做到“二快一慢”，即进针快、拔针快、推药慢。⑥切勿将针梗全部刺入，以防针梗从根部焊接处折断。若针头折断，要及时安慰患者，并固定患者体位，防止断针移动，尽快使用无菌血管钳夹出断针。⑦长期注射的患者，轮流交替注射部位；如出现局部硬结，可采用热敷、物理疗法等方法。⑧注意观察用药后疗效及不良反应。

（张晓静）

jìngmài zhùshè

静脉注射（intravenous injection）

通过静脉将药物注入体内的方法。当药物不宜口服、皮下注射、肌内注射或需要迅速发挥药效时需选择静脉注射，如进行静脉营养治疗、静脉注入药物造影以辅助进行某些诊断性检查等。注射时需选择合适的静脉，一般选择粗、直、弹性好的血管，避开静脉瓣。常用四肢浅静脉、肘部静脉（贵要静脉、正中静脉、头静脉），以及腕部、手背、足背部、踝部的浅静脉，还可选择股静脉；对患儿进行静脉注射时多采用头皮静脉。

目的 ①进行诊断性检查，自静脉注入药物，如对肝、肾、胆囊等进行X线摄片时。②静脉营养治疗。③输液、输血。

用物 治疗车、注射盘、止血带、胶布、砂轮、注射器、输液卡、垫巾、医嘱执行单。

操作方法 包括操作前准备和操作步骤。

操作前准备 包括以下几方面准备。

评估 ①患者一般情况。包括年龄、意识、营养状况、自理能力、合作程度、沟通交流能力等。②患者病情。包括疾病诊断、身体状况、心肺功能、药物过敏史等。③注射部位。包括局部皮肤状况，血管充盈程度、弹性及滑动度，以及肢体活动度等情况。

环境准备 整洁、安静、宽敞、光线充足。

操作者准备 应衣帽整洁，洗手，戴口罩。

用物准备 ①检查所用的注射器、无菌棉签是否在有效期内、其外包装是否完好。②核对医嘱，检查药物如药名、浓度、剂量和有效期等，检查瓶口有无松动、药瓶有无破裂以及药液是否混浊、是否出现沉淀或絮状物。

操作步骤 ①将用物推至患者床旁，核对患者床号、姓名，向患者解释静脉注射的目的、方法、配合要点及注意事项；询问患者是否需要排尿或排便，并协助其采取合适体位。②选择合适静脉，将垫巾和止血带放置于患者穿刺部位下方，消毒皮肤，待干；备胶布，在穿刺点上方扎紧止血带，再次消毒。③穿刺，见回血后将针头顺静脉再送入少许，松开止血带，以胶布固定针头，取下止血带和垫巾，缓慢推药。④注射完毕，用无菌干棉签或干棉球轻压进针处，快速拔针并按压片刻。⑤将呼叫器放置于患者可及处，嘱患者有需求时呼叫医务人员。⑥向患者交代注意事项，协助其整理衣物及床单位，安置患者于舒适体位。⑦处理用物，洗手，记录。

健康指导 告知患者操作目的、方法、注意事项和配合要点，以及药物治疗作用和不良反应等。

护理评价 ①操作过程是否规范。②护患沟通是否有效。③患者注射部位有无异常，注射期间有无异常反应。

注意事项 ①严格执行医嘱，遵守“三查七对”原则。②严格执行无菌操作。③静脉注射对组织有强烈刺激性的药物时，一定要在确认针头在静脉内的情况下方可推注药物，以免药液外溢导致组织坏死。④注意观察用药后疗效及不良反应。

（张晓静）

mìbìshì jìngmài shūyè

密闭式静脉输液（closed intravenous infusion）

将无菌输液器插入密闭瓶（袋）进行药物输液的方法。

目的 ①维持水、电解质、酸碱平衡。②补充能量和营养。③增加血容量，维持血压。④输入药物，治疗疾病。

用物 治疗车、注射盘、一次性无菌输液器、治疗巾、止血带、胶布、开瓶器、瓶套、砂轮、密闭液体瓶（输液袋）及药物、注射器、输液卡、垫巾、医嘱执行单，必要时备夹板及绷带等。

操作方法 包括操作前准备和操作步骤。

操作前准备 包括以下几方面准备。

评估 ①患者一般情况。包括年龄、意识、营养状况、自理能力、合作程度、沟通交流能力等。②患者病情。包括疾病诊断、身体状况、心肺功能、药物过敏史等。③输液部位。包括局部皮肤状况，血管充盈程度、弹性及滑动度，以及肢体活动度等情况。

环境准备 整洁、安静、宽敞、光线充足。

操作者准备 应衣帽整洁，洗手，戴口罩。

用物准备 ①检查所用输液器和连接针头是否在有效期内，其外包装是否完好。②核对医嘱，检查药物（密闭液体瓶或输液袋），如药名、浓度、剂量和有效期等，检查瓶口有无松动、药瓶有无破裂以及药液是否混浊、是否出现沉淀或絮状物。套上瓶套，开启药瓶中心部分并消毒，根据医嘱加药，并在液体瓶或液体袋上注明。③取出输液器，关闭调节器，将输液管及排气管插入瓶塞至针头根部（若为输液袋，将输液管直接插入瓶塞），固定针栓和护针帽。

操作步骤 ①将用品推至床旁，核对床号、姓名，向患者解释输液治疗目的、方法及配合要点、注意事项；询问患者是否需要排尿或排便，并协助其采取合适体位。②将液体瓶（或输液袋）倒挂在输液架上排气，使输液管内充满液体，静脉针头套护针帽。③选择合适静脉，将垫巾和止血带放置于患者穿刺部位下方，消毒皮肤，待干；备胶布，在穿刺点上方扎紧止血带，再次消毒。④取下静脉护针帽进行穿刺，见回血后将针头顺静脉再送入少许，松开止血带，打开调节器，以胶布固定针头，取下止血带和垫巾，将输液肢体摆放舒适，必要时用夹板固定。⑤根据病情调节输液速度。⑥放置呼叫器于患者可及处，嘱患者有需求时呼叫医务人员。⑦处理用物，洗手，记录。⑧输液期间随时观察输液情况，发现问题及时处理。⑨输液完毕，拔除针头，按压穿刺部位至无出血，清理用物。

健康指导 ①告知患者操作目的、方法及配合要点。②嘱患者及家属不可自行调节输液速度，如有不适反应及时呼叫护士。

护理评价 ①操作过程是否规范。②护患沟通是否有效。③患者输液部位有无异常，输液期间有无异常反应。

注意事项 ①严格执行医嘱，遵守“三查七对”。②严格执行无菌操作。③注意保护和合理使用静脉。④加强巡视，严防空气进入静脉，发现问题及时处理，保障安全。⑤遵从医嘱安排输液计划，并注意药物配伍禁忌。

（张晓静）

liúzhìzhēn shūyè

留置针输液（infusion via indwelling needle）

使用留置在静脉内的无菌管路进行药物输注的方法。

目的 ①减轻患者痛苦，保护血管。②合理用药，提高疗效。③保持静脉通道的通畅，便于抢救。④提高护理质量。

用物 治疗车、注射盘、一次性无菌输液器、不同规格留置针、肝素帽、治疗巾、止血带、胶布、开瓶器、瓶套、砂轮、密闭液体瓶（输液袋）及药物、注射器、输液卡、垫巾、医嘱执行单，必要时备夹板及绷带等。

操作方法 包括操作前准备和操作步骤。

操作前准备 包括以下几方面准备。

评估 ①患者一般情况。包括年龄、意识、营养状况、自理能力、合作程度、沟通交流能力等。②患者病情。包括疾病诊断、身体状况、药物过敏史等。③输液部位。包括穿刺点皮肤及血管状况、肢体活动度等情况。

环境准备 整洁、安静、宽敞、光线充足。

操作者准备 应衣帽整洁，洗手，戴口罩。

用物准备 ①检查所用输液器和连接针头是否在有效期内，其外包装是否完好。②核对医嘱，检查药物（密闭液体瓶或输液袋），如药名、浓度、剂量和有效期等，检查瓶口有无松动、药瓶有无破裂以及药液是否混浊、是否出现沉淀或絮状物。套上瓶套，开启药瓶中心部分并消毒，根据医嘱加药，并在液体瓶或输液袋上注明。③取出输液器，关闭调节器，将输液管及排气管插入瓶塞至针头根部（若为输液袋，将输液管直接插入瓶塞），固定针栓和护针帽。

操作步骤 ①将用品推至床旁，核对床号、姓名，向患者做好解释，介绍操作目的、方法和注意事项，取得患者配合；询问患者是否需要排尿或排便，并协助其采取合适体位。②将液体瓶倒挂在输液架上排气，使输液管内充满液体。③选择合适静脉。

应选择柔软而富有弹性且较直的静脉。成人可选择上肢背面和桡侧静脉；新生儿和儿童可选择额正中静脉、颞浅静脉、耳后静脉等。避开静脉瓣及肢体关节部位。常规首选上肢远端部位，再次选择应位于上一次穿刺点的近心端。④根据患者年龄、静脉局部状况、输液目的和种类、治疗时间和患者活动需要，确定留置针规格。⑤将垫巾和止血带放置于患者穿刺部位下方，以穿刺点为中心，由内向外、螺旋式消毒皮肤，消毒范围不小于 8cm×8cm，待干；备胶布，在穿刺点上方 10~15cm 处扎紧止血带，再次消毒。⑥置入静脉留置针。去除针套，旋转松动留置针外套管，以防针套与针芯粘连，调整针头斜面，一手绷紧皮肤，一手拇指与示指握紧留置针回血腔两侧，针头斜面向上，以 15°~30°进针，直刺静脉血管，穿刺速度稍慢，见到回血后，压低角度，将穿刺针送入少许。一手固定针芯，一手拇指与示指将外套管全部送入血管。松开止血带，并压住导管尖端处静脉以防止溢血，抽出针芯。连接肝素帽或无针输液装置。⑦用无菌透明膜固定静脉留置针座，在透明膜上注明置管时间。⑧将已备好的输液器针头排尽空气后插入肝素帽。打开调节器，以胶布固定，取下止血带和垫巾，将输液肢体摆放舒适，必要时用夹板固定。⑨根据病情调节输液速度，放置呼叫器于患者可及处，嘱患者有需求时呼叫医务人员。⑩处理用物，洗手，记录。输液期间，随时观察输液情况，发现问题及时处理。⑪输液完毕，每日封管，并正确使用正压封管。常用的封管液有无菌生理盐水，每次 5~10ml；以及每毫升含肝素 10~100U 的稀释肝素溶液 2~5ml。首先消毒肝素帽，将抽取的 5~10ml 肝素盐水或生理盐水的注射器针头刺入肝素帽，边退针、边推注药液，直至针头完全退出。如使用可来福接头等替代肝素帽，可不用封管。再次输液时，消毒肝素帽，将输液管路针头插入肝素帽，打开调节器。

健康指导 ①向患者及家属告知留置针的留置时间。②嘱患者穿刺肢体避免过度用力和剧烈活动，并保持穿刺部位干燥，沐浴时可用塑料薄膜加以保护。③嘱患者注意观察穿刺部位有无异常，如发现有红、肿、热、痛现象，应立即告知护士。④嘱患者及家属不可自行调节输液速度，如有不适反应及异常情况及时呼叫护士。

护理评价 ①患者能否配合操作并保留留置针。②静脉留置针能否维持至允许保留的最长期限。③护患沟通是否有效。④患者的输液部位有无肿胀、疼痛等异常。⑤输液期间有无输液反应或并发症。

注意事项 ①严格执行无菌技术操作。②注意保护和合理使用静脉。在满足治疗需要的前提下选用型号最小、最短的留置针；宜选择粗直、弹性好、易于固定的静脉；更换穿刺点应选用对侧手臂或不同的静脉。不宜选择的穿刺部位包括关节部位、弹性差的静脉、静脉曲张的部位、手术同侧肢体及患侧肢体、反复穿刺的部位，以及已有渗漏、静脉炎、感染及血肿发生的部位。另外，应尽量避开在下肢进行穿刺。③留置针的留置时间根据产品使用说明而定，一般保留 3~5 日，对于儿童留置时间可视情况稍延长。注意保持穿刺部位清洁、干燥，如果患者出汗多、黏性丧失或者有污染情况发生，应及时更换。敷料、输液接头的更换及固定不要影响穿刺部位的观察。④注意保护使用留置针侧的肢体。不输液时，也应尽量避免肢体下垂姿势，以免重力作用造成回血，从而堵塞导管。⑤每次输液前后要检查穿刺部位情况，应注意观察穿刺部位有无红肿、疼痛等变化及患者主诉，发生留置针相关并发症或有异常情况时要及时拔除导管，并给予处理，做好记录。⑥输入刺激性药物后应立即用生理盐水冲管，避免刺激局部血管。⑦输液完毕后应用正压封管技术，避免发生导管堵塞或者血栓形成。如果发生导管堵塞，需立即拔出导管，切忌用力推注液体，以免将管内的血凝块推进血管内引起不良后果。

（张晓静）

jīng wàizhōu zhōngxīn jìngmài zhìguǎn

经外周中心静脉置管（peripherally inserted central venous catheter，PICC）

经外周静脉穿刺后放置管路，使导管尖端位于上腔静脉下 1/3 处或上腔静脉和右心房连接处的方法。常用的外周静脉包括上肢的贵要静脉、肘正中静脉、头静脉以及下肢的隐静脉（新生儿）等。

目的 为缺乏静脉通道倾向的患者静脉输注刺激性药物（如化疗药）、高渗性药液（如胃肠外营养液等）提供中、长期静脉输液通道，减少反复静脉穿刺带来的痛苦，以保护患者外周血管。

用物 PICC 导管、治疗车、一次性无菌手术衣、静脉置管包（包括治疗巾、孔巾、弯盘、治疗碗、手术剪、止血钳、方纱、纱球）、无菌手套、250ml 生理盐水、20ml 注射器、10ml 注射器、透明敷料、输液贴、一次性纸胶布、弹性绷带、输液接头（正压接头）、皮尺、一次性垫巾、防水垫巾、无菌纱布、脱敏胶布、治疗盘（内有复合碘棉签、75%酒精）、肝素钠1支、油性笔。

操作方法 包括操作前准备和操作步骤。

操作前准备 包括以下几方面准备。

评估 ①患者一般情况。包括年龄、意识状态、营养状况、心理反应、合作程度、沟通交流能力等。②患者病情。包括疾病诊断、身体状况、治疗需求、过敏史、用药史、凝血功能及是否安装起搏器等。③血管情况。包括皮肤及血管条件、穿刺侧肢体功能及活动度情况、既往静脉穿刺史、有无相应静脉的损伤、是否需要借助影像学技术来辨认和选择血管等。④患者对PICC的了解程度、是否已签署知情同意书。

环境准备 整洁、安静、宽敞、光线充足。

操作者准备 应衣帽整洁，洗手，戴口罩，戴圆帽。

用物准备 ①备齐所用物品，检查所需无菌物品的有效期、有无破损。②查对医嘱，检查药物，如药名、浓度、剂量和有效期等，检查瓶口有无松动、药瓶有无破裂以及药液是否混浊、是否出现沉淀或絮状物。

操作步骤 ①查对姓名等信息，向患者解释操作目的、配合要点、注意事项等，以取得其合作；询问患者是否需要排尿或排便；协助患者摆放体位，充分暴露穿刺部位，穿刺侧手臂外展，与躯干呈90°。②在穿刺侧肢体下方垫防水垫巾、一次性垫巾，放置止血带。选择穿刺部位，静脉选择的原则为首选贵要静脉，其次选肘正中静脉，再次选头静脉。③测量预置导管长度及上臂臂围。预置导管长度测量是从预穿刺点沿静脉走向至右胸锁关节，然后向下至第3肋间止。头静脉要长于贵要静脉，左臂应长于右臂。上臂臂围测量是在肘正中上方10cm处上臂中部测量周长。新生儿及小儿应测量双侧臂围，并做好记录。④按照无菌操作原则，打开大静脉置管包的外包布，穿无菌手术衣（助手协助），戴无菌的无粉手套，设置无菌区域，并合理摆放无菌物品以便于操作者使用。助手将10ml注射器、输液贴、输液接头、透明敷料打开并放入无菌区内，协助抽取10ml生理盐水2支、20ml生理盐水1支备用，协助术者应用生理盐水冲洗无菌手套并擦干；打开PICC导管外包装，将其放入无菌区内；应用20ml生理盐水预冲导管、减压套筒、延长管、输液接头，检查导管的完整性并用生理盐水浸润导管；制备酒精纱球4个、碘酒纱球1个；取无菌治疗巾铺在术肢下。⑤消毒。以穿刺点为中心，先用酒精清洁脱脂，待干后，用碘伏消毒3遍；消毒范围为上下直径20cm，两侧至臂缘；铺孔巾及治疗巾，覆盖术肢，暴露穿刺点。⑥将导管、穿刺针、注射器、无菌剪刀、无菌纱布置于术者旁的无菌区域内；置管前检查导管的完整性，向导管及连接管内注入生理盐水，并用生理盐水湿润导管。⑦助手在预穿刺部位上方扎止血带，嘱患者握拳，使静脉充盈。⑧穿刺。以15°~30°角实施静脉穿刺；见回血后，降低角度放平穿刺针继续推进0.5cm，再送插管鞘，鞘内可见回血；一手示指按压插管鞘前端止血，拇指固定插管鞘，嘱患者松拳，助手协助松止血带；撤出穿刺针，固定好插管鞘，鞘下垫无菌纱布。⑨送管。将导管自插管鞘内缓慢、匀速送入，同时嘱患者向穿刺侧转头并将下颌贴肩，以防止导管误入颈内静脉。⑩拔出插管鞘。送入导管至预定长度后，在鞘的末端处压迫止血并固定导管，上盖无菌纱布，然后拔出插管鞘。⑪撤出支撑导丝。将导管与导丝的金属柄分离，轻压穿刺点上方以保持导管的位置，缓慢、分段撤出导丝，去除插管鞘。⑫修剪导管长度。体外保留导管5~7cm，以无菌剪刀垂直剪断导管（注意不要剪出斜面或毛碴）。安装减压套筒及延长管。⑬抽回血，正压脉冲式冲管，注意不要将血抽到注射器内，在透明的延长管处见到回血即可。⑭撤孔巾。无菌方式撤除孔巾，不要牵拉导管；用无菌生理盐水纱布清洁穿刺点及周围皮肤的血迹，待干。⑮安装导管固定器。用皮肤保护剂擦拭预固定部位的皮肤，等待10~15秒后完全干燥；箭头指向穿刺点摆放导管固定器，将导管固定在固定器内，将锁扣锁死；与穿刺点呈“L”或“S”形固定导管，依次撕除固定器的背胶纸，将固定器固定在皮肤上。⑯固定导管。穿刺点应用无菌纱球及无菌胶贴加压固定；将透明敷料完全覆盖导管固定器进行无张力粘贴，按压敷料周边及导管边缘，使敷料粘贴牢固；用胶布蝶形交叉固定导管；助手在透明敷料右下角及输液接头上记录穿刺日期，用无菌纱布包裹固定输液接头，酌情应用弹性绷带加压包扎固定导管。⑰协助患者取舒适卧位，整理床单位，整理用物，将垃圾分类处理。⑱脱手套及手术衣，洗手，记录。⑲置管完毕后，通过X线片确认导管尖端的位置与走行。⑳书写护理记录及导管维护记录单，向患者及家属交代导管留置期间的注意事项。

健康指导 ①向患者及家属解释置管目的、适应证、操作过程和配合要点等。②嘱患者穿刺后24小时内，减少穿刺侧手臂的屈肘活动，睡眠时避免压迫穿刺侧肢体，避免穿刺侧手臂用力过度，避免提重物、拄拐杖、举高、用力甩肩膀等活动；衣服袖口不可过紧；避免游泳、盆浴；可握拳（每日3次、每次10下）和进行日常活动，以促进穿刺侧上肢的血液循环。③不要在置管侧手臂测血压。④无菌透明敷料应避免污染、潮湿、松动、脱落；指导患者使用塑料薄膜包裹置管进行洗澡的方法。⑤嘱患者置管侧手臂如出现手指发胀、麻木及红、肿、热、痛、活动障碍等，应及时告知医务人员。⑥告知患者更换无菌透明敷料和接头的时间，并嘱其严格遵守时间以维护导管。

护理评价 ①置管前对患者的评估及解释是否全面。②护患沟通是否有效，患者是否了解PICC的放置过程及配合方法。③置管操作流程是否符合标准。④置管过程是否安全、顺利；患者能否充分配合，有无不适及特殊主诉。⑤置管后患者是否出现并发症。

注意事项 ①护士需要取得PICC操作资质后，方可进行此项工作。②认真评估患者情况，若置管部位皮肤有感染或损伤，或有放疗史、血栓形成史、外伤史、血管外科手术史、乳腺癌根治术后或腋窝淋巴结清扫术后的患者禁止在患侧上肢置管。③根据患者情况选择置管方式，肘部静脉穿刺条件差者可采取B超引导下PICC置管术。④严格遵循无菌技术操作规程；测量长度要准确，避免导管进入右心房引起心律失常；如遇送管困难，表明静脉有阻塞或导管位置有误，不可强行送管，应轻柔抽去导丝，以免破坏导管及导丝的完整。⑤冲管及封管。必须采取脉冲式冲管法，用生理盐水进行冲管，防止药液残留管壁；采用正压式封管法封管，防止血液反流进入导管。一般使用10～100U/ml稀释肝素盐水封管。冲管和封管应遵循的原则是“SASH”，即生理盐水-药物注射-生理盐水-肝素盐水，禁止使用小于10ml的注射器给药及冲管、封管，以免在较大压力下，如遇到导管阻塞可致导管损坏。封管液量应两倍于导管与辅助延长管的容积之和。输入化疗药物、氨基酸、脂肪乳等高渗、强刺激性药物或输血前后，应及时冲管。⑥禁止在导管上贴胶布，以免影响导管的强度和完整性。导管露出体外的部分及导管固定器应全部覆盖于透明敷料内，禁止将导管体外部分人为地移入体内。⑦PICC导管维护应包括更换接头、冲洗导管、更换敷料。正常情况下每7日维护一次。如遇到出汗、穿刺处局部皮肤感染、油性皮肤或敷料松脱、潮湿、卷曲、污染、破损等情况，要缩短更换时间或随时更换。更换敷料时，应自下而上去除敷料，切忌将导管带出体外。肝素帽每周更换1～2次；最多不超过7日，如肝素帽内有血液残留或完整性受损，或从输液装置下取下后，均应更换新的肝素帽。⑧常规PICC导管不能用于高压注射泵推注造影剂。⑨用酒精棉签消毒时应避开穿刺点，以免引起化学性静脉炎。

（张晓静）

pífū gěiyào

皮肤给药（transdermal administration）

将药物直接涂于皮肤的方法。所用药物包括多种类型和剂型，如溶剂、油剂、糊剂、酊剂、粉剂、喷雾剂、乳膏剂、洗剂、贴剂等，应根据需要准备皮肤用药并合理使用。

目的 治疗疾病，改善症状，促进康复。

用物 棉签、弯盘、皮肤用药、治疗巾、医嘱执行单，根据需要准备相关物品，如塑料布、橡皮单、钳子、棉球、纱布、绷带以及清洁皮肤的用物等。

操作方法 包括操作前准备和操作步骤。

操作前准备 包括以下几方面准备。

评估 ①患者一般情况。包括年龄、意识状态、自理能力及合作程度等。②患者病情。包括疾病诊断、身体状况、皮肤情况、有无新发皮疹等。③患者对局部用药计划的了解、认知程度以及过敏史、用药史等。

环境准备 整洁、安静、温度适宜，拉下窗帘或用屏风遮挡。

操作者准备 应衣帽整洁，洗手，戴口罩，修剪指甲。

用物准备 ①根据需要准备皮肤用药，如溶剂、油膏、粉剂、糊剂等。②核对医嘱，检查药物。

操作步骤 ①将用品推至床旁，核对床号、姓名，向患者解释用药目的、注意事项及配合方法。②帮助患者采取合适体位，充分暴露用药部位。③涂擦药物粘贴贴剂前，先用温水和中性肥皂清洁皮肤，如有皮炎则仅用清水清洁。清洁局部皮损，清除原有的药液、血迹、体液、分泌物等。根据皮肤受损面积确定药量，并根据药物不同剂型采用相应护理方法。涂抹药物时，将药物涂于皮肤表面，沿毛发方向揉擦；湿敷药物时，将湿敷垫与皮肤紧密接触；涂抹药量多时，可采用封包法，即用保鲜膜将用药部位包裹两圈，用胶布粘好。④糊剂为半固体制剂，有保护皮损、吸收渗液和抗炎等作用，适用于亚急性皮炎、有少量渗液或轻度糜烂者。使用糊剂时，用棉签将药糊直接涂于患处，药糊不宜涂得太厚，亦可将糊剂涂在纱布上，贴在受损皮肤上外加包扎。⑤溶剂一般为非挥发性药物的水溶液，有清洁、收敛、抗炎的作用，主要用于急性皮炎伴有大量渗液或脓液者，需用塑料布或橡胶单垫在患处下面，用棉签沾湿药液涂抹，或用钳子夹持沾湿药液的棉球涂抹患处。⑥软膏剂是药物与适宜基质制成的有适当稠度的膏状制剂，具有保护、润滑和软化痂皮等作用，一般用于慢性增厚型皮损。使用软膏剂时，用棉签或搽药棒将软膏涂抹于患处，不必太厚，如为角化过度的皮损，应略加摩擦。对溃疡或大片糜烂的皮损可进行包扎。⑦酊剂具有杀菌、消毒、止痒的作用，适用于慢性皮炎、苔藓样变。可用棉签蘸药涂抹于患处，因为药物有刺激性，不宜用于有糜烂面的急性皮炎、黏膜以及眼、口周围。⑧粉剂是一种或多种药物的极细粉末均匀混合制成的干燥制剂，可起到干燥、保护皮肤的作用，适用于急性或亚急性皮炎而无糜烂、渗液的受损皮肤。可将粉剂均匀地扑洒在受损皮肤上。粉剂多次应用后常有粉块形成，可用生理盐水湿润后除去。⑨使用喷雾型药剂时，将患者头部转离喷雾器，如果病变在面部，应遮盖患者眼、口、鼻。嘱患者在喷药时做呼气运动，以免吸入药液，刺激或损伤呼吸道黏膜。⑩乳膏剂是药物与乳剂型基质制成的软膏，具有止痒、保护、消除轻度炎症的作用，但禁用于渗出较多的急性皮炎。使用乳膏剂时，用棉签将乳膏剂涂抹于患者的皮损处。⑪贴剂可粘贴在皮肤上，药物可产生全身性或局部作用。⑫治疗后处理用物，洗手，做好记录，观察患者用药后的反应及皮肤改变。

健康指导 ①告知患者所用药物目的和注意事项。②指导患者清洁皮肤的方法。③指导患者自行使用皮肤用药的方法。

护理评价 ①患者是否了解操作过程及护理方法。②护患沟通是否有效，患者能否配合治疗。③患者有无异常反应。

注意事项 ①环境准备中要注意环境整洁、安静、温度适宜，并拉下窗帘或用屏风遮挡患者身体。②一般无渗出和感染的皮损，如果原药是油剂，可用消毒植物油清除；如果原药是洗剂或搽剂，用温水或棉花清洁局部即可；如有继发感染，可用 1∶8000 高锰酸钾溶液清洁局部皮肤。对有渗出的皮损，可用高锰酸钾溶液浸润脓血痂；痂皮较厚时可先使用硼酸软膏涂抹并包扎，待第 2 日痂皮浸软后，再用高锰酸钾溶液进行清洁。如果皮损伴有脓疱，需要先挑破疱壁并将疱壁剪除，再用高锰酸钾溶液清洁。对全身化脓性感染的皮损可用高锰酸钾溶液浸浴，注意调节室温及保暖，不要擦洗，以防加大破损，可用柔软的纱布轻轻擦干皮肤。皮损部位有毛发时，给药前可先将毛发剪除；合并感染时禁止剔除毛发，以免引起皮肤破损及感染扩散。③注意观察患者整体情况的变化。给药前认真评估患者局部皮肤状况、有无新发皮疹、患者对局部用药计划的了解和认知程度、过敏史、用药史等。用药后注意观察局部皮肤反应，并了解患者主观感觉。加强对小儿和老年患者的用药观察，及时处理患者不适，有针对性地做好解释工作。适时评价用药效果，及时反馈给医生。

（张晓静）

yǎnnèi gěiyào

眼内给药（ophthalmic administration）

将药液滴于眼部结膜囊的方法。

目的 ①预防、治疗眼部疾病。②散瞳、缩瞳检查。③表面麻醉等诊断和治疗。

用物 眼药膏或滴眼液、消毒棉签、治疗盘或弯盘、消毒圆头玻璃棒、医嘱执行单。

操作方法 包括操作前准备和操作步骤。

操作前准备 包括以下几方面准备。

评估 ①患者一般情况。包括年龄、意识状态、自理能力、沟通交流能力及配合程度等。②患者病情。包括疾病的诊断、眼部疾病的严重程度，以及眼睑、结膜、角膜有无异常，有无眼球穿孔伤、过敏史等。

环境准备 整洁、安静、温度适宜。

操作者准备 应衣帽整洁，洗手，戴口罩。

用物准备 ①检查药物名称、浓度、剂量和有效期等。水溶剂应观察有无变色和沉淀。②核对医嘱。

操作步骤 ①携用物至床旁，严格执行“三查七对”。查对患者床号、姓名、药物名称、浓度、剂量、用药时间及有效期等，特别注意核对剂量。②向患者解释用药目的、注意事项，并告知其药物名称。③协助患者取仰卧位或坐位，头略向后仰，嘱患者自然睁开双眼，眼向上看，观察患者眼部状况并清除眼部分泌物。④滴眼液滴法。操作者站在患者对面或头侧，一手用棉签轻压患者下睑，向下牵引；一手持眼药瓶，手掌根部轻轻置于患者前额上，先弃去1~2滴，嘱患者向上注视，药瓶口距离眼2~3cm处将滴眼液滴入结膜穹隆部1~2滴，轻轻提起上睑，使药液均匀扩散于眼球表面。注意避开角膜。以干棉签擦拭流出的药液，再嘱患者轻轻闭目2~3分钟，勿用力挤眼或揉眼。⑤涂眼药膏法。操作者一手持棉签轻轻向下拉开下眼睑，一手持药膏软管，将药膏由内眦向外眦均匀涂抹，直接挤入患者结膜穹隆部内，告知患者闭合眼睑，轻轻按摩眼睑使眼药膏均匀分布于结膜囊内。如眼药膏为盒装，需用玻璃棒辅助。首先检查玻璃棒的完整性和光滑度，用消毒玻璃棒的一端蘸软膏少许，一手持棉签轻轻向下拉开下眼睑，嘱患者眼球向上转；另一手持玻璃棒与睑裂平行，把药膏放入下穹隆内，松开眼睑，嘱患者闭合眼睑，同时转动玻璃棒，从内眦向外眦缓慢地平行抽出玻璃棒。涂完眼药膏后，嘱患者闭眼并充分转动眼球，以利于眼药膏均匀分布。⑥用药后用棉签及时清洁眼周。⑦滴药后，清理用物，洗手，记录，观察用药后反应。

健康指导 ①告知患者眼部用药的目的和配合要点。②嘱患者用药后应闭眼休息，勿用手揉眼，如有不适应及时通知护士。

护理评价 ①患者能否配合用药操作。②患者有无异常反应。

注意事项 ①滴用眼药时应遵循先滴刺激性小的药物、后滴刺激性大的药物；若双眼用药，要先滴健眼，后滴患眼；为防止交叉感染，先滴症状轻的一侧，后滴症状重的一侧。②易沉淀的药物（如泼尼松龙等），在使用前要摇匀。③注意动作要轻柔，滴入药量要准确，勿压迫眼球，尤其是有角膜溃疡和角膜有伤口的患者；因角膜感觉敏感，眼药不可直接滴在角膜上，应滴在结膜穹隆部；滴管口或药瓶口距离眼部2~3cm，不要触及眼缘、睫毛和手指，以免污染或划伤。④同时需滴用多种眼药时，要分次滴用，每次滴眼药之间至少间隔2~3分钟，有些降眼压的药物因相互之间有拮抗作用，需间隔的时间更长；如同时使用水剂和膏剂，应先滴滴眼液，后涂眼膏，每次、每种药需间隔2~3分钟。⑤滴用含阿托品成分的眼药时，为避免药物经由泪道进入鼻腔黏膜，进而吸收入血引起全身不良反应等，需用棉签压迫泪小点2~3分钟。若患者滴用任何眼药后，咽喉部出现苦涩感，均可采用此方法。⑥为不同的患者用药时，两次操作中间应洗手或进行快速手消毒。感染性眼病患者的眼药应隔离、专用。为同房间的多位患者滴用眼药时，最后滴感染患者。⑦眼药要保持无菌，放置在阴凉、干燥、避光的地方保存。滴眼液宜保存在4~8℃冰箱内。⑧用玻璃棒辅助时，用前需仔细查看玻璃棒上有无破损，以免对眼球造成伤害。⑨眼药膏宜在晚间睡前或手术后使用。涂眼药膏时注意勿将睫毛同时粘入眼内，以免刺激角膜。⑩特别注意散瞳药、缩瞳药、腐蚀性药物切忌滴错，以免造成严重后果。滴用含阿托品成分的药膏时，如散瞳药膏，涂完后按压泪小点的时间要更长些，一般5分钟以上。使用过的棉签勿再擦另一眼，以免误散瞳，尤其在青光眼术前绝对禁忌。

（张晓静）

bíqiāng gěiyào

鼻腔给药（intranasal administration）

将药液滴入或喷入鼻腔的方法。

目的 ①保持鼻腔引流通畅，从而达到治疗目的。②保持鼻腔润滑，防止干燥、结痂。③保持鼻腔内纱条润滑，以利于抽取。

用物 托盘、滴鼻液、棉签或纸巾。

操作方法 包括操作前准备和操作步骤。

操作前准备 包括以下几方面准备。

评估 ①患者一般情况。包括年龄、意识状态、自理能力、合作程度等。②患者病情。包括疾病诊断、鼻部情况等。

环境准备 应整洁、安静、宽敞。

操作者准备 应衣帽整洁，洗手，戴口罩。

用物准备 ①核对医嘱。②检查药物名称、浓度、剂量和有效期等。

操作步骤 ①携用物至床旁，查对患者床号、姓名及药物名称、浓度、剂量、用药时间等。②向患者解释用药目的，并告知其药物名称。嘱患者轻轻擤出鼻涕，但鼻腔内有填塞物者除外。③协助患者摆放体位。取坐位或卧位时，头向后仰；治疗上颌窦炎时，则使头向后仰并向患侧倾斜。仰卧垂头位适用于后组鼻窦炎患者，患者取仰卧位，肩下垫枕（或取坐位，紧靠椅背），颈部伸直，头向后仰，颏尖朝上，使颏隆凸与外耳道口的连线与地面垂直。仰头位适用于前组鼻窦炎患者，即患侧朝下，肩下垫枕，头略上仰。④鼻腔滴药法。患者取仰卧垂头位或侧卧位，清洁鼻腔，一手轻推鼻尖以充分暴露鼻腔；另一手持滴鼻液，距离患者鼻孔 2cm 处轻滴药液，每侧鼻腔滴药 2～3 滴（图）。用棉签轻按鼻翼，使药液均匀分布于鼻腔黏膜，保持原位 2～3 分钟。恢复正常体位后用纸巾擦去外流的药液。⑤鼻腔喷药法。协助患者取坐位，头稍向前倾，手持喷鼻剂，将喷嘴平行稍伸入前鼻孔喷药，嘱患者喷药时轻吸气。⑥观察药物疗效反应，并注意有无出现反跳性黏膜充血加重。⑦处理用物，洗手，记录，注意观察患者用药后反应。

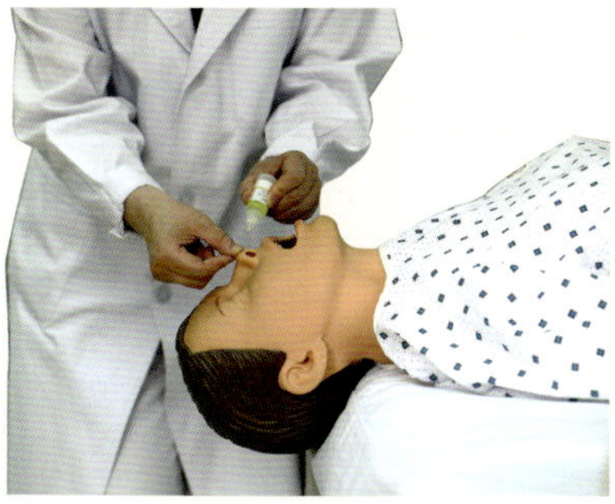

图 鼻腔给药

健康指导 ①向患者讲解鼻内用药目的、方法、注意事项及配合要点。②嘱患者注意滴药后保持原来的卧位 2～3 分钟。③指导患者独立完成鼻腔用药的方法。

护理评价 ①护患沟通是否有效，患者能否配合鼻腔给药治疗。②患者有无异常反应。

注意事项 ①体位正确，滴药时嘱患者勿吞咽，以免药液进入咽部。②滴鼻时，滴瓶应置于鼻孔上方，勿触及鼻孔皮肤，以免污染药液。③悬浊液在使用前要充分摇匀。④如为血管收缩药连续使用时间不宜超过 3 日，防止出现反跳性黏膜出血加重现象。⑤对于鼻侧切开患者，为防止鼻腔或术腔干燥，滴鼻后嘱患者向患侧侧卧，使药液进入术腔。

（张晓静）

ěrnèi gěiyào

耳内给药（intra-auricular administration）

将药液滴入耳道的方法。

目的 ①治疗耳道及中耳疾病。②软化耵聍。③局部清洁、抗炎。

用物 托盘、滴耳液、棉签。

操作方法 包括操作前准备和操作步骤。

操作前准备 包括以下几方面准备。

评估 ①患者一般情况。包括年龄、意识状态、自理能力、合作程度及沟通交流能力等。②患者病情。包括疾病诊断、耳部情况等。

环境准备 整洁、安静、宽敞、光线充足。

操作者准备 应衣帽整洁，洗手，戴口罩。

用物准备 ①核对医嘱。②检查药物名称、浓度、剂量和有效期等。

操作步骤 ①携用物至床旁，查对患者床号、姓名及药物名称、浓度、剂量、用药时间等。②向患者解释用药目的，并告知其药物名称。③协助患者摆放体位，取侧卧位或坐位，患侧耳道向上。用棉签轻轻擦拭耳内分泌物，清洁耳道，以利于药物发挥作用，必要时用 3%过氧化氢溶液反复清洗至清洁，以棉签拭干。④再次核对药物，确保药物无误。根据解剖特点，成年患者要将患耳耳郭轻轻向后上方牵拉，小儿患者则向后下方牵拉耳郭，使耳道变直，充分暴露耳道。一手持药瓶，掌根轻轻置于耳郭旁，将滴耳液沿外耳道后壁缓慢滴入 2～3 滴进入耳道（图）。⑤用手指轻压几下耳屏，以造成外耳道空气压力变化，驱使药液进入中耳腔。用小棉球塞入外耳道口，以免药液流出。⑥嘱患者保持原卧位 1～2 分钟，使药液与中耳腔充分接触，以免药液流出。⑦若两耳均需滴药，应先滴一侧，过几分钟后再滴另一侧。⑧观察患者用药后反应，注意患者是否出现迷路反应，如眩晕、眼球震颤等。⑨处理用物，洗手，记录。

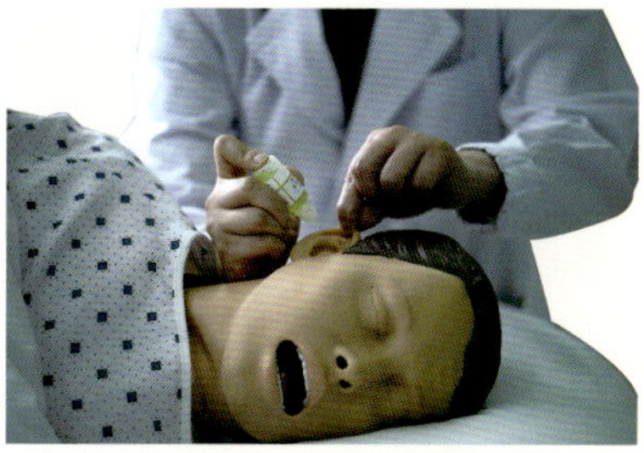

图 耳内给药

健康指导 ①向患者解释耳内给药目的、配合要点及注意事项。②告知患者用药后要保持原卧位 5～10 分钟。③如滴入耵聍软化液，要告知患者滴入药液量比较多，滴药后患者可有耳塞、闷胀感。

护理评价 ①患者能否配合操作过程，是否了解用药目的。②患者耳内有无异常反应。

注意事项 ①操作时应动作轻柔，保证外耳道变直，利于药液入耳。滴药前，用干棉签轻轻擦拭外耳道，必须将外耳道的脓液洗净。②避免药液温度过低，以免刺激内耳发生眩晕、恶心、呕吐等不适感。药液温度以接近体温为宜，不宜过热或过凉。③注意避免使滴管触及外耳道，从而污染滴管及药物。④有鼓膜穿孔者禁止进行耳内滴药。⑤如滴耵聍软化液，应在操作前告知患者药液量多，滴药后可能出现耳塞、闷胀感，以避免造成患者不安的情绪。

（张晓静）

yīndào gěiyào

阴道给药（intra vaginal administration） 将药物放入阴道的方法。阴道给药是一种特殊的给药途径，可用于各种阴道炎、宫颈炎或术后阴道残端炎的局部治疗和妊娠足月（孕38周后）时促宫颈成熟等治疗。主要有阴道栓剂给药和阴道灌注给药两种形式。

阴道和宫颈给药 用于治疗宫颈炎和阴道炎的局部用药，包括非腐蚀性药物和腐蚀性药物。①使用1%甲紫、大蒜液、新霉素、氯霉素等非腐蚀性药物时，可用蘸有药液的棉球或长棉棍，均匀涂擦阴道壁、子宫颈或阴道病变处。②对于腐蚀性药物，如20%～50%硝酸银溶液等，用长棉棍蘸少许药液后涂抹于宫颈的病变处，并插入宫颈管内约0.5cm，稍后用生理盐水棉球擦去表面残余的药液，最后用干棉球吸干。③对于子宫颈亚急性或急性炎症伴有出血而需要使用止血药和抗生素等患者，常用宫颈棉球上药。操作时用长镊子夹持带有尾线的宫颈棉球浸蘸药液后，塞压至子宫颈内，同时将窥具轻轻退出阴道，然后取出镊子，以防退出窥具时将棉球带出或移位；将尾线露于阴道口外，并用胶布固定；嘱患者于放药后12～24小时内自行牵拉尾线将其取出。④对于土霉素、磺胺嘧啶、呋喃西林、己烯雌酚等各种阴道用药的粉剂，可用喷雾器喷射，使药物粉末均匀散布于炎性组织表面。

阴道后穹隆给药 对于常用药物甲硝唑、制霉菌素等片剂、丸剂或栓剂，操作者戴手套，用纱布分开患者小阴唇，将药物放入阴道内，并推入后穹隆，嘱患者卧床以保证药物吸收。注意治疗期间禁止性生活，月经期或子宫出血者不宜经阴道给药。应用非腐蚀性药物时，应转动窥具，使阴道四壁均能涂抹药物；应用腐蚀性药物时，要注意保护好阴道壁及正常组织。给药前应将纱布或干棉球垫于阴道后壁及阴道后穹隆，以免药液流下灼伤正常组织。药液涂好后，用干棉球吸干，立即如数取出所垫纱布或棉球。如有子宫颈腺囊肿，应先刺破并挤出黏液后再给药；棉棍上棉花必须拧紧，涂药时应按照一个方向转动，防止棉花脱落在阴道内。栓剂、片剂、丸剂等阴道后穹隆放置的药物，可指导患者自行放置。指导患者洗净双手或戴一次性手套，用一手示指将药物向阴道后壁推进至示指完全伸入为止，将药物直接放于阴道后穹隆处，并嘱患者卧床30～60分钟。最好于晚上或休息时给药，以防起床后脱出，同时睡前置入药物可延长药物作用时间、提高疗效；未婚女性给药不用窥具，而是用长棉棍涂抹或用手指将药片推入阴道。

（张晓静）

yīndào shuānjì gěiyào

阴道栓剂给药（vaginal suppository administration） 将栓剂放入阴道后缓慢融化而产生药效的方法。

目的 局部治疗。

用物 阴道栓剂、清洁手套或栓剂置入器、一次性尿垫（橡胶单或治疗巾）、卫生纸、医嘱执行单。

操作方法 包括操作前准备和操作步骤。

操作前准备 包括以下几方面准备。

评估 ①患者病情、年龄、婚姻状态、意识状态、自理能力及合作程度。②患者有无阴道出血情况，是否在月经期。③对用药的了解，对隐私部位用药的接受程度和配合治疗的情况。

环境准备 整洁、安静，拉下窗帘，必要时用屏风遮挡患者。

操作者准备 应衣帽整洁，洗手，戴口罩，修剪指甲。

用物准备 ①检查阴道栓剂包装的完整性。②核对医嘱，检查药物。

操作步骤 ①携用物至床旁，核对床号、姓名，向患者解释操作方法、注意事项及配合要点。②拉下窗帘，必要时用隔帘或屏风遮挡患者，协助患者采取屈膝仰卧位，双腿外展、屈膝暴露会阴部，铺一次性尿垫在会阴部。③一手戴上手套，取出栓剂。嘱患者身体放松，将栓剂沿阴道下后方轻轻送入到达阴道穹隆处。④为避免药物或阴道渗出物污染内裤，可建议患者使用卫生棉垫。协助患者取舒适的平卧位，并嘱其至少平卧15分钟，以利于药物扩散及吸收。⑤放置呼叫器于患者可及处，有需求时呼叫医务人员。⑥整理床单位，处理用物。⑦洗手，记录。⑧观察药物疗效及反应。

健康指导 ①告知患者用药目的。②告知患者用药时放松和配合的方法。③指导患者自行操作的方法。④嘱患者用药期间避免性生活。

护理评价 ①患者能否配合操作过程。②护患沟通是否有效。③患者是否掌握自行操作的方法。④患者有无特殊不适反应。

注意事项 ①严格执行医嘱，遵守“三查七对”。②注意遮挡患者，保护患者隐私和自尊。③必须确定阴道口才能放置药物，避免误入尿道。④为保证药物疗效、避免药物滑出阴道，放置深度需要在5cm以上。⑤做好患者健康指导，指导患者用质量好的卫生棉垫，以免污染内裤，指导患者学会自行操作的方法。⑥嘱患者在治疗期间避免性生活。

（张晓静）

yīndào guànzhù gěiyào

阴道灌注给药（vaginal perfusion administration）

通过阴道灌注将需要的药物放置到阴道内的方法。

目的 促进阴道血液循环，缓解局部充血，减少阴道分泌物，从而达到控制、治疗和预防疾病的目的。

用物 消毒灌洗筒、橡皮管、灌洗头、输液架、垫巾、弯盘、一次性窥具、止血钳2把、一次性手套、消毒海绵2块、药物、医嘱执行单。

操作方法 包括操作前准备和操作步骤。

操作前准备 包括以下几方面准备。

评估 ①患者病情、疾病诊断、意识状态、婚姻状态、自理能力及合作程度。②对用药的了解；对隐私部位用药的接受程度。③是否在月经期，有无出血等。

环境准备 整洁、安静、宽敞、温度适宜，保护患者隐私。

操作者准备 应衣帽整洁，洗手，戴口罩。

用物准备 ①核对医嘱，检查药物，如药物名称、浓度、剂量和有效期等。②根据医嘱配制灌注液。常用药物有0.025%碘伏溶液、0.2%新洁尔灭溶液、生理盐水、2%～4%碳酸氢钠溶液、2.5%乳酸溶液、4%硼酸溶液、0.5%醋酸溶液、1∶5000高锰酸钾溶液等。

操作步骤 ①再次核对灌注液。②向患者解释操作方法、目的、注意事项及配合要点。嘱患者排空膀胱后，协助患者躺于妇科检查床，取膀胱截石位，脱下一侧裤腿，臀部置垫巾。③将装有灌注液的灌洗筒挂于输液架上，高度距床高60～70cm，排去管内空气，试水温（41～43℃）适宜后备用。④消毒。用止血钳夹取一块海绵块蘸碘伏原液擦拭外阴，由上至下、由外向内；再用另一止血钳夹取海绵块蘸碘伏原液消毒阴道。⑤灌注。操作者手持灌洗头，先冲洗外阴部，用窥具打开阴道，再将灌洗头缓慢送进阴道深部，由内向外冲洗，并注意轻柔、不停地转动窥具，使灌洗液达到阴道各部，以保证能够充分冲洗到阴道穹隆及阴道侧壁。⑥待冲洗液剩100ml左右时，再次冲洗外阴部。夹闭橡皮管冲洗后，将窥具轻轻下压，使阴道内残余液体流出。⑦取下窥具及冲洗头，协助患者坐起，待阴道内残存液体基本流尽后，用干净的卫生纸擦干外阴。⑧协助患者穿裤子，返回床单位，协助其取舒适卧位。⑨整理用物，按医疗垃圾分类处理用物。⑩洗手，记录，观察患者反应。

健康指导 ①告知患者灌注的方法、目的、注意事项及配合要点。②告知患者阴道灌注后注意阴道流出物性状，有异常及时通知医生或护士。③嘱患者治疗期间禁止性生活。

护理评价 ①患者是否配合治疗，有无异常反应。②治疗过程是否顺利。

注意事项 ①月经期、妊娠期、产后或人工流产术后子宫颈内口未闭、阴道出血者不宜采取阴道灌注给药。宫颈癌患者有活动性出血时，为防止大出血，禁止行阴道灌注给药。②对未婚无性生活的患者一般不行阴道灌注给药，如病情需要必须进行，可选用导尿管放入阴道进行冲洗，同时禁忌使用窥具，以免损伤或破坏处女膜的完整性。③灌洗筒距离床沿的高度不应高于70cm，以免压力过大、水流速度过快，使液体或污物进入子宫腔。产后10日或妇产科手术2周后的患者，若合并阴道分泌物混浊、有臭味、阴道伤口愈合不良、黏膜感染坏死等，灌洗筒的高度一般不高于床沿30cm，宜采取低位阴道灌注，以避免污物进入宫腔或损伤阴道残端伤口。④灌洗液温度要适宜，避免温度过高或过低，引起不适或损伤患者阴道黏膜。⑤灌洗给药的操作过程中，动作应轻柔，防止损伤局部组织；灌洗头放置不宜过深，避免刺激后穹隆引起不适。

（张晓静）

zhícháng gěiyào

直肠给药（rectal administration）

通过肛门将药物送入肠管的方法。直肠给药是一种特殊的给药途径，可用于镇静或治疗疾病。主要有*直肠灌注给药*和*直肠栓剂给药*两种形式。

（张晓静）

zhícháng guànzhù gěiyào

直肠灌注给药（rectal perfusion administration）

将药液灌注到直肠或结肠内的方法。

目的 ①镇静。②催眠。③治疗肠道感染。④降温。

用物 一次性灌注器（小容量灌肠筒或注洗器）、量杯、肛管（20号以下）、止血钳、润滑剂、垫枕、清洁的手套、弯盘、卫生纸、一次性垫巾（橡胶单或治疗巾）、水温计、量杯，遵医嘱准备药物。

操作方法 包括操作前准备和操作步骤。

操作前准备 包括以下几方面准备。

评估 ①患者一般情况。年龄、意识等。②病情及疾病诊断、肠道病变部位、身体状况、排便情况、肛门部位皮肤情况。③患者对直肠灌注给药的认识、理解、耐受与配合的能力。

环境准备 整洁、安静，关闭门窗，用屏风遮挡患者，保持室温。

操作者准备 应衣帽整洁，洗手，戴口罩。

用物准备 ①核对医嘱，检查药物，如药物名称、浓度、剂量和有效期等。②遵医嘱准备灌注药液。③溶液量不超过200ml，溶液温度38~41℃。

操作步骤 ①携用物至病床旁，核对床号、姓名，嘱患者排空大小便。再次核对灌注药液并解释。②根据病情选择合适卧位。将垫枕、一次性垫巾（橡胶单或治疗巾）垫于臀下，使臀部抬高约10cm，将弯盘放置在患者臀部旁。③将一次性灌注器悬挂在输液架上，戴手套，润滑肛管前段，排气后关闭液体调节器，将肛管轻轻插入肛门7~10cm，固定肛管，松开液体调节器，缓慢注入药液。④注意观察患者有无不适及反应。⑤药液注入完毕，反折肛管并拔出，擦净肛门，取下手套。⑥嘱患者尽量忍耐、保留药液。⑦整理床单位，处理用物，洗手，记录。

健康指导 ①解释直肠灌注给药目的、操作程序和配合要点。②嘱患者有不适反应及时告知医务人员。

护理评价 ①操作过程中患者能否配合，护患沟通是否有效。②患者是否了解治疗目的和注意事项。③患者有无特殊不适反应。④患者隐私是否得到保护。⑤治疗过程是否顺利。

注意事项 ①严格执行医嘱，遵守“三查七对”。②肠道灌注前嘱患者排便，因为肠道排空有利于药液吸收。③选择稍细的肛管，灌注液量不宜过多，压力要低。使用注洗器或小容量灌肠筒进行直肠给药时，液面至肛门的高度应小于30cm，灌注的速度宜缓慢以减少刺激、使灌入的药液能保留较长时间，从而利于肠黏膜吸收。④肛门、直肠、结肠手术的患者及大便失禁的患者，不宜做此项治疗。⑤根据患者病情选择不同体位，如乙状结肠和直肠病变时应采用左侧卧位；发生于回盲部病变时多采取右侧卧位。⑥给药过程中，注意观察患者反应，若患者出现心悸、脉搏增快、出冷汗、腹痛等症状，应停止操作，并根据病情给予观察和处理。⑦直肠灌注给药以晚上睡觉前进行为宜，因为此时患者活动少而使药物易于吸收。

（张晓静）

zhícháng shuānjì gěiyào

直肠栓剂给药（rectal suppository administration）

将栓剂放入直肠的方法。

目的 将栓剂放入直肠，软化粪便，以利排出，以及发挥局部治疗作用。

用物 直肠栓剂药物、一次性手套或指套、卫生纸、医嘱执行单。

操作方法 包括操作前准备和操作步骤。

操作前准备 包括以下几方面准备。

评估 ①患者用药的自理能力、合作程度。②病情。疾病诊断、身体状况、沟通交流能力及用药需要。

环境准备 整洁、安静，拉好窗帘或必要时用屏风遮挡。

操作者准备 应衣帽整洁，洗手，戴口罩，修剪指甲。

用物准备 ①检查阴道栓剂包装的完整性。②核对医嘱，检查药物。

操作步骤 ①携用品至床旁，核对姓名，向患者做好解释工作，嘱患者排空大小便。②遮挡患者，协助患者采取侧卧位，双膝弯曲，暴露肛门。③一手戴上手套，取出栓剂。嘱患者身体放松、张口深呼吸，将栓剂插入肛门，并用示指将栓剂沿直肠壁朝脐部方向推送6~7cm。④为避免药物滑出肛门，协助患者穿好裤子后取舒适侧卧位，并嘱其至少卧床15分钟，以利于药物扩散及吸收，防止药物栓剂滑脱出肛门。若药物滑出肛门，应予重新放入体内。⑤放置呼叫器于患者可及处，嘱其有需求时呼叫医务人员。⑥不能下床的患者，应将便器、卫生纸放于患者可及处。⑦观察用药反应和效果。⑧操作者整理床单位，处理用物，洗手，记录反应和效果。

健康指导 ①告知患者用药目的。②指导患者掌握用药时放松和配合的方法。③指导患者掌握自行操作方法。

护理评价 ①护患沟通是否

有效，患者能否配合操作过程。②患者是否掌握自行操作的方法。③患者有无特殊不适反应。④患者自尊是否得到维护。

注意事项 ①严格执行医嘱，遵守“三查七对”。②注意遮挡患者，保护患者隐私和自尊。③为保证药物疗效，避免药物滑出肛门，需要将药物放置至一定深度。④做好患者健康指导，指导患者掌握自行操作的方法。

（张晓静）

zhēngqì xīrù

蒸汽吸入（steam inhalation）

将药液加热使之成为蒸汽后，经口鼻吸入呼吸道的方法。

目的 ①促进局部血液循环，减轻呼吸道炎症和水肿，减轻支气管痉挛性收缩，稀释痰液以利于祛痰。②温暖的蒸汽可湿润和减少呼吸道刺激。

用物 蒸汽吸入器、95%酒精、沸水、集气筒、药液、毛巾或治疗巾、火柴、弯盘。

操作方法 包括操作前准备和操作步骤。

操作前准备 包括以下几方面准备。

评估 ①患者一般情况。年龄、意识、心理状态、自理能力和合作程度等。②病情。包括疾病诊断、呼吸道是否通畅、是否存在感染，有无气管痉挛、呼吸道黏膜水肿、痰液等，治疗情况、过敏史、用药情况，患者面部及口腔有无感染及溃疡等。

环境准备 安静、整洁、光线充足。

操作者准备 应衣帽整洁，洗手，戴口罩。

用物准备 ①检查所用蒸汽吸入器装置的外包装是否完好。②向水锅内加入约为2/3容积的热开水，遵医嘱，核对药物并稀释药液后，将其注入蒸汽吸入器内。

操作步骤 ①携用物至床旁，核对床号、姓名，向患者解释蒸汽吸入治疗的方法、配合要点。询问患者是否需要排尿或排便，并协助其采取坐位、半坐卧位或侧卧位。②将蒸汽吸入器安置妥当，点燃酒精灯，待喷出均匀的蒸汽时，套上集气筒。③向患者解释并介绍使用方法。④患者颈下放置治疗巾或毛巾，颌下放置弯盘，以免使衣服潮湿。⑤将吸入器移近患者口鼻部10~20cm，嘱患者张口并对着蒸汽做深呼吸，其口鼻与蒸汽喷出的距离应视蒸汽强弱做适当调整。治疗时间一般为15~20分钟。⑥放置呼叫器于患者可及处，嘱患者有需求时呼叫医务人员。⑦治疗完毕，移开吸入器，熄灭酒精灯。擦干患者面部，协助其清洁口腔，嘱患者暂时不要外出，以免着凉和感冒。整理床单位，处理用物，洗手，记录。⑧对蒸汽吸入装置进行清洁、消毒备用。⑨观察患者治疗后效果及反应。

健康指导 ①向患者解释蒸汽吸入目的、方法、注意事项及配合要点。②指导患者掌握深呼吸的方法及用深呼吸配合蒸汽吸入的方法。

护理评价 ①患者是否配合治疗。②治疗过程是否规范，患者有无异常反应。

注意事项 ①吸入前检查吸入器各管口是否通畅，必要时用金属细丝疏通堵塞的管口。②水锅内盛水不宜过满，防止外溢发生意外；经常检查水锅橡皮圈是否严密。③正确使用酒精灯，酒精灯内酒精不宜过多。操作中，避开烟火及易燃物。注意用火安全，防止发生意外情况。④观察患者用药后反应，必要时予以拍背、吸痰等方法协助其排痰。⑤吸入过程中要监测和观察，防止爆炸或烫伤；虚弱、重症患者、小儿和特殊情况患者应有护士在旁守护。室温过高时，不宜采用此方法。

（张晓静）

wùhuà xīrù

雾化吸入（nebulization/aerosol inhalation）

应用雾化装置将药液分散成细小的雾滴并以气雾状态喷出，使其悬浮于气体中，并经鼻或口由呼吸道吸入的方法。雾化吸入可通过气雾直接作用于局部黏膜，达到湿化气道、解除支气管痉挛、改善通气功能、抗炎、镇痛、镇咳的目的，从而预防和控制呼吸道感染。吸入的药物除了对呼吸道局部产生作用外，还可通过肺组织的吸收而产生全身性疗效。雾化吸入用药一般具有起效快、药物用量较小、不良反应较轻的优点，临床应用广泛。常用的方法有氧气雾化吸入、超声波雾化吸入、压缩雾化吸入、手压式雾化吸入等。

（张晓静）

yǎngqì wùhuà xīrù

氧气雾化吸入（oxygen nebulization）

利用高速氧气气流使药液形成雾状，随呼吸进入呼吸道的方法。其原理是借助高速气流通过毛细管并在管口产生负压，将药液由邻近的小管吸出，所吸出的药液又被毛细管口高速的气流撞击形成细小的雾滴，而呈气雾喷出。

目的 ①湿化气道。②预防或控制呼吸道感染，消除炎症。③稀化痰液，有助于排痰，镇咳。④解除支气管痉挛，改善通气功能，保持呼吸道通畅。

用物 氧气吸入雾化装置一套（包括面罩、雾化药液罐及管道）、氧气流量表、注射器、蒸馏水或生理盐水、治疗巾或患者的毛巾，按医嘱准备药液。

操作方法 包括操作前准备和操作步骤。

操作前准备 包括以下几方面准备。

评估、环境准备、操作者准备 见蒸汽吸入。

用物准备 ①检查所用吸氧装置的外包装是否完好、有无漏气。②遵医嘱，核对药物并将药液稀释注入雾化器的药杯内。

操作步骤 ①携用物至床旁，核对姓名，询问患者是否需要排尿或排便，并协助其采取合适体位。②将氧气雾化装置的接气口与氧气筒或中心吸氧装置连接，湿化瓶内不放水。③向患者解释治疗目的，并讲解和示范操作方法。④患者颈下放置治疗巾或毛巾。⑤调节氧流量为6~10L/min，将面罩罩在患者口鼻部，嘱其均匀呼吸（或将口含嘴放入患者口中，紧闭嘴唇深吸气并用鼻呼气）。治疗时间一般为10~20分钟。⑥将呼叫器放置于患者可及处，嘱患者有需求时呼叫医务人员。⑦治疗完毕，移开雾化装置，关闭氧气。协助患者清洁口腔，根据患者需求，整理床单位，处理用物，洗手，记录。⑧对氧气雾化装置进行清洁、消毒备用。⑨观察患者治疗后效果及反应。

健康指导 ①向患者解释氧气雾化吸入目的、方法、注意事项及配合要点。②指导患者掌握深呼吸的方法及用深呼吸配合雾化吸入的方法。

护理评价 ①患者是否配合治疗。②治疗过程是否规范，患者有无异常反应。

注意事项 ①使用前检查雾化器是否漏气，漏气时不能使用。②使用中保持雾化药液罐处于适当位置，防止倾洒药液。湿化瓶内不要放水，以防稀释药液影响疗效。③正确使用供氧装置，操作中避开烟火及易燃物，注意用氧安全。④观察患者用药后反应，必要时予以拍背、吸痰等方法协助其排痰。

（张晓静）

chāoshēngbō wùhuà xīrù

超声波雾化吸入（ultrasonic nebulization）

利用超声波声能将药液变成细微的气雾，再由呼吸道吸入的方法。其原理是超声波发生器通电后，输出的高频电流能通过水槽底部晶体换能器转换为超声波声能，应用超声波声能振动并透过雾化罐底部的透声膜作用于罐内的药液，将药液表面张力破坏而使药液变成细微的气雾，通过导管在患者深吸气时由呼吸道吸入。其雾量大小可以调节，雾滴小而均匀，药液可随深而慢的吸气到达终末支气管和肺部。

目的 见氧气雾化吸入。

用物 超声雾化机、注射器、蒸馏水、药物（遵医嘱）、水温计、治疗巾或患者的毛巾。

操作方法 包括操作前准备和操作步骤。

操作前准备 包括以下几方面准备。

评估、环境准备、操作者准备 见蒸汽吸入。

用物准备 ①检查雾化器部件是否完好，有无松动、脱落等异常情况。②连接超声雾化器主件及附件。向水槽内加入250ml（约2/3满）的蒸馏水（水量视雾化器的型号而定），浸没罐底雾化膜。③将药液稀释至30~50ml，加入雾化罐内。检查无漏水后，将雾化罐放入水槽，盖紧。

操作步骤 ①携用物至床旁，核对床号、姓名，询问患者是否需要排尿或排便，并协助其采取合适体位。②向患者解释目的及使用方法。③在患者颌下放置治疗巾或毛巾。④接通电源，先打开电源开关，预热3~5分钟后，再打开雾化开关。调节雾量，设定好时间（15~20分钟）。⑤待有气雾喷出，将面罩罩在患者口鼻部（或将口含嘴放入患者口中），嘱患者做均匀深呼吸。⑥放置呼叫器于患者可及处，嘱患者有需求时呼叫医务人员。⑦治疗完毕，先取下雾化面罩或口含嘴，然后关闭雾化开关，最后关闭电源开关。擦干患者面部和颈部。⑧处理用物，清洁雾化器、螺纹管及面罩（或口含嘴），消毒、干燥备用。⑨洗手，记录。

健康指导 ①向患者解释超声雾化吸入目的、方法、注意事项及配合要点。②指导患者掌握深呼吸的方法及用深呼吸配合雾化吸入的方法。

护理评价 ①护患沟通是否有效，患者能否正确配合治疗。②治疗是否有效。

注意事项 ①使用雾化器前检查机器各部分有无松动、脱落等异常，注意仪器的保养和维护，使其性能良好，并正确连接。②水槽底部的晶体换能器及雾化罐底部的超声膜薄而脆、易破碎，应轻按。③水槽和雾化罐内切忌加入热水。使用中水温超过60℃时应停机，并换冷蒸馏水，连续使用时应间歇30分钟。④水槽内无足够的冷水及雾化罐内无液体的情况下，不能开机。⑤容器内的蒸馏水要适量，过少则气雾不足，过多则会溢出容器、损坏机件。⑥应在患者胸前围治疗巾，以免喷湿衣服。⑦治疗鼻腔疾病时患者宜用鼻呼吸；治疗咽、喉或下呼吸道疾病时应用口呼吸；气管切开者，嘱其对准气管套管自然呼吸。⑧若出现不良反应，如呼吸困难、发绀等，应暂停雾化吸入，给予吸氧，并及时通知医生。⑨观察患者痰液排出是否困难，必要时给予拍背等以协助其排痰或予以吸痰。⑩更换药液前应清洗雾化罐，以免药液混淆。

（张晓静）

yāsuō wùhuà xīrù

压缩雾化吸入（compressed air atomization inhalation） 利于压缩空气将药液变为细微的气雾，使药物直接被呼吸道吸入的方法。其原理是利用空气压缩机通电后输出的电能将空气压缩，作用于喷雾器内的药液，将药液表面张力破坏而变成细小的气雾，使药物通过口含器随患者的呼吸直接被吸入呼吸道。

目的 见氧气雾化吸入。

用物 压缩雾化吸入器、弯盘、纱布、药物（遵医嘱）、水温计、治疗巾或患者的毛巾。

操作方法 包括操作前准备和操作步骤。

操作前准备 包括以下几方面准备。

评估、环境准备、操作者准备 见蒸汽吸入。

用物准备 ①检查雾化器部件是否完好，有无松动、脱落等异常情况。②连接并检查雾化器主件及附件。向水槽内加入冷蒸馏水至浸没雾化罐底部的超声膜。③将药液用生理盐水稀释至30~50ml后，加入雾化罐内。检查无漏水后，将雾化罐放入水槽，盖紧。

操作步骤 ①携用物至床旁，核对床号、姓名，询问患者是否需要排尿或排便，并协助其采取合适体位。②向患者解释目的及使用方法。③在患者颌下放置治疗巾或毛巾。④接通电源，打开电源开关，调整定时开关至所需时间，再打开雾化开关，调节雾量。⑤待有气雾喷出后，将口含嘴放入患者口中或固定面罩，指导患者做深呼吸。⑥放置呼叫器于患者可及处，嘱患者有需求时呼叫医务人员。⑦治疗完毕，取下口含嘴或面罩，先关闭雾化开关，再关闭电源开关。擦干患者面部和颈部。⑧处理用物，放掉水槽内水，擦干水槽，将口含嘴、雾化罐、螺纹管消毒、干燥备用。⑨洗手，记录。

健康指导 ①向患者解释压缩雾化吸入目的、方法、注意事项及配合要点。②指导患者掌握深呼吸的方法及用深呼吸配合雾化吸入的方法。③指导患者雾化后正确咳嗽，以利痰液排出。

护理评价 ①护患沟通是否有效，患者能否正确配合治疗。②治疗是否有效。

注意事项 ①使用压缩雾化器前检查电源电压是否与压缩雾化器的电压吻合。②压缩雾化器不要放在地毯或毛织物上，需放置在平稳处。③定期检查压缩机的空气过滤器内芯，定期清洗喷雾器，防止喷嘴堵塞。④观察患者反应，保证患者安全。

（孙　燕）

shǒuyāshì wùhuà xīrù

手压式雾化吸入（hand-operated nebulization） 利用拇指按压雾化器顶部，使药液从喷嘴喷出，形成雾滴作用于口咽部、气管、支气管黏膜并被吸收的治疗方法。

目的 通过吸入药物以改善通气功能，适用于支气管哮喘、喘息性支气管炎的对症治疗。

用物 手压式雾化器。

操作方法 包括操作前准备和操作步骤。

操作前准备 包括以下几方面准备。

评估、环境准备、操作者准备 见蒸汽吸入。

用物准备 检查雾化器是否完好。

操作步骤 ①携用物至床旁，核对床号、姓名。②向患者解释目的及使用方法。③取下雾化器保护盖，摇匀药液。④将雾化器倒置，接口端放入患者口中。⑤吸气时按压雾化器顶部喷药，嘱患者深吸气、屏气、呼气，反复1~2次。⑥从患者口中取出雾化器。⑦处理用物，洗手，记录。

健康指导 ①指导患者和家属正确使用手压式雾化器。②指导患者如何确定疗效。③嘱患者不要随意增减用量。④指导患者掌握深呼吸的方法，以及用深呼吸配合雾化吸入的方法。⑤帮助患者分析引起呼吸道痉挛的原因和诱因。

护理评价 ①护患沟通是否有效，患者能否正确配合治疗。②治疗是否有效。

注意事项 ①喷雾器不用时放置于阴凉处，定期清洁外壳。②使用前检查各部件有无松动、脱落等异常。③嘱患者喷药后尽量延长屏气时间。④嘱患者每次1~2喷，两次间隔时间不少于3~4小时。

（孙　燕）

jìngmài shūxuè

静脉输血（blood transfusion） 将供血者的血液，如全血或成分血（血浆、红细胞、白细胞或血小板）等通过静脉输入患者体内的方法。

目的 ①补充血容量，维持

胶体渗透压，保持有效循环血量，提升血压；用于失血、失液引起的血容量减少或休克患者。②增加血红蛋白，纠正贫血，促进携氧功能；用于血液系统疾病引起的严重贫血和某些慢性消耗性疾病患者。③补充抗体、补体，改善营养状况，增加机体抵抗力；用于严重感染的患者。④补充血浆蛋白，纠正低蛋白血症，维持血浆胶体渗透压；用于低蛋白血症以及大出血、大手术患者。⑤输入新鲜血液，供给各种凝血因子和血小板，有助于止血。⑥按需输入不同成分的血液制品，用于凝血功能障碍及大出血患者。⑦清除有害毒物，改善组织器官的缺氧状态；用于一氧化碳、苯酚等化学物质中毒患者。

原则 输血前必须做血型鉴定及交叉配血试验。一般情况下，输注全血或成分血均应选用同型血。如果需要再次输血，需要重新做交叉配血试验。

适应证与禁忌证 静脉输血适用于各种原因引起的大出血、贫血或低蛋白血症、严重感染及凝血功能障碍等。输血的禁忌证包括急性肺水肿、充血性心力衰竭、肺栓塞、恶性高血压、真性红细胞增多症、肾衰竭及对输血有变态反应者。

血液制品种类 ①全血。从人体采集的、未经任何加工而全部置于保存液中待用的血液。全血分为新鲜血和库存血。新鲜血是保存于4℃常用抗凝保养液、保存时间一般不超过一周的血液，可以补充各种血细胞、凝血因子和血小板，适用于血液病患者。库存血是以红细胞和血浆蛋白为主、在4℃冰箱内可存放2~3周的血液，适用于各种原因引起的大出血。②成分血。包括血浆、红细胞制剂、白细胞浓缩悬液、血小板浓缩悬液和各种凝血制剂。血浆是全血分离后所得的液体部分，主要成分为血浆蛋白，不含血细胞，无凝集原。血浆分为新鲜血浆、保存血浆、冷冻血浆、干燥血浆。新鲜血浆含正常量的全部凝血因子；保存血浆用于血容量及血浆蛋白水平较低的患者。红细胞制剂包括浓缩红细胞、洗涤红细胞及红细胞悬液。浓缩红细胞是新鲜全血经过离心或沉淀移去血浆后的部分；洗涤红细胞是红细胞经生理盐水洗涤数次后，再加入适量生理盐水；红细胞悬液是提取血浆后的红细胞加入等量红细胞保养液制成。白细胞浓缩悬液是新鲜全血离心后取其白膜层的白细胞，在4℃条件下保存，48小时内有效。血小板浓缩悬液是新鲜全血经离心所得，22℃保存，24小时内有效。凝血酶原复合物等各种凝血制剂适用于凝血因子缺乏的出血性疾病患者。③其他血液制品。清蛋白制剂适用于低蛋白血症患者；纤维蛋白原适用于纤维蛋白缺乏症及弥散性血管内凝血患者；抗血友病球蛋白浓缩剂适用于血友病的患者。

用物 治疗车、治疗盘、血液配型单、血型检验报告单、治疗单、医嘱单、抗过敏药、血液制品、一次性输血器、一次性注射器、生理盐水、手表、消毒洗手液。

操作方法 包括操作前准备和操作步骤。

操作前准备 包括以下几方面准备。

评估 ①患者病情、意识状态、自理能力与合作程度。②患者有无输血经历、是否发生不良反应，患者血型、交叉配血结果，输血种类及输血量。③穿刺部位皮肤、血管情况。

环境准备 安静、整洁、光线充足。

操作者准备 应衣帽整洁，洗手，戴口罩。

操作步骤 包括以下几方面。

血型鉴定及交叉配血试验 ①血型是指红细胞膜上特异抗原的类型，根据红细胞所含的凝集原不同，人类血型分为多种类型。世界上已经发现了20多个不同的红细胞血型系统，临床上主要应用的是ABO血型系统和Rh血型系统。②ABO血型系统。根据红细胞膜上含有的凝集原不同，将人类血液分为A、B、AB、O四型，仅含有A凝集原为A型血，仅含有B凝集原为B型血，同时含有A、B两种凝集原为AB型血，A、B两种凝集原均不具备者为O型血。③Rh血型系统。人类红细胞除了含A抗原、B抗原外，还有C、c、D、d、E、e六种抗原，Rh血型以抗原性最强的D抗原是否存在来表示Rh阳性或阴性。④为了确保输血安全，输血前除做血型鉴定外，还必须做交叉配血试验。

备血与取血 ①根据医嘱进行配血血标本的采集。医护人员持输血申请单和贴好标签的试管，核对患者姓名、性别、年龄、病案号、病室、床号、血型和诊断，采集血样。②将受血者的血样与申请单送至输血科，做血型鉴定和交叉配血试验，并备血。③使用血液时，由专人到输血科与工作人员核对无误后取回血液。凡血袋标签破损、字迹不清、血袋破损、血袋漏血、血液袋内有明显凝块、血浆呈乳糜状或灰暗色，以及血浆中有明显气泡、絮状物或粗大颗粒，或红细胞层呈紫红色、未摇动时血浆层与红细胞的界面不清或交界面上出现溶血、血液过期或有疑问的情况，均不能将血液取回。

用物准备 双人核对：①血袋包装（包括血型、采血日期、条码编号）与配血报告单的一致性。②血液的性质。③配血报告单上的各项信息。④再次核实血型和血型检验报告单。

静脉输血 ①携用物至患者床旁，严格执行“三查七对”，核对患者、血型。②协助患者取舒适、安全卧位。③选择穿刺部位，开放静脉通道，输注少量生理盐水。④双人再次核对，遵医嘱给予抗过敏药物。⑤轻摇血液至均匀，根据无菌操作要求连接输血器和血袋。⑥调节输血滴速。⑦输血结束时，再输注少量生理盐水，以使管路中的血液全部输入体内。

健康指导 输血前告知患者操作方法和目的，以取得其配合。

护理评价 ①操作过程是否规范、安全、有效。②护患沟通是否有效，沟通时态度是否和蔼，语言是否亲切。③应急处理措施是否得当。

注意事项 ①严格执行医嘱和查对制度。为患者做配血准备、采取血标本时，一次只为一位患者采集，不可同时采集两位或两位以上患者的血标本，以免发生差错；输血前必须经二人核对无误，方可输入。②加强巡视。输血过程中应定期对患者进行监测，发现问题及时处理，保障患者安全。③输入的血液中不得加入其他药物，如钙剂、酸性或碱性药物、高渗或低渗溶液，以防血液变质。如需稀释只能用静脉注射生理盐水。④必须认真检查血液质量。正常库存血分两层，上层为血浆，呈淡黄色及半透明，下层为血细胞，呈均匀、暗红色，两者界限清楚，无血凝块。若血浆变红或混浊、血细胞呈暗紫色、血浆与血细胞界线不清或有明显血凝块等，提示可能有溶血或者血液变质，不能使用。⑤输血过程中应先慢后快，根据输注的血液制品的成分、患者病情和年龄调整输注速度，如无不适反应可根据需要调节输注速度。健康状况良好的年轻人能够耐受快速输血；体质虚弱合并呼吸、心血管系统疾病或有中毒情况时输血宜谨慎，输血速度应适当减缓；当失血量超过循环血量 20% 时应快速输血，输血速度超过失血速度才能维持血压；对年老体弱、严重贫血、心力衰竭的患者输血应谨慎。嘱患者和家属不要自行调节输血速度，如有不适反应及时呼叫护士。⑥加压快速输血的过程中，护士不应离开患者。⑦输血前后应用静脉注射生理盐水冲洗输血管道。连续输注不同供血者的血液时，前一袋血液输完后，应用静脉注射生理盐水冲洗输血器后，再输注下一袋血液。⑧必须将贮血袋送回输血科并保留至输血完毕 24 小时后，方可按照医疗废物处理。⑨输血过程中应加强巡视，特别是输血开始阶段，倾听患者主诉并密切观察患者有无局部疼痛、有无输血反应，并记录观察结果。一旦出现输血反应，立即中止输血、更换输液器、用生理盐水维持静脉通道，并及时通知医生，做好抢救准备，保留剩余的血液以备查明原因，并应记录输血反应发生的时间、症状、体征及处理。⑩血液制品不得自行贮存，取血后应尽快应用。全血、成分血和其他血液制品从血库取出后，在室温下放置时间最好不超过 30 分钟，1 个单位的全血或成分血应在 4 小时内输注完毕。对于事先估计静脉穿刺有困难者，待静脉穿刺成功后再到血库取血。⑪血液从冰箱取出恢复至室温时即可输注，血液制品不得加热，一般不需要加温，特殊情况需加温处理时，温度不宜超过 37℃。⑫输血的患者应置于易于观察、且有抢救设备的位置。⑬用于输入血液制品的输液通道应在开始输注后的 24 小时内更换，同一输血器连续使用 5 小时以上应更换，以防止输血时间过长、血液成分在输血器上黏附而影响滴速、产生细菌，引起输血反应。

输血反应观察与护理 ①发热反应。是输血最常见反应，一般在输血中或输血后 1~2 小时内发生。临床表现为畏寒、发热、寒战、体温升高，可达 40℃，可伴有头痛、恶心等症状。护理中应减慢输血速度或停止输血，保持静脉通道通畅；密切观察患者生命体征，及时联系医生给予处理；对症护理，对患者进行降温和保暖。②过敏反应。大多数患者发生在输血过程中，轻者出现皮肤荨麻疹或眼睑、口唇等部位的血管神经性水肿，重者可出现呼吸困难，甚至过敏性休克。护理中根据过敏反应的严重程度，减慢输血速度或立即停止输血，保持静脉通道通畅；及时处理呼吸困难，给予吸氧或紧急气管切开；对休克患者进行抗休克治疗，遵医嘱准确给予肾上腺素、抗过敏药物及激素类药物等。③溶血反应。是由于输入人体内的红细胞或受血者的红细胞发生异常破坏，导致的临床一系列病理改变。患者可出现头痛、四肢麻木、腰背部剧烈疼痛和胸闷；随后可伴随高热、寒战、呼吸急促和血压下降；进一步发展可出现少尿、无尿等肾衰竭症状，甚至导致患者死亡。护理中在观察到初期症状时，应立即停止输血，保持静脉通道通畅；给予吸氧；遵医嘱输入升压药等；严密观察患者生命体征和尿量；对休克患者进行抗休克治疗；保护肾脏，静脉滴注5%碳酸氢钠溶液碱化尿液，双侧腰部封闭，用热水袋热敷肾区以缓解肾血管痉挛。④大量输血还会引起循环负荷过重导致的肺水肿、出血倾向（皮肤、黏膜出现淤斑）以及枸橼酸钠中毒反应，如手足抽搐的低钙表现等。护理中要注意观察并给予相应处理。⑤快速输入血液可引起循环负荷过重，主要表现为咳嗽、咳大量泡沫痰、发绀、脉搏增快、心力衰竭等，应停止输血，采取吸氧、强心、利尿等救护措施。⑥发生输血反应后，应保留血液标本，与相关部门联系并送检，查找原因，做好预防，并进行记录。

（张晓静）

chéngfèn shūxuè

成分输血（component transfusion） 根据患者需要，将血液内的血细胞、血浆凝血因子等一种或多种血液成分用物理和（或）化学方法分离制成较浓和较纯的血液制品，并输入患者体内的方法。又称血液成分疗法。

根据血液各种成分的不同比重，将其分离、提纯。临床已从原来单纯输注全血发展成为成分输血。成分输血主要用于血液中缺乏特定成分的患者，如红细胞、白细胞、血小板、血浆和凝血制剂等，从而起到一血多用、减少输血反应的作用。根据不同目的选择不同的输注成分：①红细胞。包括浓缩红细胞、红细胞悬液、洗涤红细胞，常用的是悬浮红细胞。输注红细胞可增强机体运氧能力；浓缩红细胞和红细胞悬液用于各种急性失血、慢性贫血、高钾血症及肝功能、肾功能、心功能障碍患者；洗涤红细胞用于对血浆蛋白有过敏反应的贫血患者以及自身免疫性溶血性贫血、阵发性睡眠性血红蛋白尿症、高钾血症及肝肾功能障碍需要输血的患者。输注红细胞时应选用合适针头，避免堵塞，输注时应选用“Y”形标准输血器，上端连接血袋，一端连接生理盐水。当输注浓缩红细胞不畅通时，可打开生理盐水以稀释红细胞；当悬浮红细胞滴注不畅时，可将血袋取下平放在手上，以上下30°夹角、60次/分的频率摇摆，使沉积在血袋下方的红细胞混合均匀。输血过程中如发生堵塞，不要强行挤压输血管，应及时更换输血器。婴幼儿输注浓缩红细胞时，应先用生理盐水稀释。②浓缩血小板。包括手工制备血小板及单采血小板。输注时应选用“Y”形标准输血器；血小板不可冷藏，在整个操作和输注过程中注意保温。血小板具有止血作用，输注血小板可纠正、减少由于血小板功能障碍所致的出血。③白细胞。能提高机体抗感染的能力。④血浆。冷冻血浆输注前需要使用冷冻血浆解冻设备或37℃水融化，注意观察融化后血浆的颜色、有无异物等异常。溶化后的血浆应立即输注，不可再次冷冻，如果暂不使用，可放置于4℃的冰箱内保存，且必须在24小时内输注。输注新鲜血浆和新鲜冷冻血浆均有补充凝血因子和扩充血容量的作用，普通冷冻血浆具有补充稳定的凝血因子和血浆蛋白的作用。⑤冷沉淀。是新鲜冷冻血浆在控制的温度（0～4℃）下融化后收集的冷沉淀蛋白成分，含有Ⅷ因子及纤维蛋白原，可治疗血友病A、血管性血友病及纤维蛋白原缺乏症等。输注冷沉淀前不必做交叉配血试验。输注时需要使用解冻设备或37℃水浴箱融化，融化后一般为澄清或略呈乳白色的溶液，可有微小蛋白颗粒。溶化后应及时输注，不可再次冷冻。

不同成分的血液输注速度不同。单位浓缩红细胞输注时间最长不超过4小时，冷冻红细胞经复苏、洗涤后或洗涤红细胞制备后要尽快输注，否则在4℃条件下保存不宜超过24小时。血小板的输注速度以患者可耐受为准，一般为80～100滴/分。输注白细胞时应控制输液速度，以降低输血反应的发生。新鲜血浆的输注速度不超过每分钟5～10ml。凝血因子的输注速度以患者能够耐受的最快速度为宜。融化后的1U冷沉淀应在10分钟内输完。除血浆和血清蛋白制剂以外，其他成分血在输入前均需要进行交叉配血试验。在输注前，由于一次输入多个供血者的成分血，因此在输血前应根据医嘱给予患者抗过敏药物，以减少过敏反应的发生。一袋成分血的容量较少，所用输入时间较短，在输注过程中，护士应全程守护和监测，保障患者安全，不要擅自离开患者，以免发生危险。如果同时需要输入多种成分血时，先输注血小板、冷沉淀，再输注红细胞、全血。如果需要输注成分血和全血时，应先输入成分血，后输入全血，以保证成分血发挥良好效果。

（张晓静）

zìtǐ shūxuè

自体输血（autotransfusion） 在一定条件下采集患者自身的血液

或于手术中收集自体失血，经过洗涤、加工，在需要时再回输给患者本人的输血方法。

优点 ①安全。自体输血是最安全的输血方式之一，无需做血型鉴定和交叉配血试验，可以避免因异体输血引起的疾病传播，避免抗原-抗体反应所致的溶血、发热和过敏反应。②节省血源。

类型 可分为储存式自体输血、回收式自体输血和稀释式自体输血三种类型，分别适用于不同的临床情况。

储存式自体输血 手术前抽取患者血液，在血库低温下保存，待患者实施手术时、手术后或需要输血时再回输给患者的方法。又称术前预存自体血。

适应证 适用于一般情况好、外周血常规及造血功能正常、行择期手术的患者。常用于全髋关节置换术、血管外科手术、心胸外科手术患者，还可用于准备剖宫产者、稀有血型或曾经配血困难者以及曾有严重输血不良反应病史者。

禁忌证 血红蛋白<110g/L并发细菌感染；严重主动脉狭窄；新近的心肌梗死；不稳定型心绞痛；严重高血压；充血性心力衰竭；有活动性癫痫病史；贫血、出血或血压偏低；有献血不良反应史并在献血后发生迟发性晕厥；肝、肾功能不全。

注意事项 ①采血前应做好充分准备，采血前后可补充铁剂、维生素C、叶酸以及重组人红细胞生成素。②采血前24小时患者不得饮用含有酒精的饮料。③自采血前一日晚8时起至采血前患者不能进食油腻食物。④根据术中预计出血量和可能需要的输血量进行自体备血。在术前对符合条件的患者，一般于术前3周开始，每隔1~2周采血一次，每次采血1~2U，最后一次采血可在手术前3日。通常采血量不超过血容量10%~15%。采血后直接低温储存备用，制备好的储备式自体血液保存时间不得超过10日。⑤对自体备血的患者应加强监测外周血常规及病情变化，补充营养物质，以加快造血功能，促进机体恢复。

稀释式自体输血 对患者于手术开始前采血储存，并同时自静脉给予晶体或胶体溶液，使患者血容量保持不变，在保证组织供氧的前提下，降低血中红细胞比容，使血液处于稀释状态，使术中失血时实际丢失的红细胞及其他成分相应减少，将所采集的血液在术中或术后回输给患者的方法。

适应证 一般情况好的患者；无明显肝功能障碍及心肺疾病的患者；血红蛋白>110g/L；预计手术中有大量失血者；需要降低血液黏稠度的手术；改善微循环灌注时。

禁忌证 血红蛋白<110g/L；低蛋白血症；存在凝血功能障碍；静脉输液通道不畅及不具备监护条件者。

注意事项 ①通常在患者麻醉状态下、手术尚未开始时采血。②采血速度以动脉血压、心电监护维持正常为条件，成人按每分钟20~40ml速度抽取血液。③对于身体状况较好的患者，采血量可达全身总血容量的20%~30%。④采血的同时要输入等量的胶体液和晶体液，以维持血容量。⑤当需要给患者回输血液时，先输入最后放出的稀释血，最先采集的全血留在手术即将结束时回输，以有力地补充红细胞。

回收式自体输血 采用血液回收装置在手术中收集失血、体腔积血及术后引流血液，经抗凝、过滤、浓缩、洗涤等操作，再将血液回输给患者的方法。又称术中失血回输。按回收时间不同可分为术中回收式自体输血、术后回收式自体输血及创伤回收式自体输血。

适应证 预计术中出血>1000ml的择期手术；某些大出血情况，如脾破裂、异位妊娠破裂及动脉瘤破裂等；血源供应不足的战伤、外伤手术等。

禁忌证 恶性肿瘤手术，手术术野被恶性肿瘤细胞污染；手术创面有感染或被消化液、胆汁等感染源污染。

注意事项 ①回收式自体输血可使用回收装置进行，目前回收装置种类较多并不断改进，通过按键自动进行血液抽吸、过滤、离心、浓缩、洗涤等操作，根据回收装置的不同，操作的时间也不同。②为了保证血液和患者安全，回收式自体输血的各个环节应严格按照无菌技术要求进行。③收集好的血液必须贴好标签，并且近距离放置在患者旁边，避免错误输注给其他患者。④回收的血液不宜放置时间过长，储存时间不能超过6小时。⑤洗涤回收式自体输血较少发生不良反应，但自体失血回输的总量应限制，不宜超过2500ml。如果患者大量回输自体血则有发生出血的倾向，应适当补充新鲜血液和血小板。

（张晓静）

yàowù guòmǐn shìyàn

药物过敏试验（drug allergy test）

将高致敏性药物应用于患者前，通过皮内、静脉、结膜等不同途径给药，观察患者对该药物有无过敏反应，从而判断该患者是否可以安全地使用该药物进行相关治疗的方法。

常见的高致敏性药物包括青霉素、头孢菌素类、链霉素、破伤风抗毒素（TAT）、普鲁卡因、细胞色素 C、碘剂（如复方泛影葡胺注射液）、卡介菌纯蛋白衍化物、右旋糖酐等。常见的药物过敏试验给药途径包括结膜给药、皮内给药、静脉给药等。结膜过敏试验现在临床很少使用。观察药物反应的时间一般为给药后15~30分钟。药物过敏反应的临床表现包括局部反应，如皮丘大小有无变化、感觉有无异常、皮肤黏膜的色泽、质地有无改变等，以及全身反应，如有无自觉症状、生命体征是否异常等。

（丁炎明）

pínèi guòmǐn shìyàn

皮内过敏试验（intradermic anaphylactic test）

护士在使用高致敏性药物前，通过皮内注射药物皮试液，判断患者是否对该药物有过敏反应的方法。简称皮试。

目的 常用于药物过敏试验、预防注射或作为局部麻醉的起始步骤。

用物 治疗盘、皮肤消毒液、消毒棉签、快速手消毒剂、注射器、药物、医嘱单或注射单。

操作方法 包括操作前准备和操作步骤。

操作前准备 包括以下几方面准备。

评估 ①患者腕带、姓名。②用药史与过敏史。③患者自理能力、合作程度、表达能力，以及对皮内注射目的、方法的了解程度。④注射部位的皮肤情况（皮肤颜色及有无皮疹、破损、感染等）。⑤患者卧位是否舒适。

操作者准备 应衣帽整洁，洗手，戴口罩。

用物准备 ①双人核对药名、浓度、剂量、有效期、给药途径。②检查瓶口有无松动、瓶身有无裂缝，以及药液有无混浊、沉淀、絮状物及变质。③检查注射器、皮肤消毒液、消毒棉签是否在有效期内。④配制药液。铺无菌注射盘，消毒皮试液安瓿，抽取皮试液，将抽好药液的注射器贴好姓名标签，并放于无菌注射盘内。⑤再次核对皮试液，并签字。

操作步骤 ①携用物至患者床旁，严格执行“三查七对”，询问患者有无过敏史。②选择注射部位，消毒皮肤并待干。③注射药物0.1ml，使局部形成一个圆形隆起的皮丘，勿按揉和压迫。④将用物按医疗垃圾处理，按六步洗手法洗手，签字并记录。⑤皮试时间为20分钟，由两名护士同时观察患者反应。⑥记录皮试结果，根据病情书写护理记录单。

结果判断 ①阴性。皮丘无改变，周围无红肿，且无自觉症状。②阳性。皮丘局部隆起，出现红晕、硬结，直径大于1cm或周围有伪足；或局部出现红晕，伴有小水疱；或局部发痒者为阳性。严重时可出现过敏性休克。③观察局部反应的同时，应询问患者有无头晕、心悸、恶心、胸闷、气短、发麻等不适症状，若出现上述症状则不可使用该药物。

健康指导 ①告知患者皮内注射目的、方法及配合要点。②告知患者不可用手按揉局部，以防影响结果的观察。③告知患者皮试后20分钟内不要离开病房，以防发生意外。④告知患者如有心悸、恶心、胸闷、气短等不适要随时告知医护人员。

护理评价 ①操作过程是否规范、安全、有效。②护患沟通是否有效，态度是否和蔼，语言是否亲切。③应急处理措施是否得当。

注意事项 ①皮试药液要现用现配、剂量准确。②皮内过敏试验时应备好相应的抢救药物，抢救设备处于备用状态。③药物过敏试验时，患者体位要舒适，不可采取直立位。④选择注射部位时应注意避开瘢痕及皮肤红晕处。⑤皮试前，尤其行青霉素过敏试验前必须询问患者的家族史、用药史、过敏史，如患者有某种药物的过敏史则严禁做该药物的过敏试验。⑥皮试时禁用碘剂消毒皮肤，对乙醇过敏者可用生理盐水消毒。⑦拔出针头后，注射部位不可用棉球按压、揉擦，以免影响结果观察。⑧如需做对照试验，应使用另一注射器和针头，抽吸无菌生理盐水，在对侧前臂相同部位皮内注射0.1ml生理盐水，20分钟后进行对照观察。⑨正确判断试验结果，皮试结果阳性者，应在病历、床头或腕带、门诊病历上醒目标记，并将结果告知医生、患者及家属。

（丁炎明）

jìngmài guòmǐn shìyàn

静脉过敏试验（venous allergy test）

使用高致敏性药物前，通过静脉注射药物皮试液，以判断患者是否对该药物有过敏反应的方法。

目的 常用于药物过敏试验，临床多见于碘过敏结膜试验阴性的患者。

用物 治疗盘、皮肤消毒液、消毒棉签、快速手消毒剂、注射器（根据药液量选用）、药物、止血带、治疗巾或一次性纸巾、医嘱执行单或注射单。

操作方法 包括操作前准备和操作步骤。

操作前准备　包括以下几方面准备。

评估　①患者腕带、姓名。②患者用药史和过敏史。③患者自理能力、合作程度、表达能力，以及对静脉注射目的、方法的了解程度。④穿刺部位皮肤情况（皮肤颜色及有无皮疹、感染等），静脉充盈度和血管弹性。⑤患者卧位是否舒适。

操作者准备　应衣帽整洁，洗手，戴口罩。

用物准备　①双人核对药名、浓度、剂量、有效期、给药途径。②检查瓶口有无松动、瓶身有无裂缝、包装有无破损，以及药液有无混浊、沉淀、絮状物及变质。③检查注射器、皮肤消毒液、消毒棉签是否在有效期内。④配制药液。铺无菌注射盘，消毒皮试液安瓿，抽取或配制皮试药液，将抽好药液的注射器贴好姓名标签，并放于无菌注射盘内。⑤再次核对皮试液，并签字。

操作步骤　①携用物至患者床旁，严格执行“三查七对”，询问患者有无过敏史，向患者解释用药目的、方法及注意事项。②选择粗直、弹性好的静脉，消毒皮肤，消毒范围直径至少5cm，待干后穿刺。③操作过程中应听取患者主诉，密切观察注射局部变化及患者反应。④注射完毕按压穿刺部位，再次核对后，协助患者穿好衣服并取舒适体位。⑤将用物按医疗垃圾处理，按六步洗手法洗手，签字并记录。⑥皮试时间为20分钟，由两名护士同时观察患者反应，记录皮试结果，根据病情书写护理记录单。

结果判断　观察并询问患者有无面部潮红、皮肤瘙痒、发热、头晕、心悸、恶心、胸闷、气短、发麻等不适症状，严重时可出现过敏性休克，如出现上述症状则不可使用该药物。

健康指导　①告知患者静脉注射目的、方法、配合要点以及药物作用和副作用。②嘱患者用棉签按压穿刺点至不出血为止，不要揉搓穿刺处，防止穿刺部位出血或皮下淤血。③告知患者注射过程中及注射后若有不适，应及时通知护士，30分钟内不要离开病房，以防发生意外。

护理评价　①操作过程是否规范、安全、有效。②护患沟通是否有效，态度是否和蔼，语言是否亲切。③穿刺过程是否安全、顺利，应急处理措施是否得当。

注意事项　①皮试药液要现用现配、剂量准确。②操作时备好相应抢救药物，抢救设备处于备用状态。③药物过敏试验时，患者体位要舒适，不可采取直立位。④选择穿刺部位时应注意避开瘢痕及皮肤破损处。⑤过敏试验前必须询问患者过敏史，如患者有某种药物过敏史，则不可做该药物过敏试验。⑥皮试结果阳性者，应在病历、床头或腕带、门诊病历上醒目标记，并将结果告知医生、患者及家属。

（丁炎明）

shāngkǒu huànyào

伤口换药（wound dressing）

遵循无菌操作原则，运用无菌技术，对创面进行观察和处理，并更换敷料，以促进肉芽组织生长和创面愈合的技术。

根据不同分类方法，将伤口分为不同种类。①按病理生理学分类，分为急性伤口和慢性伤口。急性伤口包括手术切口、皮肤擦伤、烧伤、捐皮区，其特点为新发或相对较新的伤口，通常在可预期的范围内愈合，以一期愈合为典型代表。慢性伤口包括压力性损伤、下肢血管性（动脉性/静脉性）溃疡、糖尿病性足溃疡、其他难愈合的伤口等，其特点为病程长、愈合缓慢或停止，以二期愈合为代表。②按清洁状况分类，分为清洁伤口、污染伤口和感染伤口三种。清洁伤口常指无菌手术切口，也包括经清创处理的无明显污染的外伤伤口，应获一期愈合；污染伤口指伤后8小时内，已被异物和细菌沾染及污染的伤口，清创术使之接近于清洁伤口，可获一期愈合；感染伤口是已发生感染的伤口，如化脓性疾病的引流性手术切口和手术切口感染等，只能二期愈合。③按致伤原因分类，可分为冷兵器伤、火器伤、动物咬伤、烧伤、冻伤、冲击伤、化学伤、放射伤、复合伤等。④按伤口的临床特性分类，可分为擦伤、撕裂伤、切割伤、枪伤、刺伤等。⑤按伤口愈合类型分类，分为一期愈合伤口和二期愈合伤口。一期愈合是指组织修复以原来的细胞为主，含有少量纤维组织，局部无感染、血肿、坏死，组织再生过程迅速，结构和功能修复良好；见于组织缺损少、创缘整齐、无感染、经黏合或缝合后创面对合严密的伤口。二期愈合是机体受外力作用，皮肤组织出现离断或缺损后的愈合过程，包括组织再生、肉芽组织增生、瘢痕形成；见于组织缺损大、创缘不整、哆开、无法整齐对合或伴有感染的伤口。⑥按伤口组织颜色分类，可分为红色伤口、黄色伤口、黑色伤口及混合性伤口。红色伤口是指有健康血流、易出血、有弹性、有正常光泽的肉芽组织，预示正常愈合。换药时应覆盖伤口，保持伤口湿润和清洁，避免伤口受到创伤，在纱布敷料表面覆盖透明敷料，用生理盐水湿润敷料，用水凝胶、泡沫或水胶体敷料封闭和保护伤口。黄色伤口是指其内有黄色腐肉或坏死组织的伤口，可为细菌生长提供介质，且渗出多，肉眼所见的黄色是愈合过程中残留的纤维蛋白所产生的颜色。换药时应清洁伤口，去除黄色层，考虑使用漩涡或脉冲灌洗进行水疗，使用保湿敷料（如水胶体或泡沫敷料）或湿润的纱布敷料覆盖伤口。黑色伤口是指其内有坏死组织及软或硬的结痂的伤口，伤口渗出液少或无渗出，无痛觉，愈合缓慢，可为微生物增生提供场所。换药时应遵医嘱清创，但对于持续供血不足的伤口及无感染的足跟溃疡需保持清洁、干燥，并妥善保护。混合性伤口是指包括正常组织和坏死组织的伤口。

目的 观察伤口，去除坏死组织，清洁创面，伤口引流，促进组织生长。

用物 治疗车、换药盘、无菌镊、皮肤消毒液、无菌纱布或棉球、无菌手套、胶布，同时根据伤口情况准备敷料或清洗液。

操作方法 包括以下几方面。

伤口换药原则 ①无菌原则。②清除失活、坏死的组织。③维持、促进肉芽组织生长。④促进伤口愈合。

伤口换药基本技术 包括无菌技术、解除敷料的方法、换药物品的传递方法、创面及周围皮肤的消毒方法、包扎及固定方法、污物及敷料处理等。

伤口换药顺序 先清洁伤口、再污染伤口，最后处理感染伤口；先简单伤口、后复杂伤口。

伤口换药方法 包括以下几方面。

清洁伤口 ①由敷料边缘揭开并移除污染敷料，注意保护周围皮肤。②观察敷料和伤口，记录渗出液和坏死组织的颜色、数量、性质、气味。③湿润纱垫。可以在伤口清洗液中浸湿，然后挤出多余水分，也可以喷洒溶液至纱布。④对于线性伤口，可沿一个方向由头至尾轻柔地擦拭，或者直接由伤口中心开始，逐渐向外擦拭。⑤对于开放性伤口，可沿同心圆方向轻柔地擦拭，或直接由伤口中心开始，逐渐向外擦拭；用干纱垫擦干后需再次评估伤口情况，并记录清洁后伤口床和周围皮肤的特征。

清洗伤口 ①清洗组织，冲洗开放性伤口中的细胞碎片和渗出液，防止脓腔或感染性窦道的表皮过早愈合。②冲洗过程中采取无菌操作。可用冲洗球或者配以18号针头或穿刺针的35ml注射器向伤口持续、轻柔、缓慢、匀速地冲入液体，引导溶液由伤口的清洁区域流向污染区域，冲洗至用完处方量液体或冲洗液变清。③保证伤口彻底引流，待伤口内的液体流尽后，用生理盐水清洁周围皮肤。④用纱布擦干后，可遵医嘱包扎或覆盖伤口。

伤口填充 ①湿润无菌填充垫或填充条，同时需保持蓬松，避免结团，并使其完全充满整个伤口，覆盖所有伤口表面和边缘。注意只填充伤口床，因为填充物可能浸渍健康组织。②用无菌纱布擦干伤口。

应用伤口敷料 ①藻酸盐敷料。应用于继发性创面，表面需覆盖二级敷料（如纱布或透明膜），并用胶带或弹性网固定。对于伤口有大量渗出的患者应每日更换1~2次敷料。无渗出或伤口床干燥时，停止使用藻酸盐敷料。②泡沫敷料。轻柔地将敷料覆盖至伤口，使用胶带、弹性网或纱布固定敷料，当泡沫吸满渗液时更换敷料。③水胶体敷料。选择适宜尺寸的敷料，或剪裁为超过伤口边缘约2.5cm大小的敷料；覆盖创面后需仔细铺平，确保敷料无皱褶，且不要过度拉伸敷料。如果敷料需要用胶布固定，首先在伤口周围完整的皮肤上贴胶布。必要时每2~7日更换一次敷料。④水凝胶敷料。裁剪敷料，使其超过伤口边缘2.5cm，使用中等量凝胶放至伤口床，表面覆盖二级敷料（如纱垫、透明膜或泡沫敷料），每日更换敷料或根据需要保持伤口床湿润。⑤湿盐水纱布敷料。用生理盐水湿润敷料后，需挤干多余的液体；纱布填充不要过紧，避免损伤组织；使用密封胶或保护剂保护伤口周围皮肤，防止浸渍；经常更换敷料，以保持伤口湿润。⑥透明敷料。选择的敷料应超过伤口边缘2.5~5.0cm。将敷料覆盖于创面并仔细抚平，确保无皱褶，不要过度拉伸敷料，以避免剪切力；按压边缘，促进黏附。根据需要每3~5日更换一次敷料。

应用伤口袋 目的是收集大量渗出，以协助保护周围皮肤。①使用时需穿防护服、戴防护面罩，或戴口罩和护目镜。②使用一次性测量尺测量伤口长度和宽度，底盘处开口应超过伤口边缘1cm。③根据需要涂抹皮肤保护剂。④将伤口袋覆盖在伤口周围，从伤口最低点开始收集渗出，确保排放口位于伤口袋底部且密封良好，防止外漏。⑤根据需要清空伤口袋，并记录渗出液颜色、黏稠度、气味和渗出量。用纱垫清洁伤口袋底部和排放口，清除渗出液，如果出现外漏或底盘黏性不佳需更换伤口袋。

伤口换药后记录内容 包括

伤口换药的日期、时间和类型；移除被污染的敷料和填充物的数量；有无渗出液及渗出部位，渗出液的类型、颜色、黏稠度和渗出量；伤口情况（大小、边缘等），是否存在坏死组织；有无气味；实施的其他操作，如冲洗、填充或局部用药；新敷料的类型和数量或伤口袋使用；患者对整个过程的耐受性；关于护理计划特殊的或详细的说明；护理计划中对疼痛的管理步骤；出入量。

健康指导 ①换药前向患者或家属讲解伤口换药的目的、操作程序和配合方法。②告知患者保持伤口敷料及周围皮肤清洁的方法，如有潮湿及时通知医务人员。③指导患者沐浴、翻身、咳嗽及活动时保护伤口的方法。

护理评价 ①患者是否感觉舒适。②对伤口的评估是否准确。③选择的敷料是否合适，敷料固定是否牢固。

注意事项 ①如遇内层敷料粘紧伤口，需用生理盐水浸湿后再揭开。②包扎肢体伤口时，注意松紧度适宜，以免影响血液循环。③需使用绷带包扎时应从肢体远端向近端包扎，以促进静脉回流。④需用胶布粘贴时，粘贴胶布应与身体纵轴垂直，或与身体动作方向相反。⑤冲洗伤口时保持适当的压力，以免损伤组织。⑥对于腹部伤口最好以腹带保护伤口，避免咳嗽等动作引起伤口张力增大。⑦注意保暖及保护患者隐私。⑧定期对伤口进行观察、测量和记录，根据伤口渗出情况确定伤口换药的频率。⑨伤口清洗一般选用生理盐水或对人体组织没有毒性的消毒液。⑩换药过程中密切观察病情，出现异常情况及时通知医生。

（丁炎明）

gǎnrǎn shāngkǒu huànyàofǎ

感染伤口换药法（infectious wound dressing） 遵循无菌操作原则，运用无菌技术，对因病原微生物侵入伤口使之感染的创面进行观察和处理，并更换敷料，以促进肉芽组织生长和创面愈合的方法。

目的 评估伤口，消毒伤口，更换敷料，保持伤口清洁，控制感染，促进伤口愈合。

用物 换药车、无菌换药盘、无菌镊、无菌剪刀、皮肤消毒液、无菌纱布或棉球、棉垫、适合伤口大小的敷料、无菌手套、胶布、测量工具，必要时备培养瓶，根据伤口感染情况准备清洗液或消毒液。

操作方法 包括操作前准备和操作步骤。

操作前准备 包括以下几方面准备。

评估 ①患者一般情况，包括年龄、意识等。②患者疾病情况、影响伤口愈合的相关因素。③患者心理状态和合作情况。④患者是否有伤口换药的经历、对伤口愈合和换药的认识程度、对操作的耐受水平。

操作者准备 应衣帽整洁，按六步洗手法洗手，戴口罩。

用物准备 按需备齐用物，检查无菌物品是否在有效期内，检查用物的包装是否完好、无破损；用物应放置合理。

操作步骤 ①核对患者，向患者解释换药的意义和过程。根据需要关闭门窗，做好隐私保护。②协助患者取合适体位，充分暴露伤口部位，铺治疗巾。③清除敷料，动作应轻柔，如遇内层敷料粘紧伤口，需用生理盐水浸湿后再揭开。④评估伤口局部情况，包括伤口的类型、位置、大小、深度、伤口基底颜色、渗液情况、伤口边缘以及有无感染、潜行、窦道和瘘管等；评估伤口周围情况，包括伤口周围皮肤有无浸渍、破损、水肿、红斑等（图）。⑤清洗伤口。根据细菌培养结果选择合适的消毒、抗菌清洗液，由外向内清洗，再用生理盐水清洗干净的伤口。对于有坏死组织的伤口，根据伤口情况，可采用外科清创或自溶清创等方法清除坏死组织，然后用生理盐水清洗干净，用无菌方纱由内向外擦干；对于外口较大、基底暴露充分的伤口，可用棉球擦洗的方法进行局部清洗；对于外口小、基底较深或潜行较深的伤口，选用冲洗的方法进行伤口清洗。清洗液的选择：伤口周围皮肤的消毒选用安尔碘或酒精；伤口清洗时选用生理盐水或对人体组织没有毒性的消毒液；伤口出现异味或脓性分泌物较多等感染严重的情况时，选用过氧化氢水溶液、呋喃西林进行伤口清洗，再用生理盐水冲洗干净，以减少消毒液的毒性作用和对组织产生的不良影响。⑥需要做清创处理的伤口，根据伤口的分类和病情选择适宜的清创方法，再用生理盐水清洗干净，用无菌纱布由内向外擦干。若坏死组织与基底组织粘连疏松，可采用外科清创方法（如用手术剪减去或

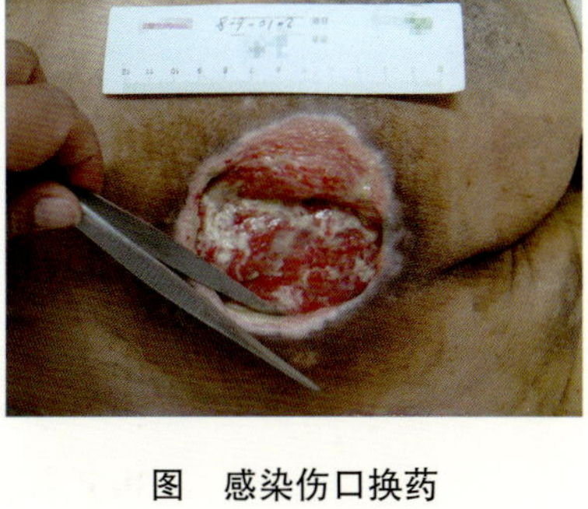

图 感染伤口换药

刮去坏死组织）；若切口无渗液或渗液较少、坏死组织量多且与基底组织连接紧密，可用保湿敷料进行自溶性清创；当切口渗液量多且有坏死组织时，可用吸收性较强的敷料（如藻酸盐敷料、亲水性敷料）填塞切口，并尽快清除坏死组织，外层可用泡沫敷料或棉垫敷料，同时根据伤口渗液情况决定更换敷料的频率，一般每1~2日更换一次。当患者身体条件差、不宜接受外科清创时，可采用保守的外科清创或凝胶敷料进行自溶性清创，既可达到快速清创的目的，又能保证彻底清创的效果。⑦评估伤口渗液的量及周围皮肤有无浸渍、伤口进展情况等。⑧根据伤口情况选择合适的敷料并固定。感染期：首选抗菌敷料，如银离子敷料或局部使用高渗盐敷料，也可根据伤口情况选用磺胺嘧啶银、聚维酮碘软膏等局部抗菌药物，不提倡在切口局部使用抗生素。增生期：伤口感染情况得到控制时，使用藻酸盐敷料、亲水性敷料进行换药；若肉芽组织生长但切口渗液量多，应用既能吸收较多渗液、又能保持局部伤口湿润的敷料，如藻酸盐敷料、亲水性敷料等；若肉芽组织生长且伤口渗液量减少时选用保持伤口湿润、促进肉芽组织生长的敷料；若肉芽组织长满或接近长满伤口，可直接粘贴水胶体敷料或泡沫敷料；为缩短伤口愈合时间，当切口肉芽组织生长至基底100%呈红色且渗液量减少时，可用免缝胶布或蝶形胶布将切口拉合或行二期缝合；对于经久不愈的伤口，肉芽组织常过度增生、纤维化，可刮除过度增生、老化的肉芽组织，用高渗盐水换药，使肉芽组织转为新鲜，或切除老化、纤维化的创面后缝合。塑性期：目的是保护新生上皮组织，促进上皮爬行，可用水胶体薄膜敷料覆盖伤口。⑨询问患者感受，指导其保护伤口的方法，告知患者注意保持伤口敷料清洁、干燥，敷料潮湿时及时更换。⑩整理用物，洗手，记录。

健康指导 ①换药前，向患者讲解伤口换药的目的、操作程序和配合方法。②告知患者保持伤口敷料及周围皮肤清洁的方法，嘱患者敷料潮湿时应及时通知医务人员。③指导患者掌握沐浴、翻身、咳嗽及活动时保护伤口的方法。④糖尿病足长期感染的患者应适当运动，避免肌容量下降，但也不可行走过多，同时避免走路时压迫溃疡局部，导致感染扩散；应经常检查健侧足跟部，避免健侧足长期负重增加导致新的压伤；伤口渗出较多时，及时更换被污染的衣物，以免污染物影响其他部位，必要时进行消毒。

护理评价 ①是否严格执行无菌技术。②患者是否感觉舒适。③是否选用合适的方法对伤口进行彻底的清洁和清创。④对伤口的评估是否准确。⑤选择的敷料是否合适，敷料是否固定牢固。

注意事项 ①早期发现和处理感染是加速感染伤口愈合的前提，若伤口出现轻度发热、切口跳痛不适、局部红肿或渗出，应及时处理；若发现有感染征象，应及时、充分引流。②冲洗伤口时应保持适当压力，以免冲洗压力过大引起正常组织的损伤、使患者疼痛加重，或将伤口内细菌冲入组织内，影响伤口愈合。③组织坏死需要清创时，注意保护重要的肌腱及血管，避免损伤；特殊伤口如肿瘤相关的各种伤口、特殊部位的伤口（如足跟部的伤口）清创时要谨慎。④引流物的放置和选择。引流条应放置于切口的低位，以便于充分引流，并注意填塞的松紧度应适宜，填塞过松容易使切口外口缩小，不利于切口愈合，填塞过紧会导致引流不畅，并使伤口内组织受压，使局部血液供应受阻，影响切口愈合；引流条尾端应放置在切口外，以便于取出，并注意清点和记录放置引流条的数量，以保证安全。⑤包扎的注意事项。在包扎肢体伤口时，注意松紧度应适宜，以免影响血液循环；绷带包扎时应从肢体远端向近端包扎，以促进静脉回流；需用胶布粘贴时，粘贴胶布应与身体纵轴垂直，或与身体动作方向相反。⑥采集伤口分泌物标本进行培养的注意事项。伤口分泌物培养可以帮助判断伤口内的微生物，指导感染伤口的治疗。采集前应采用标准防护并保持无菌操作，检查伤口后需使用无菌生理盐水彻底冲洗伤口，若伤口是开放性、有生机的组织，将拭子放置在需氧培养瓶内。若伤口有坏死组织或窦道，需同时采集厌氧和需氧培养标本。⑦对于腹部伤口最好以腹带保护伤口，避免咳嗽等动作引起伤口张力增大。⑧换药过程中注意保暖及保护患者隐私，密切观察病情，出现异常情况及时通知医生。

（丁炎明）

bísìfǎ

鼻饲法（nasal feeding）

将胃管经鼻腔插入胃内，经胃管灌注流质食物、药物及水的方法。

目的 对不能自行经口进食的患者经胃管给予水、食物或药物，以维持患者营养和治疗的需要。适用于不能经口进食者，如昏迷、口腔手术后、严重口腔疾病、张口困难（如破伤风患者）、吞咽功能障碍、牙关紧闭、拒绝进食的患者，以及早产儿和病情危重的婴幼儿等。

用物 ①治疗盘内备胃管、治疗碗、止血钳、镊子、弯盘、50ml 注射器、治疗巾、纱布、无菌手套，必要时备压舌板。②治疗盘外备液状石蜡、棉签、胶布、别针、夹子、手电筒、听诊器、温开水、流质饮食。

操作方法 包括操作前准备和操作步骤。

操作前准备 包括以下几方面准备。

评估 ①患者一般情况。包括病情、年龄、意识状态、营养状况，以及鼻腔是否通畅、有无消化道狭窄或食管静脉曲张、有无活动义齿、患者合作情况等。②患者鼻饲的原因及目的，以及患者的消化、吸收和排泄功能和进食需求。③患者是否有鼻饲经历、对鼻饲的认知、对操作的耐受水平，根据评估结果选择合适的胃管和鼻饲时机。

操作者准备 应衣帽整洁，洗手，戴口罩、手套。

用物准备 检查胃管的型号、有效期、包装是否完好；将鼻饲流食加温至 38~40℃。

操作步骤 分为以下几步。

置入胃管 ①备齐用物并携至患者床旁，核对患者，对清醒者说明治疗目的，以取得其配合。②根据病情，协助患者取坐位或半坐卧位，无法坐起的患者取右侧卧位，昏迷患者取去枕平卧位，头稍偏向一侧。③颌下铺治疗巾，酌情摘取活动义齿，置弯盘于口角旁。④选择通气侧鼻腔，用湿棉签清洁鼻腔。⑤戴手套，检查胃管是否通畅，测量插管长度，一般成人（从鼻尖经耳垂至胸骨剑突处或从发际线到胸骨剑突处的距离）为 45~55cm，婴幼儿（从眉间至剑突与脐连线中点的距离）为 14~18cm。⑥将液状石蜡倒在纱布上，润滑胃管。⑦一手持纱布托住胃管，一手持镊子夹住胃管前端沿一侧鼻孔轻轻插入胃管，对于昏迷患者先将其头部后仰，以免胃管误入气管。当导管插入咽喉部（14~16cm）时，对于清醒患者，嘱患者做吞咽动作，随着吞咽迅速将胃管插入至预定长度；对于昏迷患者则以左手将患者头部托起、向前屈，使下颌靠近胸骨柄，以增加咽喉部通道的弧度，使胃管顺利通过食管入口。⑧检查胃管是否在胃内，确认方法有：用注射器抽吸出胃液；用注射器向胃管内快速注入 10ml 空气，在胃部用听诊器可听到气过水声；将胃管末端放入盛水的碗中，无气泡逸出。⑨用胶布固定胃管于鼻翼及面颊部。⑩在胃管末端用标识注明胃管留置时间和长度。

鼻饲 ①准备营养液，测量食物温度。②输注前，了解上一次鼻饲的时间、进食量，检查并确认胃管的位置，用注射器接胃管抽吸胃内容物，并估计胃内残留量，若胃内容物超过 150ml，及时通知医生减量或暂停鼻饲。③注入少量温开水后，再缓慢、均匀地注入鼻饲液或药物。④注完饮食后，再注入适量温开水冲洗胃管，避免食物存积于管腔中变质，造成胃肠炎或堵塞管腔。⑤将胃管末端反折，用纱布包好、夹紧，固定于患者枕旁或衣领处。⑥观察并记录输注量以及输注过程中、输注后的反应。

肠内营养泵鼻饲 ①将肠内营养泵固定在输液架上且高度适宜。②连接电源。③将肠内营养液与肠内营养管连接，排气。④将肠内营养管放入肠内营养泵的定位夹内。⑤打开肠内营养泵开关，设定流速和输入总量。⑥了解上一次鼻饲的时间、进食量，检查并确认胃管的位置，抽吸并估计胃内残留量，若胃内容物超过 150ml，及时通知医生减量或暂停鼻饲。⑦注入少量温开水冲管。⑧连接肠内营养管和胃管。⑨按“ON”键开始输入营养液。⑩鼻饲过程中冲管。首先，按“HOLD”键暂停肠内营养泵；抽取 10~20ml 生理盐水或温开水；打开肠内营养管给药口帽，反折肠内营养管近端，脉冲式冲入冲管液于患者肠道内；关闭肠内营养管给药口帽，按“ON”键启动肠内营养泵。

结束鼻饲操作步骤 ①鼻饲完毕，关闭肠内营养泵。②将肠内营养泵管与鼻饲管分离。③注入少量温开水冲管，避免食物存积于管腔中变质，造成胃肠炎或堵塞管腔。④将鼻饲管末端反折，用纱布包好、夹紧，固定于患者枕旁或衣领处。⑤撤除肠内营养液和营养管，将肠内营养管置于医疗垃圾袋中。⑥回收肠内营养泵，用清洗消毒剂浸泡的小毛巾擦拭，充电备用。

拔管 ①将弯盘置于患者颌下，胃管末端用夹子夹紧并置于弯盘内，以避免拔管时由于大气压强的正压和残存在管道内液体本身的重力作用，液体流入呼吸道。②轻轻揭去固定的胶布，用纱布包裹近鼻孔处的胃管。③嘱患者屏气，快速拔管。④全部拔出后，将胃管放入弯盘内。⑤清洁患者的口鼻和面部，必要时用汽油或松节油擦拭胶布痕迹。⑥协助患者取舒适卧位。⑦整理用物，洗手，记录。

健康指导 ①向患者或家属

解释鼻饲目的、操作过程和配合方法。②讲解鼻饲液的温度、鼻饲时间、进食量、胃管的冲洗方法等。③告知患者若鼻饲后有不适，及时告知医护人员。④告知患者及家属防止胃管脱出的措施。⑤携带胃管出院的患者，告知患者及家属妥善固定胃管，输注营养液或特殊用药前、后，应用温开水冲洗胃管。⑥告知患者更换胃管的时间。

护理评价 ①操作过程是否规范、准确。②插管深度是否合适，是否确保胃管在胃内且妥善固定。③能否顺利注入流质饮食或药物，从而满足患者的需要。④操作过程中患者是否安全，有无食管黏膜损伤、出血或其他并发症，拔管后有无不适反应。⑤护患沟通是否有效，患者是否了解护士的告知事项。

注意事项 ①上消化道出血、食管静脉曲张（如肝硬化、门静脉高压）、食管梗阻（如食管狭窄、肿瘤）以及鼻腔、食管手术后的患者禁用鼻饲法。②插管时，动作应轻、稳，当胃管通过食管的三个狭窄处（环状软骨水平处、平气管分叉处、食管通过膈肌处）时，尤其应轻、慢，以免损伤食管黏膜。若患者出现恶心，应暂停片刻，嘱患者做深呼吸或吞咽动作，随后迅速将胃管插入，以减轻不适；若插入不畅应检查胃管是否盘在口中；插管过程中如发现呛咳、呼吸困难、发绀等情况，提示胃管误入气管，应立即拔出，休息片刻后重新插入。③若插入的为带导丝的胃管，确认胃管在胃内后将导丝拔出。④营养液现用现配，粉剂应搅拌均匀，配制后的营养液放置在冰箱冷藏，24小时内用完。鼻饲液温度应避免过冷或过热，新鲜果汁和奶液应分别注入，以免产生凝块。每次鼻饲量不超过200ml，间隔时间不少于2小时。鼻饲用物每餐清洗，每日消毒一次。⑤特殊用药前、后用约30ml的温水冲洗胃管，药片或药丸经研碎、溶解后注入胃管，避免注入过快，导致空气入胃，引起胀气。⑥如病情允许，鼻饲后30分钟内保持半坐卧位，避免搬动患者或可能引起误吸的操作。⑦长期留置胃管者，每日清洁鼻翼并更换胶布，用油膏涂拭鼻腔黏膜，轻轻转动胃管，每日进行口腔护理，必要时给予雾化吸入，保持呼吸道的湿润及通畅。定期更换胃管，从另一侧鼻孔插入。⑧食管和胃部手术后，冲洗胃管有阻力时不可强行冲洗，应通知医生采取相应措施。

（丁炎明）

xǐwèishù

洗胃术（gastric lavage）

将胃管插入患者胃内，反复注入和吸出一定量的溶液，以冲洗并排除胃内容物的胃灌洗方法。

目的 ①清除胃内毒物，减少消化道对毒物的吸收。②清除胃内积血，以免血液流至肠道，导致细菌分解，产生氨而引起肝病患者发生肝性脑病。③注入低温溶液使胃血管收缩，达到止血效果。④减轻各种原因引起的胃黏膜水肿，减轻恶心、呕吐等症状。⑤为某些手术或检查做准备。

用物 洗胃机、洗胃溶液（表）、治疗盘（其内放有治疗碗、弯盘、镊子、胃管、纱布）、管夹、液状石蜡、棉签、橡胶单、胶布、治疗巾或毛巾、量筒、注射器，必要时备压舌板、开口器、舌钳等。

操作方法 包括操作前准备和操作步骤。

操作前准备 包括以下几方面准备。

评估 ①患者生命体征、意识状态、合作程度。②有无洗胃和插管禁忌证。③若患者为口服毒物中毒，分析摄入毒物的种类、剂量、时间。④患者是否曾有呕吐，入院前是否采取其他处理措

表 常用的洗胃溶液

毒物种类	常用溶液	禁忌药物
酸性物	蛋清水、牛奶	强酸药物
碱性物	5%醋酸、白醋、蛋清水、牛奶	强碱药物
氰化物	3%过氧化氢催吐、1∶（5 000～20 000）高锰酸钾洗胃	无
敌敌畏	2%～4%碳酸氢钠、1%盐水、1∶（5 000～20 000）高锰酸钾洗胃	无
乐果	2%～4%碳酸氢钠	高锰酸钾
敌百虫（美曲膦酯）	1%盐水或清水、1∶（15 000～20 000）高锰酸钾	碱性药物
滴滴涕（DDT），六六六	温开水或生理盐水洗胃，硫酸镁导泻	油性药物
巴比妥类（催眠药）	1∶（15 000～20 000）高锰酸钾洗胃，硫酸钠导泻	硫酸镁
灭鼠药（抗凝血类）	催吐、25～38℃温水（10 000～20 000ml）洗胃、硫酸钠导泻	碳酸氢钠溶液

施。⑤既往是否有胃部、口鼻黏膜疾病史及心脏病病史。⑥向患者解释洗胃的目的、方法、步骤，取得患者及家属的合作。

操作者准备　应衣帽整洁，洗手，戴口罩。

用物准备　①检查洗胃机是否完好，连接好管路，安装好储液瓶并装入清水，接通电源，按自动控制键对管道进行自动清洗。若冲洗过程顺利，则设备正常。②备齐用物，配制好洗胃液，温度为35~38℃。

操作步骤　①核对医嘱执行单和患者信息，携用物至患者床旁。②将灌洗溶液倒入洗胃机储液瓶内，连接洗胃机各管路，接通洗胃机电源。③协助患者取坐位或左侧卧位（昏迷患者取平卧位，头偏向一侧），患者若有活动性义齿应先取下，将油布治疗巾铺于患者颈部或颌下，将弯盘置于患者口角牙垫旁。④润滑胃管前端，经口插入，确定胃管在胃内后，固定胃管。⑤连接洗胃机与胃管，按下洗胃机“开始”键，洗胃机自动进行洗胃，每次灌入300~500ml；洗胃结束后，按下“停止”键，停止洗胃。⑥如此反复，洗至胃内引出液澄清、无气味为止。⑦洗胃结束，遵医嘱，将胃管反折或夹闭并迅速拔出，如需反复洗胃者，可保留胃管。⑧协助患者漱口，帮助患者擦净面部，取舒适体位，整理床单位。⑨按医疗废物分类处理原则处理用物，清洁洗胃机及管路，保持备用状态。⑩洗手，记录患者病情、患者中毒症状的改善情况、灌洗液的名称以及洗出液的颜色、性质、液量及气味，必要时送检标本。

健康指导　①指导患者消除心理障碍，稳定情绪，积极配合。②病情危急时，操作的同时告知患者洗胃的目的是为解毒和减轻胃黏膜水肿。③向患者及家属解释洗胃方法和步骤，指导患者或家属掌握配合的方法。④嘱患者洗胃过程中如有不适，立即告知护士给予处理。

护理评价　①洗胃液的选择是否正确。②患者的痛苦是否减轻，是否发生误吸、窒息等并发症。③毒物或胃内容物是否被有效清除，反复灌洗后胃内引出的液体是否澄清、无异味。④操作是否规范。⑤护患沟通是否有效，患者自尊和隐私是否得到保护，患者能否配合操作。

注意事项　①洗胃前应掌握洗胃机的使用方法，严格检查洗胃机的装置、性能，正确连接各管路。②洗胃前应检查患者生命体征，如有呼吸道分泌物增多或缺氧，应先吸痰，再插胃管洗胃。③毒物种类不明时，应认真检查患者口腔有无腐蚀痕迹，抽取胃内容物送检，可先使用生理盐水或温开水催吐或洗胃，待毒物检验明确后选用对抗剂洗胃。④洗胃过程中注意观察患者生命体征变化及洗出液气味、颜色、量等，如洗出液为血性或患者出现休克，立即停止洗胃并配合医生做好相应急救和护理，并详细记录。⑤呼吸、心搏骤停者，应先复苏，后洗胃。⑥洗胃完毕，胃管宜保留一定时间，以便于再次洗胃，尤其是有机磷中毒者，胃管应保留24小时以上，从而便于反复洗胃。⑦强酸、强碱及腐蚀性药物中毒时禁忌洗胃，以免造成食管或胃穿孔，如遇上述情况可遵医嘱给予药物或物理性对抗，如牛奶、蛋清、米汤、豆浆等，以保护食管黏膜和胃黏膜。⑧胃癌、食管梗阻、胃底-食管静脉曲张及消化性溃疡患者慎洗胃。⑨如为幽门梗阻，洗胃时需记录胃内潴留量，以了解梗阻情况，为决定补液量提供参考。⑩对于急性中毒患者，应迅速采用口服催吐法或电动洗胃机洗胃，以减少毒物吸收。插管时动作要轻柔，切勿损伤食管黏膜或误入气管。

（丁炎明）

dǎoniàoshù

导尿术（catheterization）　在严格无菌操作下，用无菌导尿管自尿道插入膀胱引出尿液的方法。导尿术是临床上最常用的护理技术之一，同时也是引起泌尿系统医院内感染的常见原因。在操作过程中，必须严格遵守无菌操作原则。

目的　①解除多种原因引起的尿潴留。②测定膀胱容量、膀胱内压力。③在无超声条件下测量剩余尿量。④采集膀胱内尿液标本进行细菌培养。⑤对危重患者监测尿量和肾功能。⑥探测尿道有无狭窄及程度。⑦探测有无尿道损伤、断裂和膀胱破裂。⑧膀胱内注入造影剂进行造影或行膀胱灌注治疗。⑨盆腔手术前留置导尿管，避免术中损伤膀胱。⑩膀胱、尿道手术后放置导尿管引流尿液，保持局部干燥、清洁，以促进切口愈合；前列腺手术后放置三腔气囊导尿管，以压迫止血及进行膀胱冲洗。

导尿管种类　导尿管按照型号、材料、顶端形状、管腔、气囊的不同，分为不同种类。

型号　按照外径的周长分6~30F 13个规格型号。导尿管长度包括小儿导尿管（长30cm）、女性导尿管（长20~26cm）、标准导尿管（又称男性导尿管，长41~54cm）。导尿管直径以Charriére［Ch］和French［F］为单位（0.33mm≈1French［F］或者 1Charriére［Ch］），因此 3F 相当于直径 1mm。一般根据患者情况和使用目的选择导尿管型号，如管腔较粗的导尿管常用来排空膀胱中的血凝块。三腔导尿管（包括气囊腔、流入腔和流出腔）的管径比两腔导尿管要细。常用来做膀胱冲洗。规格较小的导尿管气囊一般也较小，规格较大时可防止经尿道前列腺切除术后气囊滑入前列腺窝，同时导尿管也可作为牵引装置压迫膀胱颈，阻止来自前列腺窝的出血。

材料　①乳胶管。柔软，易弯曲，无光滑表面，有较高的表面摩擦力，一般短期使用，不超过 4 周；涂有聚乙烯的乳胶管表面光滑，可原位留置 4 周；涂有硅酮弹性体的乳胶管不易结壳，与尿道黏膜相容，可原位留置 12 周；被覆水凝胶的乳胶管可吸附液体，在尿道和导尿管表面之间形成亲水性光滑膜，可以减少创伤，具有抗结壳作用和抵抗细菌定植的作用，可原位留置 12 周；被覆银合金粉的乳胶管短期内可减少感染。②硅胶管。壁薄，排水腔宽大，与尿道黏膜相容，但缺少柔软性，有较高的表面摩擦力，不含乳胶，适合对乳胶过敏的患者，可原位留置 12 周。③塑胶管或聚氯乙烯（PVC）管。管壁薄，腔最宽大，易出现破裂，较快结壳，低于体温时变得坚硬，易造成不适，但相对便宜，适合短期使用，如清洁的间歇性自行导尿术。

顶端形状　库弗莱尔（Couvelaire）导尿管，又称哨笛头尿管。顶端为直头，开口位于尿管顶端和侧面，引流面积大，可用于引流残液和血凝块。弯头（Coudé）导尿管，又称前列腺导尿管。前端稍尖而弯曲（约 45°），可用于前列腺增生、普通导尿管无法插入的患者。

管腔　①单腔导尿管末端有一个或多个开口，此类导尿管无气囊，适用于清洁的间歇性自行导尿术。蕈头（Malcéot）导尿管末端为三角形或蘑菇头状，无气囊，适用于耻骨上留置导尿或引流肾盂尿。②双腔福莱（Foley）导尿管（气囊导尿管）末端带气囊，可防止导尿管从膀胱内脱出，适用于留置导尿。③三腔导尿管，可使灌注液或冲洗液经导尿管头端进入膀胱进行冲洗，含血液或小血凝块的冲洗液经流出管进入引流装置，其气囊含一个小的塑料活瓣，经细小管道注入或抽出无菌水，可使气囊充盈或缩小。④四腔导尿管的四个腔分别为排出道、气囊通道、连续冲洗通道、冲洗手术部位通道，可用于经尿道前列腺电切术后的患者。

气囊　气囊所能承受的最大容积通常标注于导尿管末端，范围通常是 5~40ml。多数导尿管只有一个气囊，两个气囊导尿管的第二个气囊置于前列腺包膜或前列腺窝内，以帮助压迫止血，通常先充盈膀胱内气囊并将其拉至膀胱颈，然后再充盈前列腺窝内的气囊，可用于前列腺切除术后患者。

导尿类型　根据患者性别分为男性导尿术和女性导尿术。根据留置时间又可分为不保留导尿术、间歇性导尿术和持续性导尿术。根据导尿管插入的途径分为经尿道导尿术和耻骨上留置导尿术。经尿道导尿术是经尿道引流膀胱内尿液，并留置导尿管以持续引流尿液的方法。耻骨上留置导尿术是将导尿管经下前腹壁皮肤插入膀胱从而引流尿液的方法。

并发症　包括膀胱痉挛、导尿管相关的尿路感染、创伤导致的尿道狭窄、血尿、膀胱穿孔、沿导尿管周围尿漏、结石形成、导尿管断裂或破裂等。

（丁炎明）

yòudǎo páiniào

诱导排尿（urination induction）

运用各种方法刺激患者产生尿意，从而促进排尿的治疗方法。

目的　为尿潴留患者引流出尿液，以减轻患者痛苦。

用物　温水、毛巾、便器、避污纸，必要时准备开塞露。

操作方法　包括操作前准备和操作步骤。

操作前准备　包括以下几方面准备。

评估　①影响患者排尿的因素，如心理因素、排尿习惯，是否患中枢神经系统疾病、尿路结石或肿瘤，有无外科手术、外科检查以及使用影响排尿的药物等。②患者的意识状态，有无昏迷、烦躁不安等。③尿潴留的症状和体征，有无腹部胀痛、膀胱区隆起、压痛等。

操作者准备　应衣帽整洁，洗手，戴口罩。

操作步骤　结合患者具体情况采取正确诱导排尿的方法。①离床的患者。协助患者到卫生间并坐在坐便器上，打开水龙头让患者听流水声，利用条件反射缓和排尿抑制，使患者产生尿意，促使排尿。②需要卧床的患者。调整患者的姿势和体位，若病情许可应协助患者以习惯的姿势排尿，如扶患者坐起或抬高上身。③会阴冲洗法。将便器放置于臀下，用温热毛巾外敷膀胱区或用温水冲洗外阴，利用热力使松弛的腹肌收缩，从而使腹压升高而促进排尿，边冲洗边轻轻按摩患者的膀胱膨隆处。④按摩法。将手置于患者下腹部膀胱膨隆处，向左右轻轻按摩10~20次，再用手掌自患者膀胱底部向下推移、按压，以减少膀胱剩余尿；右手沿顺时针方向按摩患者膀胱区3~5分钟，压力由小至大，直至有尿液排出。⑤热气熏蒸外阴部。患者取蹲位，将盛有开水的水盆置于患者会阴部下方，利用水蒸气刺激尿道周围神经感受器而促进排尿。⑥开塞露纳肛法。利用排便可以促使排尿的神经反射原理，采用开塞露纳肛，促使逼尿肌收缩、内括约肌松弛而导致排尿，效果快速，有效率达100%。⑦肌内注射新斯的明。新斯的明对膀胱平滑肌的兴奋作用较强，可为产后尿潴留的患者肌内注射新斯的明，以促使膀胱收缩而排尿。⑧观察排尿情况并记录。

健康指导 告知患者及家属诱导排尿的目的和方法，消除其焦虑及紧张情绪。

护理评价 ①操作过程是否规范。②能否与患者有效沟通，并正确处理患者诱导排尿期间的问题、保证患者安全。

注意事项 ①切忌用力按压膀胱区，以免造成膀胱破裂。②操作过程中询问患者感受，观察患者有无面色苍白、出冷汗、眩晕等症状，如出现上述症状应立即停止操作。③对于不习惯床上排尿的患者，在病情许可情况下搀扶患者到卫生间排尿，注意采取保护措施以防跌倒。④诱导排尿无效者，应及时与医生沟通，调整治疗及护理方案。⑤注意保护患者隐私及自尊需求。

（丁炎明）

bùbǎoliú dǎoniàoshù

不保留导尿术（short-torm urethral catheterization） 在严格无菌操作下，用导尿管经尿道插入患者膀胱引流尿液，引流完成后即刻拔出导尿管的方法。

目的 ①为尿潴留患者引流出尿液，以减轻患者痛苦。②协助临床诊断，如留取未受污染的尿标本进行细菌培养，或测量膀胱的容量、压力及检查剩余尿液，或进行尿道造影、膀胱造影等。③为膀胱肿瘤患者进行膀胱化学治疗。

用物 ①无菌导尿包。内有治疗碗或弯盘、导尿管、小药杯（内盛有棉球）、血管钳或镊子、润滑油棉签或棉球瓶、标本瓶、洞巾、治疗巾、包布。②外阴初步消毒用物。包括治疗碗（内盛有消毒液棉球）、血管钳或镊子、弯盘、一次性手套。③其他用物，包括无菌持物钳和容器、无菌手套、消毒溶液、小橡胶单、治疗巾、浴巾、便器及便器巾、治疗车，若为男性患者还需准备无菌纱布罐。也可使用一次性导尿包，是生产厂商生产的已消毒灭菌的导尿用物，包括初步消毒、再次消毒和导尿所需的全部用物。

操作方法 包括操作前准备和操作步骤。

操作前准备 包括以下几方面准备。

评估 ①患者一般情况。包括年龄、病情、临床诊断、导尿目的、意识状态、生命体征、心理状况、生活自理能力、沟通交流能力等。②患者对导尿目的及注意事项的理解与合作程度。③患者膀胱充盈度及会阴部皮肤、黏膜情况。

患者准备 根据患者自理能力清洁外阴，做好导尿的准备。

操作者准备 应衣帽整洁，洗手，戴口罩。

操作步骤 ①携用物至患者处，核对患者姓名、床号，查看腕带，向患者解释导尿术目的、方法、注意事项和配合要点，以取得患者配合。②关闭门窗，用屏风遮挡患者。③对于能自理的患者，嘱其自行清洁会阴；对于不能自理的患者，应给予协助，将便器放于床尾的床旁椅上。④操作者站在患者一侧，协助患者脱去对侧裤腿盖在近侧腿上，对侧腿和上身用盖被遮盖。协助患者取仰卧屈膝位，双腿略外展，露出外阴，将垫巾垫于臀下，弯盘置于近外阴处，治疗碗放于患者两腿之间。⑤根据男性患者及女性患者尿道解剖特点进行消毒、导尿。⑥夹闭导尿管，倾倒尿液。⑦留取标本。若需进行尿培养，用无菌标本瓶接取中段尿5ml，盖好瓶盖，放置于合适位置。⑧操作后处理。导尿完毕，轻轻拔出导尿管，撤下洞巾，擦净患者外阴，脱去手套至弯盘内，撤出患者臀下的小橡胶单和治疗巾并放于治疗车下层，协助患者穿好裤子，整理好床单。⑨清理用物，测量尿量，将尿标本贴标签后送检。⑩洗手，记录。

女性患者不保留导尿 ①初步消毒。操作者戴手套，一手持血管钳或镊子夹取消毒棉球初步消毒阴阜、大阴唇；另一手分开大阴唇，消毒小阴唇和尿道口，污棉球置于弯盘内，消毒完毕，脱下手套并置于弯盘内，将碗及弯盘移至床尾处。②打开导尿包。在患者两腿之间，打开导尿包包布，按无菌技术操作要求打开治疗巾，用无菌持物钳显露小药杯，倒消毒液于药杯内，浸湿棉球。③戴无菌手套，铺洞巾；按操作顺序整理、摆放用物，选择一根合适的导尿管，用润滑棉球润滑导尿管前段。④消毒尿道口。将小药杯置于外阴处，一手分开并固定小阴唇，一手持血管钳或镊子夹取消毒棉球，分别消毒尿道口、小阴唇、尿道口。然后将污棉球、血管钳或镊子、小药杯放于床尾的弯盘内。⑤将无菌弯盘置于洞巾口旁，嘱患者张口呼吸，用另一血管钳或镊子夹持导尿管对准尿道口轻轻插入尿道4~6cm，见尿液流出再插入1cm左右，松开固定小阴唇的手并固定导尿管，将尿液引入弯盘内。

男性患者不保留导尿　①初步消毒。操作者戴手套，一手持血管钳夹取消毒棉球进行初步消毒，依次是阴阜、阴茎、阴囊；另一手用无菌纱布裹住阴茎，将包皮向后推从而暴露尿道口冠状沟，自尿道口向外、向后旋转擦拭尿道口、龟头及冠状沟。将污棉球、纱布置于弯盘内，消毒完毕，将弯盘移置于床尾。②与③步骤同女性患者不保留导尿。④消毒尿道口。一手用纱布包住阴茎并将包皮向后推，暴露尿道口冠状沟；另一手持血管钳或镊子夹消毒棉球再次消毒尿道口、龟头及冠状沟，将污棉球、小药杯、血管钳或镊子放于床尾的弯盘内。⑤一手用无菌纱布固定阴茎并提起，使之与腹壁呈60°，将弯盘置于洞巾口旁，嘱患者张口呼吸，用另一血管钳或镊子夹持导尿管对准尿道口轻轻插入尿道20~22cm，见尿液流出再插入1~2cm，将尿液引弯盘内。

健康指导　①向患者讲解不保留导尿的目的和意义。②指导患者如何配合操作、减少污染。③向患者及家属介绍相关疾病的知识。

护理评价　①操作过程是否规范。②能否与患者有效沟通，并正确处理患者导尿期间的问题、保证患者安全。

注意事项　①严格执行查对制度和无菌操作技术原则。②在操作过程中注意保护患者隐私，并采取适当措施防止患者受凉。③对膀胱高度膨胀且极度虚弱的患者，第一次放尿液的量不得超过1000ml。④老年女性的尿道口回缩，插管时应仔细观察、辨认，避免误入阴道。⑤为女性患者插导尿管时，如导尿管误入阴道，应另换无菌导尿管重新插入。⑥为避免损伤和导致尿路感染，必须掌握男性和女性尿道的解剖特点。

（丁炎明）

jiànxiēxìng zìxíng dǎoniàoshù

间歇性自行导尿术（intermittent urethral catheterization）

不能自主排尿的患者自己定期经尿道或腹壁窦道插入导尿管，以排空膀胱或储尿囊的治疗方法。

目的　①保护肾功能，降低感染、膀胱输尿管反流、肾积水和尿路结石的发生率。②帮助膀胱周期性地扩张与排空，维持膀胱近似生理的状态，促进膀胱功能恢复，重新训练反射性膀胱。③减轻自主神经反射障碍。④帮助患者避免长期留置导尿管引起的并发症。⑤应减少长期留置导尿对患者生活、社会活动的影响。

用物　消毒药巾（或肥皂水浸湿的软布和一块拭干用的软布）、小毛巾或湿纸巾、集尿器皿（不在卫生间内导尿时使用）、盛放导尿管的容器、水溶性润滑剂、镜子、导尿管、量杯。

操作方法　包括操作前准备和操作步骤。

操作前准备　包括以下几方面准备。

评估　①患者病情、临床诊断、意识状态、生命体征、合作程度、心理状况、生活自理能力，确认没有尿路梗阻、膀胱输尿管反流、严重的尿路感染存在。②患者的年龄、体位、上肢活动能力等，从而评估患者能否独立完成导尿操作。

操作者准备　应衣帽整洁，洗手，戴口罩。

操作步骤　包括以下几方面。

女性患者间歇性自行导尿的指导　嘱女性患者用肥皂及清水洗手及会阴部，拭干。在检查台上取半坐卧位，大腿弯曲、双膝外展以暴露阴道口和尿道口，调高检查台头端，使患者能从放于检查台脚端的镜子中看见自己的会阴部，分开患者阴唇，指导患者识别阴蒂、尿道口及阴道口的位置。给患者一根无菌的导尿管，指导患者将其放入尿道口，进而送入膀胱内，排空膀胱。

女性患者间歇性自行导尿的操作　①准备导尿所需器具。②用肥皂水洗手并用清水过净，在床上或卫生间内选择一个舒适体位或姿势，坐于适当的位置，如坐便器、椅子或床上。如在床上导尿，应在臀下垫毛巾以免浸湿床单。③用消毒药巾或肥皂水浸湿的软布自前向后清洗尿道外口及周围区域，用湿软布拭干。④用润滑剂润滑导尿管前段。⑤使用非惯用手将阴唇分开，以便充分露出尿道口。⑥在镜子的帮助下，用惯用手捏住导尿管缓缓插入尿道外口，向上、向前插入导尿管，直至尿液流出。⑦当有尿液流出后，可再将导尿管插入少许，将剩余尿液排净，然后缓慢地将导尿管抽出。⑧用湿纸巾清洁尿道口。

男性患者间歇性自行导尿的指导　对男性自我导尿的指导较为简单，患者取坐位或站位，用水溶性润滑剂润滑导尿管。一手将阴茎向上抬起，包皮较长者将包皮翻起；另一手将导尿管插入尿道口，顺势将导尿管轻柔地向内插入，直至有尿液流出，再插入1~2cm，维持该位置直至完全排空膀胱，然后轻柔向外拔出导尿管。

男性患者间歇性自行导尿的操作 ①~④步骤同女患者。⑤将包皮向后拉，帮助露出尿道口，用非惯用手将阴茎向上拉，使之与腹壁呈60°，以利于导尿管插入。⑥用惯用手缓慢沿尿道口将导尿管插入尿道外口，直至有尿液流出，沿尿道的走向顺势将导尿管插入。⑦当有尿液流出后，再插入1~2cm，维持导尿管原位，并将阴茎恢复自然位置，直至尿液排解干净，当尿线呈滴状时缓慢抽出导尿管。若在向外拔管的过程中又有尿液自导尿管流出，应将导尿管留在原位，直至尿液再次排尽后，再缓慢拔出导尿管。⑧整理用物，同女性患者自我间歇性导尿的操作。

健康指导 ①与患者及亲属充分交流，帮助患者理解间歇性自行导尿的目的和步骤，告知患者配合治疗和护士随访的重要性及意义。②指导患者制订饮水计划，以利于形成规律的排尿时间表，从而便于确定每日的导尿间隔时间及导尿次数。严格控制患者每日的液体入量，开始阶段每日液体的总摄入量可控制在1500~1800ml，且液体的摄入应均匀，一般100~125ml/h，摄入的液体包括所有的流质，如粥、汤、果汁等。晚8时后尽量不要饮水，避免膀胱在夜间过度膨胀。不要饮利尿饮品，如浓茶、咖啡等。③告知患者间歇性自行导尿的间隔时间，开始一般以每4~6小时导尿一次为宜，导尿时间宜安排在起床前、餐前、睡前，每日导尿4~6次。每次导尿前半小时，试行排尿一次后开始导尿，记录排出的尿量和导出的尿量，两者相加不超过500ml为宜。④指导患者记录排尿日记，即每日饮水量、排尿时间和排尿尿量、导尿时间和导尿量。⑤指导患者当尿液出现恶臭味道或混浊，应到医院检查有无尿路感染。⑥指导患者定期到医院做全面的泌尿系统检查。

护理评价 ①操作过程是否规范。②能否正确处理患者导尿期间的问题，并保证患者的安全。

注意事项 ①若导尿时偶尔出现少量出血，可不必过度焦虑。若为持续性出血或出血量增多，必须及时到医院就诊。②在插管困难时患者应尽量放松，做深呼吸，稍后充分润滑导尿管，然后动作轻柔地进行重复插管。若仍插入困难，需寻求专业人员的帮助。③若在排空膀胱后导尿管拔除困难，可能是由于膀胱痉挛，患者应放松片刻后，再尝试拔管。④高位截瘫患者在实施间歇性自行导尿期间，要注意观察有无膀胱压力过高而引起的自主神经反射亢进的临床表现，如突发性血压升高、皮肤潮红、出汗、头痛等反应，一旦出现应迅速排空膀胱从而缓解症状。

（丁炎明）

chíxùxìng dǎoniàoshù

持续性导尿术（permanent urethral catheterization）

在完成导尿操作后，将导尿管保留在膀胱内，从而持续引流尿液的方法。又称留置导尿术（retention catheterization）。可避免反复插管引起的感染。

目的 ①抢救危重、休克患者时正确记录每小时尿量、测量尿比密，以密切观察患者病情变化。②为盆腔手术排空膀胱，避免手术中误伤。③某些泌尿系统疾病，手术后留置导尿管，以便于持续引流和冲洗，并可减轻手术切口张力，有利于愈合。④为尿失禁或会阴部有伤口的患者引流尿液，保持会阴部清洁、干燥。⑤为尿失禁患者行膀胱功能训练。

用物 ①无菌导尿包。内有治疗碗或弯盘、导尿管、小药杯（内盛有棉球）、血管钳或镊子、润滑油棉签或棉球瓶、标本瓶、洞巾、治疗巾、包布。②外阴初步消毒用物。包括治疗碗（内盛有消毒液棉球）、血管钳或镊子、弯盘、一次性手套。③无菌双腔气囊导尿管、无菌注射器一支、无菌生理盐水、无菌集尿袋、安全别针。若为普通导尿管，需备宽胶布一段。④其他用物，包括无菌持物钳（镊）和容器、无菌手套、消毒溶液、小橡胶单、治疗巾、浴巾、便器及便器巾、治疗车，若为男性患者还需准备无菌纱布罐。也可使用一次性导尿包，是生产厂商生产的已消毒灭菌的导尿用物，包括初步消毒、再次消毒和导尿所需的全部用物。

操作方法 包括操作前准备和操作步骤。

操作前准备 包括以下几方面准备。

评估 ①患者病情、临床诊断、导尿目的、意识状态、生命体征、合作程度、心理状况、生活自理能力。②膀胱充盈度及会阴部皮肤、黏膜情况。

操作者准备 应衣帽整洁，洗手，戴口罩。

用物准备 核对医嘱，检查无菌物品的有效期、外包装是否完好。将物品按使用顺序整齐、有序地放在治疗车上。

操作步骤 ①将用物携至患者处，核对患者姓名、床号，查看腕带，向患者解释持续性导尿的目的、方法、注意事项和配合要点，以取得其合作。关闭门窗，用屏风遮挡患者。将床旁椅移至操作同侧的床尾，将便器放在床尾的床旁椅上。对能自理的患者，嘱其自行清洁会阴；对不能自理的患者，应给予协助或行会阴冲洗。②导尿步骤同不保留导尿术的方法，消毒会阴部及尿道口，插入导尿管。③固定导尿管的方法。双腔气囊导尿管固定法：同不保留导尿术插入导尿管，根据导尿管上注明的气囊容积，向气囊内注入等量的无菌注射用水，轻拉导尿管有阻力感，即证实导尿管固定于膀胱内。移开洞巾，脱下手套。普通导尿管胶布固定法：对于女性患者，将一块长12cm、宽4cm胶布的上1/3固定于阴阜上，下2/3剪成三条，中间一条螺旋形粘贴在导尿管上，其余两条分别交叉粘贴在对侧的大阴唇上。对于男性患者，取长12cm、宽2cm的胶布，在一端的1/3处两侧各剪一小口，折叠成无胶面，制成单翼蝶形胶布，将两条蝶形胶布的一端粘贴在阴茎两侧；另一端粘贴在导尿管上，再用两条细长的胶布将蝶形胶布做大半环形固定于阴茎上，开口处向上。在距离尿道口1cm处，将蝶形胶布的折叠端用胶布环形固定于导尿管上。④连接集尿袋。导尿管末端与集尿袋的引流管接头处相连，用安全别针将集尿袋的引流管固定在床单上，开放导尿管。⑤为患者取舒适卧位，整理床单位。然后洗手、记录、整理用物。

健康指导 ①操作过程中及操作后询问患者有何不适，为患者讲解插入导尿管后会有暂时的胀痛感，尿道口会因固定导尿管的水球压迫在膀胱排尿反射区，产生暂时性的排尿感。②告知患者及家属不要随意拔出导尿管，以免造成尿道损伤。③患者离床活动或做检查时，应将导尿管固定于下腹部，保持集尿袋的高度低于膀胱，防止尿液反流，引起逆行感染。

护理评价 ①操作过程是否规范。②能否与患者有效沟通，并正确处理患者导尿期间的问题，保证患者安全。

注意事项 ①对初次进行持续性导尿的患者，应选择较细的导尿管以减少插管时的阻力，尤其是对心肌梗死患者，避免发生阿-斯综合征而猝死。对前列腺增生、尿道狭窄的患者应选用弯头导尿管。老年患者由于尿道括约肌松弛、收缩力差，尤其是对脑卒中患者，应选择粗一些的导尿管，以防漏尿。②双腔气囊导尿管固定时要注意膨胀的气囊不能卡在尿道内口，以免气囊压迫膀胱壁，造成黏膜损伤。③如果采用普通导尿管留置导尿，在操作前女性患者应剃去阴毛，以便于胶布固定。④男性患者留置导尿管采用胶布加固蝶形胶布时，不得做环形固定，以免影响阴茎血液循环，导致阴茎充血、水肿甚至坏死。⑤保持引流通畅，避免导管受压、扭曲、堵塞。⑥防止泌尿系统逆行感染，保持尿道口清洁。对女性患者用消毒液棉球消毒外阴及尿道口；对男性患者用消毒液棉球消毒尿道口、龟头、包皮，每日1～2次。⑦定期更换导尿管，导尿管的更换频率根据材质的不同而存在差别，一般为1～4周。普通集尿袋每日定时更换，抗反流集尿袋每周更换一次。及时排空集尿袋，并记录尿量。⑧鼓励患者多饮水，以达到自然冲洗的目的。⑨注意患者主诉并观察尿液的情况，发现尿液混浊、沉淀、有结晶时，应及时处理。每周检查尿常规一次。

（丁炎明）

guànchángshù

灌肠术（enema）

将一定量的液体通过肛管，经直肠灌入结肠，以帮助患者清洁肠道、排便、排气或供给药物或营养，达到明确诊断和治疗的方法。大肠是主要参与排便的器官。大肠分为盲肠、结肠、直肠和肛管四部分。其中结肠又分为升结肠、横结肠、降结肠和乙状结肠四个部分，从右髂窝至左髂窝呈“M”形排列。直肠全长10～14cm。肛管下止于肛门，长约4cm，被肛门内括约肌和肛门外括约肌所包绕。肛门内括约肌为平滑肌，可协助排便，对控制排便作用不大；肛门外括约肌是横纹肌，是控制排便的重要肌束。

灌肠术根据灌肠的目的可分为保留灌肠和不保留灌肠。根据灌入的液体量，又可将不保留灌肠分为大量不保留灌肠和少量不保留灌肠。若为了达到清洁肠道的目的，而反复使用大量不保留灌肠则为清洁灌肠。

（丁炎明）

dàliàng bùbǎoliú guàncháng

大量不保留灌肠（large volume non-retention enema）

通过肛管将较大量的液体经肛门由直肠灌入结肠的方法。

目的 ①软化和清除粪便，排除肠内积气。②清洁肠道，为手术、检查和分娩做准备。③稀释和清除肠道内的有害物质，减轻中毒。④灌入低温液体为高热患者降温。

用物 ①治疗车上层治疗盘内用物包括灌肠筒一套或一次性灌肠袋、弯盘、肛管、止血钳、液状石蜡、卫生纸、水温计。治疗盘外用物包括手套、治疗巾。②治疗车下层用物，包括一次性垫单、便盆、输液架。③灌肠溶液，为0.1%~0.2%肥皂水或生理盐水。成人每次用量为500~1000ml，小儿每次用量为200~500ml。

操作方法 包括操作前准备和操作步骤。

操作前准备 包括以下几方面准备。

评估 ①患者一般情况，包括病情、年龄、意识、目前的排便情况等。②患者疾病状况、灌肠原因及目的、有无灌肠禁忌证。③患者合作状况。④是否有灌肠治疗的经验、对灌肠治疗的认知、对灌肠操作的耐受水平。⑤肛周情况。有无破损、脓肿及内外痔。

操作者准备 应衣帽整洁，洗手，戴手套。

用物准备 检查肛管型号、有效期以及包装是否完好。

灌肠溶液准备 一般将溶液加温至39~41℃，降温时用28~32℃的生理盐水，中暑者用4℃生理盐水。

操作步骤 ①向患者讲解大量不保留灌肠的目的，取得患者配合。②根据需要关闭门窗，保护患者隐私，拉上隔帘。③帮助患者取左侧卧位，将患者的裤子褪至膝部，双膝屈曲，协助患者将臀部移至床沿。垫治疗巾或一次性垫单于臀下，将弯盘置于臀旁，注意保暖。④调节输液架高度。将灌肠筒挂于输液架上，液面高于肛门40~60cm。⑤连接肛管，润滑肛管前端，排气并夹闭。⑥将肛管插入肛门7~10cm，固定肛管，放开管夹，使灌肠溶液缓慢流入，并观察液面下降的情况，询问患者有无不适。⑦待灌肠溶液将要流尽时，夹闭橡胶管，反折肛管并拔出、放入弯盘内，擦净肛门。⑧协助患者取舒适卧位，整理衣被。⑨整理用物。将灌肠筒消毒、备用。若使用一次性灌肠袋，则一用一废弃，按医疗垃圾处理。⑩脱手套，洗手，观察灌肠后排出大便的颜色、性状、量及排便的次数，并记录。

健康指导 ①灌肠过程中，若患者感到腹胀或有便意，嘱患者深呼吸，以放松腹部肌肉。②灌肠后，嘱患者尽可能保留5~10分钟或更长时间后再排便，以利于粪便充分软化，利于排出。

护理评价 ①操作过程是否准确、规范。②操作过程中是否注意保护患者自尊需求。③患者是否配合。④是否达到预期的灌肠效果，有无并发症发生。

注意事项 ①禁忌证包括妊娠、急腹症、消化道出血和各种严重疾病晚期的患者。②肝性脑病患者禁用肥皂水灌肠，以减少氨的产生和吸收；充血性心力衰竭和钠潴留患者禁用生理盐水灌肠。③为伤寒患者灌肠时，溶液不得超过500ml，液面距肛门不得超过30cm。④充分润滑肛管，插管动作轻柔，对存在肛门疾病的患者更应小心，以免损伤肠黏膜。如插入受阻，可退出少许，旋转后再缓慢插入。⑤如液面下降过慢或停止，多是由于肛管前端孔道被粪便堵塞，可移动肛管或挤捏肛管，使堵塞孔道的粪便脱落。⑥灌肠过程中若患者感到腹胀或有便意，应嘱患者深呼吸，并降低灌肠筒高度或暂停片刻，以减慢流速、减小灌入液体的压力。⑦灌肠过程中注意观察患者反应，若出现面色苍白、出冷汗、剧烈腹痛、脉搏增快、心悸、气急，应立即停止灌肠，通知医生进行处理。⑧注意保暖及保护患者隐私，尽量少暴露患者身体。⑨对不能下床的患者，给予便盆，协助其床上排便。⑩降温灌肠时，应将灌肠溶液保留30分钟后再排出，排便后间隔半小时再测量体温并记录。

（丁炎明）

qīngjié guànchánɡ

清洁灌肠（cleansing enema）

通过肛管将一定量的液体，经肛门由直肠灌入结肠，达到清洁肠道目的的方法。

目的 彻底清除滞留在结肠内的粪便，为直肠、结肠检查和手术做准备。

用物 ①治疗车上层治疗盘内用物包括灌肠筒一套或一次性灌肠袋、弯盘、肛管、止血钳、液状石蜡、卫生纸、水温计；治疗盘外用物。包括手套、治疗巾。②治疗车下层用物包括一次性垫单、便盆、输液架。③灌肠溶液。为0.1%~0.2%肥皂水或生理盐水，成人每次用量为500~1000ml，小儿每次用量为200~500ml。

操作方法 ①第一次用肥皂水灌肠，方法同大量不保留灌肠。②排便后，再用生理盐水灌肠。③反复多次，直至排出液清洁、无粪块为止。

健康指导 ①灌肠过程中，若患者有便意，嘱其深呼吸，放松腹部肌肉。②灌肠后，嘱患者尽可能保留10分钟以上再排便。

护理评价 见大量不保留灌肠的相关内容。

注意事项 ①注意灌肠时压

力要低（液面高于肛门的距离不超过 40cm）。②灌肠应在检查或手术前 1 小时完成。③禁用清水反复多次灌洗，以防水电解质紊乱。④灌肠过程中注意观察患者反应，若患者出现面色苍白、出冷汗、剧烈腹痛、脉率增快、心悸、气急，应立即停止灌肠，通知医生。⑤对不能下床的患者给予便盆，协助其床上排便。⑥注意保暖及保护患者隐私。⑦注意观察排出粪便的颜色、性质，确认肠道是否清洁。

（丁炎明）

shǎoliàng búbǎoliú guànchánɡ

少量不保留灌肠（return-flow enema）

通过肛管将较小量的液体经肛门由直肠灌入结肠，以达到治疗肠胀气和解除便秘目的的方法。

目的 ①为病重、年老体弱、小儿等患者软化粪便，从而解除便秘。②为腹部及盆腔手术后肠胀气的患者排除肠道内积存的气体，从而减轻腹胀。

用物 ①治疗车上层治疗盘内用物包括注洗器、药杯或量杯（内盛所需溶液）、肛管、小杯（内盛温开水）、弯盘、卫生纸、止血钳、棉签、水温计。治疗盘外用物包括手套、治疗巾。②治疗车下层用物包括一次性垫单、便盆、输液架。③常用药液。“1、2、3”溶液即 50% 硫酸镁 30ml、甘油 60ml、温开水 90ml；油剂，即甘油 50ml 加等量温开水；各种植物油 120～180ml。溶液浓度为 38℃。

操作方法 包括操作前准备和操作步骤。

操作前准备　包括以下几方面准备。

评估　①患者一般情况，包括年龄、意识、目前排便情况等。②患者疾病情况、灌肠原因及目的、有无灌肠禁忌证。③患者合作状况。④是否有灌肠治疗的经验、对灌肠治疗的认知、对灌肠操作的耐受水平。

操作者准备　应衣帽整洁，洗手，戴手套。

用物准备　检查肛管的型号、有效期，包装是否完好。将灌肠溶液加温。

操作步骤　①向患者讲解小量不保留灌肠的目的，取得患者配合。②根据需要关闭门窗；保护患者隐私，拉上隔帘。③帮助患者取左侧卧位，将裤子褪至膝部，双膝屈曲，协助患者将臀部移至床沿。垫治疗巾或一次性垫单于患者臀下，将弯盘置于臀旁，注意保暖。④用注洗器吸取灌肠溶液，连接肛管，润滑肛管前端，排气并夹闭。⑤将肛管插入肛门 7～10cm，固定肛管，松开止血钳，使药液缓慢流入。⑥灌注完毕后夹管，取下注洗器吸取溶液，松开止血钳后再灌入，如此反复，直至灌肠溶液全部注入。⑦反折肛管，然后将其轻轻拔出并放于弯盘内，擦净肛门。⑧协助患者取舒适卧位，整理衣被。⑨整理用物，脱下手套，洗手，观察用药后效果并记录。

健康指导 ①灌肠过程中，若患者有便意，嘱其做深呼吸。②灌肠后，嘱患者尽可能保留灌肠溶液 10～20 分钟或更长时间后再排便。③指导患者保持健康生活习惯，以维持正常排便。

护理评价 见大量不保留灌肠的相关内容。

注意事项 ①若选用小容量灌肠筒，液面距肛门的高度应小于 30cm。②注入溶液时不宜过快、过猛，以免刺激肠黏膜，引起排便反射。③对不能下床患者给予便盆，协助其床上排便。④注意患者保暖及隐私保护。⑤每次抽吸灌肠液时应反折肛管尾段，防止空气进入肠道而引起腹胀。

（丁炎明）

bǎoliú guànchánɡ

保留灌肠（retention enema）

通过肛管将药物经肛门由直肠灌入，并保留在患者结肠或直肠内，通过肠黏膜吸收达到治疗目的的方法。

目的 镇静、催眠、治疗肠道感染。

用物 ①治疗车上层治疗盘内用物包括灌肠筒一套或一次性灌肠袋、弯盘、肛管、止血钳、液状石蜡、卫生纸、水温计等。治疗盘外用物包括手套、治疗巾。②治疗车下层用物包括一次性垫单、便盆、输液架。③灌肠药液。根据保留灌肠目的的不同，遵医嘱选择药物，药液量一般不宜超过 200ml。

操作方法 包括操作前准备和操作步骤。

操作前准备　见少量不保留灌肠相关内容。

操作步骤　①向患者讲解保留灌肠目的，取得患者配合。②根据需要关闭门窗；拉上隔帘，保护患者隐私。③协助患者取左侧卧位，将裤子褪至膝部，双膝屈曲，协助患者将臀部移至床沿。垫高臀部，臀下垫治疗巾或一次性垫单，将弯盘置于臀旁。④夹闭橡胶管，将药液注入灌肠筒或灌肠袋，调节输液架高度，将灌肠筒挂于输液架上，液面高于肛门距离不超过 30cm。⑤连接肛管，润滑肛管前端，排气并夹闭。⑥将肛管插入肛门 10～15cm，固定肛管、开放止血钳，使药液缓慢流入。观察液面下降情况，询问患者有无不适。⑦待药液将流尽时，夹闭橡胶管，反折肛管并拔出放入弯盘内，擦净肛门。⑧协助患者取舒适卧位，整理衣被。⑨整理用物，灌肠筒消毒、备用。若使用一次性灌肠袋，则一用一废弃，按医疗垃圾处理。⑩脱手套，洗手，观察用药后效果并记录。

健康指导 ①灌肠前，嘱患者排尿、排便，以减轻腹压并保持肠道清洁。②灌肠过程中，嘱患者深呼吸，以减轻便意。③灌肠后，嘱患者尽可能保留药液1小时以上再排便，以利于药物的吸收。

护理评价 ①灌肠方法是否得当，剂量是否准确、无误。②护患沟通是否有效，患者是否配合。③是否达到治疗目的。

注意事项 ①肛门、直肠、结肠术后的患者和排便失禁的患者不宜保留灌肠。②保留灌肠最好于睡前进行，以利于药液吸收。③慢性细菌性痢疾，病变多在直肠或乙状结肠，患者应采取左侧卧位。阿米巴痢疾病变多在回盲部，患者应采取右侧卧位。④掌握“细、深、少、慢、温、静”的操作原则，即选择肛管宜细、插入宜深、量宜少、速度宜慢、温度适宜、灌肠后静卧。⑤对不能下床的患者，给予便盆，协助其床上排便。⑥注意患者保暖及隐私保护。

（丁炎明）

gāngguǎn páiqì

肛管排气（blind enema）

将肛管由肛门插入直肠，以排除肠腔内积气的方法。

目的 排除肠腔内积气，减轻腹胀。

用物 ①治疗盘内用物，包括肛管、玻璃接头、橡胶管、玻璃瓶、瓶口系带。②治疗盘外用物，包括润滑油、棉签、清洁手套、卫生纸、胶布（1cm×15cm）、别针。

操作方法 包括操作前准备和操作步骤。

操作前准备 包括以下几方面准备。

评估 ①患者一般情况，包括年龄、意识、心理状况等。②患者病情、肠胀气程度、肛管排气原因及目的。③患者合作状况。④是否有肛管排气治疗经验、对肛管排气治疗的认知、对操作的耐受水平。⑤肛周情况，有无破损、脓肿及内外痔。

操作者准备 应衣帽整洁，洗手，戴手套。

用物准备 检查肛管型号、有效期及包装是否完好。玻璃瓶加水至3/4满。

操作步骤 ①向患者讲解肛管排气目的、操作程序和配合方法。②根据需要关闭门窗，拉上隔帘，以消除患者紧张和恐惧心理，取得其合作。③帮助患者取左侧卧位，裤子褪至膝部，双膝屈曲，协助患者将臀部移至床沿，用被子遮盖患者，暴露肛门。④将玻璃瓶系于床旁，橡胶管一端插入水中；另一端通过玻璃接头与肛管连接，防止空气进入直肠内而加重腹胀。⑤润滑肛管前端后，将肛管插入直肠15~18cm，用胶布交叉固定于臀部。⑥用别针将橡胶管固定于床单上。⑦观察排气情况。气体排出时，可见瓶内液面下有气泡逸出，询问患者腹胀有无减轻。⑧肛管排气结束，拔出肛管，擦净肛门，协助患者取舒适卧位，整理衣被。⑨整理用物，脱手套，洗手，记录排气情况及患者感受。

健康指导 ①向患者解释肛管排气的意义。②向患者讲解容易引起腹胀的食物种类，并避免食用。③指导患者养成健康生活习惯，如增加运动等。

护理评价 ①操作过程是否准确、规范，肛管插入深度是否合适。②操作过程中是否注意保护患者隐私和自尊。③患者是否配合。④是否达到治疗效果，患者是否感觉舒适，有无并发症发生。

注意事项 ①动作轻柔，尽量减少肛管对直肠的刺激，以使肛门括约肌松弛。橡胶管必须留出足够长度，以供患者翻身。②如排气不畅，可帮助患者转换体位、按摩腹部，以助气体排出。③保留肛管一般不超过20分钟，长时间留置肛管会减少肛门括约肌的反应，甚至导致括约肌永久性松弛。④必要时可间隔几个小时后再重复插管排气。⑤注意患者保暖及隐私保护。

（丁炎明）

línzhōng guānhuái

临终关怀（palliative care）

由护士、医生、社会工作者、志愿者以及政府、慈善团体人士等组成的团队，对预期生命不超过6个月的患者及其家属提供的包括医疗、护理、心理等方面的全面照护。临终关怀可以使晚期患者的生命受到尊重，症状得到控制，心理得以安慰，生命质量得以提高，同时也使晚期患者、家属的身心得到照护。

现代临终关怀始于20世纪60年代的英国，当时一位名叫西塞莉·桑德斯（Cicely Saunders）的护士，在长期工作中看到濒死患者的痛苦景象，深受感触，于是开始关注研究如何使患者舒适地度过濒死的痛苦阶段。在实施临终关怀的过程中，她综合应用护理学、社会学等多学科的知识为临终患者提供关怀服务。1967 年，第一所圣克里斯托弗临终关怀护理院（St. Christophers Hospice）在英国伦敦建立。至 20 世纪 80 年代中期，英国已经建立了 600 多个各类临终关怀机构。1988 年 7 月，临终关怀医师学会（Academy of Hospice Physicians，AHP）成立，总部设立在美国佛罗里达州，首任会长由英国临终关怀专家担任。1982 年，中国香港地区首先提出了善终服务，并于 1986 年成立了善宁会，1992 年成立了临终关怀机构。1988 年 7 月中国在天津医学院建立了第一所临终关怀研究中心。1990 年 3 月，中国台北马偕纪念医院建立了临终关怀安宁病房，标志着中国已初步跻身于世界临终关怀的行列。

临终关怀蕴涵着深刻的社会伦理价值观，其社会价值主要包括：①临终关怀理念。以照料临终患者为中心，提高临终患者的生存质量，以接纳死亡为主要观念。现代临终关怀理念倡导死亡是生命发展的最后阶段，晚期患者的生命质量在很大程度上需要依赖于他人的保护，尊重死亡是尊重晚期患者的生命和尊严，使其享有同其他人一样的基本权利，在其有限的生命时间里，尽最大可能地使其享受生命所赋予的幸福与快乐，并在临终这段时间内给予家属最大的心理支持。②服务对象。既包括晚期患者，也包括患者家属。③服务内容。临终关怀不仅仅是单纯的医疗服务，而且包括心理咨询与疏导、健康指导、死亡教育、精神和社会支持多方面的综合性服务。其服务内容广泛、全面，包括满足临终患者与家属的需求、临终患者的全面照护、临终患者家属的照护、死亡教育、探讨临终关怀模式及临终关怀的医疗原则等。④服务范围。包括疼痛和其他症状控制、心理护理、精神安慰、提供社会支持、居丧照护等。⑤服务方式。具有多元化和本土化的特点，如英国临终关怀服务以住院服务的方式为主，包括全日住院和日间住院；美国则是以家庭临终关怀服务为主、住院为辅的服务类型；在中国，独立的临终关怀机构比较少，主要是在综合医院、专科医院和各种类型的护理院设立专门的病房进行临终关怀服务。⑥服务机构类型。常见以下三种基本类型：独立的临终关怀机构、隶属于医院或其他医疗保健机构的临终关怀病区、临终关怀家庭。⑦临终关怀意义。追求高的生命质量，使患者在死亡时安宁、平静、舒适，使家属不留遗憾，同时也是社会文明的标志，体现了医护人员的崇高职业道德。

（张志云）

línzhōng hùlǐ

临终护理（hospice care）

为生命晚期的患者及其家属提供的周到、全面的照护措施。临终护理可以使晚期患者及其家属的痛苦减少到最小程度，缓解其恐惧和不安心理，了解其合理需求并给予满足，使临终患者及其家属获得帮助和支持。

护理评估 ①评估临终患者生理变化。包括意识状态、循环功能、呼吸功能、消化功能、感知觉、肌张力、疼痛等情况。②评估临终患者心理变化。临终患者的心理反应通常要经历五个阶段，即否认期、愤怒期、协议期、抑郁期、接受期。③评估临终患者家属的反应。临终患者家属通常的反应包括忧伤、悲痛、委屈、烦恼、悲观、失望等。

护理观察及措施 ①做好患者心理护理，处处关心患者，鼓励患者说出自己的恐惧心理和焦虑情绪。这一过程不仅能够有效地提供制订护理计划所需要的信息、建立良好的护患关系，还能够使患者感到温暖，从而使其得到宽慰、生活变得充实。②做好患者治疗性护理，缓解患者不适。③解决患者基本生活需要，美化病室环境。④认真、细心地观察病情，迅速做出正确处理。⑤加强患者营养，在病情进行性恶化的过程中，最大限度地减少患者消耗，提供患者喜爱的、易消化、易吸收且热量足够的均衡饮食，消除饮食中引起不良味觉的因素。如进餐前进行口腔护理、控制疼痛、帮助患者采取舒适卧位等，都可以帮助患者增加饮食摄入。⑥缓解疼痛。即迅速采取恰当、安全、有效的措施，解除或缓解患者痛苦，为此，护士需要掌握正确的评估方法和治疗技术。⑦提供人道主义支持，寻求切实有效的办法，根据患者的心理承受能力确定是否如实告之病情真相，以便使患者有充分的心理准备来面对现实。此时护士应给予患者鼓励和支持，使其产生信赖和安全感，减轻恐惧心理。此外，音乐疗法、药物疗法等均有助于使稳定患者情绪，还可灵活地运用各种心理护理方法，最大限度地保证患者心理状态的稳定，提高患者生存质量。⑧关注临终患者家属的心理反应，加强与患者家属的沟通并进行劝慰，给予不同的心理支持，帮助其平安地度过心理关。⑨主动向患者亲友说明患者的心理状况及有关知识，以避免他们的不安加重患者情绪反应，嘱患者亲友在患者面前保持良好心境，并鼓励其参与患者的心理护理工作。⑩在临终护理过程中，应允许家属和临终患者在一起，指导家属掌握一些基础护理技术，如擦浴、翻身、拍背等，这样既能让患者在有限的时间里，在充满温馨的气氛中，安详、舒适并有尊严地离开人世，同时，也为家属亲自照顾患者提供了共同参与的机会，使他们得到心理上的满足，这种满足有利于减轻因亲人去世所产生的悲痛。⑪指导家属做好相关的物品准备。

护理评价 ①能否正确判断患者和家属心理变化，从而为护理措施提供依据。②护患沟通是否有效。③能否准确判断影响患者和家属的各种因素，并排除干扰、提供有效的护理措施。

注意事项 ①注意尊重临终患者和家属的意见及日常生活习惯，如果遇到患者和家属意见不一致时，在做好沟通的基础上，尽可能按照患者的要求执行，体贴患者矛盾心情，给患者更多的自由和空间。②注意安全，对躁动患者加床档，必要时给予约束。③保持环境安静。

（张志云）

bīnsǐ hùlǐ

濒死护理（dying care）

对意识清楚、但病情迅速恶化、各种生命迹象显示生命即将结束的患者实施的照护措施。濒死期的持续时间与病因、年龄、健康状况关系密切，青壮年、体质健壮者濒死期长，老年或体质虚弱者濒死期短，有些患者可直接进入临床死亡期。濒死期生命仍处于可逆状态，若及时采取有效的抢救措施，生命仍可能恢复；反之，将进入临床死亡期。此期是以减少患者痛苦、增加患者舒适度，满足其生理、心理、社会的需要为目的而为其提供生活照顾，使濒死患者能够舒适、安详、有尊严地走完人生最后路程，维持患者尊严。

濒死患者生理变化 此期患者重要器官功能严重紊乱和衰竭，主要表现在以下几方面：①肌张力丧失。表现为大小便失禁、吞咽困难，无法维持舒适体位，肢体软弱无力、不能进行自主的躯体活动。②循环功能减退。表现为皮肤苍白、湿冷，大量出汗，体表发凉，四肢发绀、斑点，脉搏弱而快、节律不规则或测不出，血压降低或测不出。③肠道蠕动减弱。表现为恶心、呕吐、食欲缺乏、腹胀、便秘或腹泻、口干、脱水、体重减轻。④呼吸功能减退。表现为呼吸频率不规则、呼吸深度由深变浅，出现鼻翼扇动、经口呼吸、潮式呼吸。⑤感觉改变。表现为视觉逐渐减退，由视物模糊发展到只有光感，最后视力丧失；眼睑干燥，分泌物增多；听觉常是人体最后丧失的感觉。⑥意识改变。若中枢神经系统未发生病变，患者可始终保持神志清醒；若病变在脑部，则很快出现嗜睡、意识模糊、昏睡或昏迷等症状。⑦疼痛。大部分濒死患者主诉全身不适或疼痛，表现为烦躁不安、血压及心率改变、呼吸加快或减慢、瞳孔散大、大声呻吟并出现疼痛面容，即五官扭曲、眉头紧锁、眼睛睁大或紧闭等。

生理护理 包括以下几方面：①改善呼吸功能。保持室内空气新鲜，定时通风换气，神志清醒者可采取半坐卧位，昏迷者可采取仰卧位且头偏向一侧或采取侧卧位，保持呼吸道通畅，可采用拍背、雾化吸入等方式促进痰液排出，根据呼吸困难的情况给予氧气吸入，纠正缺氧状态。②减轻疼痛。首先进行疼痛评估，护士应注意观察患者疼痛的性质、部位、程度、持续时间及发作规律；同时应稳定患者情绪，转移其注意力，采用同情、安慰、鼓励等方法与患者进行沟通交流，并采取有效减轻疼痛的方法。药物镇痛可采用世界卫生组织推荐的三阶梯镇痛法，注意观察用药后反应，把握好用药的阶段。还可使用其他镇痛方法，临床上常选用音乐疗法、按摩、放松术、周围神经阻断术等。③提高患者舒适度。维持患者良好、舒适体位，建立翻身卡，定时翻身，避免局部长期受压，防止压疮发生。④加强皮肤护理。对于大小便失禁者，注意会阴、肛门周围皮肤护理；大量出汗时，及时擦洗干净，勤换衣裤。⑤加强口腔护理。护士每日要仔细检查患者口腔黏膜是否干燥或疼痛，在晨起、餐后和睡前协助患者漱口，保持口腔清洁卫生，对有口腔溃疡或真菌感染者酌情涂药，口唇干燥者可适当喂水，也可用湿棉签湿润口唇或用湿纱布覆盖口唇。⑥保暖。患者四肢冰冷、不适时，应加强保暖，必要时给予热水袋，水温应低于50℃。⑦加强营养，增进食欲。依据患者饮食习惯调整饮食，尽量创造条件增加患者食欲，创造良好进食环境，稳定患者情绪，给予流质或半流质饮食，以便于患者吞咽，必要时采用鼻饲或全肠外营养。⑧减轻感知觉的影响。提供舒适环境，设立临终病室，使患者有尊严地面对死亡。房间布置应舒适，保持室内安静、整洁，鼓励亲人陪伴，以增加患者安全感，减轻其孤独感。⑨观察病情变化。密切观察患者生命体征、瞳孔、意识状态等，监测心、肺、脑、肝、肾等重要脏器功能，观察治疗反应与效果。

心理护理 针对濒死患者心理特征，加强心理护理，给予心理支持和疏导。主动关心、理解和尊重患者，当患者询问病情和预后时，护士应与医生沟通，并判断患者心理承受能力，选择以适当方式告知患者其真实病情，患者有愤怒、怨恨情绪时应让其表达出来。护士应多与患者交流，谅解和宽容患者，了解引起患者内心悲痛的原因，帮助患者减轻悲痛。对于抑郁期患者，应让其适度发泄哀伤的情绪，给患者提供精神支持。尊重濒死患者的权利、习惯、嗜好和宗教信仰，在做基础护理、生活护理等操作时应征求患者同意，并用屏风遮挡，尽量少暴露患者，操作应规范、动作轻柔，安排不受干扰的探访，保护其隐私，让其尊严地死去。

（张志云）

sǐwáng hùlǐ

死亡护理（death care）

医护人员对生命活动和新陈代谢出现不可逆的终止的个体及其家属采取的照护措施。

死亡是个体生命活动和新陈代谢不可逆的终止，是一个渐进的过程，分为：①濒死期。人在临死前的最后阶段，各种迹象显示生命即将结束。②临床死亡期。人的中枢神经系统抑制过程由大脑皮质扩散至皮质下，延髓处于深度抑制状态，又称躯体死亡期、个体死亡期。③生物学死亡期。是死亡过程的最后阶段，整个中枢神经系统与机体各个器官的新陈代谢相继停止，出现不可逆的变化，机体不可能再复活，又称全脑死亡期、细胞死亡期。

逝者的尸体料理和逝者家属的护理，是对人的整体护理的延续，是临终关怀的一部分。尸体料理时，护士应做到动作轻柔、稳重，态度严肃，工作认真、细致，这不仅是对死者人格的尊重，也是对死者家属的心理安慰（见尸体料理）。逝者家属的护理包括：①亲人突然离去，家属极度悲哀，护士应理解和同情，并给予感情支持，为其提供发泄心中悲痛的条件和机会。②对于个别家属因亲人死亡而过度悲伤导致发病时，应立即给予救治处理，并为其提供暂时休息的场所，缓解家属身心的疲惫，同时帮助他们正视现实，做好心理护理，使其情绪稳定。③人性化的死亡护理对死者家属是有力的支持，有利于死者家属承受悲痛和忧伤，这是适应医学模式的转变、在死亡护理中贯彻责任制护理观念的体现。

（张志云）

shītǐ liàolǐ

尸体料理（post-mortem care）

在医生宣布患者死亡后，护士对遗体所进行的清洁、整理等工作。

目的 ①使死者洁净，维护良好的尸体外观，使其易于辨认。②体现对死者的尊重，对于死者家属也是心灵安慰。

用物 ①治疗盘内备血管钳、剪刀、尸体识别卡、松节油、绷带、棉球、梳子，有伤口者备换药敷料，必要时备隔离衣和手套等。②治疗盘外备尸单、衣裤、鞋、袜等。③擦洗用具。

操作方法 包括操作前准备和操作步骤。

操作前准备 包括以下几方面准备。

评估 ①患者的诊断、治疗、抢救经过、死亡原因及时间。②尸体的清洁程度及有无伤口、引流管等。③死者家属的配合程度。④患者的民族、宗教信仰。⑤通知死者家属，解释尸体料理的目的、方法、注意事项和配合要点。

环境准备 安静、肃穆，并用屏风遮挡。

操作者准备 应衣帽整洁，洗手，戴口罩、手套。

用物准备 ①治疗车上层：备血管钳、剪刀、绷带、棉球、梳子、尸单、衣裤、鞋、袜，有伤口者备换药敷料，手消毒液。②治疗车下层：备生活垃圾桶、医疗垃圾桶。

操作步骤 ①将用物携至床旁，核对死者基本信息。②劝慰家属暂离病室，移开床头桌，将床头椅放于床尾，用屏风遮挡。③停止一切治疗，撤去治疗用物。④安置体位，将床放平，使尸体仰卧，头下垫一枕头，将死者双臂放于身体两侧，用被单遮盖死者身体。⑤清洁尸体，松开死者的衣领和裤带，为死者洗脸，闭合双眼，闭合口腔。闭合口腔前如有义齿，应先给予装上；口腔不能闭合者，可轻揉下颌或用绷带托住向上在头顶打结、固定。使用棉球堵塞口、鼻、耳、阴道、肛门等孔道，棉球勿外露，梳理头发。为死者脱去衣裤，依次擦洗上肢、胸部、腹部、背部、臀部及下肢，胶布痕迹用松节油擦净。⑥处理伤口，更换敷料，如有引流管应将其拔除后缝合伤口或用蝶形胶布封闭，再用棉垫覆盖进行包扎。⑦为死者穿上衣裤，包裹身体。⑧运送尸体。

护理评价 ①尸体是否清洁、外观整洁。②操作是否正确。③与家属的沟通是否有效。④家属是否满意。

注意事项 ①必须由医生开出临终患者的死亡通知后，并得到家属的许可，护士方可进行尸体料理。②患者死亡后应及时进行尸体料理，以防尸体僵硬。在尸体料理时，家属和护士应始终保持尊重死者的态度，不随意摆弄、暴露尸体，严肃、认真地按操作规程进行料理。③在具体环节上，护士要尊重家属的意见，并尊重死者的宗教信仰和民族习惯。④为避免惊扰其他患者，条件许可的情况下，患者临终前应将其移至单间病室或抢救室，以便死后在此处进行尸体料理。如果床位紧张，应使用屏风隔离、遮挡。⑤传染病患者的尸体应使用消毒液擦洗，并用消毒液浸泡的棉球填塞各孔道，尸体用尸单包裹后装入不透水的袋中，并标记好传染标识。⑥护士应妥当清点和保管死者的遗嘱、遗物，及时移交给家属。若无家属在场，应由两人清点死者的遗物，将贵重物品列出清单交护士长保存。

（张志云）

shèqū hùlǐ

社区护理（community nursing）

综合应用护理学和公共卫生学的理论和技术，以健康为中心、以社区为基础、以人群为对象，以家庭为管理单位，对个人、家庭及社区提供连续、动态、综合的服务。又称社区卫生护理或社区保健护理。

社区护理是护理领域的延伸，是社区卫生服务的重要组成部分，起源于公共卫生护理，于20世纪70年代美国学者首次提出，已有几十年的历史，是由家庭护理、地段护理及公共卫生护理逐步发展、演变而成的。社区护理的发展分为四个阶段：①家庭护理阶段。19世纪中期以前，由于医疗卫生资源的匮乏，多数患者是在家中休养，由家庭主妇看管，这种简单的家庭护理为社区护理奠定了基础。②地段护理阶段。19世纪中期至19世纪末期，英国、美国为了使贫困的患者享受到基本的护理服务，陆续开设了地段护理服务。③公共卫生护理阶段。20世纪开始，地段护理服务不再局限于贫困患者，还包括为有需求的其他社区居民提供服务，服务对象也从患者扩展到了家庭，服务内容从单纯的医疗服务扩展到预防保健服务，美国护士丽莲·伍德（Lillian Wald）提出了公共卫生护理的概念。④社区护理阶段。20世纪70年代以后，越来越多的护士以社区为范围，以促进健康、防治疾病为目标，提供医疗护理和公共卫生护理服务，美国护理学会将这种服务称为社区护理，将从事社区护理的人员称为社区护士。

中国的社区护理尚处于探索阶段。1997年《中共中央、国务院关于卫生改革与发展的决定》中明确提出了："改革城市卫生服务体系，积极发展社区卫生服务，逐步形成功能合理、方便群众的卫生服务网络"。1999年卫生部颁发《关于发展城市社区卫生服务若干意见》，规定了发展社区卫生服务的总目标："到2000年，基本完成社区卫生服务的试点和扩大试点工作，部分城市应基本建成社区卫生服务体系的框架；到2005年，各地基本建成社区卫生服务体系的框架，部分城市建成较为完善的社区卫生服务体系；到2010年，在全国范围内，建成较为完善的社区卫生服务体系，成为卫生服务体系的重要组成部分，使城市居民能够享受到与经济社会发展水平相适应的卫生服务，提高人民健康水平。"2006年国务院又颁布了《国务院关于发展城市社区卫生服务的指导意见》，其中规定："到2010年，全国地级以上城市和有条件的县级市要建立比较完善的城市社区卫生服务体系。具体目标是：社区卫生服务机构设置合理，服务功能健全，人员素质较高，运行机制科学，监督管理规范，居民可以在社区享受到疾病预防等公共卫生服务和一般常见病、多发病的基本医疗服务。东中部地区地级以上城市和西部地区省会城市及有条件的地级城市要加快发展，力争在二三年内取得明显进展。"社区护理的特点是以健康为中心、以人群为主体、与多部门合作、提供综合的护理服务，护士有较高的自主权和独立性，同时社区护理还具有长期性、连续性、可及性、就近性、方便性、主动性的特点，社区护士与全科医生的工作是互补关系。

社区护理的工作范围：①社区健康护理。收集、整理、统计、分析辖区内的健康资料，发现问题，提供预防和解决的办法。②家庭健康护理。即进入家庭给予个性化的健康指导。③重点人群的健康护理。是指针对儿童、妇女、老人的健康指导。④健康教育。通过各种形式对社区居民进行疾病预防、计划生育、保健知识、精神卫生等方面的教育。⑤开展预防接种和计划免疫。⑥对居家的慢性病患者、残疾人、精神障碍患者的护理。⑦协助医生进行健康普查。⑧参与社区的传染病防治工作。⑨协调、联络社区卫生服务的相关人员。中国的社区护理工作不够完善，有待不断发展和提高。

（孙　燕）

jiātíng fǎngshì

家庭访视（home visit）

护士到负责的社区对有健康问题或潜在健康问题的家庭进行访问，收集个人、家属、家庭环境等相关资料并为其提供护理服务的活动。是开展社区护理的重要手段。

家庭访视的目的是如实地了解家庭的环境、家庭的结构、成员的健康状况，发现问题，实施护理活动，提供健康宣教知识，从而促进家庭环境的健康发展。家庭访视分类：①评估性家访。对照顾对象进行一次性的家庭评估，用于年老体弱的患者和有家庭问题或心理问题患者的家庭考察。②连续照顾性家访。为患者提供定期性、连续性的护理，用于慢性病、活动受限或临终的患者。③急诊性家访。主要是处理临时、紧急的情况，具有随机性。④预防、保健性家庭访视。主要是进行疾病预防、保健方面的工作等。

家庭访视的程序：①准备。确定访视的对象、访视时间、访视目标，准备访视用品，确定访视路线。②访视。评估访视对象、设定访视目标、执行护理措施。③访视后工作评价。预约下次访视的时间、记录本次访视的情况、评价本次访视的结果、处理访视用品。家庭访视时需注意访视护士的个人安全。

（孙　燕）

jūjiā hùlǐ

居家护理（nursing home care）

社区护士根据医嘱，直接在患者家中应用护理程序，为社区中有疾病的个体，包括慢性病患者、临终者、残疾人、精神障碍患者提供连续性的基本护理服务的活动。是连续性综合健康照顾的一部分。

居家护理目的：缩短住院患者的住院天数、扩展护理服务领域，同时使患者得到连续的治疗、减少疾病后遗症、减轻家庭经济负担，有助于维持家庭完整性。

居家护理程序：①居家患者评估。评估内容包括病史、心理状态、日常生活情况、家庭环境、社会经济情况、资源使用情况、对疾病及居家护理的认识、对居家护理的需求。评估方法包括与患者、家属和医生进行交谈、体格检查、实验室检查以及参考医生的医疗记录等。②居家患者健康问题的排序。解决问题的优先顺序依次是患者感到最困难的问题、家庭感到最困难的问题、患者和家属对问题严重程度的评估存在差异的问题、护士判断的护理问题、护士提供的护理服务与家属、患者需求相一致的问题。③居家患者护理计划的制订。具体内容包括护理活动的先后顺序、预期的康复目标、制订的护理措施等。④居家患者护理计划的实施。包括准确执行各项护理操作、准确判断患者随时出现的护理问题，应使患者和家属共同参与护理。⑤居家患者的护理评价。包括随时评价、定期随访性评价、年度评价。

（孙　燕）

kāngfù hùlǐ

康复护理（rehabilitation nursing，RN）

护士针对患者的功能障碍，在康复医疗的计划下，通过功能训练，最大限度地恢复患者功能、克服残疾和残障者的身心障碍而进行的社会活动。使其在精神上、体格上、经济上的能力得到恢复并重新步入社会的措施。康复护理旨在提高患者活动能力、预防继发性残疾、减轻障碍、达到基本生活自理、重新参加社会活动，是护理学和康复医学结合所产生的专科护理技术。

最初，“康复”这一名词的概念中并没有功能训练的意思，医学康复是指尽可能去除由疾病或外伤所引起的身心的伤害，不论在身体上还是在精神上都能最大限度地使患者发挥个人的能力，使其恢复作为社会一员的正常生活。为了能够使患者回归社会，康复不只包括医学方面的康复，而且还包括心理、社会、经济、职业、教育等多方面的康复。康复护理是康复医学不可分割的重要组成部分，随着康复医学的发展而发展。这个概念出现于20世纪中期，但这个概念的原型可追溯到南丁格尔时代，英国弗洛伦斯·南丁格尔（Florence Nightingale）曾提出“允许患者自我护理是重要的护理干预措施”。另外在第一次和第二次世界大战期间，在当时的脊髓灰质炎专科中心，护士按摩肌肉被大家认可。第二次世界大战后，由于保险公司通过护士对伤残人员进行全面、综合的评估来核算保险，康复护理正式出现。发达国家康复护理学的发展主要是在20世纪70年代以后，由于社会的进步、经济的发达、人们健康需求的提高，康复护理有了发展空间。中国对康复护理的学科研究范畴尚无统一的认识，但现在已逐渐跟上国际康复护理发展的趋势。

康复护理是康复治疗技术中一种常用的方法，包括体位护理、心理护理、膀胱护理、肠道护理、辅助器械的使用指导等，目的是促进患者康复、预防继发性残疾、摆脱创伤，同时也使身心残疾者得到治疗、早日回归社会、与正常人享有同等的权利并充分发挥角色功能。护士在护理疾病的同时，还应帮助患者恢复原来的生活方式、工作兴趣、生活能力和角色任务。①康复护士基本职能。包括保存生命、减轻病痛和促进康复三个方面。②康复护理程序。是残疾者和慢性病患者再学习的过程，即护士按照调查、计划、落实和评定四个阶段，将康复的技能教授给他们。调查阶段是通过询问、观察、体检了解患者病史、生活习惯、家庭情况、患病过程、治疗经过、康复经历、目前功能残存情况、生活能力、心理状态。计划阶段是找出问题、确定目标、制订计划。落实阶段是护士运用专业知识、技术能力、工作方法达到预期目标。评定阶段是对康复护理效果的评价，找出差距，为下一疗程提供依据。③康复护理基本技术。包括日常生活活动训练、体位护理及平衡训练、移动动作训练、膀胱功能训练、排便功能训练等。④康复护理内容。包括为患者提供舒适环境，对遗留功能障碍和丧失自理能力的患者，通过患者进行主动运动、被动运动、使用康复器械，预防畸形和并发症，恢复日常生活和活动能力，减少残障发生；同时，帮助患者接受身体残障的现实，使其独立完成自我照顾，协助患者重返家庭和社会。

（孙　燕）

shèqū kāngfù

社区康复（community-based rehabilitation，CBR）　利用社区的资源对社区内有康复需求的人员在本人和家属的共同参与下采取康复措施完成的康复活动。是属于社区发展范畴内的一项战略计划，目的是促进所有残、伤者得到康复，享受均等的机会，成为社会的平等一员。

内容：①提供预防和康复相关的宣教知识。②提供康复服务（包括心理咨询、肢体康复）。③提供疾病的安全护理措施。④提供非医疗服务，解决生活中的困难（如上学、就业、社区环境的改善、转诊等）。

特点：①以社会为本：社区组织、社区参与、社区支持、社区受益。②充分利用社区资源。③社区、家庭、社会全面参与。

（孙　燕）

rìcháng shēnghuó huódòng

日常生活活动（activities of daily living，ADL）　个人管理自己的能力，包括照料自己的衣、食、住、行等生活能力，保持个人卫生整洁和进行独立的社区活动能力。是人们为了生存而反复进行的最基本、最具有共同性的活动。评定日常生活活动能力需要应用特定的方法和量表（表），通过评定可以反映出患者的日常生活情况、能做多少日常活动、难以完成哪些项目、功能障碍的程度，从而为护士完成患者的康复服务提供依据。

（孙　燕）

huànzhě yídòng yǔ bānyùn

患者移动与搬运（patient transfer and lifting）　护士对不能自行移动的患者，在其入院、出院及接受检查、治疗或手术时，根据其病情采用不同的运送工具（如轮椅、平车、担架等）运送患者的方法。常用的移动与搬运方法需要借助拐杖、轮椅、平车、担架、过床板等工具，以协助患者床上移动或搬运患者。在移动与搬运患者的过程中，应合理运用人体力学原理，采取正确的身体姿势，防止护士因移动不当而出现自身腰背部损伤或患者坠床等意外的发生，从而保证患者的安全并防止护士自身发生损伤。

（钱晓路）

guǎizhàng shǐyòngfǎ

拐杖使用法（usage of crutches）　患者利用前臂或肘关节的力量、借助扶持拐杖的方式进行自我移动的方式。

目的　①支撑体重，减轻患肢承重，提高站立、行走的稳定性。②辅助行走，提高自我照顾的能力。

用物　拐杖（按需选择）。

拐杖种类　分为手杖、前臂杖、腋杖和平台杖四大类。①手杖（stick）。一只手扶持以辅助行走的工具，用于偏瘫、下肢肌力

表　住院患者日常生活能力评定量表

病区　　床号　　姓名　　年龄　　性别□男　□女

项目	完全独立	需部分帮助	需极大帮助	完全依赖
1. 进食	10	5	0	-
2. 洗澡	5	0	-	-
3. 装饰	5	0	-	-
4. 穿衣	10	5	0	-
5. 控制大便	10	5	0	-
6. 控制小便	10	5	0	-
7. 如厕	10	5	0	-
8. 床椅转移	15	10	5	0
9. 平地行走	15	10	5	0
10. 上下楼梯	10	5	0	-

总计得分　　评价日期

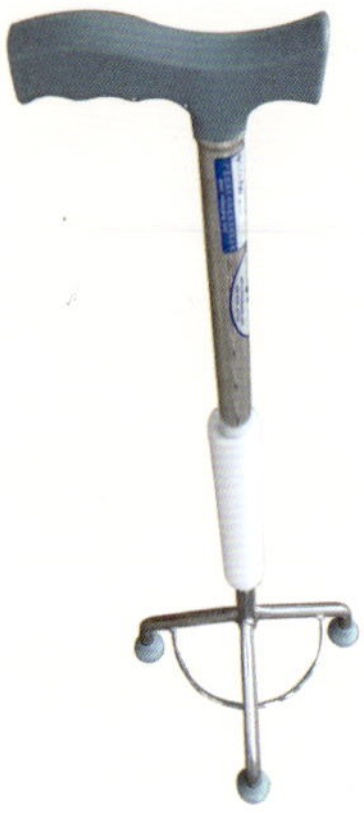

图 1　三足杖

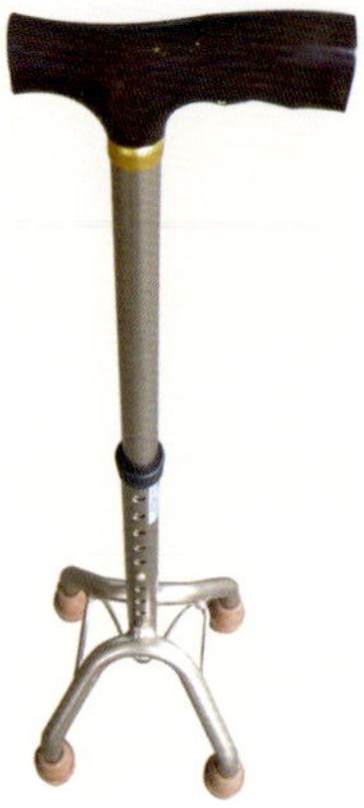

图 2　四足杖

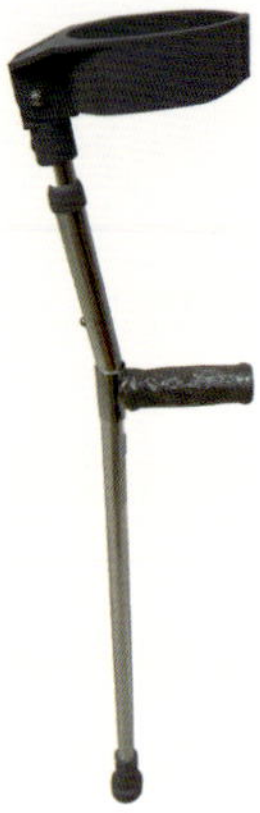

图 3　前臂杖

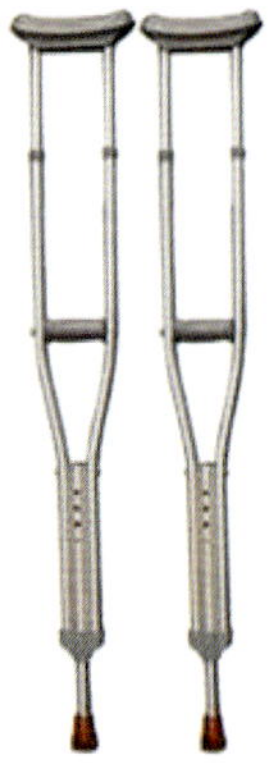

图 4　腋杖

减退、平衡障碍、下肢骨与关节病变、老年、单侧下肢截肢或配戴义肢、偏盲或全盲等患者。手杖分为单足手杖和多足手杖。单足手杖适用于握力好、上肢支撑力强的患者，如偏瘫患者的健侧、老年人。多足手杖，可有三足杖（图 1）、四足杖（图 2），由于支撑面广且稳定，适用于平衡能力欠佳、使用单足手杖不够安全者。②前臂杖（forearm crutch）。又称洛氏杖（Lofstand crutch）。把手的位置和支柱的长度可以调节，夹住前臂的臂套为折叶式（图 3），有前开口和侧开口两种，适用于握力较差、前臂力量较弱但不需使用腋杖者。优点为轻便、美观，且用拐手仍可自由活动，如需用该手开门时，手可脱离手柄去旋转门把，而不用担心前臂杖脱手。缺点为稳定性不如腋杖。③腋杖（axillary crutch）（图 4）。行走时腋杖可承担部分体重，以替代失去的下肢功能、减轻患者的负荷，同时也扩大了支撑面，增强了身体稳定性，适用于截瘫或外伤较严重者，包括固定式（不能调节长度）和可调式（能调节长度）。④平台杖（platform crutch）。又称类风湿拐。有固定带，可将前臂固定在平台式前臂托上，前臂托前方有一把手（图 5），适用于手关节损害严重的类风湿患者或手部有严重外伤、病变不宜负重者，改由前臂负重，把手起掌握方向的作用。

长度选择　合适的长度是保障患者安全、最大限度发挥拐杖功能的关键。①腋杖长度。最简单的方法是自然站立，身高减去 41cm 即为腋杖的长度，而大转子的高度即为把手的位置（图 6）。②手杖长度。有两种方法，第一种方法同腋杖，即大转子的高度即为手杖长度（图 7a）；第二种方法为自然站立，肘关节屈曲 150°，小趾前外侧 15cm 到掌心的距离为手杖的长度（图 7b）。③前臂杖、平台杖长度。可根据使用者的身高、高节支柱的长度调节。

操作方法　包括操作前准备和操作步骤。

操作前准备　包括以下几方面准备。

评估　①患者的病情、活动能力及肌力。②患者对拐杖技术的认识及了解程度。③拐杖各部件的性能是否处于完好状态。

环境准备　①安静、整洁、宽敞、明亮、地面干燥。②路面通畅、无障碍物。

操作者准备　应衣帽整洁，洗手。

用物准备　备齐用物并合理放置，确保拐杖各部件稳固。

操作步骤　包括以下几方面。

双拐平地行走　①二点式步态。先出右拐杖和左脚，然后再出左拐杖和右脚。②三点式步态。挺直腰背部，双拐和患肢同时向前移动，然后移动健肢，落在双拐前，周而复始。③四点式步态。先出右拐杖，然后左脚跟上，接着出左拐杖，右脚再跟上，过程始终为三点着地，此法最安全。

手杖平地行走　健侧握手杖，重心落在健侧；向前移动手杖，移动患肢至与手杖平齐；移动健肢至手杖前方。

拐杖上、下台阶和楼梯　应遵循健肢先上、患肢先下的原则。①上台阶和楼梯时，先上健肢，再上患肢，最后上拐杖。②下台阶和楼梯时，先下拐杖，再下患肢，最后下健肢。

健康指导　指导患者选择合适的拐杖，使用过程中注意安全，避免发生意外。

护理评价　①使用方法是否正确、安全，是否发生意外损伤。②患者是否理解使用拐杖的目的并愿意接受和配合。

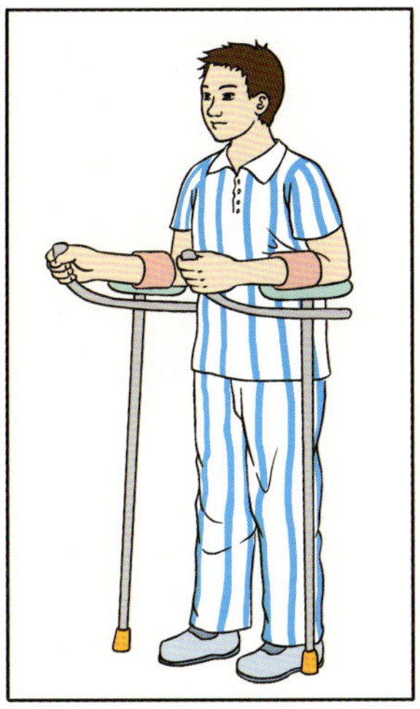

图5　平台杖

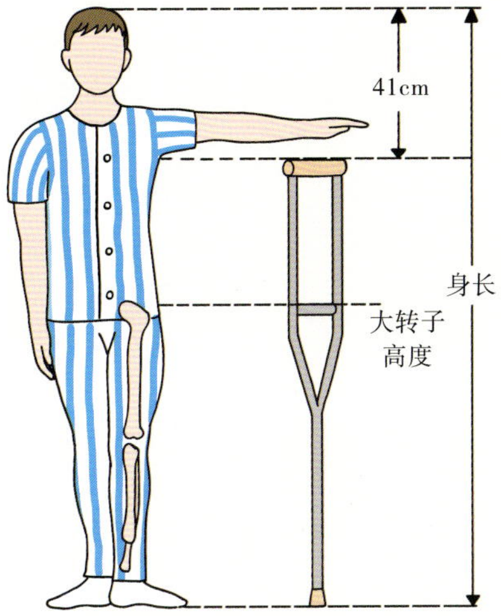

图6　腋杖长度示意

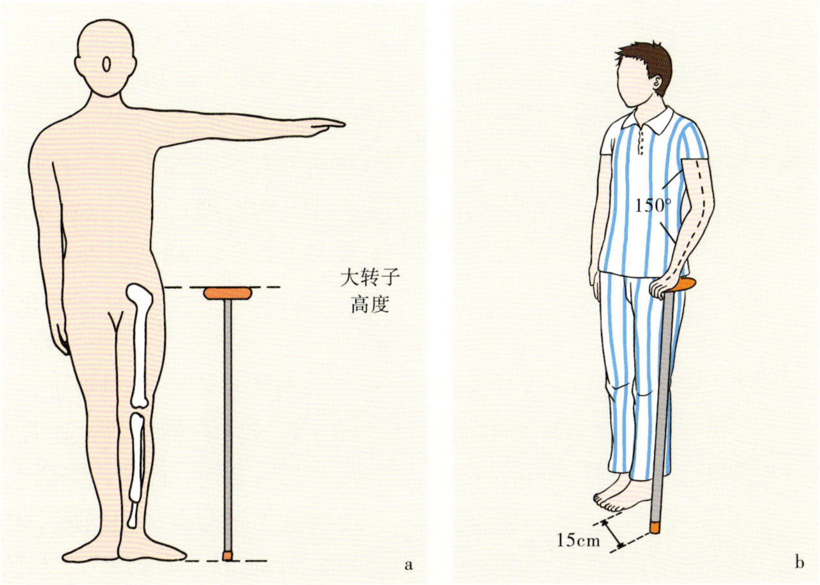

图7　手杖长度示意

注意事项　①根据需要正确选用合适的拐杖，注意楞杖的高度，以免导致腋下受压造成神经损伤、腋下和手掌挫伤、跌倒及背部肌肉劳损、酸痛。②使用拐杖时应抬头挺胸，衣服应宽松、合身，鞋子应合脚、防滑。③应保证周围环境安全，地面干燥、平稳。④调整拐杖高度后应栓紧所有螺母，检查拐杖底部防滑橡胶垫是否完整牢固。

（钱晓路）

lúnyǐ zhuǎnyùnfǎ

轮椅转运法（wheelchair transportation）　利用轮椅对不能行走、但能坐起的患者进行运送的方法。轮椅不仅是肢体伤残者的代步工具，更重要的是使他们借助轮椅进行身体锻炼和参与社会活动。轮椅由车轮、手轮圈、车闸、把手、靠背、座垫、脚踏板、扶手组成。适用于：①各种原因引起的步行功能减退或丧失者。②并非由于运动系统疾病而禁止步行，但步行对全身状态不利者。③中枢神经疾病使独立步行有危险者。④高龄老人。

目的　①护送不能行走但能坐起的患者入院、出院、检查、治疗或室外活动。②帮助患者下床活动，从而促进血液循环和体力恢复。

用物　轮椅。

操作方法　包括操作前准备和操作步骤。

操作前准备　包括以下几方面准备。

评估　①患者的体重、意识状态、病变部位以及躯体活动能力。②患者的心理状态、配合程度以及对轮椅运送技术的认识。③轮椅各部件的性能处于完好状态。

环境准备　整洁、宽敞、明亮，地面干燥、平坦、无障碍物，便于通行。

操作者准备　应衣帽整洁，洗手。

用物准备　备齐用物并合理放置，确保轮椅各部件性能稳固。

操作步骤　包括以下几方面。

协助患者坐轮椅　①轮椅推至床旁，椅面朝向床头，椅背与床尾平齐，翻起脚踏板，拉起双侧车闸以固定车轮。若无车闸，操作者应站在轮椅后面固定轮椅，以防止轮椅前倾。②扶患者坐起，协助其坐于床边，并嘱其用手撑住床面以维持姿势，协助患者穿衣及鞋袜。③嘱患者扶住轮椅扶手，坐于轮椅中部并向后靠，对不能自行下床的患者，操作者面对患者双脚分开站立，嘱患者将双手置于操作者肩上，操作者双手环抱患者腰部协助其下床，告知患者用其近轮椅侧的手扶住轮椅外侧的扶手，转身坐入轮椅中，或由操作者环抱患者协助其坐入轮椅中。④翻下脚踏板，患者双脚置于脚踏板上。

推轮椅行走　①打开车闸，嘱患者尽量向后靠，不可前倾、自行站起或下轮椅，推患者至目的地。②上坡时，保持患者身体前倾、重心前移。③下坡时，应减速并嘱患者抓紧扶手。④过门槛时翘起前轮，避免过大的振动。

协助患者下轮椅　①将轮椅推至床尾，锁住车闸，翻起脚踏板。②扶患者下轮椅，并坐于床边；对于不能自行站立者，操作者面对患者两脚前后分开，屈髋屈膝，环抱患者腰部协助其站立并坐回床边。③脱去鞋子，协助患者躺下，取舒适体位。

健康指导　①向患者解释运送过程、配合方法及注意事项。②告知患者运送过程中如有不适及时说明，防止意外发生。

护理评价　①运送过程中，患者是否安全、无不适。②护患沟通是否良好，患者能否主动配合操作。

注意事项　①操作者使用轮椅前检查轮椅的性能，以确保患者安全。②寒冷季节注意为患者保暖，可将毛毯铺于轮椅上并包裹患者以保暖。③嘱患者乘坐轮椅时姿势要正确，身体置于椅座中部，抬头，背向后靠，身体不能保持平衡者应系安全带。④推轮椅时速度要慢，并保持平稳，以免患者感到不适或发生意外。⑤到达目的地后，先锁住车闸固定车轮，再帮助患者站立或转移他处，以防轮椅滑脱引起损伤。

（钱晓路）

píngchē zhuǎnyùnfǎ

平车转运法（trolley transportation）

利用平车将不能起床的患者从一处移动至另一处的方法。平车分为担架、底座两部分，担架主要用于安置患者，底座由车身和车轮构成。临床上大多使用四轮底座，一端为大轮；另一端为小轮。

目的　运送不能起床的患者入院、检查、治疗、手术或转运。

用物　平车、枕头、盖被。如为骨折患者，平车上垫木板；如为腰椎骨折、颈椎骨折或病情较重的患者，应备帆布中单或布中单。

操作方法　包括操作前准备和操作步骤。

操作前准备　包括以下几方面准备。

评估　①患者体重、意识状态、病变部位以及躯体活动能力。②患者心理状态、配合程度以及对平车运送技术的认识。③平车各部件的性能处于完好状态。

环境准备　整洁、宽敞、明亮，地面干燥、平坦、无障碍物，便于通行。

操作者准备　应衣帽整洁，洗手。

用物准备　备齐用物并合理放置，确保平车各部件性能稳固，并处于清洁备用状态。

操作步骤　①置患者于平车中央，一般要求头部卧于平车大轮端。②注意体位。若患者存在颅脑损伤、颌面部外伤或处于昏迷状态，头应偏向一侧；若患者存在或可疑存在颈椎损伤，头颈两侧应加以固定并制动；若患者存在下肢损伤或出血，应将下肢抬高 15°～20°。③将患者身上的导管（如输液管、引流管等）妥善固定并保持通畅，避免导管脱落、受压或液体反流。④推行时，平车的小轮端在前，以灵活转弯；车速应适宜，不可过快；上坡、下坡时，应使患者头部处于高位，以免引起不适；注意观察病情变化。⑤进门、出门时应先将门打开，避免用车撞门。

健康指导　①向患者解释运送过程、配合方法及注意事项。②告知患者运送过程中如有不适及时说明，防止意外发生。

护理评价　①运送过程中，患者是否安全、无不适。②护患沟通是否良好，患者能否主动配合准备。

注意事项　①操作者熟悉平车的性能，使用前检查平车，要求面板清洁、支架完好、轮胎充足气、刹车灵敏。②注意患者保暖及隐私保护。③转运途中，速度要慢，并保持平稳，以免患者感到不适或发生意外。④到达目的地后，先制动，再搬运患者。

（钱晓路）

dānjià zhuǎnyùnfǎ

担架转运法（stretcher transportation）

用担架运送不能起床患者的方法。

目的　①运送不能起床的患者入院、检查、治疗、手术。②急救时搬运患者。此方法舒适、平稳，乘坐各种交通工具时上下方便。

用物　担架（通常使用帆布担架，如现场急救缺少担架，可使用木板等替代），担架上铺软垫，其他用物同平车转运法。

操作方法　包括操作前准备和操作步骤。

操作前准备　包括以下几方面准备。

评估　①患者体重、意识状态、病变部位以及躯体活动能力。②患者心理状态、配合程度以及对担架运送技术的认识。③担架完好。

环境准备　整洁、宽敞、明亮，地面干燥、平坦、无障碍物，便于通行。

操作者准备　应衣帽整洁，

洗手。

用物准备　备齐用物并合理放置，确保担架完好，处于清洁备用状态。

操作步骤　包括以下几方面。

三人搬运法　①搬运者位于患者同侧，甲一手托起患者的头部、颈部和肩部，另一手托起患者的腰部；乙、丙分别托起患者的臀部和双下肢。清醒患者嘱其用双手环抱搬运者甲的颈部，三人同时用力，将患者轻轻抬起并慢放于担架上。②盖好盖被，患者取平卧位。

滚动搬运法　用于胸椎、腰椎损伤者，用硬板担架。①将患者四肢伸直、并拢，向床边移动，将担架放于患者身旁。②搬运者位于患者同侧，甲扶持患者的头部、颈部及胸部；乙扶持患者的腰部及臀部；丙扶持患者的双下肢；三人同时像卷地毯或滚圆木一样使患者呈一整体向担架滚动。③使患者位于担架中央，盖好盖被。④患者取仰卧位，受伤的胸椎、腰椎下方垫一约10cm厚的小枕头或衣物。

平托搬运法　用于颈椎损伤的患者。①搬运者位于患者同侧，一人或两人托起患者的头部和颈部；另外两人分别托住患者的胸部、腰部、臀部及上肢、下肢，同时将患者抬起并轻轻放于担架上。②患者应取仰卧位，并在颈下垫相应高度的小枕头或衣物，保持头颈中立位，头颈两侧应用衣物或沙袋加以固定。

健康指导　①向患者解释运送过程、配合方法及注意事项。②告知患者运送过程中如有不适及时说明，防止发生意外。

护理评价　①运送过程中，患者是否安全、无不适。②搬运过程中患者的病情是否稳定、无变化。

注意事项　①搬运时动作应轻、稳、协调一致，确保患者安全、舒适。②胸椎、腰椎损伤患者使用硬板担架。③上、下交通工具或上、下楼梯时，患者的头部应始终处于高位。

（钱晓路）

guòchuángbǎn shǐyòngfǎ

过床板使用法（usage of medical slide transfer sheet）

利用两种不同特殊材料之间的滑动性，以及护理人员的推动力，形成传动带效果，从而使患者如同在传动带上一样被过床的方法。此方法使原来耗时费力的过床变得轻松、容易，是对患者在手术台、推车、病床、CT台之间进行换床、移位、护理的最佳工具，可以使患者平稳、安全地过床，并减轻其被搬运时的痛苦，避免在搬运过程中对患者造成不必要的损伤。在临床护理工作中使用过床板为卧床不能自主翻身的患者翻身节力又方便。

目的　①运送不能起床的患者入院、检查、治疗、手术或转运。②对重患者进行护理时，协助患者被移位、侧身、清洁等。

用物　过床板，大单或中单。

操作方法　包括操作前准备和操作步骤。

操作前准备　包括以下几方面准备。

评估　①患者体重、意识状态、病变部位以及躯体活动能力。②患者配合程度。③过床板完好。

环境准备　整洁、宽敞、明亮，地面干燥、平坦、无障碍物，便于通行。

操作者准备　应衣帽整洁，洗手。

用物准备　备齐用物并合理放置。

操作步骤　①转移者将患者侧搬，接收者将过床板滑入患者身下尽量多的位置。②转移者托住患者的肩部和大腿中上部，向上45°，先向上用力，再向前轻推，接收者托住患者的肩部和臀部，轻拉患者，患者舒适、平稳地滑至接运车的中央。对于肥胖患者可利用中单。具体用法如下：转移者提起患者身下的中单，将患者侧搬，接收者将过床板滑入患者的中单下面；转移者向上、向前推，接收者提起中单两角并回拉患者。③患者带着板在推车上与手术台或床相过时，转移者向前推动患者，接收者手心向上轻托，保证患者到达适当的位置。④过床完毕，略抬起患者，抽出过床板。

健康指导　①向患者解释移动过程、配合方法及注意事项。②告知患者移动过程中如有不适及时说明，防止发生意外。

护理评价　①移动过程中，患者是否安全、无不适。②移动过程中患者的病情是否稳定、无变化。

注意事项　搬运时动作轻、稳、协调一致，确保患者安全、舒适。

（张志云）

huànzhě bānyùnfǎ

患者搬运法（patient transport）

对不能起床的患者从一处移动或转移至另一处的方法。搬运患者包括挪动法、一人搬运法、二人搬运法、三人搬运法、四人搬运法。

目的　运送不能起床的患者入院、检查、治疗、手术或转运。

用物　平车、枕头、盖被。

操作方法　包括操作前准备和操作步骤。

操作前准备　包括以下几方

面准备。

评估　①患者的体重、意识状态、病变部位以及躯体活动能力。②患者的心理状态、配合程度以及对搬运技术的认识。

环境准备　整洁、宽敞、明亮，地面干燥、平坦、无障碍物。

操作者准备　应衣帽整洁，洗手。

用物准备　备齐用物并合理放置，移开床旁桌、椅，然后松开盖被。

操作步骤　携用物至患者床旁，核对并做解释。妥善固定患者身上的导管（如输液管、引流管等）。搬运患者的方法分为以下几种。

挪动法　适用于病情允许且能配合者。若将患者自床上移向平车时，推平车与床平行，大轮端靠床头，轮闸制动；协助患者按照上半身、臀部、下肢的顺序依次向平车挪动；患者头部卧于大轮端。若将患者自平车移回床上时，先协助患者移动下半身，再移动上半身。

一人搬运法　适用于病情允许、体重较轻者。方法是平车大轮端靠近床尾，平车与床成钝角，轮闸制动。操作者一手自患者腋下伸入对侧肩外侧，另一手伸至对侧臀下，嘱患者双臂交叉环抱操作者颈部，然后操作者抱起患者（图1），将其置于平车中央。

二人搬运法　适用于病情较轻、但自己不能活动者。平车放置同一人搬运法。方法是嘱患者双手交叉于胸前，操作者甲、乙两人立于同侧床旁，甲一手托住患者头部、颈部和肩部，另一手托住腰部；乙一手托住臀部，另一手托住膝部，两人合力抬起患者（图2），将其置于平车中央。

三人搬运法　适用于病情较轻、但自己不能活动且体重较重者。平车放置同一人搬运法。方法是患者双手交叉于胸前，操作者甲、乙、丙三人立于同侧床旁，甲一手托住患者的头部、颈部和肩部，另一手托住胸背部；乙一手托住腰部，另一手托住臀部；丙一手托住膝部，另一手置于小腿处，三人合力抬起患者，将其置于平车中央（图3）。

四人搬运法　适用于颈椎、腰椎骨折患者或病情较重者。平车放置同挪动法。方法是操作者甲立于床头，乙立于床尾，丙、丁两人分别立于平车一侧及病床对侧，将帆布中单铺于患者身下，操作者甲托住患者的头部、颈部和肩部，乙托住双腿，丙、丁分别紧紧抓住帆布中单的各2个角，四人合力同时将患者抬起并向平车移动（图4），将其置于平车中央。

健康指导　①向患者解释搬运过程、配合方法及注意事项。②告知患者搬运过程中如有不适及时说明，防止意外发生。

护理评价　①搬运动作是否正确、协调、节力、轻稳、无损伤。②搬运过程中患者病情是否稳定，患者是否感觉舒适。③护患沟通是否良好、有效。

注意事项　①操作中注意患者安全、舒适、保暖。②注意与患者的沟通交流和病情观察。③搬运中速度要慢，注意使患者的身体向操作者倾斜。

（钱晓路）

huànzhě chuángshàng yídòngfǎ

患者床上移动法（in-bed patient movement）　定时为卧床患者在床上进行体位变更的方法。协助患者床上移动包括协助患者翻身

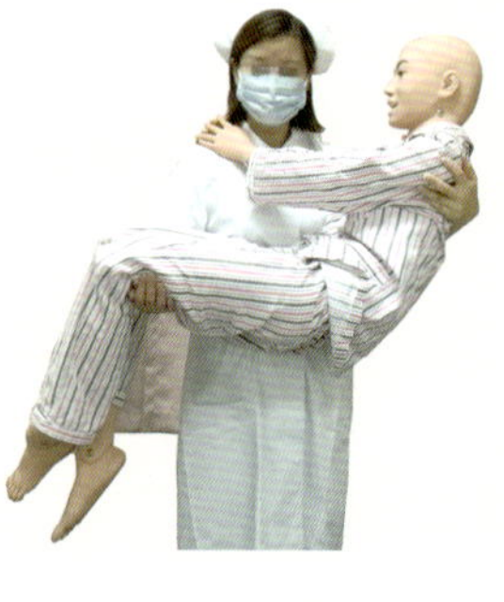

图1　一人搬运法

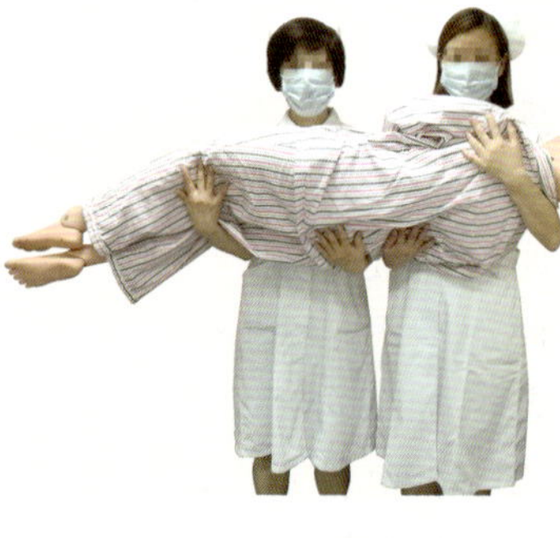

图2　二人搬运法

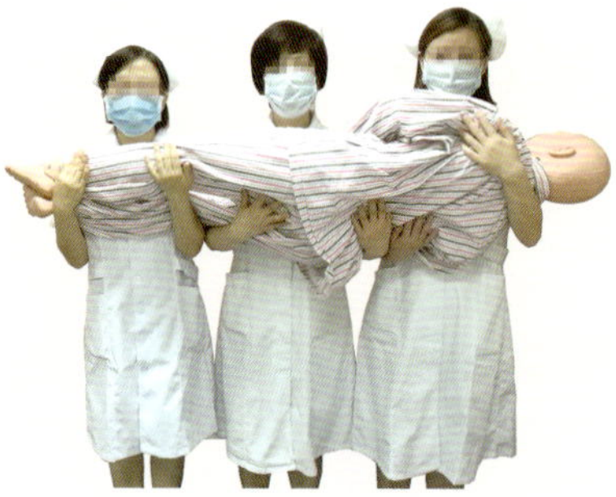

图3　三人搬运法

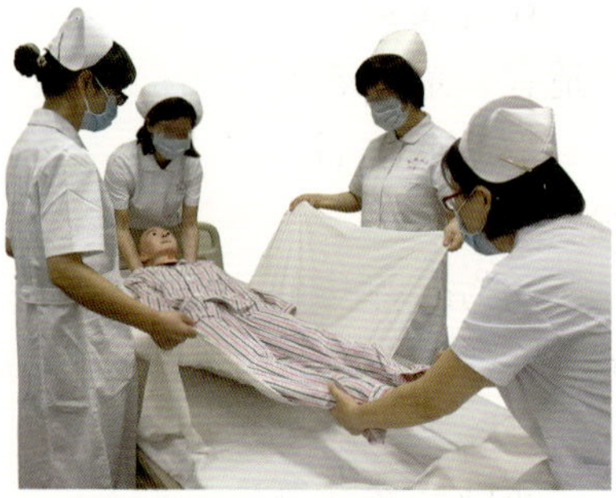

图4　四人搬运法

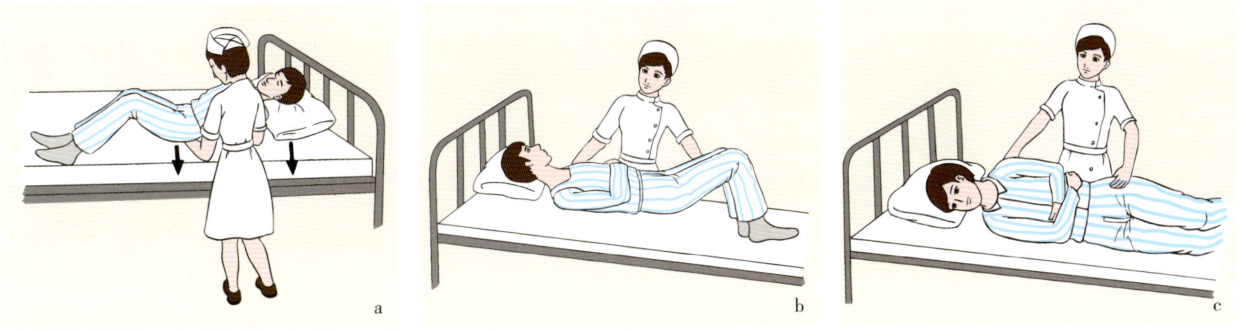

图 1　一人协助患者翻身侧卧法示意

侧卧（一人、双人）法、协助患者移向床头（一人、双人）法。

目的　①协助不能起床的患者更换卧位或协助滑向床尾而自己不能移动的患者移向床头，使患者感觉舒适。②满足检查、治疗和护理的需要，如整理床单位、背部皮肤护理等。③预防并发症，如压疮、坠积性肺炎、肌萎缩等。

用物　软枕、床档。

操作方法　包括操作前准备和操作步骤。

操作前准备　包括以下几方面准备。

评估　①患者年龄、体重、目前健康状况、床上移动目的。②患者生命体征、意识状态、躯体及四肢活动能力、局部皮肤受压情况、手术部位、伤口及引流情况，有无骨折固定、留置导管等情况。③患者对床上移动作用和方法的了解程度、配合能力等。

环境准备　安静、整洁，室温适宜，光线充足。

操作者准备　应衣帽整洁，洗手。

用物准备　备齐用物并合理放置。

操作步骤　包括以下几方面。

协助患者翻身侧卧法　①核对、解释。携用物至患者床旁，核对并做解释。②固定装置。固定床轮，妥善安置各种导管及输液装置，避免翻身时受到牵拉，导致导管脱落和患者不适。必要时将盖被折叠于床尾或一侧。③安置体位。协助患者取仰卧位，双手放于腹部，双腿屈曲。④翻身侧卧。一人协助患者翻身侧卧法：适用于体重较轻者，方法是先将患者肩部、臀部向操作者侧的床边移动，再同法移动患者双下肢，然后操作者一手扶肩，一手扶膝，轻轻将患者转向对侧，使患者背向操作者（图 1）；双人协助患者翻身侧卧法：适用于体重较重或病情较重者，方法是两位操作者站立于病床同侧，一人托住患者的颈部、肩部和腰部，另一人托住臀部和腘窝，两人同时将患者稍抬起并移向近侧（图 2）；两位操作者分别扶住患者的肩部、腰部和臀部、膝部，轻轻

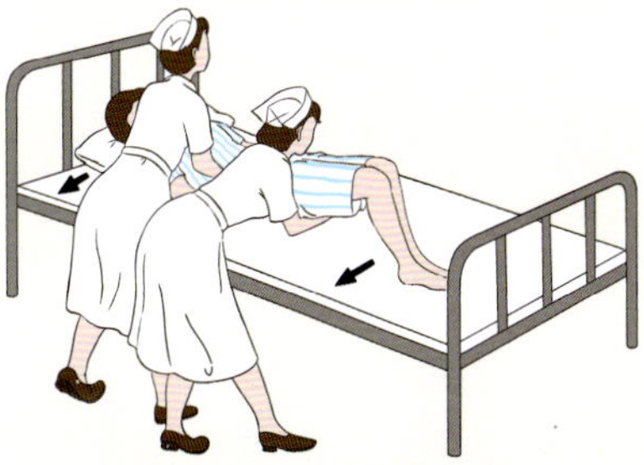

图 2　双人协助患者翻身侧卧法示意

将患者翻向对侧。⑤放置软枕。于患者背部、胸前及两膝间放置软枕，必要时加用床档。⑥记录。记录翻身时间及皮肤颜色。

协助患者移向床头法　①核对、解释。携用物至患者床旁，核对并做解释。②固定装置。固定床轮，妥善安置各种导管及输液装置，避免翻身时受到牵拉，导致导管脱落和患者不适。③横立枕头。根据病情放平床头支架，将枕头横立于床头，保护患者，避免撞伤。必要时将盖被折叠于床尾，以便于操作。④安置体位。协助患者仰卧，双腿屈膝。⑤移向床头。一人协助患者移向床头法：适用于体重较轻者，方法是协助患者双手握住床头栏杆，操作者靠近床边，双腿屈曲、适当分开，一手托住患者肩部，另一手托住患者臀部托起患者，将患者移向床头，操作者同时嘱患者双脚蹬床面，挺身上移（图 3）。双人协助患者移向床头法：适用于体重较重或病情较重者。两位操作者分别站立于病床两侧，双腿屈曲、适当分开，对称地托住患者颈部、肩部和臀部，或一人托住颈部、肩部和腰部，另一人托住背部和臀部，两位操作者同时将患者稍抬起并移向床头。⑥整理归位。放回枕头，协助患

者取舒适卧位，整理床单位。

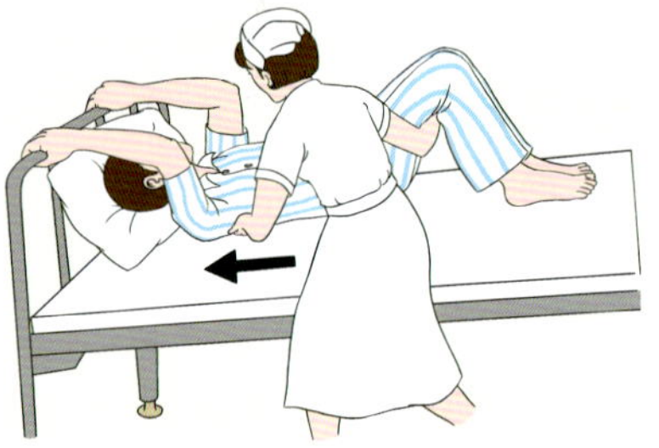

图3　一人协助患者移向床头法示意

健康指导　①说明床上移动目的，鼓励患者主动地参与。②说明适度活动、正确卧姿的重要性。③指导家属掌握床上移动的正确方法和注意事项，指导患者掌握配合要点。

护理评价　①操作者的动作是否轻稳、节力、协调。②患者是否感觉舒适、安全，是否发生并发症。③护患沟通是否良好、有效，患者能否接受并配合操作。

注意事项　①注意节力原则。如操作者尽量靠近床边、双膝弯曲，以及患者尽量靠近操作者，使重力线通过支撑面保持平衡，同时缩短力臂，达到安全、省力的目的。②根据患者的病情、意识状态、体重等情况选择合适的移动方法。③操作过程中应避免拖拉患者，以防擦伤患者皮肤；注意观察患者病情和皮肤受压情况。④有特殊情况的患者需注意：为手术后患者翻身前，应先检查伤口敷料，如敷料脱落或被分泌物浸湿，应先换药再翻身；患者置有多种导管，操作前应妥善固定，操作后应仔细检查，发现导管扭曲、受压、移位、脱落等情况要及时处理，以保持通畅；颅脑手术后的患者，一般只能卧于健侧或平卧，头部不可剧烈转动；骨牵引患者，翻身时不可放松牵引；石膏固定或有较大伤口的患者，翻身后应将伤口侧置于合适位置，防止受压。

（钱晓路）

jiànkāng guǎnlǐ

健康管理（health management）

医务人员以人的健康为中心，根据护理对象的不同特点，对个人或人群中有健康危险因素或患有慢性病的患者进行控制，并通过健康教育提供维持和促进健康的工作方法，改善人们的健康态度和行为，达到预防疾病、促进健康为目的的全面管理过程。

人的健康受多方面因素的影响，包括生理因素、遗传因素、心理和精神因素、自然环境和社会环境因素等。其中，自然环境是人类生存和发展的物质基础；社会环境中的经济因素又是满足人群基本需要、满足卫生服务需求和教育需求的物质基础，在社会环境中人与人之间相互关系的协调性及相互支持的程度也成为了影响健康的因素；文化因素直接影响人们的健康行为，而生活方式对健康的影响更是众所周知。

健康管理的目的是调动个体积极性，利用有限资源，最大限度地改善健康状况。具体方法是对个人健康状况进行整体评估，根据评估结果向个人提供科学、有针对性的健康指导和护理干预，使人们采取健康行为，以维护和促进健康。健康管理的主要工作内容是健康评估，通过健康评估，可以为长期的健康管理提供依据，并给予适合个体的健康指导，保证健康管理的质量。健康管理工作既要针对个人、家庭和社会采取措施，鼓励健康行为，提高人们改进和处理自身问题的能力，也要求全体社会人员共同参与、多部门合作。护士是健康管理工作的主要力量，这要求护士要走出医院、面向社会，从心理、生理、社会的角度入手，关注每个人和每类人群的健康状况，并且与公共卫生和社会工作者合作，开展多种形式的健康宣教工作，宣讲健康知识，指导个体或人群纠正不健康的生活方式、掌握自我护理的技能。在健康管理工作中，护士承担着健康教育者、健康协调者、健康咨询者的角色。根据世界卫生组织的目标，护士的重要职责就是提高个人、家庭的自我护理及自我保健能力。护士要运用所学的理论知识和操作技能，减轻患者身心痛苦，并且让所有人参加力所能及的活动，使护理对象从活动中最大可能地恢复健康、维持健康状况，从而帮助人们达到最佳的健康状态。个体自我健康管理方法还包括接受定期的健康检查、选择正确的生活方式、适量地锻炼、接受健康教育、保持良好的心理状态和和谐的社会关系等。

（孙　燕）

jiànkāng jiàoyù

健康教育（health education）

护士通过有计划、有组织、有系统向大众传播健康知识，使人们自觉地采纳有益于健康的行为和生活方式，并对指导效果做出评价的行为。通过健康教育消除或减轻影响健康的危险因素，从而预防疾病、促进健康、提高生活质量。

目的　①促进健康，预防非正常死亡、疾病和残疾的发生。使个人和群体实现健康的目标。提高和维护健康水平。②改善人际关系，增强人们自我保健的能力，使其破除迷信、摒弃陋习、养成良好的卫生习惯，倡导文明、健康、科学的生活方式。

作用 ①患者良好心态是顺利治疗的关键。对于患者而言，入院行为不仅意味着环境改变带来的不熟悉、不舒适感，更多的是对未知的恐惧、对单调生活的厌倦等极为负面的心理状态。因此真正的“以人为本”就不可能仅体现于医疗手段的改善，而且也要加强心理护理。有效的健康教育不仅可以指导患者对疾病正确认识，还能告知患者如何正确预防。健康教育贯穿于疾病的预防、治疗、护理整个过程，它作为心理护理手段的优越性在于“防病于初始，防患于未然”。②健康教育是建立良好护患关系的重要手段。通过护理人员有效的入院指导协助患者积极调整好心理状态，较快适应医院环境，不仅可以为后期治疗与护理奠定良好的基础，同时在患者心中留下了亲切感和专业感，这些良好基础情绪的建立必然能够促进良好的护患关系。③健康教育是医院维护患者健康的重要措施。专业化的健康教育可以普及健康知识，扭转人们在维持健康方面的错误认知。④促进患者康复，缓解医疗资源紧张。健康教育的重要意义在于预防疾病，通过健康保健知识的有效宣传，人们可以借此改变原来不自知的错误生活习惯，减少普通疾病的发生和入院次数。

原则 ①实用性和广泛性。健康教育本身是为广大人民群众服务的，是一项广泛的群众性工作，因此在健康教育的内容与健康宣教的方法上要切实符合广大群众的需要。②科学性。健康教育本身就是普及卫生健康科学知识，因此要有严格的科学性，要求其内容和方法都应建立在先进的科学基础上。③艺术性。健康教育往往是通过引起群众兴趣的艺术形式来表现的，只有正确运用艺术形式才能达到良好的健康教育目的。由于各种艺术形式有不同特点，所以必须认真选择，正确运用，做到思想性和艺术性的统一、内容和形式的统一。

内容 每种疾病都有对应的健康教育，内容主要包括疾病发生原因、症状、治疗、日常护理与注意事项等。①身体活动指导。让人们了解体力活动对维持健康的重要性，其可以改善各个器官与系统的功能，起到促进睡眠、增进食欲等效果。②饮食和营养指导。让人们认识到饮食、营养与人体健康长寿的重要关系，合理的营养可以延年益寿，不合理的营养可以损害人体健康，加速老化，甚至导致死亡。③生活卫生指导。讲究个人卫生，同时让人们了解生活要有规律，劳逸结合。④心理指导。让人们了解良好的心理状态有利于健康长寿，提倡心胸开阔、情绪乐观，避免情绪激动，保持内环境的稳定，才有利于健康。⑤常见疾病防治指导。让人们了解常见病、多发病的早期症状、防治方法，做到无病早防、小病早治、大病能配合医生治疗，达到增进健康的目的。

方法 主要有语音、文字、形象方法等，针对不同人群开展健康教育。由于人群中生理、生活条件不同，文化、知识结构存在差异，故要针对不同群体开展健康教育；针对不同地区开展健康教育，要根据各地不同特点和实际，因地制宜开展健康教育；针对不同职业开展健康教育，结合职业特点开展健康教育，方能起到有的放矢的指导效果。①语音方法。是最常用和最基本的方法。包括健康讲座、健康座谈、健康咨询、保健知识广播等。健康讲座，是个人系统发言的形式，要突出重点，注意知识性、科学性、实用性和趣味性；健康座谈，在专业人员指导下，集中相关人员进行座谈，肯定正确的知识，纠正错误的认识；健康咨询，由专业人员对群众有关卫生保健方面的问题进行咨询解释，针对性强，效果较好；保健知识广播，通过广播设备进行，播送范围广，收听人群多，效果较好。②文字方法。作用广泛，便于流传，常用形式有报纸、杂志、科普书籍、黑板报、网络等。③形象方法。主要是电视、电影和幻灯片。

（张志云）

索　　引

条目标题汉字笔画索引

说　　明

一、本索引供读者按条目标题的汉字笔画查检条目。

二、条目标题按第一字的笔画由少到多的顺序排列，按画数和起笔笔形横（一）、竖（丨）、撇（丿）、点（、）、折（㇕，包括亅乚く等）的顺序排列。笔画数和起笔笔形相同的字，按字形结构排列，先左右形字，再上下形字，后整体字。第一字相同的，依次按后面各字的笔画数和起笔笔形顺序排列。

三、以拉丁字母、希腊字母和阿拉伯数字、罗马数字开头的条目标题，依次排在汉字条目标题的后面。

一　画

二　画

三　画

四　画

五 画

六 画

七 画

八 画

九 画

十 画

十一 画

十二　画

十三　画

十四　画

十五　画

十六　画

十七　画

二十 画

阿拉伯数字

条目外文标题索引

F

G

H

I

J

K

L

M

N

O

P

R

S

T

U

V

W

阿拉伯数字

内 容 索 引

说 明

一、本索引是本卷条目和条目内容的主题分析索引。索引款目按汉语拼音字母顺序并辅以汉字笔画、起笔笔形顺序排列。同音时，按汉字笔画由少到多的顺序排列，笔画数相同的按起笔笔形横（一）、竖（丨）、撇（丿）、点（丶）、折（乛，包括亅乚く等）的顺序排列。第一字相同时，按第二字，余类推。索引标目中夹有拉丁字母、希腊字母、阿拉伯数字和罗马数字的，依次排在相应的汉字索引款目之后。标点符号不作为排序单元。

二、设有条目的款目用黑体字，未设条目的款目用宋体字。

三、不同概念（含人物）具有同一标目名称时，分别设置索引款目；未设条目的同名索引标目后括注简单说明或所属类别，以利检索。

四、索引标目之后的阿拉伯数字是标目内容所在的页码，数字之后的小写拉丁字母表示索引内容所在的版面区域。本书正文的版面区域划分如右图。

a	c	e
b	d	f

C

D

E

F

G

J

K

L

M

Q

R

S

T

Z

拉丁字母

阿拉伯数字

罗马数字

本卷主要编辑、出版人员

执行总编　谢　阳

编　　审　邬扬清

责任编辑　吴翠姣

索引编辑　张　安

名词术语编辑　宋　玥

汉语拼音编辑　刘玉坤

外文编辑　景黎明

参见编辑　孙文欣

责任校对　李爱平

责任印制　姜文祥

装帧设计　雅昌设计中心·北京